老年人整合照护学

INTEGRATED CARE FOR ELDERLY PEOPLE

王　箭　黄文静　林锦春◎主编

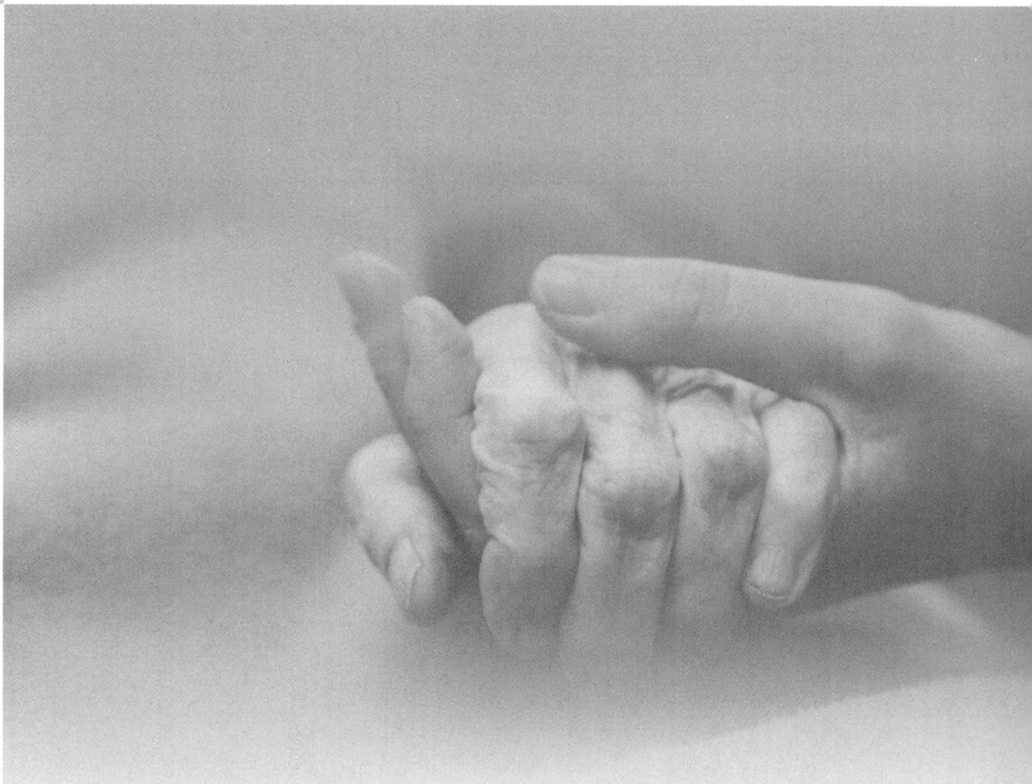

中山大學出版社
SUN YAT-SEN UNIVERSITY PRESS
·广州·

图书在版编目（CIP）数据

老年人整合照护学/王箭，黄文静，林锦春主编. —广州：中山大学出版社，2022.12
ISBN 978-7-306-07471-3

Ⅰ.①老…　Ⅱ.①王…　②黄…　③林…　Ⅲ.①老年人—护理学　Ⅳ.①R473.59

中国版本图书馆CIP数据核字（2022）第045004号

出 版 人：王天琪
策划编辑：鲁佳慧
责任编辑：罗永梅　吴茜雅
封面设计：曾　斌
责任校对：袁双艳
责任技编：靳晓虹
出版发行：中山大学出版社
电　　话：编辑部 020-84110283，84113349，84111997，84110779，84110776
　　　　　发行部 020-84111998，84111981，84111160
地　　址：广州市新港西路135号
邮　　编：510275　　传　　真：020-84036565
网　　址：http://www.zsup.com.cn　E-mail：zdcbs@mail.sysu.edu.cn
印 刷 者：广州市友盛彩印有限公司
规　　格：787mm×1092mm　1/16　29.5印张　718千字
版次印次：2022年12月第1版　2022年12月第1次印刷
定　　价：118.00元

本书编委会

主　编： 王　箭　黄文静　林锦春

副主编： 程蕊容　范艳琴　余梦莹　罗　奇

顾　问： 孙喜琢　邱传旭

编　委：（以姓氏笔画为序）

马晓璇　王　立　王　箭　王运转
王志英　孔凡芝　邓云凌　古怡玲
叶　睿　叶陈丽　齐海光　祁丽平
许柏义　许夏燕　李小燕　李文玉
李安春　吴丽甜　邱珊娇　余梦莹
张　慧　张玉红　张进杰　陈凤桥
范艳琴　林婷婷　林慧凡　周　殷
赵佳乐　胡冰彬　钟丽萍　洪晓虹
唐　平　唐干益　黄文静　梁艳嫦
蒋利辉　蒋舒宁　程蕊容　谢桂萍
赖春华　詹里成　薛西振

·序·

我国正在进入快速老龄化时期。第七次全国人口普查结果显示，全国 60 岁及以上人口为 2.6 亿人，占 18.7%；65 岁及以上人口为 1.9 亿人，占 13.50%。我国已经进入老龄化社会，发达国家老龄化进程用了几十年的时间，而我国只用了 18 年。未富先老是我国老龄化的特点之一，养老是家庭责任也是社会问题，已被纳入国家战略。

受社会发展的现状及中华传统文化的影响，在今后相当长的时间里，我国的养老模式是以居家为主体，辅以社区服务、社区养老。但是，没有子女或缺少子女陪伴的老年人家庭今后会越来越多，要完成老有颐养，就需要有较好的社区养老服务。

本人自 2007 年起探索医养融合养老模式，至今已有 14 年，有成功的经验也有失败的经历。

社区健康服务中心是医养融合（也可以称为“养医融合”）的主体，既做医又承担养，包括上门服务、日间照料、短期托老和长期入住等多种形式。2012 年，全国首家三甲医院举办的医养融合中心启动，但于 2014 年关闭。2015 年，全国首家医养融合老年病医院成立，至今运行良好。随后，《深圳市医养融合服务规范》和《医养结合质量评价规范》两套地方标准出台。

通过 14 年的探索，我们发现以老年人为核心，联合医、护、养、保，为其提供优质的整体养老服务是关键，这也是整合照护的内涵。由此也衍生了整合照护师这一新生、崇高的职业。整合照护师通过对老年人的生理、疾病、心理、社会背景等方面进行评估，为他们制订疾病防治康复方案、居家生活照料方案、心理关怀方案、安宁疗护方案等，并结合所有资源进行实施。可以说，整合照护师是老年人养老的主要依托者。

我们于 2020 年利用半年的时间培养了深圳市罗湖医院集团首批 64 名整合照护师，现已在社区—居家养老的岗位上发挥越来越大的作用。

我们的工作方向逐渐明确，工作方法也日趋完善，我的同事王箭、邱传旭、林锦春、黄文静等人将我们十几年的探索、经验、案例整理成本书，贡献给广大读者，我感到非常欣慰。

整合照护学是一门医学、社会学、自然学和人文学高度交叉的新兴学科，本书只起抛砖引玉的作用，可能粗浅，甚至不成体系，也望广大同道提供宝贵意见。

孙喜琢

深圳市罗湖医院集团院长

2021 年 9 月 20 日

前　言

为全面贯彻落实习近平新时代中国特色社会主义思想，以及2020年习近平总书记在深圳经济特区建立40周年庆祝大会上的重要讲话，落实国家“十四五”规划及《中共中央国务院关于支持深圳建设中国特色社会主义先行示范区的意见》，建设高水平、高质量、具可持续发展能力的多层次医疗保障体系，探索建立多层次养老保险制度，深圳市罗湖医院集团参照国际整合照护服务模式，打造民生幸福标杆，为老年人提供早期、系统、专业、连续的医疗和养老服务，使老年人能够病有良医、老有颐养。

人口老龄化是我国今后较长一段时期的基本国情，随着老年人数量的不断增长，养老服务需求持续增加，对养老服务能力和质量的需求也不断增加。在人口老龄化的背景下，深圳市卫生健康委员会以罗湖区为试点，探索老年人整合照护服务体系建设工作，为老年人提供患病期治疗、康复期护理、稳定期生活照料及安宁疗护一体化整合照护服务。

罗湖区老年人整合照护服务以深圳市罗湖医院集团为核心，以社区健康服务中心为网络，依托信息化平台，打造医院—社区—居家三级整合照护服务网络，构建医、护、养、康、教五位一体的整合照护养老服务模式。在罗湖医院集团孙喜琢院长的指导下，我们率先提出了整合照护服务体系框架和整合照护的定义，即以需求者为中心，整合照护师联合多机构、多学科团队对需求者进行评估，制订诊断、治疗、护理、康复等促进健康的计划并组织实施，为其提供系统、联合、协作、连续、优质的整体照护服务。

深圳市罗湖医院集团在总结经验的基础上编写了此书，编写过程中得到了深圳市和罗湖区卫生健康部门各级领导的支持和帮助。各位编者和审稿专家精诚合作，为此书倾注了大量的时间和精力，在此一并表示衷心的感谢！由于时间仓促、水平有限，书中错漏难免，不妥之处敬请批评指正。

深圳市罗湖医院集团社管中心护理部兼公卫部主任

2021年9月20日

· 目　　录 ·

第一章　整合照护理论基础

一、整合照护理论背景

20 世纪 90 年代，欧美国家无一例外地面临着疾病谱的转变，即从急性传染性疾病转向长期慢性非传染性疾病及其多种并发症。同时，在不同法律法规及政策的指导下，健康护理和社会照料之间界限分明，不同政府部门及机构各自独立运行，给患者及其家属提供重复、相互矛盾的服务，最终产生服务效率低下、成本上升、质量差、患者及其家属不满等问题。在此背景下，西方学者率先提出了“整合照护”（integrated care）这一理念，并结合实践对其产生背景及内涵进行了解读，提出了系统科学的分析框架。21 世纪初，在我国老龄化日趋严重、家庭结构走向核心化、医疗服务体系效率低下等背景下，郭东等学者引入了“医养结合、持续照顾”的理念，该理念与国外“整合照护”的发展背景、定义内涵、发展模式存在共通性。我国提出的“医养结合”“医养融合”正是整合照护这一国际发展趋势的本地化体现。

二、整合照护概述

根据世界卫生组织（World Health Organization，WHO）的定义，整合照护是指将诊断、治疗、照护、康复、健康促进等相关服务的投入、递送、管理与组织综合协调融为一体的健康服务模式。我国提出的“整合”是指在治疗和护理部门，将一系列连续的方法和模式应用于资金筹集、管理、组织、服务传递和临床服务等环节，以此建立连续、联合和协作性服务体系。目前，主要的整合照护模式有美国的老年人全面照护项目（program of all inclusive care for the elderly，PACE）、澳大利亚的入院风险项目（hospital admission risk program，HARP）、加拿大的老年人整合照护系统（system of integrated care for older persons，SIPA）和英国的社区 - 整合照护等。整合照护在各个国家的发展程度各不相同。在欧洲部分国家（如英国、芬兰和瑞典），整合照护得到了广泛的关注和发展，其强调服务享受的普遍性和统一性原则，认为政府应发挥主导作用、承担主要责任，这与我国社会保障制度中政府扮演的主导角色一致。而奥地利则更加强调公共部门和私人部门共同承担责任，强调享受服务的个人权利与义务的对等性，这对目前我国在养老负担沉重、资金筹集困难等困境下发展“医养结合”具有一定的借鉴意义。

1999 年，W. Leutz 首次提出整合照护分析框架，将整合分为三个层次：①“连接”，指使轻、中度失能老年人不必依赖外部系统，可以自行获得足够的照护资源；②“协调”，通过明确的机构和管理人员来协调医疗服务系统的照护过程，是一种比

“连接”更加结构化的整合形式，但仍然是通过当前的医疗系统来完成；③“完全整合”，指通过协调与整合所有医疗资源来创建新的医疗工作流程或单元，即通过获得所有的资源控制权创造一个互融互通的系统来协调资源、分配服务。同时，W. Leutz 对需求进行了划分并提出整合照护体系可以从筛查、服务提供、服务转介、信息记录、个案管理、财务、保障待遇 7 个维度进行分析。其中，“连接”的照护对象可以在医疗和长期护理环境中接受服务，这类患者或家属愿意并可以处理其需求；“协调”适用于中度至重度失能、接受短期或长期特殊服务的大范围人群，其无须经常性、常规性护理，与“连接”的关键区别在于，当照护对象出现紧急或复杂的情况时，可以确保系统和个人协同发挥作用；“完全整合”适用于失能者，需要专门的干预措施、快速的服务通道，以及与专业医疗机构之间进行长期密切的合作。

三、整合照护发展现状

现阶段，我国“医养结合”主要是针对失能老年人，为其提供医疗与养老相结合的服务。按 W. Leutz 对需求的划分，失能老年人通常面临的需要维度为：中度或重度、状况不稳定、需求紧迫、服务范围较广、持续时间为长期到终期、较弱的自我适应性和非正式性。面对庞大的养老市场，机构提供服务的内容、产品、项目大致趋同，服务层次较低，难以形成互补型养老服务供给序列。在养老机构内设置医疗机构模式中，机构提供的服务以养老服务为主、医疗服务为辅，包括老年人的日常餐饮、生活帮助、文化娱乐、精神慰藉等；大部分养老机构由于自身条件限制难以取得医疗资质，提供医疗服务面临一定困难，只能提供健康检查等基本服务。在医疗机构内设置养老机构模式中，机构主要提供医疗服务，老年人在疾病基本治愈后转移到养老区域进行康复、保健护理。在“嵌入”模式中，社区日照中心主要提供居家养老服务。从各地实践来看，各种模式下的医养服务大多“质壁分离”，需要进一步融合，且服务内容主要以基本的生活照料为主，精神慰藉和休闲娱乐类服务内容有待进一步拓展。因此，我国“医养结合”对应的是完全整合模型，即为这些失能老年人提供完善的医疗和养老服务需要实现 7 个维度的完全整合。

根据我国“医养结合”的各个功能层面的发展程度，深圳市力求找到实践发展与理论模型之间的差距。因此，在 2020 年年初，深圳市卫生健康委员会发布了《关于在罗湖区开展老年人整合照护服务体系建设试点工作的通知》（深卫健发〔2020〕12 号），开展以罗湖区人民医院集团为核心、社区健康服务中心为网络，延伸至居家整合照护服务，形成闭环式无缝衔接的整合照护服务体系。老年人整合照护模式的发展遵循以老年人健康需求为中心，以慢性病、残障患者及老年人等弱势群体为重点服务对象，构建患病期治疗、康复期护理、稳定期生活照料及安宁疗护的一体化整合照护服务，有效链接社区各类服务资源，为老年人提供全面、持续的照护服务。

四、整合照护发展展望

随着人口老龄化进程的加快、慢性病患病率的升高、疾病治疗经济负担的加重及疾病诊断复杂性和居民健康意识的增强，加速推进整合照护服务、促进医疗护理和生活照

护服务质量的提升及医疗成本的降低刻不容缓。

参照国外成熟的发展经验，结合我国实际情况，我们将建设资源互补、功能融合的具有中国特色的“医养结合”模式，其主要路径是：充分利用社区服务平台，建立以信息服务系统为载体的包括资格审查、案例管理、临床服务的上下互通、双向转诊畅通的转介服务系统。

（一）建立整合照护服务的信息共享系统

社区居委会、社区卫生服务中心、街道办、老龄办、民政等不同部门之间信息共享，利用资格审查系统、临床服务系统及案例管理系统记录老年人的照护信息，建立包含老年人基本信息资料、健康情况、缴费及福利享受情况等内容的长期照护信息系统，为老年人全程照护过程提供依据，方便不同服务模式之间的有效转介，实现资源的有效配置及合理运用。具体来说，一方面，医院或社区医疗机构可以将老年人的电子病历、健康状况评估等信息共享给养老院，方便养老院为其提供有针对性的照料服务；养老院也可将老年人的日常身体各项监测指标反馈给医院或社区医疗机构，方便医院或社区医疗机构对其进行诊疗。另一方面，医院或社区医疗机构和养老院可以加强合作，将双方涉及的行政管理、安防管理、预警系统、健康数据进行采集分析，将医护、照护等人员的服务质量控制等多项养老服务工作纳入智能化、信息化管理轨道，借助信息技术联通双方的人流、物流、资金流共同为老年人提供更为精准和优质的服务。

（二）建立专业的跨学科团队

一是通过成立包含全科医学、护理学、心理学、老年医学、康复医学、社会学等学科在内的专业团队，以老年人为中心，在评估内容上实现从目前集中于身体生理需求的评估模式到综合评估身体、心理、社会等多维度需求的转变，在评估主体上实现从医护评估到“医护＋老年人＋与老年人有密切联系的照护群体”评估的转变，在评估量表上实现从单一量表向多维、专业量表的转变。

二是通过建立包含全科医生、全科护士、社会工作者等专业人员在内的专业案例管理团队，结合案例管理工具，实现从老年人需求评估到计划制订、服务提供、后期监测评价等整个照护过程管理的转变，以保证老年人身体健康，减少不必要的机构入住。

三是以信息系统为载体，使资格审查系统、案例管理系统、临床服务系统互通互联，实现资源互补、功能融合，使不同模式之间有效转介。

（王箭）

参考文献

[1] 曹侃华. 澳大利亚养老护理的发展概况 [J]. 中华护理教育，2017，14 (2)：146－150.

[2] 陈杏子，曾智，沈永健. 我国台湾地区长期照护体系对大陆居家养老的启示 [J]. 中国全科医学，2017，20 (9)：1031－1036.

[3] 杨晓娟，丁汉升，杜丽侠. 美国老年人全面照护服务模式及其启示 [J]. 中国卫生资源，2016，19 (4)：354－357.

[4] 郑秉文，何树方. 加拿大社保制度改革与建立“主权养老基金”十年回顾与评价 [J]. 当代亚太，2008 (1)：88－107.

第二章　疾病照护

第一节　老年人的生理特点与健康老化

随着年龄的增长，人体各器官和组织细胞的形态、功能和代谢等逐渐发生一系列变化，出现退行性改变或功能衰退，即生理性衰老。进入老年后，各器官的生理功能衰退速度加快，使人容易发生疾病。了解老年人各系统的变化特点和老化特征，对维护和促进老年人的身体健康具有重要意义。

一、感官系统老化常见症状

（一）视力

眼睛因老化的关系，晶状体变黄，老年人对于颜色的辨别力变差，尤其是波长较短的颜色如蓝色、绿色和紫色。此外，因泪液分泌减少的关系，老年人常会主诉眼睛干涩。

晶状体及眼球肌肉调节力变差、晶状体变厚、瞳孔变小等会让老年人无法看清近距离的东西，甚至无法忍受强光，夜间视力变差，因此，老年人夜间外出时应特别注意交通安全。

（二）听力

因神经退化造成耳内的传导变差，对于高频的声音听力变差，所以老年人会经常重复询问说话的内容。

（三）味觉及嗅觉

由于味蕾数目减少及味蕾接收器灵敏度降低，老年人会经常主诉吃的食物没有味道，特别是咸味和甜味，从而造成食欲减退的现象。

二、呼吸系统老化常见症状

由于肺组织失去弹性，呼吸辅助肌张力减小，肋软骨失去弹性，运动后容易有呼吸急促等现象；此外，肺部绒毛活动力降低，造成无法有效将分泌物咳出。

（一）鼻

鼻是人体呼吸道的门户和嗅觉器官，对吸入的气体有加温、加湿、清洁和过滤的作用。老年人鼻黏膜变薄，嗅觉功能减退；腺体萎缩，分泌功能减退；鼻道变宽，鼻黏膜的加温、加湿和防御功能下降，容易患鼻窦炎及呼吸道感染；呼吸道比较干燥，血管脆性增加及收缩力变差，容易发生血管破裂而出血。

（二）咽、喉

人体的咽黏膜上皮与固有膜内有丰富的淋巴组织，是呼吸道的重要防御屏障。老年人的咽黏膜和淋巴组织萎缩，特别是腭扁桃体明显萎缩，因此老年人容易患下呼吸道感染。吞咽动作是舌、腭、咽、喉、食管等部位的许多肌肉和神经协调配合完成的反射性动作。当老年人的咽喉黏膜、肌肉退行性变或神经通路出现障碍时，会发生吞咽功能失调，在进食流质食物时易发生呛咳，一些高龄老年人甚至会发生食团误入咽部和气管，造成窒息的情况。

老年人喉黏膜变薄、上皮角化、甲状软骨钙化、防御反射变得迟钝，因此老年人患吸入性肺炎比年轻人多。喉老化的另一个表现是喉部肌肉和弹性组织萎缩，声带弹性下降，故老年人发音的洪亮度减弱。

（三）气管和支气管

老年人因气管、支气管黏膜上皮和黏液腺发生退行性病变，纤毛运动减弱，防御和清除能力下降，容易患老年性支气管炎。细支气管黏膜萎缩、黏液分泌增加，可导致管腔狭窄，增加气道内在阻力；同时，细支气管壁弹性减退及其周围肺组织弹性牵引力减弱，在呼吸时阻力增高，使肺残气量增加，也可影响分泌物的排出，而易致感染。

（四）肺

老年人肺萎缩，硬度加大，弹性下降。肺泡数量和肺泡壁弹性纤维逐渐减少、肺泡弹性下降，导致肺不能有效扩张，终末细支气管和肺泡塌陷，使肺通气不足。由于弹性纤维和胶原纤维减少，肺弹性回缩能力减弱，再加上气道阻力增加，使得肺顺应性增加、呼气末肺残气量增多、肺活量与最大呼气量减少。肺动脉壁随年龄增加可相继出现肥厚、纤维化、透明化等，肺静脉内膜硬化使肺血流量减少和肺动脉压力增高。

进入老年后期，肺活量逐渐降低，而残气量和功能残气量随着年龄增长而增加，使老年人的换气效率明显降低。肺毛细血管黏膜表面积减少，肺灌注流量减少，通气血流比例增加，使肺泡与血液气体交换的能力降低。

（五）胸廓及呼吸肌

老年人普遍易发生骨质疏松，骨质疏松可使椎体下陷，脊柱后凸，胸骨前突，引起胸腔前后径增大，出现桶状胸。肋软骨钙化使胸廓活动幅度受到限制，即自身胸廓所受弹性阻力变大或其顺应性变小，从而导致呼吸费力。胸壁肌肉弹性降低，肋间肌和膈肌出现迟缓症，进一步影响胸廓运动，从而使肺通气和呼吸容量下降。因此，即使健康的老年人也易在体力活动后发生胸闷、气短。这一改变也可造成咳嗽、排痰动作减弱，致使痰液不易咳出，造成呼吸道阻塞。

老年人的免疫防御功能降低。呼吸道黏膜分泌型免疫球蛋白 A（secretory immunoglobulin A，STgA）、非特异性核蛋白减少，纤毛受损，局部防御能力和抗病能力减弱，加上肺功能差，常有肺气肿，气管内分泌物不易排出，故老年人容易发生肺部感染，感染又可进一步导致肺功能的损害，严重时可引起呼吸衰竭。

三、心血管系统老化常见症状

由于心脏肌肉失去弹性，心输出量（即心脏每分钟由左心室射出的血液量）减少，且血管弹性变差，周边血管阻力增加，使得血压易偏高、血管瓣膜功能变差、血管组织脆弱，易造成血管突起及静脉曲张等。

（一）心脏

随着年龄的增长，包绕在心脏外面的间质纤维、结缔组织增多，束缚了心脏的收缩与舒张；心脏瓣膜由于硬化和纤维化而增厚，柔韧性降低，影响了瓣膜的正常开放与关闭，从而产生瓣膜狭窄及关闭不全，影响血流动力学变化，造成心功能不全；心肌纤维逐渐发生脂褐质沉积，使心肌呈褐色萎缩，心肌间结缔组织可轻微增加，心包膜下脂肪沉着增多，室壁肌肉老化程度不一或呈结节性收缩，导致心脏顺应性差，且随着主动脉和周围血管老化，其顺应性也下降，进而影响心功能；心脏传导系统发生退行性病变，窦房结内的起搏细胞数目减少到78%～80%，导致老年人休息时心率减慢，60岁时平均心率为66次/分，70岁时平均心率为62次/分，80岁时平均心率为59次/分。

（二）心功能

（1）心肌收缩力减弱，心率减慢。老年人由于肌质网状组织不足、受体数目减少，使收缩时钙离子的释放及舒张时钙离子的吸收均减慢，造成心肌细胞收缩和舒张效力降低，心肌等长收缩和舒张期延长。

（2）静脉回心血量减少。静脉回心血量依赖于周围静脉收缩和胸腔内负压。老年人静脉壁弹性纤维和平滑肌成分改变，伴随血管周围肌群收缩力减弱、静脉腔变大和血流缓慢，使回心血量减少，从而影响心排出量。心室壁顺应性下降，使老年人心室舒张终末期压力明显高于年轻人，引起心排出量减少。另外，肥胖、吸烟和运动减少，也可使心排血量减少。

（3）左心室射血期随着年龄增长而缩短，而射血前期则随之延长，间接地反映了老年人的心脏泵血功能低下。

（4）心脏的神经调节能力进行性下降，加上心肌细胞内脂褐质沉积、心肌细胞外脂肪浸润及传导组织细胞的丢失减少，导致老年人心功能降低和不稳定性增加，容易出现心律失常。

（5）心功能的改变。通过对心电图的观察，可以发现70岁以上的老年人的心电图常出现以下问题：①心电轴逐渐左偏；②房室传导时间延长；③缺血性ST段下移；④T波倒置；⑤右束支传导阻滞；⑥过早搏动。

四、消化系统老化常见症状

由于唾液分泌减少、牙齿脱落而无法咀嚼食物，老年人容易有营养不良的现象；由于吞咽反射变差、食道蠕动减缓及胃排空延缓，老年人容易有吞咽困难的现象，吃东西易有饱腹感、胃灼热感，易呛咳；由于肠道蠕动变慢，老年人易有便秘的问题。

五、肌肉骨骼系统老化常见症状

由于神经支配能力减低，老年人反应时间增长、平衡度减低、活动力减低、柔软度减低。骨骼系统方面，老年人骨骼中的有机物质如骨胶原、骨黏蛋白质含量减少或逐渐消失，骨质发生进行性萎缩，导致关节退化、关节疼痛及活动度降低、骨质疏松，可出现脊柱弯曲或变短、身高降低、脊柱后弯曲、背痛等问题。

（一）关节

老年人普遍存在关节的退行性病变，尤以承受大部分体重的膝关节、腰和脊柱最明显。

1. 关节软骨

关节软骨面变薄，软骨粗糙、破裂，完整性受损，表面软骨成为小碎片，脱落于关节腔内，形成游离体，即“关节鼠”，可使老年人在行走时关节疼痛；由于关节软骨发生变性，连接与支持骨和关节的韧带、腱膜、关节囊因纤维化及钙化而僵硬，表现出关节活动受限；有时可因关节软骨全部退化，使老年人活动时关节两端的骨面直接接触而引起疼痛；另外，在退化的关节软骨边缘出现骨质增生形成骨刺，导致关节活动障碍更加明显。

2. 滑膜

老年人的滑膜萎缩变薄、纤维增多、基质减少，滑膜的代谢功能减弱。滑膜下层的弹力纤维和胶原纤维均随退行性病变而增多，引起滑膜表面和毛细血管的距离扩大，造成循环障碍；滑膜细胞的溶酶体活性下降，也可促使关节软骨变性，导致关节软骨的损害。

3. 滑液

滑液由血浆透析物和滑膜细胞所分泌的透明质酸构成。关节退行性病变时滑液因减少而黏稠，悬浮有许多软骨碎片及断裂的绒毛。滑液中透明质酸减少，细胞数明显增多，并发滑膜炎症时，滑液中有大量炎症细胞。

4. 关节软骨的营养和代谢障碍

关节软骨的营养供给可因关节受压而减少，营养的减少可使关节软骨进一步老化。

5. 椎间盘

连接于两椎体之间的椎间盘是由髓核及其周围的纤维环组成。颈部和腰部的椎间盘因长期负重，承受各种冲击和挤压力，使纤维环中的纤维变粗，椎间盘弹性下降、变硬，椎间盘逐渐演变成一个软骨实体，加之椎间盘周围韧带松弛，在椎体活动时会出现错动不稳等。上述因素刺激和压迫脊髓、神经、神经根及动脉，会使一些老年人出现颈椎、腰椎疾病的症状和体征。

（二）肌肉

随着年龄的增长，肌纤维萎缩、弹性下降，肌肉总量减少，30 岁的男性其肌肉占体重的 43%，60 岁以上仅占 25%，这些变化使老年人容易疲劳，出现腰酸、腿痛。由于肌肉强度、持久力、敏捷度持续下降，加上老年人脊髓和大脑功能的衰退，老年人活动减少，最终导致老年人动作迟缓、笨拙，行走缓慢、不稳等。老年人活动量减少，或卧床不起，或限制在轮椅上活动，可进一步导致肌肉无力、老化。

六、神经系统老化常见症状

老年人由于脑部血流循环减少，易发生眩晕、平衡失调、跌倒、意识混乱及记忆力减退；因神经传导速度减低，反应时间延长，学习新事物较为缓慢。

七、皮肤系统老化常见症状

老年人由于皮肤的血管血流减少，对于外在的防御力降低，一不小心很容易受伤、出现瘀斑。此外，因油脂分泌减少，导致无法忍受过热或过冷的环境；皮肤变薄、干燥，易有皮肤痒的问题；也会有出现老年斑或色素沉着，指甲变黄、变硬且厚等现象。

八、泌尿生殖系统老化常见症状

老年人由于膀胱容量减小，膀胱括约肌张力减弱，易有夜尿、尿频、尿急及尿失禁的问题。此外，因肾脏清除功能减低、药物代谢率减缓，会增加肾脏负担；对男性而言，因前列腺过度增生，易有排尿困难的问题。

九、性功能老化常见症状

男性激素分泌减少，造成勃起困难。

女性阴道萎缩、激素分泌减少、阴道酸碱值改变呈酸性，造成阴道易感染、性交疼痛、难遇到性高潮、子宫及阴道易脱垂。

（程蕊容）

参考文献

［1］陈亮恭，王劲慧，吴孟嫔，等．居家长期照护全书［M］．中国台湾：原水文化，2019.

［2］化前珍．老年护理学［M］．北京：人民卫生出版社，2007.

第二节　老年人常见疾病

一、脑血管病

脑血管病（cerebral vascular disease）是指各种原因所致的脑血管病变或血流障碍引发的脑功能障碍，包括血管腔闭塞、血管破裂、血管壁损伤或血液成分异常所引起的神经功能障碍。脑卒中属于急性脑血管病，分为出血性卒中和缺血性卒中。出血性卒中包括脑出血和蛛网膜下腔出血。缺血性卒中是脑局部血液循环障碍导致的神经功能缺损综合征，症状至少持续24小时或存在经影像学证实的新发脑梗死，其引起的神经系统局灶性症状和体征与受累脑血管的血供区域相一致。本节主要阐述脑血管病的病因、预防、临床表现、治疗、护理及健康教育。

（一）病因

1. 脑血管病的流行病学

《中国心血管病报告2016》显示，中国脑血管病患者人数高达1 300万，2015年脑血管病位于死因之首，其中，缺血性脑卒中死亡率高达77.8%，故以下着重阐述脑卒中的病因。

2. 脑血管的特点

（1）脑的血液供应：脑由颈内动脉和椎基底动脉供血，颈动脉供血区和椎基底动脉供血区通过脑底大脑动脉环［威利斯（Willis）］环相互交通，经过许多分支后形成血管网。变得越来越小的血管周隙是物质交换的重要场所，构成了所谓的“神经血管单元”，进而形成血脑屏障。脑血管分布还有一个特点：深穿支动脉堵塞后没有其他血管进行代偿，局部血流量减少，容易形成微梗死。

（2）脑血管的解剖特点：脑动脉侧支循环丰富，颈内动脉及椎动脉入颅时，走行均十分曲折，脑动脉壁较薄，与颅外其他部位同等大小的静脉类似，但其内膜厚度与同等管径的颅外动脉相似，且其内弹力膜较厚，中膜与外膜相对较薄。

（3）脑血流量的调节：正常情况下的脑血流量（cerebral blood flow，CBF）是指正常成人每分钟全脑血流量，为800～1 000 mL，脑血流量与脑灌注压成正比，而与脑血管阻力成反比，用公式表示为，$Q=(MAP-ICP)/R$。其中，Q为脑血流量，MAP为平均动脉压，ICP为颅内压，R为脑血管阻力，$MAP-ICP$为有效灌注压。

3. 脑卒中形成的原因

（1）缺血性脑卒中形成的重要原因是动脉粥样硬化（atherosclerosis，AS）。AS的基本病变是动脉内膜的脂质沉积，内膜灶状纤维化，形成粥样斑块，导致管壁变硬、管腔狭窄，引起相应组织缺血改变。

AS的确切病因仍不清楚，危险因素有以下几点：①高脂血症。研究发现，低密度脂蛋白（low density lipoprotein，LDL）被动脉壁细胞氧化修饰后，具有促进粥样斑块形成的作用。目前认为，氧化LDL是最重要的致动脉粥样硬化因子，其被巨噬细胞的清道夫受体识别而被快速摄取。②高血压。高血压促进AS发生的机制还不十分清楚，可能是高血压时血流对血管壁的机械性压力和冲击，引起血管内皮的损伤，使内膜对脂质的通透性增加，脂质蛋白易渗入内膜，促进AS的发生。③吸烟。吸烟会损害血管内皮的舒张功能，大量吸烟可使血中LDL易于氧化，可促进血液单核细胞迁入内膜并转化为泡沫细胞；香烟中含有一种糖蛋白，可使血管平滑肌细胞增生。④致继发性高脂血症的疾病。例如，糖尿病，高血糖可导致LDL氧化；高胰岛素血症，可促进动脉壁平滑肌细胞增生；甲状腺功能减退和肾病综合征均可引起高胆固醇血症，致血浆LDL明显增高。⑤遗传因素。某些已知基因可能对脂质的摄取、代谢、排泄产生影响，是导致高脂血症最常见的原因。⑥性别与年龄。女性在绝经期前发病率低于同年龄的男性，绝经期后这种差别消失。⑦代谢综合征。代谢综合征是高血压、血糖异常、血脂紊乱、肥胖症等多种代谢成分异常聚集的病理状态，伴有 LDL-C 升高和高密度脂蛋白胆固醇（high density lipoprotein cholesterol，HDL-C）降低。

（2）出血性脑卒中最常见的原因是高血压，也可由血液病、血管瘤破裂等引起，70 岁以上的脑内出血者约 10% 为血管壁淀粉样变所致。

（二）预防

脑血管病的预防，主要是控制危险因素。脑卒中的危险因素分为可干预性和不可干预性两类。可干预性危险因素是脑卒中预防主要针对的目标，包括高血压、心脏病、糖尿病、血脂异常、高同型半胱氨酸血症、吸烟、酗酒、动脉粥样硬化、口服避孕药物、肺炎衣原体感染、情绪应激、抗凝治疗等。其中，控制高血压是预防卒中发生的重要环节。不可干预性危险因素包括年龄、性别、种族、遗传因素等。脑血管病的预防包括一级预防和二级预防。

1. 一级预防

一级预防是指发病前的预防，即通过早期改变不健康的生活方式，积极主动地控制各种危险因素，从而达到不发生或推迟发生脑血管病的目的。

（1）防治高血压：高血压是脑出血和脑梗死最重要的危险因素，血压越高，脑卒中发病风险越高，控制高血压是预防脑卒中发生发展的核心环节。一般高血压患者血压降至 140/90 mmHg 以下 65 岁及以上的老年高血压患者的血压降至 150/90 mmHg 以下，如果能耐受，可进一步降至 140/90 mmHg 以下。一般糖尿病或慢性肾脏病（chronic kidney disease，CKD）患者的血压目标可以在 140/90 mmHg 基础上再适当降低。高血压的防治措施包括：定期监测血压，限制食盐的摄入量，减少膳食的脂肪含量，减轻体重，进行适当的体育锻炼，戒烟，减少饮酒，保持乐观心态和提高抗应激能力及长期坚持降压药物治疗。

（2）防治心脏病：心房颤动、瓣膜性心脏病、冠心病、充血性心力衰竭、扩张性心肌病、先天性心脏病等，均为脑血管病的危险因素，其中以心房颤动（包括阵发性心房颤动）最为重要。心脏病常引起脑栓塞，预防措施主要是应用抗凝药物和抗血小板药物。常用的口服抗凝药物为华法林，使用时需要将国际标准化比值（international normalized ratio，INR）控制在 2.0 ～ 3.0；新型抗凝药物达比加群酯也可用于非瓣膜性心房颤动患者。目前有一些评分标准，可用于对心房颤动患者进行风险分层指导及抗栓药物应用。常用的有 $CHADS_2$ 及 CHA_2DS_2-VASc，见表 2－1。CHA_2DS_2-VASc 评分≥2 分的非瓣膜性心房颤动患者应该接受抗凝治疗；所有瓣膜性心房颤动患者都应该进行抗凝治疗。应结合患者的出血风险选用抗栓药物。

表 2－1　$CHADS_2$ 及 CHA_2DS_2-VASc 评分

$CHADS_2$		CHA_2DS_2-VASc	
危险因素	计分	危险因素	计分
充血性心力衰竭（C）	1	充血性心力衰竭（C）	1

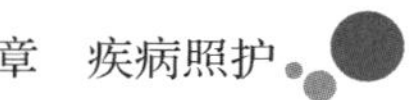

续表 2－1

$CHADS_2$		CHA_2DS_2-VASc	
危险因素	计分	危险因素	计分
高血压（H）	1	高血压（H）	1
年龄≥75 岁（A）	1	年龄≥75 岁（A）	2
糖尿病（D）	1	糖尿病（D）	1
卒中或 TIA（S_2）	2	卒中、TIA 或血栓塞病史（S_2）	2
		血管性疾病（V）	1
		年龄 65 ～ 74 岁（A）	1
		女性（Sc）	1
总得分	0 ～ 6	总得分	0 ～ 9

血管性疾病包括心肌梗死、周围动脉疾病及主动脉斑块。TIA：transient ischemic attack，短暂性脑缺血发作。

（3）防治糖尿病：高血糖是缺血性脑卒中发病的独立危险因素，糖尿病患者发生卒中的危险性是普通人的 1.8 ～ 6.0 倍。在糖尿病患者中，动脉粥样硬化、肥胖、高血压及血脂异常等的发生率均高于相应的非糖尿病患者群。对于一般的糖尿病患者，空腹血糖应控制在 7.0 mmol/L 以下，餐后血糖应控制在 10 mmol/L 以下，糖化血红蛋白应控制在 7% 以下，同时应注意避免低血糖的发生。对糖尿病患者要进行疾病的基础教育，使其合理饮食、进行适当的体育锻炼和应用药物治疗。

（4）防治血脂异常及防治动脉粥样硬化：防治血脂异常应强调以控制饮食与锻炼为主，辅以药物治疗（如他汀类药物）；合并有高血压、糖尿病、吸烟等其他危险因素者应改变不健康的生活方式，并定期复查血脂。颅内及颈部大动脉粥样硬化是缺血性脑血管病的重要危险因素，近年来的研究表明，主动脉弓粥样硬化也是缺血性脑血管病的危险因素之一。对于存在不稳定动脉粥样硬化斑块，或动脉粥样硬化性血管狭窄的患者，首选阿司匹林等抗血小板药物及他汀类药物治疗；对于重度颈动脉狭窄（其狭窄程度 >70%）的患者，在全面综合考虑获益、风险及患者意愿的情况下，有条件时可以考虑行颈动脉内膜切除术或颈动脉支架成形术治疗。

（5）戒烟及限酒：烟草中含有的尼古丁可使血管痉挛、血压升高，加速动脉粥样硬化等。因此，吸烟者应该戒烟，所有人都应避免被动吸烟，同时应该加强宣传教育。许多研究表明，饮酒量与缺血性卒中的发生风险呈“J”形关系，少量饮酒可降低缺血性卒中发生风险，过量饮酒则增加缺血性卒中发生风险。饮酒量和出血性卒中的发生风险呈线性关系，饮酒量越大发病风险越高。男性每天饮酒酒精量不应超过 25 g，女性每天饮酒酒精量应减半。

（6）控制体重：目前认为，男性腰围大于臀围和女性体重指数增高是脑卒中的独立危险因素，当体质指数（body mass index，BMI）在 22.5 ～ 25.0 kg/m^2 时死亡率最低，当 BMI >25 kg/m^2 时，体重指数每增加 5 kg/m^2，血管性死亡风险增加 40%。因此，肥胖和超重者应保持健康的生活方式及合理饮食，适当减轻体重。

（7）防治高同型半胱氨酸血症：高同型半胱氨酸血症可使动脉粥样硬化性血管疾

病的发病率增加2～3倍。对于血同型半胱氨酸水平增高者，应用叶酸、维生素B_6、维生素B_{12}联合治疗，可以降低血同型半胱氨酸水平。

（8）适度的体育锻炼和合理膳食：适度的体育锻炼可以改善心脏功能，增加脑血流量，改善微循环。过多摄入脂肪、胆固醇及食盐，可以促进动脉粥样硬化形成；食物的种类单一也会造成营养素摄入不足。

2. 二级预防

二级预防是针对发生过脑卒中或短暂性脑缺血发作（transient ischemic attack，TIA）的患者，通过寻找脑卒中事件发生的原因，对所有可干预的危险因素进行治疗，从而达到降低脑卒中复发危险性的目的。

1）控制危险因素。

（1）控制高血压：一般高血压患者血压降至140/90 mmHg以下，同时应该根据患者年龄、基础血压、平时用药及可耐受性，进行个体化调整。

（2）治疗血脂异常：国际近10多年做了大量相关临床研究，证据显示他汀类药物不但可以阻止斑块进展，甚至可以逆转斑块的生成。中国成人血脂异常防治指南（2016年修订版）提出了更积极的降脂目标值，动脉粥样硬化性心血管疾病（atherosclerosis cardio vascular disease，ASCVD）（包括动脉粥样硬化性缺血性卒中、TIA）患者的LDL-C目标值为低于1.8 mmol/L，如果基线LDL-C水平为1.8～3.5 mmol/L，建议LDL-C降幅至少达到50%。如此看来，LDL-C为1.8 mmol/L的目标值向下的空间已经被打开。对动脉粥样硬化性缺血性卒中或TIA患者，应使用他汀类药物，将血清LDL-C水平降至1.8 mmol/L以下，若经他汀类药物治疗后，患者LDL-C水平不能达到此目标，可将把基线LDL-C水平降低50%作为替代目标。

（3）治疗糖尿病：糖尿病可增加脑卒中再发的风险。对于合并糖尿病的脑卒中或TIA患者，空腹血糖应控制在7.0 mmol/L以下，餐后血糖应控制在10.0 mmol/L以下，糖化血红蛋白应控制在7%以下，并注意避免低血糖的发生。同时，对糖尿病患者进行疾病的基础知识教育，使其合理饮食、进行适当的体育锻炼和应用药物治疗。

（4）治疗心脏病：对于心源性栓塞性脑梗死患者或TIA患者，除积极治疗心脏原发疾病以外，应根据情况应用抗凝药物，以预防脑卒中再发。但应注意对于梗死面积大、伴有出血性转化或有出血倾向等的患者应该在脑梗死发病两周以后，开始进行抗凝治疗。

A. 心房颤动：心房颤动是心源性脑梗死最重要的原因。对伴有心房颤动的缺血性脑卒中或TIA患者，应使用抗凝药物以预防再发，常用的口服抗凝药物为华法林（INR控制在2.0～3.0）。对于非瓣膜性心房颤动患者，可用新型口服抗凝药物如达比加群酯等。对于存在抗凝治疗禁忌或拒绝接受抗凝治疗的患者，应使用抗血小板药物治疗。

B. 急性心肌梗死：急性心肌梗死伴左室附壁血栓的患者，若发生缺血性脑卒中或TIA，建议应用华法林进行抗凝治疗3个月。急性ST段抬高型前壁心肌梗死伴室壁运动异常的患者，若发生缺血性脑卒中或TIA，即使无附壁血栓，也可考虑给予华法林（INR控制在2.0～3.0）抗凝治疗3个月。对于无出血禁忌，但不能应用华法林（INR控制在2.0～3.0）的患者，可考虑应用低分子肝素治疗。

C. 瓣膜性心脏病：对栓塞风险高的患者可考虑抗凝治疗，其他患者可考虑给予抗血小板药物治疗。对风湿性二尖瓣病变的患者，如发生缺血性卒中或 TIA，建议长期应用华法林。

（5）戒烟、限酒、控制体重、治疗高同型半胱氨酸血症。

2）应用抗血小板聚集药物。

对于大多数非心源性缺血性卒中或 TIA 的患者，建议使用抗血小板药物治疗。对于新近发生的缺血性卒中或 TIA，如果患者存在颅内大动脉粥样硬化性严重狭窄（70%～99%），可考虑给予阿司匹林联合氯吡格雷的双重抗血小板治疗，双抗治疗时间不超过 3 个月；不推荐对一般患者长期进行阿司匹林联合氯吡格雷的双重抗血小板治疗。

3）手术和介入治疗。

对于症状性颈内动脉颅外段粥样硬化性中、重度狭窄（50%～99%）的患者，可根据具体情况考虑行颈动脉内膜切除术，也可考虑行颈动脉支架成形术。对于症状性椎动脉、颅外段粥样硬化性狭窄的患者，若在接受积极、合理的内科治疗后，仍出现相应症状，可根据情况考虑行血管内支架成形术。

对高危人群及患者进行脑血管病预防的同时，应该对公众加强宣传教育，使其充分了解脑卒中的发病危险因素。高危人群需要定期体检，增加患者对药物治疗的依从性。

（三）临床表现及诊断

1. 脑梗死

脑梗死（cerebral infarction）又称缺血性脑卒中，是指脑部血液循环障碍，缺血、缺氧所致的局限性脑组织的缺血性坏死或软化。当前国际广泛使用的 TOAST 分型将脑梗死按病因的不同分为 5 型：大动脉粥样硬化型、心源性栓塞型、小动脉闭塞型、其他明确病因型、不明原因型。

1）临床表现。

（1）颈内动脉系统（前循环）脑梗死。

A. 颈内动脉闭塞：临床表现可有同侧霍纳（Horner）征、对侧偏瘫、偏身感觉障碍、同向性偏盲。优势半球受累可出现失语，非优势半球受累可有体象障碍，眼动脉受累可有单眼一过性失明，偶尔成为永久性视力丧失。

B. 大脑中动脉闭塞：大脑中动脉主干闭塞，临床表现可出现对侧偏瘫、偏身感觉障碍和同向性偏盲，可伴有双眼向病灶侧凝视。优势半球受累可出现失明，非优势半球病变可有体象障碍。皮层支闭塞可引起偏瘫及偏身感觉障碍，以面部和上肢为重；深穿支闭塞更为常见，临床表现为对侧偏瘫，肢体、面和舌受累程度均等，对侧偏身感觉障碍可伴有偏盲、失语等。

C. 大脑前动脉闭塞：临床表现可出现对侧偏瘫，下肢重于上肢，有轻度感觉障碍，优势半球病变可有布洛卡（Broca）失语，可伴有尿失禁（旁中央小叶受损）及对侧强握反射等。双侧大脑前动脉壁闭塞可出现淡漠、欣快等的精神症状，双下肢瘫痪，尿潴留或尿失禁，以及强握等原始反射。

（2）椎－基底动脉系统（后循环）脑梗死。

A. 大脑后动脉闭塞：主干闭塞临床表现为对侧偏盲、偏身感觉障碍、丘脑综合征，优势半球受累可伴有失读，皮质支闭塞出现双眼对侧视野同向偏盲，有时可伴有不成形的幻视发作；累及颞叶下内侧时，会出现严重的记忆力损害，一般不伴有偏瘫。

B. 椎动脉闭塞：若两侧椎动脉粗细差别不大，当一侧闭塞时，通过对侧椎动脉的代偿作用可无明显症状。基底动脉主干闭塞，临床表现为眩晕、恶心及呕吐、眼球震颤、复视、构音障碍、吞咽困难及共济失调等，病情进展迅速，可出现延髓麻痹、四肢瘫痪、中枢性高热、应激性溃疡，常导致死亡。

2）脑梗死的诊断：中老年患者，有动脉粥样硬化及高血压等脑卒中危险因素，安静状态下或活动中起病，并且有反复的 TIA 发作，症状常在数小时或数天内达高峰，出现局灶性神经功能缺损，梗死的范围与某一脑动脉供应区域相一致。头部 CT 在早期多正常，24 ～ 48 小时内出现低密度病灶，弥散加权成像（diffusion-wighted imaging）和灌注成像（perfusion-weighted imaging）有助于早期诊断，血管造影可发现狭窄或闭塞的动脉。

2. 脑出血

脑出血是指原发性非外伤性脑实质内出血，也称自发性脑出血，占急性脑血管病的 20% ～ 30%。

1）临床表现：脑出血常发生在 50 岁以上患者，多有高血压病史，多在活动中或情绪激动时起病，临床表现轻重主要取决于出血量和出血部位。

（1）基底节区出血。

A. 壳核出血：壳核是高血压脑出血最常见的出血部位，临床表现取决于血肿部位和血肿量。出血量大时，患者很快出现昏迷；出血量小时可表现为纯运动或感觉障碍，仅凭临床表现无法与脑梗死区别。

B. 丘脑出血：丘脑出血侵及内囊临床表现可出现对侧肢体瘫痪，感觉障碍较重，可出现精神障碍和丘脑痴呆；血肿波及丘脑下部，或破入第三脑室，可表现为意识障碍加深，瞳孔缩小，中枢性高热及去大脑强直等症状。

（2）脑叶出血：根据累及脑叶不同，临床表现可出现不同局灶性定位症状和体征。额叶出血出现前额痛及呕吐，痫性发作比较多见。顶叶出血偏瘫较轻，感觉障碍显著。颞叶出血，可有颞叶的癫痫、幻嗅、幻视等。枕叶出血可表现为对侧同向性偏盲，可有一过性黑蒙和视物变形，多无肢体瘫痪。

（3）小脑出血：突然发病，眩晕和共济失调明显，可伴有频繁呕吐及后枕部疼痛等。小脑大量出血，尤其是蚓部出血时，严重者很快进入昏迷，双侧瞳孔缩小呈针尖样，最后因枕骨大孔疝而死亡。

（4）脑干出血：脑桥出血，临床表现为突然头痛、呕吐、眩晕、复视，大量出血（大于 5 mL），血肿波及脑桥双侧基底和被盖部，患者很快进入意识障碍，出现针尖样瞳孔、四肢瘫痪、呼吸障碍、应激性溃疡、中枢性高热等症状，患者常在 48 小时内死亡。

2）脑出血的诊断：50 岁以上中老年患者，有长期高血压病史，活动中或情绪激动时突然起病，血压常明显升高，出现头痛、恶心、呕吐等颅内压升高表现，有偏瘫、失语等局灶性神经功能缺损症状和脑膜刺激征，可伴有意识障碍，应高度怀疑脑出血，头部 CT 检查有助于明确诊断。

（四）治疗

脑血管病的治疗包括脑梗死急性期治疗、急性脑梗死恢复期及后遗症期治疗、脑出血急性期治疗和脑出血恢复期治疗。

1．脑梗死急性期治疗

脑梗死急性期指发病 2 周以内，神志不清者可延长至发病 4 周；脑梗死的治疗应根据不同的病因、发病机制、临床类型、发病时间等确定治疗方案，实施以分析、分期为核心的个体化治疗原则，在一般内科支持治疗基础上，可酌情选用改善脑循环、脑保护、抗脑水肿、降颅压等措施，在时间窗内有适应证者可行溶栓治疗。

1）一般治疗。

（1）必要时吸氧，应维持氧饱和度大于 94%。气道功能严重障碍者应给予气道支持（气管插管或切开）及辅助呼吸。无低氧血症的患者不需要常规吸氧。

（2）脑梗死后 24 小时内应常规进行心电图检查，根据病情，有条件时进行持续心电监护 24 小时或以上，以便早期发现阵发性心房颤动或严重心律失常等心脏病变；避免或慎用增加心脏负担的药物。

（3）对体温升高的患者应寻找和处理发热原因，如存在感染应给予抗感染治疗，对体温高于 38 ℃的患者应给予退热措施。

（4）缺血性脑卒中后 24 小时内血压升高的患者应谨慎处理。应先处理患者紧张焦虑、疼痛、恶心、呕吐及颅内压增高等情况。血压持续升高至收缩压大于等于 200 mmHg 或舒张压大于等于 110 mmHg，或伴有严重心功能不全、主动脉夹层、高血压脑病的患者，可予降压治疗，并严密观察血压变化。可选用拉贝洛尔、尼卡地平等静脉药物，建议使用微量输液泵给予降血压药，避免使用引起血压急剧下降的药物。准备溶栓及桥接血管内取栓者，血压应控制在收缩压小于 180 mmHg、舒张压小于 100 mmHg。对脑卒中后病情稳定的患者，若血压持续大于等于 140/90 mmHg，无禁忌证，可于起病数天后恢复使用发病前服用的降压药物或开始启动降压治疗。AHA/ASA 推荐用于收缩压大于 200 mmHg 或舒张压大于等于 110 mmHg、未接受静脉溶栓及血管内治疗、无须紧急降压处理的严重合并症的患者，可在发病后 24 小时内将血压降低 15%。

（5）空腹血糖超过 10 mmol/L 时可给予胰岛素治疗。应加强血糖监测，可将高血糖患者的血糖控制在 7.8 ～ 10.0 mmol/L。血糖低于 3.3 mmol/L 时，可给予 10% ～ 20% 葡萄糖口服或注射治疗，目标是达到正常血糖。

2）特殊治疗。

（1）静脉溶栓：静脉溶栓是目前恢复血流最主要的措施，药物包括重组组织型纤溶酶原激活剂（rt-PA）、尿激酶和替奈普酶。rt-PA 和尿激酶是我国目前使用的主要溶栓药，现认为有效挽救半暗带组织时间窗为 4.5 小时内或 6 小时内。

（2）血管内介入治疗：包括血管内机械取栓、动脉溶栓、血管成形术。

（3）抗血小板：对于不符合静脉溶栓或血管内取栓适应证且无禁忌证的缺血性脑

卒中患者应在发病后尽早给予口服阿司匹林 150 ～ 300 mg/d 治疗（Ⅰ级推荐，A 级证据）。急性期后可改为预防剂量（50 ～ 300 mg/d）。溶栓治疗者，应在溶栓 24 小时后开始使用阿司匹林等抗血小板药物（Ⅰ级推荐，B 级证据），如果患者存在其他特殊情况（如合并疾病），在评估获益大于风险后，可以考虑在 rt-PA 静脉溶栓 24 小时内使用抗血小板药物（Ⅲ级推荐，C 级证据）。对不能耐受阿司匹林者，可考虑选用氯吡格雷等抗血小板药物治疗（Ⅱ级推荐，C 级证据）。对于未接受静脉溶栓治疗的轻型脑卒中患者［美国国立卫生研究院卒中量表（National Institute of Health Stroke Scale）评分≤3 分］，在发病 24 小时内应尽早启动双重抗血小板治疗（阿司匹林和氯吡格雷）并维持 21 天，有利于降低发病 90 天内的脑卒中复发风险，但应密切观察出血风险（Ⅰ级推荐，A 级证据）。

3）脑卒中康复，是脑卒中整体治疗中不可或缺的关键环节，可预防并发症，最大限度地减轻功能残疾，改善预后。

（1）推荐经过规范培训的脑卒中康复专业人员负责实施康复治疗（Ⅰ级推荐，C 级证据）。

（2）推荐康复专业人员与临床医师合作，对患者病情及神经功能缺损进行综合评估，确定康复治疗开始时间，制订康复治疗方案及疗程（Ⅰ级推荐，D 级证据）。

（3）在病情稳定的情况下应尽早开始康复治疗，对轻度到中度神经功能障碍的缺血性脑卒中患者可在发病 24 小时后进行床边康复、早期离床期的康复训练，包括坐、站、走等活动。卧床者病情允许时应注意良姿位摆放。

2. 急性脑梗死恢复期及后遗症期治疗

脑梗死恢复期指发病 2 周至 6 个月，后遗症期指发病 6 个月以后。

（1）通过积极控制脑卒中危险因素，应用抗血小板聚集药物，可降低脑卒中复发的危险性。急性期脑卒中复发的风险很高，脑卒中后应尽早开始二级预防，包括控制血压、血糖，抗血小板、抗凝等治疗。

（2）神经康复治疗。康复训练可以改善功能，减少并发症，在促进中枢神经系统可塑性方面有非常重要的作用，遵循的原则是尽早开始、主动参与、全面康复、循序渐进、持之以恒；发病 6 个月后，继续训练和利用残余功能，防止功能退化。

3. 脑出血急性期治疗

脑出血急性期基本治疗原则：脱水降颅压，减轻脑水肿，调整血压，防止继续出血，保护血肿周围脑组织，促进神经功能恢复，防治并发症。

（1）内科治疗：卧床休息，保持呼吸道通畅，鼻饲，预防感染，脱水降颅压，观察病情，调控血压，亚低温治疗，纠正凝血异常，防治并发症。

（2）外科治疗：主要目的是清除血肿，降低颅内压力，挽救生命。在患者全身状况允许条件下，基底节区壳核出血不低于 30 mL，丘脑出血不低于 15 mL，小脑出血不低于 10 mL，应根据患者具体情况尽快手术治疗。

4. 脑出血恢复期治疗

脑出血恢复期治疗主要是预防脑出血复发。脑出血患者的复发风险很高，高血压是脑出血复发的重要危险因素。此外，对阻塞性睡眠呼吸暂停、肥胖和不良生活方式等也

应该进行干预。频繁饮酒和精神药物的使用与血压升高和脑出血相关，应予避免。吸烟也与脑出血风险升高相关，应予戒烟。

（五）护理

1．脑梗死护理

1）护理评估。

（1）病史。询问患者的患病时间，有无明显诱因，主要症状特点，有无伴随症状及并发症等，有无头晕、头痛、失语、偏瘫，有无动脉硬化、高血压、高脂血症及糖尿病等，以及目前治疗及用药情况。

（2）身体评估。

A．意识状态。注意观察患者的神志，对人、物、地点的定向判断力。

B．肢体活动。有无肢体功能障碍，如有无握物、走路障碍。

C．构音评估。语言表达能力，如吐词是否清楚。

2）护理目标。

（1）患者恢复最佳活动功能，躯体活动能力增强。

（2）学会摆放瘫痪肢体的位置，保持身体平衡。

（3）生活能逐步自理。

3）常用护理诊断、措施及依据。

（1）恐惧。与突发眩晕和单侧肢体活动障碍有关。

A．了解患者及其家属的思想顾虑，评估患者的心理状态，帮助患者消除恐惧心理，树立与疾病做斗争的信心，帮助患者养成良好的生活习惯，注意锻炼身体，加强功能运动。

B．告知患者若能积极配合医生治疗，按时服药，该病预后较好。

C．让已治愈的患者进行现身说法。

（2）躯体移动障碍。

A．功能训练：给患者讲解早期活动的必要性及重要性。教会患者保持关节功能位置，防止关节因变形而失去正常功能。

B．每2～3小时翻身1次，以免瘫痪的一侧长期受压而形成压疮，翻身时做一些主动或被动的功能锻炼，逐渐增加肢体活动量。活动做到强度适中，循序渐进，持之以恒。

C．教会患者及其家属锻炼和翻身的技巧，训练患者的平稳和协调能力。

（3）生活自理缺陷。

A．将患者使用的物品放在易拿取的地方，以便取用。

B．协助完成生活护理，如洗漱、沐浴、穿衣、如厕等。

C．鼓励患者尽量使用健侧肢体完成生活自理活动，以增进自我照顾的能力和信心，以适应回归家庭和社会的需要。

（4）潜在并发症：脑卒中。

A．给予低脂、低盐、低胆固醇、适量碳水化合物、丰富维生素饮食，忌烟酒及辛辣食物，切忌暴饮暴食或过分饥饿。

B. 用药护理：在用抗凝药治疗时，应密切观察有无出血倾向。临床上有少数患者可出现全身瘀点、瘀斑，个别患者有消化道出血。发现这些现象应即时报告医生，并给予积极治疗。

C. 应避免各种引起循环血容量减少、血压降低的因素，如大量呕吐、腹泻、高热、大汗等，以防血液浓缩而诱发脑血栓形成。

4）其他护理诊断。

（1）有受伤的危险：与眩晕、复视、共济失调有关。

（2）语言沟通障碍：与脑梗死部位、范围有关。

（3）吞咽困难：与神经肌肉损伤有关。

2. 脑出血护理

1）护理评估。

（1）病史：询问患者既往有无高血压或动脉粥样硬化史。起病前有无明显的诱因，如情绪激动、过度兴奋、劳累或用力排便、脑力紧张等情况。了解目前的治疗和用药，可鉴别脑梗死和脑水肿。

（2）身体评估：有无肢体瘫痪、意识障碍、血压升高、瞳孔不等大等。

（3）实验室及其他检查：血常规有无白细胞增高，腰穿时脑脊液压力是否增高、是否为均匀血性，CT 检查有无提示脑梗死或脑瘤、脑出血、脑出血的部位、出血量等情况。

2）护理目标。

（1）患者意识障碍无进一步加重，神志渐恢复。

（2）不发生脑疝及消化道出血等并发症，一旦出现，能及时发现和处理。

3）常用护理诊断、措施及依据。

（1）意识障碍。

A. 严密观察病情变化，如血压、脉搏、呼吸、神志、瞳孔的变化，并做好详细记录。

B. 急性期绝对卧床休息，保持环境安静，避免各种刺激。除进食、排泄外，其他活动须严格禁止。集中进行各项诊疗操作，动作轻柔。

C. 发病 3 天后若神志仍不清楚、不能进食者，应鼻饲流质，以保证营养供给。

D. 协助做好生活护理，定时更换体位，防止压疮形成。

E. 保证患者呼吸道通畅，勤吸痰，如果仍不能使气道通畅，应配合医生进行气管切开。

F. 遵医嘱使用止血、降低颅内压等药物，注意观察其疗效和副作用。

（2）潜在并发症：脑疝。

A. 观察患者是否有脑疝先兆，如剧烈头痛、呕吐、视盘水肿、血压升高、脉搏变慢、呼吸不规则、瞳孔改变、意识障碍加重等，一旦出现，应及时通知医生，配合抢救。

B. 迅速建立静脉通道，遵医嘱快速给予脱水、降低颅内压药物（使用脱水剂如甘露醇要在 30 分钟内滴完）。注意观察药物的疗效和副作用。

C. 控制液体摄入量，输液量不宜过快、过多。

D. 为防止呕吐物误吸造成窒息，头应偏向一侧。

（3）潜在并发症：消化道出血。

A. 注意观察患者有无呕血、便血、血压下降、脉搏增快、面色苍白、尿量减少等症状。每次鼻饲前要抽吸胃液。若患者有嗝逆、腹部饱胀、胃液呈咖啡色或解黑便，应立即通知医生处理。

B. 避免刺激性食物，以免诱发消化道出血。

（六）评价

（1）患者意识障碍无加重，或神志渐清醒。

（2）未发生脑疝、消化道出血，或脑疝、消化道出血得到控制。

（七）其他护理诊断

（1）生活自理缺陷，与偏瘫有关。

（2）皮肤完整性受损，与长期卧床意识障碍、运动功能受损有关。

（3）潜在并发症，如坠积性肺炎、泌尿系感染。

（八）健康教育

对高危人群及患者进行脑血管病预防的同时，应该对公众加强宣传教育，使其充分了解脑卒中的发病危险因素，并使其认识到脑卒中后对于个人、家庭及社会的危害，从而加强自我保健意识。健康教育是通过有计划、有组织、有系统的健康信息的传播和行为干预，使人们自觉的采纳有益于健康的行为和生活方式，消除或减轻影响健康的危险因素，预防疾病、促进健康、提高生活质量的教育活动与过程。脑血管病的健康教育：①戒烟，限酒。男性一天饮酒的酒精量少于 25 g，女性的减半。②减肥。超重：$24\ kg/m^2 \leq BMI < 28\ kg/m^2$；肥胖：$BMI \geq 28\ kg/m^2$；腰围：男≥90 cm，女≥85 cm 为腹型肥胖。③饮食。多样化，钠的摄入量≤6 g/d，钾摄入量≥4.7 g/d，少吃糖类和甜食。④锻炼。健康成人至少每周 3 ～ 4 次，每次至少 40 分钟的中等或以上强度有氧运动（个体化）。⑤定期监测血压、血糖及血脂，预防和控制心房颤动，遵医嘱规律用药，定期到医院复诊，不适随诊。

（邓云凌　李小燕）

参考文献

[1] 高丹. 健康教育在老年心血管病患者护理管理中的作用探析［J］. 中国卫生产业，2015，12（36）：106－108.

[2] 雷秀秀，潘俊晓. 早期康复护理对脑血管病偏瘫患者运动功能和日常生活能力的影响［J］. 国际医药卫生导报，2018，24（11）：1634－1636.

[3] 李玉林. 病理学［M］. 8 版. 北京：人民卫生出版社，2013.

[4] 饶明俐，吴江，贾建平，等. 神经病学［M］. 3 版. 北京：人民卫生出版社，2015.

[5] 孙名贵. 早期康复护理对脑血管病偏瘫患者的影响［J］. 智慧健康，2019，5（3）：65－166.

[6] 汪慧琴. 早期康复护理干预对脑梗死偏瘫失语患者上肢、下肢运动功能评分影响分析［J］. 当代

临床医刊，2019，32（5）：462，465.
[7] 吴兰霞．脑血管病患者的康复护理和饮食护理［J］．饮食保健，2017，4（15）：122－123.
[8] 谢瑞平．优质护理在神经内科门诊脑血管病中的应用效果分析［J］．中国实用医药，2019，14（15）：145－146.
[9] 徐燕．优质护理在脑血管畸形出血患者康复中的应用效果探析［J］．当代护士（下旬刊），2019，26（5）：52－55.
[10] 杨丽华，王丹丹．综合康复护理干预对急性心肌梗死伴脑血管病患者预后的影响［J］．中国实用神经疾病杂志，2017，20（5）：125－127.
[11] 尤黎明，孙国珍．内科护理学［M］．6版．北京：人民卫生出版社，2017.
[12] 张清艳．早期康复护理干预在脑血管病偏瘫疾病中的应用［J］．中国医药指南．2018，16（9）：210－211.
[13] 张香菊．早期康复护理干预在脑血管病患者中的应用效果［J］．中国民康医学，2018，30（9）：103－105.
[14] 中华医学会神经病学分会脑血管病学组．中国急性缺血性脑卒中诊治指南（2018年）［J］．中华神经科杂志，2018，51（9）：666－681.
[15] 中华医学会神经病学分会脑血管病学组．中国脑出血诊治指南（2019）［J］．中华神经科杂志，2019，52（12）：994－1005.
[16] 周翠霞．优质护理在脑血管病护理中的应用效果分析［J］．中西医结合心血管病电子杂志，2019，7（28）：147－148.
[17] ARMULIK A，GENOVÉ G，MÄE M，et al. Pericytes regulate the blood-brain barrier［J］．Nature，2010，468：557－561.
[18] ILIFF JJ，LEE H，YU M，et al. Rain-wide pathway for waste clearance captured by contrast enhanced MRI［J］．Journal of clinical investigation，2013，123：1299－1309.
[19] SHIH AY，BLINDER P，TSAI PS，et al. The smallest stroke：occlusion of one penetrating vessel leads to infarction and a cognitive deficit［J］．Nature publshing group，2013，16：55－63.

二、慢性呼吸系统疾病

（一）慢性支气管炎

慢性支气管炎（chronic bronchitis）是气管、支气管黏膜及其周围组织的慢性非特异性炎症。临床上以咳嗽、咳痰为主要症状，或伴有喘息，每年发病持续3个月或更长时间，连续2年或2年以上，并排除具有咳嗽、咳痰、喘息症状的其他疾病。

1．病因

本病的病因尚不完全清楚，可能是多种环境因素与机体自身因素长期相互作用的结果。

（1）吸烟。吸烟是最重要的环境因素，吸烟者慢性支气管炎的患病率比不吸烟者高2～8倍。烟草中的焦油、尼古丁和氢氰酸等化学物质具有多种损伤效应。例如，损伤气道上皮细胞和纤毛运动，使气道净化能力下降；促使支气管黏液腺和杯状细胞增生肥大，黏液分泌增多；刺激副交感神经而使支气管平滑肌收缩，气道阻力增加；使氧自由基产生增多，诱导中性粒细胞释放蛋白酶，破坏肺弹力纤维，诱发肺气肿的形成等。

（2）职业粉尘和化学物质接触。职业粉尘及化学物质（如烟雾、变应原、工业废气及室内空气污染等）浓度过高或与其接触时间过长，均可能促进慢性支气管炎发病。

（3）空气污染。大气中有害气体（如二氧化硫、二氧化碳、氯气等）可损伤气道黏膜上皮，使纤毛清除功能下降，黏液分泌增加，易引发继发感染。

（4）感染因素。病毒、支原体、细菌等感染是慢性支气管炎发生和发展的重要原因之一。病毒感染以流感病毒、鼻病毒、腺病毒和呼吸道合胞病毒为常见。细菌感染常继发于病毒感染，常见病原体为肺炎链球菌、流感嗜血杆菌、卡他莫拉菌和葡萄球菌等。这些感染因素同样可造成气管、支气管黏膜的损伤和慢性炎症。

（5）其他因素。免疫功能紊乱、气道高反应性、自主神经功能失调、年龄增大等机体因素和气候等环境因素均与慢性支气管炎的发生及发展有关。例如，老年人的肾上腺皮质功能减退、细胞免疫功能下降、溶菌酶活性降低，容易造成呼吸道反复感染。寒冷空气可以刺激腺体黏液分泌，纤毛运动减弱，黏膜血管收缩，局部血液循环障碍，易引发继发感染。

2. 临床表现

1）症状。缓慢起病，病程长，反复急性发作而使病情加重。主要症状为咳嗽、咳痰或伴有喘息。急性加重系指咳嗽、咳痰、喘息等症状突然加重。急性加重的主要原因是呼吸道感染，病原体可以是病毒、细菌、支原体和衣原体等。

（1）咳嗽：一般以晨间咳嗽为主，睡眠时有阵咳或排痰。

（2）咳痰：一般为白色黏液或浆液泡沫性痰，偶可带血。清晨排痰较多，起床后或体位变动可刺激排痰。

（3）喘息或气急：喘息明显者可能伴发支气管哮喘。若伴肺气肿时可表现为活动后气促。

2）体征。早期多无异常体征。急性发作期可在背部或双肺底听到干啰音、湿啰音，咳嗽后可减少或消失。若伴发哮喘可闻及广泛哮鸣音并伴呼气期延长。

3. 护理

1）常见护理诊断/问题、措施及依据。

清理呼吸道无效与呼吸道分泌物增多、黏稠有关。

（1）保持呼吸道通畅：指导患者采取有效的咳嗽方式、遵医嘱用药、进行雾化吸入等，促进痰液的排出。

（2）协助患者翻身拍背，指导患者深吸气后有意识地咳嗽，以利于排痰，保持呼吸道通畅。

（3）饮食护理：注意饮食营养，以增强体质。饮食以高蛋白、高热量、高维生素、低脂、易消化的食物为宜，多进食瘦肉、蛋、奶、鱼、蔬菜和水果等。多饮水，每天不少于 1 500 mL。

（4）减少急性发作：增强体质、预防感冒、戒烟，并且避免和减少接触各种诱发因素等，掌握“健康指导”相关内容。

2）其他护理诊断/问题。

（1）体温过高：与慢性支气管炎并发感染有关。

(2) 潜在并发症：阻塞性肺气肿、支气管扩张症等。

4. 健康指导

(1) 疾病预防指导：增强体质、预防感冒、戒烟均是防治慢性支气管炎的重要措施。根据自身情况选择参加合适的体育锻炼，如健身操、太极拳、跑步等；增加耐寒训练，如冷水洗脸、冬泳等。注意劳逸结合，保证睡眠充足。

(2) 疾病知识指导：指导患者及其家属了解本病的相关知识，积极配合治疗，减少急性发作。平时多饮水，饮食宜清淡、富有营养、易消化。保持室内适宜的温度和湿度，通风良好。避免被动吸烟，避免烟雾、化学物质等有害理化因素的刺激。寒冷季节外出时适当增加衣物，防止受寒。

(二) 慢性阻塞性肺疾病

慢性阻塞性肺疾病（chronic obstructive pulmonary disease，COPD）简称慢阻肺，是一种常见的、可以预防和治疗的疾病，其特征是持续存在的呼吸系统症状和气流受限，通常与显著暴露于有害颗粒或气体引起的气道和（或）肺泡异常有关。肺功能检查对确定气流受限有重要意义，在吸入支气管扩张剂后，第一秒用力呼气容积（forced expiratory volume in one second，FEV_1）占用力肺活量（forced vital capacity，FVC）之比值（FEV_1/FVC）<70%表明存在持续气流受限。

COPD 与慢性支气管炎和肺气肿（emphysema）有密切关系。慢性支气管炎是指在排除引起慢性咳嗽外的其他已知原因后，每年咳嗽、咳痰 3 个月以上并持续 2 年或 2 年以上者。肺气肿是指肺部终末细支气管远端气腔出现异常持久的扩张，并伴有肺泡和细支气管的破坏，而无明显的肺纤维化。当慢性支气管炎、肺气肿患者的肺功能检查提示出现持续气流受限时，则诊断为慢阻肺；如果患者只有慢性支气管炎和（或）肺气肿，而无持续气流受限，则不能诊断为慢阻肺。

一些已知病因或具有特征病理表现的疾病也可导致持续气流受限，如支气管扩张症、肺结核纤维化病变、严重的间质性肺疾病、弥漫性泛细支气管炎及闭塞性细支气管炎等，但均不属于慢阻肺。

COPD 是呼吸系统疾病中的常见病和多发病，患病率和病死率均居高不下。1992 年，在我国北部和中部地区对 102 230 名农村成年人进行了调查，慢阻肺的患病率为 3%。2018 年新发布的我国慢阻肺流行病学调查结果显示，慢阻肺的患病率占 40 岁以上人群的 13.7%。在我国，慢阻肺是导致慢性呼吸衰竭和慢性肺源性心脏病最常见的病因，约占全部病例的 80%。肺功能进行性减退严重影响患者的劳动力和生活质量。慢阻肺造成巨大的社会和经济负担。WHO 关于病死率和死因的最新预测显示，随着发展中国家吸烟率的升高和高收入国家人口老龄化加剧，慢阻肺的患病率在未来 10 年将继续上升，预测至 2060 年，死于慢阻肺及其相关疾病的患者数将每年超过 540 万人。

1. 病因

本病的病因与慢性支气管炎的相似，可能是多种环境因素与机体自身因素长期相互作用的结果。

2. 临床表现

1）症状：起病缓慢，病程较长，早期可无自觉症状。主要症状包括：

（1）慢性咳嗽：随病程发展可终身不愈。常晨间咳嗽明显，夜间阵咳或排痰。

（2）咳痰：一般为白色黏液或浆液泡沫性痰，偶可带血丝，清晨排痰较多。急性发作期痰量增多，可有脓性痰。

（3）气短或呼吸困难：早期在较剧烈活动时出现，后逐渐加重，以致在日常活动甚至休息时也感到气短，是慢阻肺的标志性症状。

（4）喘息和胸闷：部分患者特别是重度患者或急性加重期患者可出现喘息。

（5）其他：晚期患者有体重下降、食欲减退等。

2）体征。

（1）视诊：胸廓前后径增大，肋间隙增宽，剑突下胸骨下角增宽，称为桶状胸。部分患者呼吸变浅、频率增快，严重者可有缩唇呼吸等。

（2）触诊：双侧语颤减弱。

（3）叩诊：肺部过清音，心浊音界缩小，肺下界和肝浊音界下降。

（4）听诊：两肺呼吸音减弱，呼气期延长，部分患者可闻及湿啰音和（或）干啰音。

3. 护理

1）常见护理诊断/问题、措施及依据。

（1）气体交换障碍：与气道阻塞、通气不足、呼吸肌疲劳、分泌物过多和肺泡呼吸面积减少有关。

A. 休息与活动：中度以上 COPD 急性加重期患者应卧床休息，协助患者采取舒适体位，极重度患者宜采取身体前倾位，使辅助呼吸肌参与呼吸。视病情安排适当的活动，以不感到疲劳、不加重症状为宜。室内保持合适的温湿度，冬季注意保暖，避免直接吸入冷空气。

B. 病情观察：观察咳嗽、咳痰及呼吸困难的程度，监测动脉血气分析和水、电解质、酸碱平衡情况。

C. 氧疗护理。以下情况需要长期家庭氧疗：①动脉血氧分压（PaO_2）≤55 mmHg 或动脉血氧饱和度（SaO_2）≤88%，有或无高碳酸血症；②PaO_2 为 55 ～ 60 mmHg 或 SaO_2 <89%，并有肺动脉高压、右心力衰竭或红细胞增多症（血细胞比容 >0.55）。一般采用鼻导管持续低流量吸氧，氧流量为 1 ～ 2 L/min，吸氧时间为每天 10 ～ 15 小时，持续吸氧效果更佳，应避免吸入氧浓度过高而引起二氧化碳潴留。提倡长期家庭氧疗，氧疗有效的指标：患者在静息状态下达到 PaO_2≥60 mmHg 和（或）SaO_2≥90%，患者呼吸困难减轻、呼吸频率减慢、发绀减轻、心率减慢、活动耐力增加。

D. 用药护理：遵医嘱应用抗生素、支气管舒张药和祛痰药，注意观察疗效及不良反应。

E. 呼吸功能锻炼：COPD 患者需要增加呼吸频率来代偿呼吸困难，这种代偿多数依赖于辅助呼吸肌参与呼吸，即胸式呼吸。然而胸式呼吸的效能低于腹式呼吸，患者容易疲劳，因此，护士应指导患者进行缩唇呼吸、膈式或腹式呼吸、使用吸气阻力器等呼吸训练，以加强胸、膈呼吸肌的肌力和耐力，改善呼吸功能。

缩唇呼吸：缩唇呼吸的技巧是通过缩唇形成的微弱阻力来延长呼气时间，增加气道压力，延缓气道塌陷。患者闭嘴经鼻吸气，然后通过缩唇（吹口哨样）缓慢呼气，同时收缩腹部。吸气与呼气时间比为 1∶2 或 1∶3。缩唇的程度与呼气流量以能使距口唇 15 ～ 20 cm 处、与口唇等高水平的蜡烛火焰随气流倾斜又不至于熄灭为宜。

膈式或腹式呼吸：患者可取立位、平卧位或半卧位，两手分别放于前胸部和上腹部。用鼻缓慢吸气时，膈肌最大程度下降，腹肌松弛，腹部凸出，手感到腹部向上抬起；呼气时经口呼出，腹肌收缩，膈肌松弛，膈肌随腹腔内压增加而上抬，推动肺部气体排出，手感到腹部下降。

另外，可以在腹部放置小枕头、杂志或书本帮助训练腹式呼吸。如果吸气时，腹部的物体上升，证明是腹式呼吸。缩唇呼吸和腹式呼吸每天训练 3 ～ 4 次，每次重复 8 ～ 10 次。腹式呼吸需要增加能量消耗，因此，只能在疾病恢复期或出院前进行训练。

（2）清理呼吸道无效：与分泌物增多而黏稠、气道湿度减低和无效咳嗽有关。

A. 保持呼吸道通畅。①湿化气道：痰多黏稠、难以咳出的患者需要多饮水，以达到稀释痰液的目的。也可遵医嘱每天进行雾化吸入。②有效咳痰：晨起时咳嗽，可排出夜间聚积在肺内的痰液，就寝前咳嗽排痰有利于患者的睡眠。咳嗽时，患者取坐位，头略前倾，双肩放松，屈膝，前臂垫枕，若有可能应使双足着地，有利于胸腔的扩展，增加咳痰的有效性。咳痰后恢复坐位，进行放松性深呼吸。③协助排痰：护士或患者家属给予患者胸部叩击或体位引流，有利于分泌物的排出；也可用特制的按摩器协助排痰。

B. 用药护理。注意观察药物疗效和不良反应。①止咳药：喷托维林是非麻醉性中枢镇咳药，不良反应有口干、恶心、腹胀、头痛等。②祛痰药：溴己新偶见恶心、转氨酶增高，消化性溃疡者慎用；盐酸氨溴索是润滑性祛痰药，不良反应较轻。

C. 病情观察。密切观察咳嗽、咳痰的情况，包括痰液的颜色、量及性状，以及咳痰是否顺畅。

（3）焦虑：与健康状况的改变、病情危重、经济状况有关。

A. 去除产生焦虑的原因：COPD 患者因长期患病、社会活动减少、经济收入降低等因素失去自信，易形成焦虑和抑郁的心理状态，部分患者因此不愿意配合治疗，护士应帮助患者消除导致焦虑的原因。

B. 帮助患者树立信心：护士应针对患者及其家属对疾病的认知和态度，以及由此引起的心理、性格、生活方式等方面的改变，与患者及其家属共同制订和实施康复计划，避免诱因，定期进行呼吸肌功能锻炼，坚持合理用药，减轻症状，增强患者战胜疾病的信心。

C. 指导患者放松技巧：教会患者缓解焦虑的方法，如听轻音乐、下棋、做游戏等，以分散注意力，减轻焦虑。

2）其他护理诊断/问题。

（1）活动无耐力：与疲劳、呼吸困难、氧供与氧耗失衡有关。

（2）营养失调：营养摄入低于机体需要量。与食欲降低、摄入减少、腹胀、呼吸困难、痰液增多有关。

（3）睡眠形态紊乱：与咳嗽、呼吸困难、焦虑有关。

4. 健康指导

（1）疾病预防指导：戒烟是预防 COPD 的重要措施，应对吸烟者采取多种宣教措施劝导其戒烟，吸烟者戒烟能有效延缓肺功能进行性下降。控制职业和环境污染，减少有害气体或粉尘、通风不良的烹饪环境或燃料烟雾的吸入。防治呼吸道感染对预防COPD也十分重要。对于患有慢性支气管炎等COPD高危人群应定期进行肺功能监测，尽可能及早发现COPD并及时采取干预措施。

（2）疾病知识指导：教会患者及其家属依据呼吸困难与活动之间的关系，或采用呼吸困难问卷或自我评估测试问卷，判断呼吸困难的严重程度，以便合理安排工作和生活。使患者理解康复锻炼的意义，发挥患者的主观能动性，制订个体化锻炼计划，进行腹式呼吸或缩唇呼吸训练等，以及步行、慢跑、练气功等体育锻炼。指导患者识别使病情恶化的因素，在呼吸道传染病流行期间尽量避免到人群密集的公共场所。潮湿、大风、严寒气候时避免室外活动，根据气候变化及时增减衣物，避免受凉感冒。

（3）饮食指导：呼吸功能的增加可使热量和蛋白质消耗增多，易导致营养不良。应制订摄入足够热量和蛋白质的饮食计划。正餐进食量不足时，应安排少量多餐，避免在餐前和进餐时饮水过多。腹胀的患者应进软食。避免进食产气食物，如汽水、啤酒、豆类、马铃薯和胡萝卜等；避免摄入易引起便秘的食物，如油煎食物、干果、坚果等；避免高碳水化合物和高能量饮食，以免产生过多二氧化碳。

（4）心理指导：引导患者适应慢性病并以积极的心态对待疾病，培养生活兴趣，如听音乐、养花种草等爱好，以分散注意力，减少孤独感，缓解焦虑、紧张的精神状态。

（5）家庭氧疗。指导患者及其家属做到：①了解氧疗的目的、必要性及注意事项。②注意安全：供氧装置周围严禁烟火，防止氧气燃烧爆炸。③氧疗装置须定期更换、清洁、消毒。

（三）支气管哮喘

支气管哮喘（bronchial asthma）简称哮喘，是一种以慢性气道炎症和气道高反应性为特征的异质性疾病。该病主要特征包括气道慢性炎症，气道对多种刺激因素呈现的高反应性，多变的可逆性气流受限，以及随病程延长而导致的一系列气道结构的改变，即气道重构。该病临床表现为反复发作的喘息、气急、胸闷或咳嗽等症状，常在夜间及凌晨发作或加重，多数患者可自行缓解或经治疗后缓解。《支气管哮喘防治指南（2020年版）》指出，我国城区哮喘总体控制率为28.5%。

1．流行病学

哮喘是世界上最常见的慢性疾病之一，全球约有3亿、我国约有3 000万哮喘患者。各国哮喘患病率从1%～18%不等，我国成人哮喘的患病率为1.24%，且呈逐年上升趋势。一般认为发达国家哮喘患病率高于发展中国家，城市高于农村。哮喘病死率为（1.6～36.7）/10万，多与哮喘长期控制不佳、最后一次发作时治疗不及时有关，其中大部分是可预防的。我国已成为全球哮喘病死率最高的国家之一。

2．病因

（1）遗传因素：哮喘是一种复杂的、具有多基因遗传倾向的疾病，其发病具有家族集聚现象，亲缘关系越近，患病率越高。近年来，点阵单核苷酸多态性基因分型技术，也称全基因组关联研究（genome-wide association studies，GWAS），其发展给哮喘的易感基因研究带来了革命性的突破。目前，采用 GWAS 鉴定了多个哮喘易感基因，如 YLK40、IL6R、PDE4D、IL33 等。具有哮喘易感基因的人群发病与否受环境因素的影响较大，深入研究基因—环境相互作用将有助于揭示哮喘发病的遗传机制。

（2）环境因素：环境因素包括变应原性因素，如室内变应原（尘螨、家养宠物、蟑螂）、室外变应原（花粉、草粉）、职业性变应原（油漆、活性染料）、食物（鱼、虾、蛋类、牛奶）、药物（阿司匹林、抗生素），以及非变应原性因素（如大气污染、吸烟、运动、肥胖等）。

3. 临床表现

（1）症状：典型症状为发作性伴有哮鸣音的呼气性呼吸困难，可伴有气促、胸闷或咳嗽。症状可在数分钟内发作，并持续数小时至数天，可经平喘药物治疗后缓解或自行缓解。夜间及凌晨发作或加重是哮喘的重要临床特征。有些患者尤其是青少年患者，其哮喘症状在运动时出现，称为运动性哮喘。此外，临床上还存在没有喘息症状的不典型哮喘，患者可表现为发作性咳嗽、胸闷或其他症状。以咳嗽为唯一症状的不典型哮喘被称为咳嗽变异性哮喘（cough variant asthma，CVA）；以胸闷为唯一症状的不典型哮喘被称为胸闷变异性哮喘（chest tightness variant asthma，CTVA）。哮喘的具体临床表现形式及严重程度在不同时间的表现呈多变性。

（2）体征：发作时典型的体征为双肺可闻及广泛的哮鸣音，呼气音延长。但非常严重的哮喘发作时，哮鸣音反而减弱，甚至完全消失，表现为“沉默肺”，是病情危重的表现。非发作期体检可无异常发现，故未闻及哮鸣音，不能排除哮喘。

（3）并发症：严重发作时可并发气胸、纵隔气肿、肺不张，长期反复发作或感染可并发 COPD、支气管扩张和肺源性心脏病。

4. 护理

1）护理评估。

（1）病史。

A. 患病及治疗经过：询问患者发作时的症状，如喘息、呼吸困难、胸闷或咳嗽的程度、持续时间、诱发或缓解因素。了解既往和目前的检查结果、治疗经过和病情严重程度。了解患者对所用药物的名称、剂量、用法、疗效、不良反应等知识的掌握情况，尤其是患者能否掌握药物吸入技术、是否进行长期规律的治疗、是否熟悉哮喘急性发作先兆和正确处理方法、急性发作时有无按医嘱治疗等。评估疾病对患者日常生活和工作的影响程度。

B. 评估与哮喘有关的病因和诱因：①有无接触变应原，室内窗户是否密封，是否使用地毯、化纤饰品，是否有空调等可造成室内空气流通减少的因素存在，室内有无尘螨滋生、动物皮毛和排泄物、蟑螂等，有无接触花粉、草粉、油漆、饲料和活性染料等。②有无主动或被动吸烟、吸入污染空气。③有无进食虾、蟹、鱼、牛奶、蛋类等食物。④有无服用阿司匹林、抗生素等药物。⑤有无受凉、气候变化、剧烈运动、妊娠等诱发因素。⑥有无哮喘家族史。

C. 心理—社会状况：哮喘是一种气道慢性炎症性疾病，患者对环境中多种激发因子易过敏，发作性症状反复出现，严重时可影响睡眠和体力活动。评估患者有无烦躁、

焦虑、恐惧等心理反应；有无忧郁、悲观情绪，以及对疾病治疗失去信心等。评估患者家属对疾病知识的了解程度和对患者的关心程度、经济情况和社区医疗服务状况等。

（2）身体评估。

A. 一般状态：评估患者的生命体征和精神状态，有无嗜睡、意识模糊等意识状态改变，有无痛苦面容；观察呼吸频率和脉率的情况，有无奇脉。

B. 皮肤和黏膜：观察口唇、面颊、耳郭等皮肤有无发绀，唇舌是否干燥，皮肤有无多汗、弹性降低。

C. 胸部体征：胸部有无过度充气，观察有无辅助呼吸肌参与呼吸和三凹征出现。听诊肺部有无哮鸣音、呼气音延长，有无胸腹反常运动，但应注意非常严重的哮喘发作时，可无哮鸣音。

2）常见护理诊断/问题。

（1）气体交换障碍：与支气管痉挛、气道炎症、气道阻力增加有关。

（2）清理呼吸道无效：与支气管黏膜水肿、分泌物增多、痰液黏稠、无效咳嗽有关。

（3）知识缺乏：缺乏正确使用定量雾化吸入器用药的相关知识。

3）护理目标。

（1）患者呼吸困难缓解，能进行有效呼吸。

（2）能够进行有效的咳嗽，排出痰液。

（3）能够正确使用定量雾化吸入器。

4）护理措施及依据。

（1）气体交换障碍。

A. 环境与体位：有明确过敏原者应尽快脱离过敏原，为患者提供安静、舒适、温湿度适宜的环境，保持室内清洁、空气流通。根据病情提供舒适体位，如为端坐呼吸者提供床旁桌支撑，以减少体力消耗。病室内不宜摆放花草，避免使用动物皮毛、羽绒或蚕丝织物等。

B. 饮食护理：大约20%的成年患者和50%的儿童患者可因不适当饮食而诱发或加重哮喘，应为其提供清淡、易消化、足够热量的饮食，避免进食硬、冷、油煎食物。若能找出与哮喘发作有关的食物，如鱼、虾、蟹、蛋类、牛奶等，应避免食用。某些食物添加剂（如柠檬黄和亚硝酸盐）可诱发哮喘发作，应当引起注意。有烟酒嗜好者应戒烟酒。

C. 口腔与皮肤护理：哮喘发作时，患者常会大量出汗，应每天进行温水擦浴，勤换衣服和床单，保持皮肤的清洁、干燥和舒适。协助并鼓励患者在咳嗽后用温水漱口，保持口腔清洁。

D. 缓解紧张情绪：哮喘新近发生和重症发作的患者，通常会出现紧张，甚至惊恐不安的情绪，应多巡视患者，耐心向其解释病情和治疗措施，给予心理疏导和安慰，消除过度紧张情绪，对减轻哮喘发作症状和控制病情有重要意义。

E. 用药护理：观察药物疗效和不良反应。

a. 糖皮质激素：吸入药物治疗的全身性不良反应少，少数患者可出现口腔念珠菌感染和声音嘶哑，指导患者吸药后及时用清水含漱口咽部，选用干粉吸入剂或加用除雾器可减少上述不良反应。口服用药宜在饭后服用，以减少对胃肠道黏膜的刺激。气雾吸入糖皮质激素可减少其口服量，当用吸入剂替代口服剂时，通常需要同时使用2周后再逐步减少口服量，指导患者不得自行减量或停药。

b. β_2 受体激动药：①指导患者按医嘱用药，不宜长期、规律、单一、大量使用，因为长期应用可引起 β_2 受体功能下降和气道反应性增高，出现耐药性；②指导患者正确使用雾化吸入器，以保证药物的疗效；③用药过程中观察有无心悸、骨骼肌震颤、低血钾等不良反应。

c. 茶碱类药物：静脉注射时浓度不宜过高、速度不宜过快、注射时间宜在10分钟以上，以防中毒症状发生。不良反应有恶心、呕吐、心律失常、血压下降及多尿，偶有呼吸中枢兴奋，严重者可致抽搐甚至死亡。由于茶碱的“治疗窗”窄并且茶碱代谢存在较大的个体差异，用药时监测血药浓度可减少不良反应的发生，其安全浓度为6～15 μg/mL。发热，妊娠，小儿或老年，有心、肝、肾功能障碍及甲状腺功能亢进者不良反应增加。合用西咪替丁、喹诺酮类、大环内酯类药物可影响茶碱代谢而使其排泄减慢，应减少用药量。茶碱缓（控）释片有控释材料，不能嚼服，必须整片吞服。

d. 其他：抗胆碱药吸入后，少数患者可有口苦或口干感。酮替芬可引起镇静、头晕、口干、嗜睡等不良反应，对高空作业人员、驾驶员、操纵精密仪器者应予以强调。白三烯调节剂的主要不良反应是轻微的胃肠道症状，少数有皮疹、血管性水肿、转氨酶升高，停药后可恢复。

e. 氧疗护理：重症哮喘患者常伴有不同程度的低氧血症，应遵医嘱给予鼻导管或面罩吸氧，吸氧流量为每分钟1～3 L，吸入氧浓度一般不超过40%。为避免气道干燥和寒冷气流的刺激而导致气道痉挛，吸入的氧气应尽量温暖、湿润。在给氧过程中，应监测动脉血气分析。若哮喘严重发作，经一般药物治疗无效，或患者出现神志改变，在 $PaO_2 < 60$ mmHg、$PaCO_2 > 50$ mmHg 时，应准备进行机械通气。

f. 病情观察：观察哮喘发作的前驱症状，如鼻咽痒、喷嚏、流涕、眼痒等黏膜过敏症状。当患者哮喘发作时，观察其意识状态、呼吸频率、节律深度，是否有辅助呼吸肌参与呼吸运动等，监测呼吸音、哮鸣音变化，监测动脉血气分析和肺功能情况，了解病情和治疗效果。当哮喘严重发作时，若经治疗病情无缓解，须做好机械通气的准备工作。加强对急性期患者的监护，尤其夜间和凌晨是哮喘易发作的时间，应严密观察有无病情变化。

（2）清理呼吸道无效。

A. 促进排痰：痰液黏稠者可定时给予蒸汽或氧气雾化吸入。指导患者进行有效咳嗽，协助叩背，以促进痰液排出。无效者可用负压吸引器吸痰。

B. 补充水分：哮喘急性发作时，患者呼吸增快、出汗，常伴脱水、痰液黏稠，形成痰栓，阻塞小支气管，加重呼吸困难。应鼓励患者每天饮水2 500～3 000 mL，以补充丢失的水分，并稀释痰液。重症患者应建立静脉通道，及时遵医嘱，充分补液，纠正水、电解质和酸碱平衡紊乱。

C. 病情观察：观察患者咳嗽情况、痰液性状和量。

（3）知识缺乏：缺乏正确使用定量雾化吸入器用药的相关知识。

A. 定量雾化吸入器（metered dose inhalers，MDI）：MDI（图2－1）的使用需要患者协调呼吸动作，正确使用MDI是保证吸入治疗成功的关键。①介绍雾化吸入器具：根据患者文化层次、学习能力，提供雾化吸入器的学习资料。②演示MDI的使用方法：打开盖子，摇匀药液，深呼气至不能再呼时张口，将MDI喷嘴置于口中，双唇包住咬口，以慢而深的方式经口吸气，同时以手指按压喷药，至吸气末屏气10秒，使较小的雾粒沉降在气道远端，然后缓慢呼气，休息3分钟后可再重复使用1次。③指导患者反复练习使用：护士演示后，指导患者反复练习，直至患者完全掌握。④特殊MDI的使用：对不易掌握MDI吸入方法的儿童或重症患者，可在MDI上加储药罐（spacer），可以简化操作，增加吸入到下呼吸道和肺部的药物量，减少雾滴在口咽部沉积引起刺激，增加雾化吸入疗效。

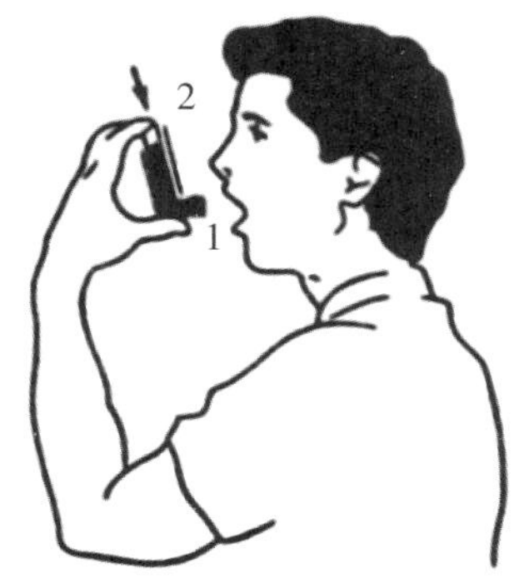

1：喷口；2：按钮。

图2－1　定量雾化吸入器

B. 干粉吸入器：常用的有都保装置（turbuhaler）和准纳器。

都保装置即储存剂量型涡流式干粉吸入器，如普米克都保、奥克斯都保、信必可都保（布地奈德福莫特罗吸入干粉剂）。指导患者使用都保装置的方法：①旋转并拔出瓶盖，确保红色旋柄在下方。②拿直都保，握住底部红色部分和都保中间部分，向某一方向旋转到底，再向反方向旋转到底，即完成一次装药。在此过程中，可听到“咔哒”一声。③先呼气（勿对吸嘴呼气），将吸嘴含于口中，双唇包住吸嘴用力深长吸气，然后将吸嘴从嘴部移开，继续屏气5秒后恢复正常呼吸。

准纳器的使用方法：①一手握住准纳器外壳，另一手拇指向外推动准纳器的滑动杆直至发出“咔哒”声，表明准纳器已做好吸药的准备。②握住准纳器并使其远离嘴，在保证平稳呼吸的前提下，尽量呼气。③将吸嘴放入口中，深长、平稳地吸气，将药物吸入口中，屏气约10秒。④拿出准纳器，缓慢恢复呼气，关闭准纳器（听到“咔哒”声表示关闭）。

5）护理评价。

（1）患者呼吸频率、节律平稳，无呼吸困难和奇脉。

（2）能选择合适的排痰方法排出痰液，咳嗽、咳痰程度减轻，次数减少。

（3）能描述雾化吸入器的种类、适应证和注意事项，掌握正确的使用方法。

5. 健康指导

（1）疾病知识指导：指导患者增加对哮喘的激发因素、发病机制、控制目的和效果的认识，以提高患者的治疗依从性。稳定期的维持治疗是哮喘患者疾病长期管理的重点内容，使患者懂得哮喘虽不能彻底治愈，但长期规范化治疗能使大多数患者达到良好或完全的临床控制，即患者可达到没有或仅有轻度症状，能和正常人一样生活、工作和学习。

（2）避免诱因指导：针对个体情况，指导患者有效控制可诱发哮喘发作的各种因素。例如，避免摄入易引起过敏的食物；避免强烈的精神刺激和剧烈运动；避免持续的喊叫等过度换气动作；不养宠物；避免接触刺激性气体及预防呼吸道感染；戴围巾或口罩避免冷空气刺激；在缓解期应加强体育锻炼、耐寒锻炼及耐力训练，以增强体质。

（3）病情监测指导：指导患者识别哮喘发作的先兆表现和病情加重的征象。例如，学会哮喘发作时简单的紧急自我处理方法；学会利用峰流速仪来监测最大呼气峰流速（peak expiratory flow rate，PEFR），做好哮喘日记记录，为疾病预防和治疗提供参考资料。峰流速仪的使用方法为取站立位，尽可能深吸一口气，然后用唇齿部分包住口含器后，以最快的速度，用1次最有力的呼气吹动游标滑动，游标最终停止的刻度，就是此次峰流速值，记录2～4次吹气所得的读数中的最高值。峰流速测定是发现早期哮喘发作最简便易行的方法，在没有出现症状之前，PEFR下降，提示将发生哮喘的急性发作。临床试验观察证实，每天测量PEFR并与标准PEFR进行比较，不仅能早期发现哮喘发作，还能判断哮喘控制的程度和选择治疗措施。如果PEFR经常有规律地保持在80%～100%，日间变异率小于20%，为安全区，说明哮喘控制理想；PEFR为60%～80%，日间变异率为20%～30%，为警告区，提示患者可能会哮喘发作，病情未被有效地控制；PEFR小于60%，为危险区，患者在安静时咳嗽明显，不能活动，不能平卧，提示哮喘严重，需要立即到医院就诊。

（4）用药指导：哮喘患者应了解自己所用各种药物的名称、用法、用量及注意事项，了解药物的主要不良反应及如何采取相应的措施来避免。指导患者或其家属掌握正确的药物吸入技术，遵医嘱使用β_2受体激动药和（或）糖皮质激素吸入剂。

（5）心理指导：精神心理因素在哮喘的发生、发展过程中起重要作用，培养良好的情绪和战胜疾病的信心是哮喘治疗和护理的重要内容。哮喘患者的心理反应可有抑郁、焦虑、恐惧、性格改变等，给予患者心理疏导，使患者保持规律生活和乐观情绪，积极参加体育锻炼，最大程度保持劳动能力，可有效减轻患者的不良心理反应。此外，患者常有社会适应能力下降、自信心下降、交际减少等表现，应指导患者充分利用社会支持系统，动员患者家属及朋友参与对哮喘患者的管理，为哮喘患者身心康复提供各方面的支持。

（叶睿　林婷婷）

参考文献

[1] 陈灏珠，钟南山，陆再英，等. 内科学［M］. 9版. 北京：人民卫生出版社，2018.
[2] 尤黎明，吴瑛，孙国珍，等. 内科护理学［M］. 6版. 北京：人民卫生出版社，2017.

三、慢性心力衰竭

（一）概述

1. 定义

心力衰竭是一种临床综合征，其特征是存在由于心脏结构和/或功能异常，引起静息或负荷时心输出量减少和/或心内压力增高，从而导致的典型症状（如呼吸困难、踝部水肿和疲乏），也可伴有体征（如颈静脉压升高、肺部啰音和外周水肿）。

2. 流行病学

中国心力衰竭注册登记研究对国内132家医院13 687例心力衰竭患者的数据进行分析发现，心力衰竭患者住院死亡率为4.1%。国外研究显示，慢性心力衰竭影响全球约2%的成年人口。心力衰竭的患病率与年龄相关，小于60岁人群的患病率小于2%，而大于等于75岁人群的患病率可大于10%。此外，由于人口的老龄化和对急性心血管疾病的治疗进展，预计在未来20年内，心力衰竭的患病率将增加25%。

3. 诊断要点

依据左心室射血分数（left ventricular ejection fraction, LVEF），将心力衰竭分为射血分数降低的心力衰竭（heart failure with reduced ejection fraction, HFrEF）、射血分数保留的心力衰竭（heart failure with preserved ejection fraction, HFpEF）和射血分数中间值的心力衰竭（heart failure with mid-range ejection fraction, HFmrEF）。以上三种心力衰竭类型的定义见表2-2。根据心力衰竭发生的时间、速度、严重程度可分为慢性心力衰竭和急性心力衰竭，其中，在原有慢性心脏疾病基础上逐渐出现心力衰竭症状和体征的为慢性心力衰竭。慢性心力衰竭症状、体征稳定1个月以上称为稳定性心力衰竭。慢性稳定性心力衰竭恶化称为失代偿性心力衰竭，若失代偿性心力衰竭突然发生则称为急性心力衰竭。

表2-2 HFrEF、HFmrEF和HFpEF的定义

HFpEF	HFrEF	HFmrEF
症状±体征[a]	症状±体征[a]	症状±体征[a]
LVEF<40%	LVEF 40%～49%	LVEF≥50%
—	（1）利钠肽水平升高[b] （2）至少符合以下其中1条附加标准： a. 相关的结构性心脏病（LVH和/或LAE） b. 舒张功能不全	（1）利钠肽水平升高[b] （2）至少符合以下其中1条附加标准： a. 相关的结构性心脏病（LVH和/或LAE） b. 舒张功能不全

LAE：左心房扩大；LVH：左心室肥厚。a：心力衰竭早期（尤其是HFpEF）和用利尿剂治疗的患者可能没有体征；b：B型利钠肽（B-type natriuretic peptide，BNP）大于35 pg/mL和/或N末端B型利钠肽原（N-terminal B-type natriuretic peptide，NT-proBNP）>125 pg/mL。

（二）病因

心力衰竭的病因在世界范围内和地区间是多样化的，目前没有一致的心力衰竭病因单一分类系统，在可能的分类间有很多重叠（表2-3）。多数患者会有几种不同的病理改变（心血管的和非心血管的）协同引起心力衰竭。对这些不同的病理改变的识别应作为诊断检查的一部分，因为它们可提供特定的治疗机会。

表2-3 心力衰竭的病因

疾病	病因	举例
心肌病变		
缺血性心脏病	心肌瘢痕化	—
	心肌顿抑/冬眠	—
	心外膜冠脉病变	—
	冠状动脉微循环障碍	—
	内皮功能障碍	—
毒性损害	毒品滥用	酒精、可卡因、苯丙胺、合成代谢类固醇
	重金属损害	铜、铁、铅、钴
	药物损害	细胞增殖抑制药（如蒽环类）、免疫调节药物（干扰素，单克隆抗体如曲妥珠单抗、西妥昔单抗）、抗抑郁药、非甾体抗炎药、麻醉药
	辐射	
免疫介导的炎症损害	感染相关性	细菌、螺旋体属、真菌、原生动物、寄生虫［如查加斯（Chagas）病］、立克次体、病毒［如人类免疫缺陷病毒（human immunodeficiency virus，HIV）］
	非感染相关性	淋巴细胞/巨细胞性心肌炎、自身免疫性疾病［如格雷夫斯（Graves）病、类风湿性关节炎、结缔组织病、系统性红斑狼疮］、过敏和嗜酸性心肌炎［如过敏性肉芽肿性血管炎（Churg-Strauss Syndrome）］
浸润性病变	肿瘤相关性	肿瘤直接浸润或转移
	非肿瘤相关性	淀粉样变性、结节病、血色病（铁）、糖原累积病［如庞贝氏（Pompe）病］、溶酶体累积病［如法布里（Fabry）病］
代谢紊乱	激素性	甲状腺疾病、甲状旁腺疾病、肢端肥大症、生长激素缺乏、肾上腺皮质醇增多症、康恩氏病、艾迪森氏病、糖尿病、代谢综合征、嗜铬细胞瘤、与妊娠和围生期相关病变
	营养性	维生素 B_1、左旋肉碱、硒、铁、磷酸盐、钙、复杂营养缺乏（如恶性肿瘤、获得性免疫缺陷综合征、神经性厌食）及肥胖
遗传异常	多种形式	肥厚性心肌病、扩张性心肌病、左室致密化不全、致心律失常型右室心肌病、肌肉营养不良和肌纤层蛋白病
异常负荷情况		
高血压		

续表 2-3

疾病	病因	举例
瓣膜和心肌结构缺陷	获得性	二尖瓣、主动脉瓣、三尖瓣和肺动脉瓣病变
	先天性	房间隔、室间隔缺损及其他
心包和心内膜心肌病变	心包	缩窄性心包炎、心包积液
	心内膜心肌	嗜酸性细胞增多综合征、心内膜心肌纤维化
高输出量状态		严重贫血、败血症、甲亢、佩吉特病、动静脉瘘、妊娠
容量负荷过重		肾功能衰竭、医源性液体负荷过多
心律失常		
快速型心律失常		房性、室性心律失常
缓慢型心律失常		窦房结功能不全、传导系统病变

（三）诊断、病情评估与转诊

1. 诊断

早期识别心力衰竭对患者的治疗及预后非常重要，基层医疗卫生机构作为大多数心力衰竭患者的首诊机构，更应尽早识别心力衰竭。心力衰竭诊断流程如图 2-2 所示。

1）临床表现。

（1）危险因素：识别患者是否有心力衰竭的危险因素，病史中是否存在冠心病、心肌梗死、心脏瓣膜病、高血压、心肌病、2 型糖尿病、使用心脏毒性药物、放射线暴露史等。

（2）临床症状与体征：症状通常是非特异性的，故对于心力衰竭和其他疾病的鉴别诊断意义不大（表 2-4）。由液体潴留引起的心力衰竭症状和体征，用利尿剂治疗可迅速缓解。诸如颈静脉压升高和心尖冲动移位等体征，是比较特异的体征，但难以检出且重复性差。肥胖个体、老年或慢性肺病患者的症状和体征尤其难以鉴别和解释。与老年患者相比，年轻的心力衰竭患者通常有不同的病因、临床表现和预后。

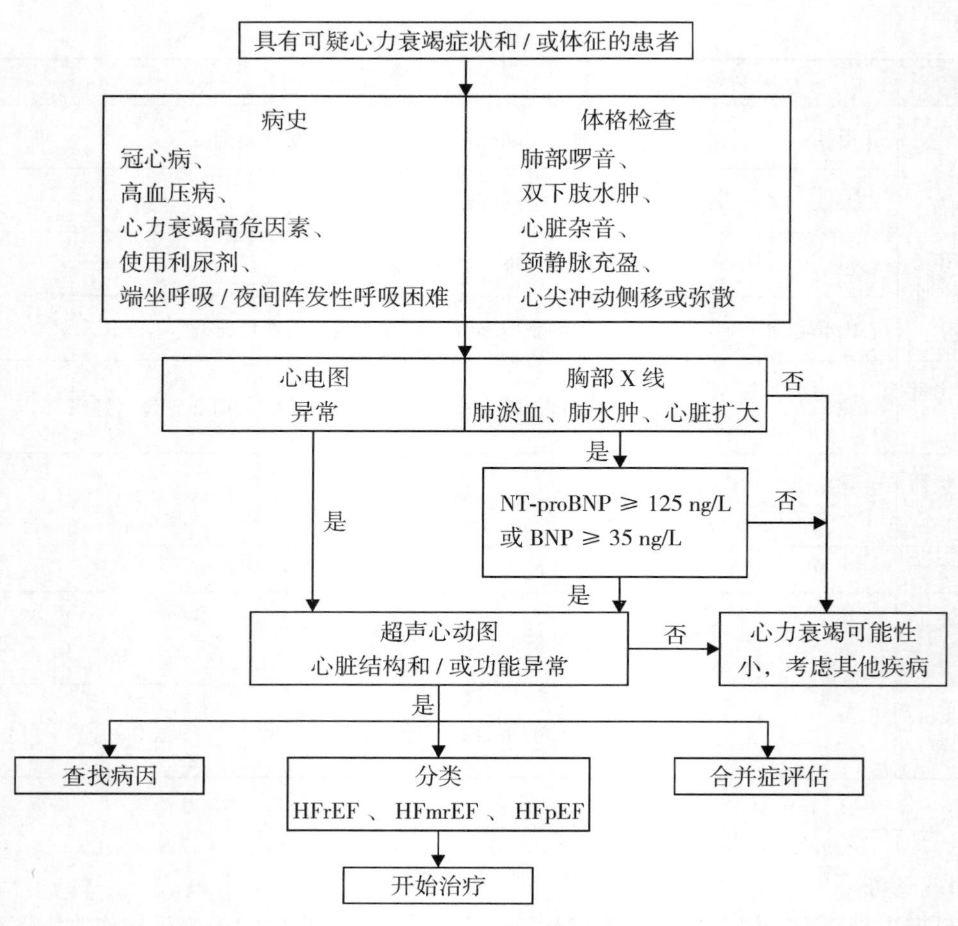

图2-2　心力衰竭的诊断流程

表2-4　心力衰竭的症状和体征

症状	体征
典型的： 气促、端坐呼吸、阵发性夜间呼吸困难、运动耐力降低、乏力、疲倦、运动后恢复时间延长、踝部水肿	较特异的： 颈静脉压升高、肝颈反流征、第三心音（奔马律）、心尖冲动向左侧移位
不太典型的： 夜间咳嗽、喘息、肿胀感、食欲不振、精神不振（尤其是老年人）、抑郁、心悸、头晕、昏厥、俯身呼吸困难	不太特异的： 体重增加（>2 kg/w）、体重减轻（严重心力衰竭）、组织消耗（恶病质）、心脏杂音、外周（踝部、骶部、阴囊）水肿、肺部啰音、叩诊浊音（胸腔积液）、心跳加快、脉搏不规则、呼吸加快、潮式呼吸、肝大、腹水、四肢冷、尿少、脉压小

应当详细采集患者病史，在没有相关医疗史（如心脏损伤的潜在原因）的个体中，心力衰竭是不常见的，而在一个有相关症状和体征的患者中，某些病史尤其是既往心肌梗死史，则大大提高患心力衰竭的概率。

在每次访视时，都要评估心力衰竭的症状和体征，要特别注意充血的证据。症状和体征对于监测患者对治疗的反应和病情的稳定性是很重要的。尽管进行了治疗，但症状如果持续存在，通常表明需要另外的治疗，而症状不断恶化是一种严重的进展（置患者于紧急住院和死亡的风险），需要及时就医。

2）辅助检查。

（1）心电图：心力衰竭患者几乎都存在心电图异常。怀疑存在心律失常或无症状性心肌缺血时应行24小时动态心电图检查。

（2）胸部X线：可提供肺淤血/水肿和心脏增大的信息，但胸部X线正常并不能除外心力衰竭。

（3）生物学标志物：①血浆利钠肽［B型利钠肽（BNP）或N末端B型利钠肽原（NT-proBNP）］测定，可用于因呼吸困难而疑为心力衰竭患者的诊断和鉴别诊断。在慢性心力衰竭的临床应用中，BNP/NT-proBNP用于排除心力衰竭诊断的价值更高。排除慢性心力衰竭诊断的界值：BNP＜35 ng/L，NT-proBNP＜125 ng/L，在此范围内，心力衰竭诊断的可能性非常小。如果高于上述诊断界值，则须进一步检查，结合临床诊断，并且须考虑引起BNP/NT-proBNP升高的非心力衰竭因素。②心肌损伤标志物：心肌肌钙蛋白（cardiac troponin，cTn）可用于诊断原发病如急性心肌梗死（acute myocardial infarction，AMI），也可以对心力衰竭患者做进一步的危险分层。诊断慢性心力衰竭时应考虑年龄和肾功能对NT-proBNP水平的影响。

（4）经胸超声心动图：是评估心力衰竭患者心脏结构和功能的首选方法，可提供房室容量、左右心室收缩和舒张功能、室壁厚度、瓣膜功能和肺动脉高压的信息。超声心动图是目前临床上唯一可判断舒张功能不全的成像技术。HFpEF主要的心脏结构异常指标包括左心房容积指数＞34 mL/m^2、左心室质量指数≥115 g/m^2（男性）或95 g/m^2（女性）；主要的心脏舒张功能异常指标包括E/e′≥13、e′平均值（室间隔和游离壁）小于9 cm/s。

（5）心脏核磁共振（cardiac magnetic resonance，CMR）：延迟钆增强（late gadolinium enhancement，LGE）和T1成像是评估心肌纤维化的首选影像检查。

（6）冠状动脉造影：适用于经药物治疗后仍有心绞痛的患者，合并有症状的室性心律失常或有心脏停搏史的患者，有冠心病危险因素、无创检查提示存在心肌缺血的心力衰竭患者。

（7）心脏CT：适用于低、中度可疑冠心病的心力衰竭患者，以排除冠状动脉狭窄。

（8）核素心室造影及核素心肌灌注和/或代谢显像：核素心室造影可用于评估左心室容量和LVEF。核素心肌灌注和/或代谢显像可用于评估心肌缺血和心肌存活情况。

（9）心肺运动试验：可以量化心力衰竭患者的运动能力，指导优化运动处方，鉴别诊断原因不明的呼吸困难。心肺运动试验适用于临床症状稳定2周以上的慢性心力衰竭患者。

（10）6 分钟步行试验：用于评估患者的运动耐力。6 分钟步行距离小于 150 m 为重度心力衰竭，150 ～ 450 m 为中度心力衰竭，超过 450 m 为轻度心力衰竭。

（11）生命质量评估：较常使用的有明尼苏达心力衰竭生活质量量表和堪萨斯城心肌病患者生活质量量表。

2. 判断心力衰竭的程度

纽约心脏病协会（New York Association，NYHA）心功能分级按诱发心力衰竭症状的活动程度将心功能的受损状况分为 4 级（表 2 –5）。

表 2 –5　纽约心脏病协会（NYHA）心功能分级

分级	症状
Ⅰ级	活动不受限。日常体力活动不引起明显的气促、疲乏或心悸
Ⅱ级	活动轻度受限。休息时无症状，日常活动可引起明显的气促、疲乏或心悸
Ⅲ级	活动明显受限。休息时可无症状，轻于日常活动即引起显著的气促、疲乏、心悸
Ⅳ级	休息时也有症状，任何体力活动均会引起不适。若无须静脉给药，可在室内或床边活动者为Ⅳa 级；不能下床并需要静脉给药支持者为Ⅳb 级

3. 转诊建议

1）基层医疗卫生机构初诊或怀疑心力衰竭须明确病因和治疗方案的心力衰竭患者。

2）基层医疗卫生机构就诊的慢性稳定性心力衰竭患者病情加重，经常规治疗不能缓解，出现以下情况之一，应及时转诊：

（1）心力衰竭症状、体征加重，如呼吸困难、水肿加重、生命体征不稳定。

（2）BNP 等心力衰竭生物标志物水平明显增高。

（3）原有心脏疾病加重。

（4）出现新的疾病，如肺部感染、电解质紊乱、心律失常、肾功能恶化、血栓栓塞等。

（5）须进一步调整治疗方案；需要有创检查及治疗，包括血运重建、心脏手术、植入心脏复律除颤器（implantable cardioverter defibrillators，ICD）、心脏再同步化治疗（cardiac resynchronization therapy，CRT）等。

3）诊断明确、病情平稳的心力衰竭患者每半年应由专科医师进行一次全面评估，对治疗方案进行评估和优化。

（四）治疗

1. 慢性 HFrEF 的治疗

1）一般治疗。

（1）去除诱发因素：去除感染、心律失常、缺血、电解质紊乱和酸碱失衡、贫血、肾功能损害、过量摄盐、过度静脉补液及应用损害心肌或心功能的药物等诱发因素。

（2）调整生活方式：限钠（小于 3 g/d）有助于控制 NYHA 心功能Ⅲ～Ⅳ级心力衰竭患者的淤血症状和体征。一般不主张对轻度或稳定期心力衰竭患者限钠。轻、中度症状患者常规限制液体并无益处，对于严重低钠血症（血钠小于 130 mmol/L）患者，液体摄入量应小于 2 L/d。氧疗可用于急性心力衰竭，对慢性心力衰竭并无指征。心力衰竭患者宜低脂饮食、戒烟，肥胖患者应减轻体重。严重心力衰竭伴明显消瘦者应给予营养支持。卧床患者须多做被动运动以预防深部静脉血栓形成。临床情况改善后，在不引起症状的情况下，应鼓励患者进行运动训练或规律的体力活动。综合性情感干预（包括心理疏导）可改善心功能，必要时酌情应用抗焦虑或抗抑郁药物。

慢性 HFrEF 的治疗流程如图 2－3 所示。

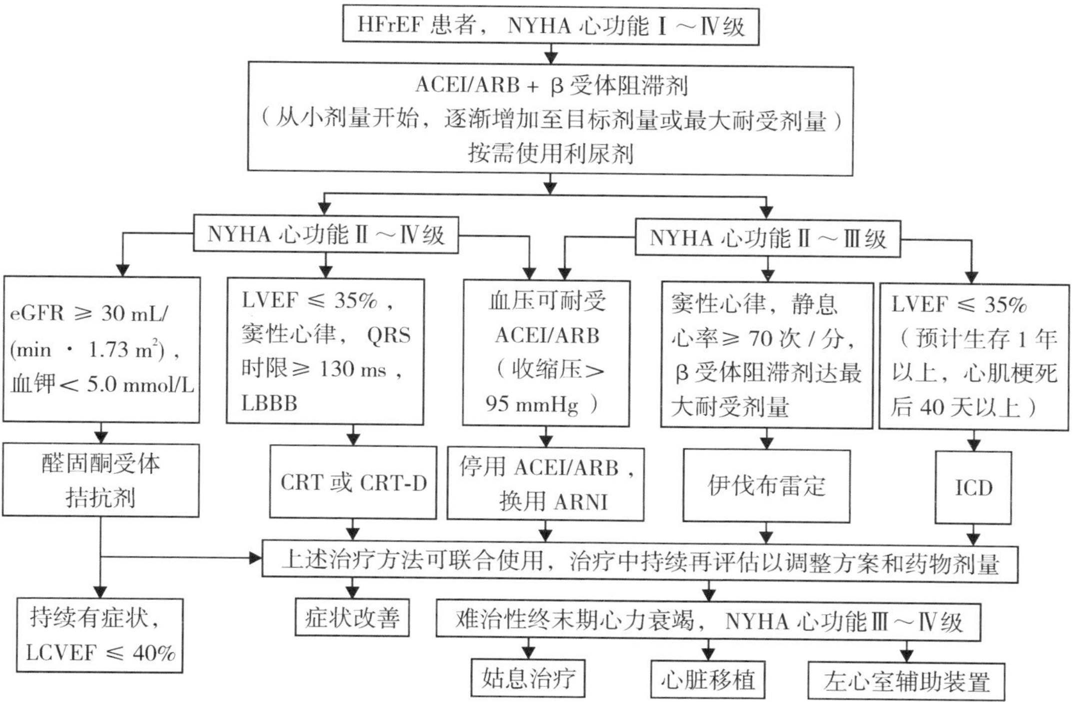

ACEI：血管紧张素转换酶抑制剂；ARB：angiotensin receptor blocker，血管紧张素Ⅱ受体拮抗剂；GDMT：guide-line-directed medical therapy，指南指导的药物治疗；NYHA：纽约心脏病协会；LBBB：left bundle branch block，左束支传导阻滞；CRT：心脏再同步治疗；CRT-D：cardiac resynchronization therapy defibrillator，具有心脏转复及除颤功能的 CRT；LVEF：left ventricular ejection fraction，左心室射血分数；ARNI：angiotensin receptor enkephalinase inhibitor，血管紧张素受体/脑啡肽酶抑制剂；SBP：systolic blood pressure，收缩压；1 mmHg＝0. 133 kPa。

图 2－3　慢性 HFrEF 的治疗流程

2）药物治疗。心力衰竭患者的治疗目的是改善其临床状态、功能能力和生活质量，预防住院并降低死亡率。几种治疗心力衰竭的药物，尽管对短期替代指标显示出有益的作用，但对长期预后显示有害作用这一事实，这促使监管当局和临床实践指南寻求审批/推荐心力衰竭治疗干预措施的死亡率/发病率数据。

神经—激素拮抗剂［血管紧张素转换酶抑制剂（angiotensin converting enzyme imibitor，ACEI）、盐皮质激素受体拮抗剂（mineralocorticoid receptor antagonist，MRA）和 β 受体阻滞剂］已被证明可改善 HFrEF 的生存率，故推荐将其用于治疗每一个 HFrEF 患者，有禁忌证或不能耐受的患者除外。最近一项有严格的纳入/排除标准的试验已经证明，ARB（如缬沙坦）基团与脑啡肽酶（neprilysin，NEP）抑制剂（如沙库巴曲）结合的一种新化合物（LCZ696），对降低心力衰竭死亡和住院风险优于 ACEI（如依那普利）。因此，对于接受了优化药物治疗但仍有症状且符合这些试验标准的不卧床的 HFrEF 患者，推荐用沙库巴曲/缬沙坦取代 ACEI。ARB 未能一致地被证明可降低 HFrEF 患者的死亡率，故其使用应限于对 ACEI 不耐受的患者，或服用了一种 ACEI 但不能耐受 MRA 的患者。伊伐布雷定可降低常见于 HFrEF 患者的心率加快，而且还被证明可改善预后，故适宜时应当考虑。

对于有症状及/或充血体征的患者，上述药物应与利尿剂联合使用。利尿剂的使用应根据患者的临床状态来调整。

（1）对全部有症状的射血分数降低的心力衰竭患者推荐的药物见表 2－6。

表 2－6　HFrEF（或心肌梗死后）的主要随机试验中疾病修饰药物的循证剂量

药物	起始剂量	目标剂量
ACEI		
卡托普利	6.25 mg tid	50 mg tid
依那普利	2.5 mg bid	10 mg bid
赖诺普利	5.0 mg qd	20～30 mg qd
群多普利	0.5 mg qd	4 mg qd
β 受体阻滞剂		
比索洛尔	1.25 mg qd	10 mg qd
卡维地洛	3.125 mg bid	25 mg bid
琥珀酸美托洛尔	11.875～23.75 mg qd	190 mg qd
奈必洛尔	1.25 mg qd	10 mg qd
ARB		
坎地沙坦	4 mg qd	32 mg qd
缬沙坦	40 mg qd	160 mg bid
MRA		
依普利酮	25 mg qd	50 mg qd
螺内酯	10～20 mg qd	20～40 mg qd
ARNI		
沙库巴曲/缬沙坦	25～100 mg bid	200 mg bid
If 通道抑制剂		
伊伐布雷定	2.5 mg bid	7.5 mg bid

A. 血管紧张素转换酶抑制剂（ACEI）：ACEI 已被证明可降低 HFrEF 患者的死亡率和发病率，故对全部有症状的患者均推荐使用，有禁忌证或不能耐受的患者除外。为了达到肾素 - 血管紧张素 - 醛固酮系统（renin-angiotensin-aldosterone system，RAAS）的充分抑制，ACEI 应上调到最大可耐受的剂量。有证据表明，在临床实践中，大多数患者用 ACEI 未达标准剂量。ACEI 还被推荐用于治疗无症状的左室收缩功能不全，以降低心力衰竭发生、心力衰竭住院和死亡的风险。

B. β 受体阻滞剂：对于使用一种 ACEI 且多数病例还使用一种利尿剂治疗后仍有症状的 HFrEF 患者，β 受体阻滞剂可降低死亡率和发病率，但尚未在充血或失代偿的患者中试验。已有共识称 β 受体阻滞剂与 ACEI 的作用是互补的，一旦做出 HFrEF 的诊断，就能一起启动。但没有证据支持在开始用 ACEI 前启动 β 受体阻滞剂治疗。对于临床稳定的患者，β 受体阻滞剂应以小剂量启动，并逐渐上调到最大可耐受的剂量。对于因急性心力衰竭（acute heart failure，AHF）入院的患者，在院内一旦病情稳定，β 受体阻滞剂就应慎重地启动。

对于 HFrEF 合并房颤的患者，特别是快心室率的患者，应考虑用 β 受体阻滞剂控制心率。对于有心肌梗死史和无症状左室收缩功能不全的患者，推荐用 β 受体阻滞剂，以降低死亡风险。

C. 盐皮质激素/醛固酮受体拮抗剂：MRA（螺内酯和依普利酮）可阻滞与醛固酮结合的受体，并以不同程度亲和力阻滞其他皮质激素（如糖皮质激素、雄激素）受体。对于全部 HFrEF 和 LVEF 小于等于35%（尽管用了 ACEI 和 β 受体阻滞剂治疗）仍有症状的患者，推荐用螺内酯或依普利酮治疗，以降低死亡率和心力衰竭住院率。

当 MRA 用于肾功能受损的患者或血钾不低于 5.0 mmol/L 的患者时，应当慎重。根据临床情况，应定期检查血钾水平和肾功能。

（2）对选择的症状性 HFrEF 患者，推荐的其他治疗见表 2 - 7。

表 2 - 7　HFrEF 患者常用的利尿剂剂量及用法

药物	起始剂量及用法	每天最大剂量/mg	每天常用剂量/mg
袢利尿剂			
呋塞米	20 ~ 40 mg qd	120 ~ 160	20 ~ 80
布美他尼	0.5 ~ 1.0 mg qd	6 ~ 8	1 ~ 4
托拉塞米	10 mg qd	100	10 ~ 40
噻嗪类利尿剂			
氢氯噻嗪	12.5 ~ 25.0 mg qd - bid	100	25 ~ 50
吲达帕胺	2.5 mg qd	5	2.5 ~ 5.0
保钾利尿剂			
氨苯蝶啶	25 mg[a]/50 mg[b] qd	200	100[a]/200[b]

续表 2 - 7

药物	起始剂量及用法	每天最大剂量/mg	每天常用剂量/mg
血管升压素 V_2 受体拮抗剂			
托伐普坦	7.5 ～ 15.0 mg qd	30	15

a：与 ACEI 或 ARB 合用时剂量；b：不与 ACEI 或 ARB 合用时剂量。

A. 利尿剂。

对于 HFrEF 患者，推荐用利尿剂以减轻充血的体征和症状，但其对死亡率和发病率的影响还没有在随机对照试验（randomized cortrolled trial，RCT）中研究。一篇 Cochrane 汇总分析显示，袢利尿剂和噻嗪类利尿剂与安慰剂相比，似乎可降低慢性心力衰竭患者死亡和心力衰竭恶化的风险，而与活性药相比利尿剂似乎可提高患者运动能力。

袢利尿剂可比噻嗪类利尿剂产生更强而效果较短暂的利尿，两者能协同起作用，可联合应用于治疗难治性水肿。然而，联用的不良反应可能更多，故其联合要小心使用。利尿治疗的目的是用最低的剂量达到和维持正常的血容量。利尿剂的剂量必须根据个体随着时间的需要进行调整。在选择的无症状的正常血容量或低血容量患者，利尿剂可（暂时）停用。可指导患者根据充血症状的监测和每天尿量的测量，自行调整利尿剂剂量。

B. If 通道抑制剂。

伊伐布雷定通过抑制窦房结中的 If 通道减慢心率，因此，它只应用于窦性心律的患者。对于既往 12 个月内因心力衰竭住过院，正在接受循证剂量（或最大耐受剂量）的 β 受体阻滞剂、ACEI（或 ARB）和 MRA 治疗，LVEF 小于等于 35%，窦性心律，心率不低于 70 次/分，有症状的 HFrEF 患者，伊伐布雷定可降低死亡和心力衰竭住院联合终点。根据欧洲药品管理局（European medicines Agency，EMA）提请的一个回顾性亚组分析，伊伐布雷定可带来生存率获益，EMA 批准伊伐布雷定用于 LVEF≤35%、窦性心律、心率不低于 70 次/分的 HFrEF 患者。

C. 血管紧张素Ⅱ受体阻滞剂（ARB）。

ARB 只能作为不能耐受 ACEI 的患者的一种替代治疗药物。坎地沙坦可降低心血管死亡率。对于正在用 ACEI 治疗的 HFrEF 患者，加用缬沙坦显示出对心力衰竭住院（但非对全因住院）有影响。

EMA 对 ACEI/ARB 联合治疗 HFrEF 患者进行综述，结果表明只在选定的、其他治疗不合适的 HFrEF 患者组，才被认为获益大于风险。因此，只有因为严重副作用不能耐受 ACEI 的 HFrEF 患者，ARB 才是治疗 HFrEF 的适应证。ACEI/ARB 的联合使用应限于用了 1 种 β 受体阻滞剂、不能耐受 MRA 的症状性 HFrEF 患者，而且必须在严密的监测下使用。

D. 肼屈嗪与硝酸异山梨酯的联合。

没有明确的证据支持对所有 HFrEF 患者使用固定剂量的肼屈嗪与硝酸异山梨酯联合治疗。这种联合治疗的临床疗效证据是不足的，其结果来自一项较小的 RCT。这项试验是专门针对男性且是在 ACEI 或 β 受体阻滞剂被用于治疗心力衰竭前进行的。后来，一项在自报为黑人患者（定义为非洲裔）进行的 RCT 表明，在常规治疗的基础上，加用肼屈嗪和硝酸异山梨酯的联合，可降低 HFrEF 和 NYHA 心功能 Ⅲ～Ⅳ级患者的死亡率和心力衰竭住院率。这项研究的成果难以转化到其他人种或种族起源的患者。

此外，对于不能耐受 ACEI 或 ARB（或它们属禁忌）的、有症状的 HFrEF 患者，可以考虑用肼屈嗪与硝酸异山梨酯的联合治疗。然而，这项推荐是基于退伍军人管理局合作研究的结果，该研究征集了只接受了地高辛和利尿剂的症状性 HFrEF 患者。

（3）对于症状性 HFrEF 患者不太肯定获益的其他治疗见表 2－8。

A. 地高辛和其他洋地黄甙。

可以考虑用地高辛治疗有症状的窦性心律的 HFrEF 患者，以降低住院（全因和心力衰竭住院）的风险，但其在 β 受体阻滞剂基础上的作用从来没得到试验。地高辛治疗 HFrEF 伴房颤患者的效果，还没有在 RCT 中进行研究，最近的研究提示，在接受了地高辛治疗的患者中，事件（死亡和心力衰竭住院）风险可能增高。然而，这是有争议的，因为最近另一项汇总分析根据非 RCT 得出结论，洋地黄治疗心房颤动伴心力衰竭，其中多数为 HFrEF 的患者，对死亡率没有有害影响。

表 2－8 对选择的症状性 HFrEF 患者（NYHA 心功能 Ⅱ～Ⅳ 级）推荐的其他药物治疗

推荐	推荐类别	证据水平
利尿剂		
推荐应用利尿剂治疗伴有充血性心力衰竭症状和/或体征的患者，以改善症状与运动耐量	Ⅰ类	B 级
应考虑用利尿剂治疗伴有充血性心力衰竭症状和/或体征的患者，以降低心力衰竭患者的住院风险	Ⅱa 类	B 级
血管紧张素受体脑啡肽酶抑制剂		
对于 ACEI、β 受体阻滞剂和 MRA 优化治疗仍有症状的 HFrEF 非卧床患者，推荐使用 ARNI（如沙库巴曲/缬沙坦）替代 ACEI，以进一步降低心力衰竭患者住院和死亡风险	Ⅰ类	B 级
If 通道抑制剂		
经过目标剂量或最大耐受量的 β 受体阻滞剂、ACEI（或 ARB）和 MRA 治疗后，患者仍有症状，LVEF≤35%、窦性心律≥70 次/分，应考虑使用伊伐布雷定以降低心力衰竭住院与心血管死亡风险	Ⅱa 类	B 级
不能耐受 β 受体阻滞剂或存在该药禁忌证的症状性心力衰竭患者，LVEF≤35%、窦性心律≥70 次/分，应考虑接受伊伐布雷定治疗。此类患者应继续接受 ACEI（或 ARB）和 MRA（或 ARB）治疗	Ⅱa 类	C 级

续表 2－8

推荐	推荐类别	证据水平
ARB		
对于不能耐受 ACEI 治疗、有症状的心力衰竭患者，推荐用 ARB 治疗，以降低心力衰竭住院和心血管死亡风险（患者须同时接受 β 受体阻滞剂与 MRA 治疗）	Ⅰ类	B 级
对于尽管用了 β 受体阻滞剂但不能耐受 MRA 的症状性心力衰竭患者，应当考虑用 ARB 治疗，以降低心力衰竭住院和死亡风险	Ⅱb 类	C 级
肼屈嗪和硝酸异山梨酯		
对于尽管用了 ACEI、β 受体阻滞剂和 MRA 治疗，但 LVEF≤35% 或 LVEF < 45%，伴有左室扩张、NYHA 心功能Ⅲ～Ⅳ级的自报为黑人的患者，应当考虑用肼屈嗪和硝酸异山梨酯，以降低住院和死亡风险	Ⅱa 类	B 级
对于既不能耐受 ACEI 也不能耐受 ARB（或对其有禁忌）的症状性 HFrEF 患者，可以考虑用肼屈嗪和硝酸异山梨酯联合治疗，以降低死亡风险	Ⅱb 类	B 级
不太肯定获益的治疗		
地高辛		
对于用了 ACEI、β 受体阻滞剂和 ARB 治疗，仍有症状的窦性心律患者，可以考虑用地高辛，以降低全因或心力衰竭住院的风险	Ⅱb 类	B 级
n-3 多不饱和脂肪酸		
可以考虑用 n-3 多不饱和脂肪酸治疗症状性心力衰竭患者，以降低心血管住院和心血管死亡风险	Ⅱb 类	B 级

ARNI：血管紧张素受体脑啡肽酶抑制剂。

地高辛治疗有症状的心力衰竭并房颤的患者，对减慢快速心室率是有用的，但它仅被推荐用于治疗 HFrEF 并快速心室率的房颤而没有其他治疗选择时的患者。值得注意的是，心力衰竭并房颤患者的最佳心室率尚未明确，但主流的证据表明，严格的心室率控制可能是有害的。根据当前的意见，推荐静息心室率在 70 ～ 90 次/分，尽管有一项试验提示达到 110 次/分的静息心室率仍是可以接受的。这应当通过进一步研究来检验和再细化。

洋地黄应当在专家的监督下开处方。考虑到其分布和清除，女性、老年人和肾功能减退的患者应慎用，应首选地高辛。

B. n-3 多不饱和脂肪酸（polyunsaturated fatty acid，PUFA）。

n-3PUFA 在一项大型 RCT 中显示出小的治疗效果。n-3PUFA 制剂在其成分和剂量方面各不相同。只有至少 85%（850 mg/g）为醋酸乙酯的二十碳五烯酸（EPA）和二十二碳六烯酸（DHA）的制剂显示出对心血管疾病死亡和住院累积终点的效果。含量小于 850 mg/g 的 n-3PUFA 制剂显示对 HFrEF 或心梗后患者无效。EPA 和 DHA 含量在

850～882 mg、作为乙酯平均比例 1∶1.2 的 n-3PUFA 制剂，可以考虑作为已经用 ACEI（ARB）、β 受体阻滞剂和 MRA 优化治疗的症状性 HFrEF 患者的辅助治疗。

（4）对症状性 HFrEF 患者不推荐的治疗（未证明获益）如下。

A. 3－羟基－3－甲基戊二酰辅酶 A 还原酶抑制剂（他汀类）。尽管他汀类药物可降低动脉粥样硬化性疾病的死亡率和发病率，但其对改善 HFrEF 患者的预后是无效的。大多数的他汀类药物试验排除了心力衰竭患者（因为不能肯定他们会获益）。两项研究他汀类药物治疗慢性心力衰竭患者效果的主要试验未能取得任何获益的证据。因此，对大多数慢性心力衰竭患者，证据不支持启动他汀类药物治疗。然而，对因为潜在的冠状动脉疾病（coronary artery disease，CAD）或/和高脂血症已经接受了他汀类药物治疗的患者，应当考虑继续这种治疗。

B. 口服抗凝剂和抗血小板治疗。除了心房颤动患者（无论是 HFrEF 还是 HFpEF），与安慰剂或阿司匹林相比，没有证据表明口服抗凝剂可降低心力衰竭患者的死亡率/发病率。检验非维生素 K 拮抗口服抗凝剂（NOAC）治疗 HFrEF 患者的研究目前正在进行中。因并发心房颤动或静脉血栓栓塞而接受口服抗凝剂的 HFrEF 患者应继续抗凝治疗。同样，没有证据表明，抗血小板药物（包括阿司匹林）治疗不伴冠心病的心力衰竭患者能够获益，反而存在显著的与治疗相关的胃肠道出血风险，尤其是对于老年患者。

C. 肾素抑制剂。1 项研究表明，阿利吉仑（直接肾素抑制剂）治疗心力衰竭住院患者，在 6 个月或 12 个月时未能改善预后，故目前不推荐其作为 ACEI 或 ARB 的替代。

（5）对症状性 HFrEF 患者不推荐的治疗（认为可引起损害）以钙通道阻滞剂（calcium channel blocker，CCB）为主，非二氢吡啶类 CCB 不适用于治疗 HFrEF 患者。地尔硫䓬和维拉帕米治疗 HFrEF 患者已显示是不安全的。有些二氢吡啶类 CCB 可增强交感张力，它们在 HFrEF 患者的安全性方面可能有负面影响。只有氨氯地平和非洛地平治疗 HFrEF 患者有安全性的证据，故对于 HFrEF 患者如果有强制性适应证，只能用这两种 CCB。

3）非药物治疗：慢性心力衰竭患者的非药物治疗流程（图 2－4）。

（1）CRT。CRT 适用于窦性心律，经标准和优化的药物治疗至少 3～6 个月仍持续有症状、LVEF 降低，根据临床状况评估预生存期超过 1 年，且状态良好，并符合以下条件的心力衰竭患者：

NYHA 心功能Ⅲ～Ⅳa 级患者：

A. LVEF≤35%，伴 LBBB 且 QRS≥150 ms，推荐置入 CRT 或 CRT-D（Ⅰ，A）。

B. LVEF≤35%，并伴以下情况之一，可置入 CRT 或 CRT-D：①伴 LBBB 且 130 ms≤QRS＜150 ms（Ⅰ，B）；②非 LBBB 但 QRS≥150 ms（Ⅱa，B）。

C. 有常规起搏治疗但无 CRT 适应证的患者，若 LVEF≤35%，预计心室起搏比例大于 40%，无论 QRS 时限，预期生存期超过 1 年，且状态良好，可置入 CRT（Ⅰ，A）。

NYHA 心功能Ⅱ级患者：

A. LVEF≤30%，伴 LBBB 及 QRS≥150 ms，推荐置入 CRT，最好是 CRT-D（Ⅰ，A）。

B. LVEF≤30%，伴 LBBB 且 130 ms≤QRS＜150 ms，可置入 CRT 或 CRT-D（Ⅱa，B）。

C. LVEF≤30%，非 LBBB 但 QRS≥150 ms，可置入 CRT 或 CRT-D（Ⅱb，B）；非

LBBB 且 QRS＜150 ms，不推荐（Ⅲ,B）。

D. 永久性心房颤动、NYHA 心功能Ⅲ或Ⅳa 级、QRS≥130 ms、LVEF≤35%、良好的功能状态预生存期超过 1 年的患者，以下 3 种情况可以考虑置入 CRT 或 CRT-D：①固有心室率缓慢需要起搏治疗（Ⅱa,B）；②房室结消融后起搏器依赖（Ⅱa,B）；③静息心室率≤60 次/分、运动时心率≤90 次/分（Ⅱb，B）。但须尽可能保证双心室起搏，否则可考虑房室结消融。已植入起搏器或 ICD 的 HFrEF 患者，心功能恶化伴高比例右心室起搏，可考虑升级到 CRT。

（2）ICD。其适应证如下。

A. 二级预防：慢性心力衰竭伴低 LVEF，曾有心脏停搏、心室颤动（室颤）或室性心动过速（室速）伴血流动力学不稳定（Ⅰ，A）。

B. 一级预防：LVEF≤35%，长期优化药物治疗后（至少 3 个月以上）NYHA 心功能Ⅱ或Ⅲ级，预期生存期超过 1 年，且状态良好。①缺血性心力衰竭：心肌梗死后至少 40 天及血运重建至少 90 天，ICD 可减少心脏性猝死和总死亡率（Ⅰ，A）。②非缺血性心力衰竭：ICD 可减少心脏性猝死和总死亡率（Ⅰ，A）。

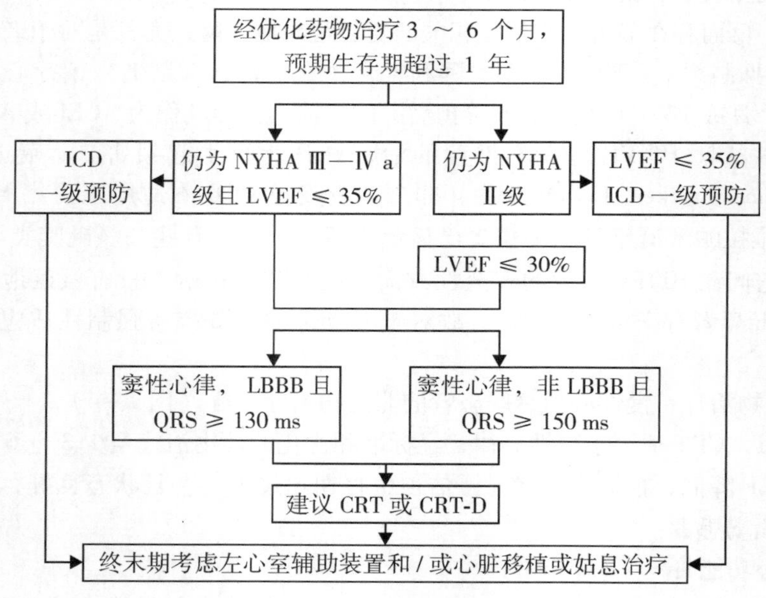

图 2－4　慢性心力衰竭患者的非药物治疗流程

2. 慢性 HFpEF 的治疗

对 HFrEF 有效的药物如 ACEI/ARB、β 受体阻滞剂等不能改善 HFpEF 患者的预后和降低病死率。TOPCAT（temperature post cardiac arrest）研究亚组分析提示螺内酯可降低 HFpEF 患者心力衰竭的住院风险，对 LVEF≥45%、BNP 升高或 1 年内因心力衰竭住院的 HFpEF 患者，可考虑使用醛固酮受体拮抗剂以降低住院风险。地高辛不能增加心肌的松弛性，故不推荐使用。针对 HFpEF 的症状、并存疾病及危险因素，采用综合性治疗。

1）有液体潴留的 HFpEF 患者应使用利尿剂。

2）HFpEF 往往同时存在更多的临床合并症，应遵循相关指南积极控制和治疗其他基础疾病或合并症。

（1）积极控制血压：将血压控制在 130/80 mmHg 以下。降压药物推荐首选 ACEI/ARB、β 受体阻滞剂。存在容量负荷过重的患者首选利尿剂。

（2）心房颤动：控制心房颤动的心室率，可使用 β 受体阻滞剂或非二氢吡啶类钙通道阻滞剂（CCB）（地尔硫䓬或维拉帕米）。若有可能，转复并维持窦性心律。

（3）积极治疗糖尿病和控制血糖。

（4）肥胖者要减轻体重。

（5）左心室肥厚者：为逆转左心室肥厚和改善左心室舒张功能，可用 ACEI/ARB、β 受体阻滞剂等。

（6）冠心病血运重建治疗：由于心肌缺血可以损害心室的舒张功能，冠心病患者若有症状或可证实存在心肌缺血，应做冠状动脉血运重建术。

（五）护理

1. 护理评估

1）病史。

（1）患病与诊治经过：有无冠心病、高血压、心肌病等基础心脏疾病病史；有无呼吸道感染、心律失常、过度劳累等诱发因素。询问病程经过，如首次发病的时间，呼吸困难的特点和严重程度，有无咳嗽、咳痰或痰中带血，有无乏力、头晕、失眠等。以上症状常是左心衰竭患者的主诉。还应了解患者是否有食欲缺乏、恶心、呕吐、腹胀、体重增加及身体低垂部位水肿等右心衰竭的表现。了解相关检查结果、用药情况及效果。

（2）目前病情与一般情况：询问此次发病情况，病情是否有加重趋势。询问患者食欲、饮水量、摄盐量，睡眠状况，尿量是否减少，有无便秘，日常生活是否能自理，活动受限的程度。

（3）心理—社会状况：心力衰竭往往是心血管病发展至晚期的表现。长期的疾病折磨和心力衰竭反复出现，体力活动受到限制，甚至不能从事任何体力活动，生活上需要他人照顾，常使患者陷于焦虑、抑郁、孤独、绝望甚至对死亡的恐惧之中。患者家属可因长期照顾患者而产生沉重的身心负担或忽视患者的心理感受。

2）身体评估。

（1）一般状态：①生命体征如呼吸状况、脉搏快慢与节律、有无血压降低。②意识与精神状况。③体位，是否采取半卧位或端坐位。

（2）心肺：①两肺有无湿啰音或哮鸣音，啰音的部位和范围。②心脏是否扩大，心尖冲动的位置和范围，心率是否加快，有无心尖部舒张期奔马律、病理性杂音等。

（3）其他：有无皮肤黏膜发绀，有无颈静脉怒张、肝颈静脉反流征阳性，肝脏大小、质地，水肿的部位及程度，有无压疮，有无胸腔积液征、腹水征。

3）实验室及其他检查。

重点了解胸部 X 线、超声心动图、BNP 等检查结果，以判断有无心力衰竭及其严重程度。查看血常规、电解质、肝肾功能、血气分析的结果。

2．常见护理诊断/问题

（1）气体交换障碍：与左心衰竭致肺循环淤血有关。

（2）体液过多：与右心衰竭致体循环淤血、水钠潴留、低蛋白血症有关。

（3）活动无耐力：与心排血量下降有关。

（4）潜在并发症：洋地黄中毒。

3．护理目标

（1）患者呼吸困难明显改善，发绀消失，肺部啰音减少或消失，血气分析指标恢复正常。

（2）能叙述并执行低盐饮食计划，水肿、腹水减轻或消失。皮肤完整，无压疮。

（3）能说出限制最大活动量的指征，遵循活动计划，主诉活动耐力增加。

（4）能叙述洋地黄中毒的表现，一旦发生中毒，能及时发现和控制。

4．护理措施及依据

1）气体交换障碍。

（1）休息与体位：患者有明显呼吸困难时应卧床休息，以减轻心脏负荷，有利于心功能恢复。劳力性呼吸困难者，应减少活动量，以不引起症状为度。对夜间阵发性呼吸困难者，应给予高枕卧位或半卧位，加强夜间巡视。对端坐呼吸者，可使用床上小桌，让患者扶桌休息，必要时双腿下垂。注意患者体位的舒适与安全，可用枕或软垫支托肩、臂、骶、膝部，以避免受压，必要时加用床栏防止坠床。应保持病室安静、整洁，以利于患者休息。适当开窗通风，每次 15 ～ 30 分钟，但注意不要患者对着风吹。患者应衣着宽松，盖被轻软，以减轻憋闷感。

（2）氧疗：仅用于存在低氧血症时，根据缺氧程度调节氧流量，使患者 $SaO_2 \geqslant 95\%$，氧分压≥60 mmHg。

（3）用药护理。

A．血管紧张素转化酶抑制剂：其主要不良反应包括干咳、低血压和头晕、肾损害、高钾血症、血管神经性水肿等。在用药期间须监测血压，避免体位的突然改变，监测血钾水平和肾功能。若患者出现不能耐受的咳嗽或血管神经性水肿应停止用药。

B．β 受体阻滞剂：主要不良反应为心力衰竭恶化、心动过缓和低血压等，应注意监测心率和血压，当患者心率低于 50 次/分或低血压时，应停止用药并及时报告医生。

（4）控制液体入量：患者 24 小时内液体入量控制在 1 500 mL 内为宜。

（5）病情监测：密切观察患者呼吸困难有无改善，发绀是否减轻，听诊肺部湿啰音是否减少，监测 SaO_2、血气分析结果是否正常等。若病情加重或 SaO_2 降低到 94% 以下，立即报告医生。

（6）心理护理：焦虑、抑郁和孤独在心力衰竭恶化中发挥着重要作用，心理疏导可改善心功能，必要时请心理科医师会诊，酌情应用抗焦虑或抗抑郁药物。

2）体液过多。

（1）体位：有明显呼吸困难者给予高枕卧位或半卧位；端坐呼吸者可使用床上小桌，让患者扶桌休息，必要时双腿下垂。伴胸腔积液或腹水者宜采取半卧位。下肢水肿者若无明显呼吸困难，可抬高下肢，以利于静脉回流，增加回心血量，从而增加肾血流量，提高肾小球滤过率，促进水钠排出。注意患者体位的舒适与安全，必要时加用床栏防止坠床。

（2）饮食护理：给予低盐、低脂、易消化饮食，少量多餐，伴低蛋白血症者可静脉补充白蛋白。钠摄入量少于2 g/d。告知患者及其家属低盐饮食的重要性并督促执行。限制含钠量高的食品如腌或熏制品、香肠、罐头食品、海产品、苏打饼干等。注意烹饪技巧，可用糖、代糖、醋等调味品以增进食欲。心力衰竭伴营养不良风险者应给予营养支持。

（3）控制液体入量：严重心力衰竭患者液体入量限制在1.5～2.0 L/d，有利于减轻症状和充血。避免输注氯化钠溶液。

（4）使用利尿剂的护理：遵医嘱正确使用利尿药，注意药物不良反应的观察和预防。例如，袢利尿剂和噻嗪类利尿剂最主要的不良反应是低钾血症，从而诱发心律失常或洋地黄中毒，故服用时应监测血钾。患者出现低钾血症时常表现为乏力、腹胀、肠鸣音减弱、心电图U波增高等。服用排钾利尿剂时应多补充含钾丰富的食物，如鲜橙汁、西红柿汁、柑橘、香蕉、枣、杏、无花果、马铃薯、深色蔬菜等，必要时遵医嘱补充钾盐。口服补钾宜在饭后，以减轻胃肠道不适；外周静脉补钾时每500 mL液体中氯化钾含量不宜超过1.5 g。噻嗪类利尿剂的其他不良反应有胃部不适、呕吐、腹泻、高血糖、高尿酸血症等。氨苯蝶啶的不良反应有胃肠道反应、嗜睡、乏力、皮疹，长期用药可产生高钾血症，尤其是伴肾功能减退时，少尿或无尿者应慎用。螺内酯的不良反应有嗜睡、运动失调、男性乳房发育、面部多毛等，肾功能不全及高钾血症者禁用。另外，非紧急情况下，利尿剂的应用时间以早晨或日间为宜，避免夜间服用导致排尿过频而影响患者的休息。

（5）病情监测：每天在同一时间、着同类服装、用同一体重计测量体重，时间安排在患者晨起排尿后、早餐前最适宜。准确记录24小时液体出入量，若患者尿量小于30 mL/h，应报告医生。有腹水者应每天测量腹围。

（6）保护皮肤：保持床褥干净、柔软、平整、干燥，严重水肿者可使用气垫床。定时协助或指导患者变换体位，膝部及踝部、足跟处可垫软枕以减轻局部压力。使用便盆时动作轻巧，勿强行推、拉，防止擦伤皮肤。嘱患者穿柔软、宽松的衣服。用热水袋保暖时水温不宜太高，防止烫伤。心力衰竭患者常因呼吸困难而被迫采取半卧位或端坐位，最易发生压疮的部位是骶尾部，可用减压敷料保护局部皮肤，并保持会阴部清洁、干燥。

3）活动无耐力。

（1）制订活动计划：告诉患者运动训练的治疗作用，鼓励患者体力活动（心力衰竭症状急性加重期或怀疑心肌炎的患者除外），督促其坚持动静结合，循序渐进增加活动量。可根据心功能分级安排活动量。心功能Ⅳ级：Ⅳb级患者卧床休息，日常生活由他人照顾，但长期卧床易致静脉血栓形成甚至肺栓塞，因此患者卧床期间应进行被动或主动运动，如四肢的屈伸运动、翻身、踝泵运动，每天温水泡脚，以促进血液循环；心功能Ⅳa级的患者可下床站立或室内缓步行走，在协助下自理生活，以不引起症状加重为度。心功能Ⅲ级：严格限制一般的体力活动，鼓励患者日常生活自理，每天下床行走。心功能Ⅱ级：适当限制体力活动，增加午睡时间，从事轻体力劳动或家务劳动，鼓励适当运动。心功能Ⅰ级：不限制一般体力活动，建议参加体育锻炼，但应避免剧烈运动和重体力劳动。6 分钟步行试验也可以作为安排个体运动量的重要依据。

（2）活动过程中监测：若患者活动中出现呼吸困难、胸痛、心悸、头晕、疲劳、大汗、面色苍白、低血压等情况时应立即停止活动。若患者经休息后症状仍持续不缓解，应及时通知医生。ACC/AHA 指出，运动治疗中需要进行心电监护的指征包括：LVEF <30%，安静或运动时出现室性心律失常，运动时收缩压降低，心脏性猝死、心肌梗死、心源性休克的幸存者等。

4）潜在并发症：洋地黄中毒。

（1）预防洋地黄中毒：①洋地黄用量个体差异很大，老年人及心肌缺血缺氧、重度心力衰竭、低钾低镁血症、肾功能减退等患者对洋地黄较敏感，使用时应严密观察患者用药后的反应。②洋地黄与奎尼丁、胺碘酮、维拉帕米、阿司匹林等药物合用，可增加中毒机会，在给药前应询问评估是否使用了以上药物。③必要时监测血清地高辛浓度。④严格按时按医嘱给药，用毛花苷 C 或毒毛花苷 K 时务必稀释后缓慢（10 ～ 15 分钟）静脉注射，同时监测心率、心律及心电图变化。

（2）观察洋地黄中毒表现：洋地黄中毒最重要的反应是各类心律失常，最常见者为室性期前收缩，多呈二联律或三联律，其他如房性期前收缩、心房颤动、房室传导阻滞等。胃肠道反应（如食欲下降、恶心、呕吐）和神经系统症状（如头痛、倦怠、视力模糊、黄视、绿视等）在用维持量法给药时已相对少见。

（3）洋地黄中毒的处理：①立即停用洋地黄。②低血钾者可口服或静脉补钾，停用排钾利尿药。③纠正心律失常：快速性心律失常可用利多卡因或苯妥英钠，一般禁用电复律，因其易致心室颤动；有传导阻滞及缓慢性心律失常者可用阿托品静注或安置临时心脏起搏器。

5．其他护理诊断/问题

（1）有皮肤完整性受损的危险：与长期卧床或强迫体位、水肿、营养不良有关。

（2）焦虑：与慢性病程、病情反复发作呈加重趋势、担心疾病预后有关。

（3）营养失调，营养低于机体需要量：与长期食欲下降有关。

（六）心力衰竭与共病

心力衰竭的共病具有极大的重要性（表 2－9），可能影响心力衰竭的治疗（如有严重肾功能不全的患者不能用 ACEI）。

用于治疗共病的药物可能引起心力衰竭病情加重（如治疗类风湿性关节炎的非甾体类抗炎药、某些抗癌药）。共病的管理是心力衰竭患者整体护理的重要组成部分。很多共病由共病领域的专家主动管理，医生会遵循这些专家的指南诊疗。如果合并有心力衰竭，诊疗时应改变通常治疗共病的方式。这可能是因为当心力衰竭存在时，安全性或有效性是不同的（或可能只是不明），或因为在心力衰竭人群中药物治疗的特定效果（有益或有害）的证据是不同的。与 HFrEF 患者相比，HFpEF 患者的共病患病率更高。

表2-9　共病在心力衰竭患者中的重要性

序号	推荐
1	干扰心力衰竭的诊断过程（如作为呼吸困难一个潜在混杂因素的COPD）
2	加重心力衰竭症状和进一步损害生活质量
3	作为1～3个月内主要的住院原因，加重住院和死亡负担
4	可能影响心力衰竭治疗药物的使用（如对一些严重肾功能不全的患者，RAAS抑制是禁忌的；对哮喘患者，β受体阻滞剂是相对禁忌的）
5	心力衰竭的循证治疗受到更多的限制，因为共病是心力衰竭试验主要的排除标准，因此，当共病存在时，干预的有效性和安全性通常是缺乏的
6	用于治疗共病的药物可能引起心力衰竭恶化（如治疗关节炎的非甾体抗炎药和某些抗癌药）
7	用于治疗心力衰竭的药物与用于治疗共病的药物相互反应，导致疗效降低、安全性差和副作用的发生（如治疗HFrEF的β受体阻滞剂和治疗COPD与哮喘的β受体激动剂）

（七）心力衰竭常见合并症的处理

1. 心房颤动

1）心室率控制：目前建议心室率控制在60～100次/分，不超过110次/分。

（1）NYHA心功能Ⅰ～Ⅲ级的患者，首选口服β受体阻滞剂；若对β受体阻滞剂不能耐受、有禁忌证、反应欠佳，HFrEF患者可用地高辛，HFpEF患者可用非二氢吡啶类CCB（维拉帕米、地尔硫䓬）；以上均不耐受者可以考虑用胺碘酮，或在β受体阻滞剂或地高辛的基础上加用胺碘酮。

（2）NYHA心功能Ⅳ级的患者，应考虑静脉应用胺碘酮或洋地黄类药物。

2）节律控制：适用于以下患者。

（1）有可逆性原因的心房颤动患者。

（2）经心室率控制和心力衰竭治疗后仍有症状的慢性心力衰竭患者。

（3）心房颤动伴快速心室率，导致或怀疑心动过速性心肌病的患者。若心房颤动导致血流动力学异常，需要紧急电复律；若无须紧急恢复窦性心律，且心房颤动首次发作、持续时间小于48小时或经食管超声心动图未见心房血栓证据，应电复律或药物复律。胺碘酮和多非利特可用于心力衰竭患者转复心房颤动和维持窦性心律。对于存在心力衰竭和/或LVEF下降的心房颤动患者，当症状和/或心力衰竭与心房颤动相关时，可选择导管消融。

3）预防血栓栓塞：心力衰竭合并房颤时建议使用CHA_2DS_2-VASc和HAS-BLED评分分别评估患者血栓栓塞和出血风险。对于肥厚型心肌病合并房颤的患者，无须进行CHA_2DS_2-VASc评分，应直接给予口服抗凝药物进行治疗。

2. 室性心律失常

首先要治疗原发病、心力衰竭及纠正电解质紊乱、酸碱平衡紊乱等诱因。β受体阻滞剂是唯一可减少 HFrEF 患者猝死的抗心律失常药物。有症状的或持续性室速、室颤患者，推荐植入 ICD。已植入 ICD 的患者，经优化药物治疗后仍有症状性心律失常发生或反复放电，可考虑用胺碘酮和/或行导管射频消融术。对于非持续性、无症状的室性心律失常患者，建议使用 β 受体阻滞剂。急性心力衰竭患者出现持续性室速或心室颤动影响血流动力学，首选电复律或电除颤。发生尖端扭转型室速时，静脉应用硫酸镁，建议血钾水平维持在 4.5 ～ 5.0 mmol/L、血镁水平补充至不低于 2.0 mmol/L，通过临时起搏或药物治疗（静脉注射异丙肾上腺素）使心室率提高至 70 次/分及以上。

3. 有症状的心动过缓及房室传导阻滞

心力衰竭患者起搏治疗的适应证与其他患者相同，但在常规置入起搏器之前，应考虑是否有植入 ICD 或 CRT/CRT-D 的适应证。

4. 冠心病

合并冠心病的慢性心力衰竭患者应进行冠心病二级预防。HFrEF 伴心绞痛的患者，首选 β 受体阻滞剂；若 β 受体阻滞剂不耐受或达到最大剂量时为窦性心律但心率仍在 70 次/分及以上的患者可加用伊伐布雷定；有心绞痛症状的患者可考虑加用短效或长效硝酸酯类药物；经优化药物治疗仍有心绞痛的患者应行冠状动脉血运重建。

5. 高血压

高血压合并心力衰竭的患者建议将血压降至 130/80 mmHg 以下。降压药物首选 ACEI/ARB 和 β 受体阻滞剂，血压仍不达标的患者可联合使用利尿剂和/或醛固酮受体拮抗剂。HFrEF 患者若血压仍不达标，可联合使用氨氯地平或非洛地平，禁用 α 受体阻滞剂、莫索尼定、地尔硫䓬和维拉帕米。

6. 心脏瓣膜病

所有患者都应接受优化的药物治疗。严重主动脉瓣狭窄患者须谨慎使用血管扩张剂（如 ACEI、ARB、CCB）治疗以免引起低血压。对有症状的心脏瓣膜病伴慢性心力衰竭的患者，有充分的证据表明其可从手术治疗中获益，手术指征见表 2－10。推荐二尖瓣钳夹技术作为外科手术高危或无法手术的二尖瓣反流患者的替代治疗方案。患者应就诊所在的专科（心内科、心外科、介入专科）来评估治疗策略。

表 2－10　瓣膜性心脏病的手术干预指征

类型	手术指征
AI	（1）症状性重度 AI，或无症状 AI 伴静息时 LVEF≤50%。 （2）重度 AI 患者拟进行冠状动脉旁路移植术、升主动脉或其他瓣膜外科手术。 （3）马方综合征患者升主动脉扩张≥50 mm
AS	（1）重度高压力梯度 AS（平均压力梯度≥40 mmHg 或峰值流速≥4.0 m/s）的症状性患者低压力梯度（平均压力梯度＜40 mmHg）AS 伴 LVEF 降低且有收缩功能储备的症状性患者。 （2）无症状重度 AS 伴 LVEF＜50%。 （3）无症状重度 AS 伴运动时症状明显

续表 2 – 10

类型	手术指征
MI	（1）症状性重度 MI 伴 LVEF > 30%。 （2）无症状重度 MI 伴 LVESD≥45 mm 和/或 LVEF≤60%
MS	重度症状性 MS（二尖瓣瓣口面积 < 1.5 cm^2）首选经皮二尖瓣成形术，若有禁忌考虑外科手术

AI：aortic incompetence，主动脉瓣关闭不全；AS：aortic stenosis，主动脉瓣狭窄；MI：mitral incompetence，二尖瓣关闭不全；MS：mitral stenosis，二尖瓣狭窄；LVESD：左心室收缩末期内径。

7. 糖尿病

糖尿病可显著增加缺血性心脏病患者发生心力衰竭的风险；糖尿病本身也可能引起糖尿病心肌病。对心力衰竭合并糖尿病的患者应逐渐、适度控制血糖，目标应个体化（一般糖化血红蛋白水平应小于 8%）。二甲双胍、胰高血糖素样肽 – 1（glucagon like peptide 1，GLP-1）受体激动剂在心力衰竭患者中可能是安全的降糖药物。研究证实，钠 – 葡萄糖协同转运蛋白（sodium-dependent glucose transporters 2，SGLT-2）抑制剂可降低糖尿病合并心血管病或存在心血管病风险的患者的心力衰竭住院风险及心血管疾病死亡率。已知能增加心力衰竭风险的药物是噻唑烷二酮类（thiazolidinediones，TZDs）和二肽基肽酶 4（dipeptidyl peptidase-4，DPP-4）抑制剂沙格列汀。但并非所有 DPP-4 抑制剂都会使心力衰竭风险增高。磺脲类和胰岛素可能增加心力衰竭的风险，通常作为二线或三线治疗药物。

8. 贫血与铁缺乏症

贫血在心力衰竭患者中很常见，与心力衰竭的严重程度独立相关，并且与预后差和活动耐力下降有关。对于 NYHA 心功能Ⅱ～Ⅲ级的 HFrEF 且铁缺乏（铁蛋白小于 100 μg/L 或转铁蛋白饱和度小于 20% 时铁蛋白为 100 ～ 300 μg/L）的患者，静脉补充铁剂有助于改善活动耐力和生命质量。

9. 肾功能不全

心力衰竭患者住院期间出现的肾功能恶化与心功能恶化相关，也与应用利尿剂或其他损害肾功能的药物（如对比剂、非甾体类抗炎药等）相关。血肌酐大于 265.2 μmol/L（3 mg/dL），现有治疗的效果将受到严重影响，且肾毒性增加。血肌酐大于 442.0 μmol/L（5 mg/dL），可出现难治性水肿。对于严重的肾功能衰竭，若治疗无效，应做血液透析，尤其是伴低钠血症、酸中毒和难治性水肿的患者。

10. 肺部疾病

慢性心力衰竭合并慢性阻塞性肺疾病的患者或怀疑有气道高反应的患者，推荐使用心脏选择性 β_2 受体阻滞剂，如比索洛尔、美托洛尔。对哮喘稳定期的 HFrEF 患者，须在专科医生的密切监护下，从小剂量开始应用，同时密切观察气道阻塞症状。

11. 睡眠呼吸暂停

怀疑心力衰竭患者存在睡眠呼吸障碍时，需要进行睡眠呼吸监测，并鉴别阻塞性与中枢性睡眠呼吸暂停。对于伴有心血管疾病的阻塞性睡眠呼吸暂停患者，持续气道正压通气对治疗有益。

（八）疾病管理

基层医疗卫生机构医生应具有识别心力衰竭高危及疑似患者的能力，将超出自身诊疗能力范围的患者转诊至上级医疗机构，并接收上级医院转诊的急性心力衰竭恢复期患者、重症心力衰竭病情稳定患者、诊断和治疗方案已明确的新发心力衰竭患者；应参与到心力衰竭患者的多学科治疗管理计划当中，负责病情相对稳定的心力衰竭患者的诊疗，为心力衰竭患者提供规范的病情评估与监测、健康教育、随访管理、药物治疗、心脏康复等服务。

1. 心力衰竭的随访管理

1）根据患者情况制订随访频率和内容，心力衰竭住院患者出院后 2 ～ 3 个月内、失代偿期稳定后过渡阶段病情不稳定，须进行药物调整和病情监测，应适当增加随访频率，2 周随诊 1 次，病情稳定后改为 1 ～ 2 个月随诊 1 次。

2）随访内容。

（1）监测症状、NYHA 心功能分级、血压、心率、心律、体重、肾功能和电解质。

（2）调整神经内分泌拮抗剂剂量达到最大耐受量或目标剂量。

（3）利尿剂剂量逐渐过渡为口服最小有效量。

（4）针对病因的药物治疗。

（5）合并症的药物治疗。

（6）评估治疗依从性和不良反应。

（7）必要时行 BNP/NT-proBNP、胸部 X 线、超声心动图、动态心电图等检查。

（8）关注患者有无焦虑和抑郁等心理。

3）慢性心力衰竭的动态管理内容：患者若出现原因不明的疲乏或运动耐力明显减低，以及心率增加 15 ～ 20 次/分，可能是心力衰竭加重的最早期征兆。观察到患者体重短期内明显增加、尿量减少、入量大于出量提示体液潴留，需要及时调整药物治疗方案，如加大利尿剂剂量或静脉应用利尿剂；根据患者生命体征调整其他药物的剂量，必要时转诊至专科医院。

2. 心力衰竭的预防

1）对心力衰竭危险因素的干预。

（1）高血压：对存在多种心血管疾病危险因素、靶器官损伤或心血管疾病的高血压患者，血压应控制在 130/80 mmHg 以下。

（2）血脂异常：冠心病患者或冠心病高危人群发生血脂异常时，推荐使用他汀类药物预防心力衰竭。

（3）糖尿病：糖尿病是心力衰竭发生的独立危险因素。近年来研究显示，SGLT2 抑制剂能降低具有心血管高危风险的 2 型糖尿病患者的死亡率和心力衰竭患者住院率。

（4）其他危险因素：对肥胖、糖代谢异常的控制，戒烟和限酒均有助于预防或延缓心力衰竭的发生。

（5）检测 BNP 筛查高危人群：建议检测 BNP 水平以筛查心力衰竭高危人群（心力衰竭 A 期）。控制危险因素和干预生活方式有助于预防左心室功能障碍或新发心力衰竭。

2）对无症状的左心室收缩功能障碍的干预：所有无症状的 LVEF 降低的患者，推荐使用 ACEI 或 ARB 和 β 受体阻滞剂预防或延缓心力衰竭发生。血压不达标患者应优化血压控制，预防发展为有症状的心力衰竭。冠心病伴持续缺血表现的患者应尽早行血运重建治疗。

3）健康教育：主要内容须涵盖心力衰竭的基础知识、症状的监控、药物治疗及依从性、饮食指导和生活方式干预等（表 2－11）。

表 2－11　心力衰竭患者健康教育内容

项目	主要内容
疾病知识介绍	纽约心脏病协会（NYHA）心功能分级、分期，心力衰竭的病因、诱因、合并症的诊治和管理
限钠	心力衰竭急性发作伴容量负荷过重时，限制钠摄入 <2 g/d；轻度或稳定期时不主张严格限制钠摄入
限水	轻、中度心力衰竭患者常规限制液体并无获益。慢性 D 期心力衰竭患者可将液体摄入量控制在 1.5 ～ 2.0 L/d，也可根据体重设定液体摄入量，体重 <85 kg 患者每天摄入液体量为 30 mL/kg，体重 >85 kg 患者每天摄入液体量为 35 mL/kg
监测体重、出入量	每天同一时间、同一条件下测量并记录体重
监测血压、心率	介绍血压、心率的测量方法，将血压、心率控制在合适范围
营养和饮食	低脂饮食，戒烟限酒，肥胖者须减肥，营养不良者须给予营养支持
监测血脂、血糖、肾功能、电解质	将血脂、血糖、肾功能、电解质控制在合适范围
随访安排	详细讲解随访时间安排及目的，根据病情制订随访计划，并根据随访结果及时给予相应的干预措施
家庭成员	心肺复苏训练
用药指导	详细讲解药物使用及相关注意事项
症状自我评估及处理	呼吸困难加重、活动耐量下降、静息心率增加 ≥ 15 次/分、水肿加重、体重增加（3 天内增加 2 kg 以上）时，应增加利尿剂剂量并及时就诊
康复指导	不建议完全卧床静养，建议到康复专科就诊，遵循现有指南进行康复训练
心理和精神指导	建议患者保持积极乐观的心态，给予心理支持，必要时使用抗焦虑或抗抑郁药物

3. 心力衰竭患者容量的管理

1）心力衰竭患者容量管理的内容。

（1）生活方式的管理：体重是判断心力衰竭患者体液潴留的敏感指标，也是调节患者利尿剂使用剂量的参考标准。教会患者进行体重及液体摄入量的监测，学会对心力衰竭症状进行识别；建议体重过重的患者应适量减重；吸烟患者应戒烟；指导患者进行低脂饮食并进行记录。

（2）利尿剂及其他药物的使用：心力衰竭患者因为病情反复，病程较长，需要反复用药，且患者存在体液潴留的现象，利尿剂是缓解心力衰竭症状的重要手段，通过合理的药物治疗，提高患者的生活质量。

2）心力衰竭患者容量管理的目的及意义。

心力衰竭患者的容量管理的护理是指对患者进行生活方式及药物使用的管理，目的是使心力衰竭患者达到个体化的最佳容量平衡状态，是降低患者的再入院率、提高生活质量的重要举措。对心力衰竭患者进行容量管理的护理不仅要重视患者对自我管理行为的依从性，更要关注患者对自身情况变化时的应对能力。

（1）心力衰竭患者的容量管理可降低患者的再入院率：相关数据显示，心力衰竭发病率呈逐年上升趋势，病死率占同期心血管病的40%，且病情严重者生存期小于1年，严重危及患者生命安全，且由于心力衰竭患者病程较长，并且容易反复发作，患者的治疗依从性并不乐观。心力衰竭住院患者出院后2～3个月内死亡率和再住院率分别高达15%和30%。反复入院不仅会导致心功能恶化、生存质量降低，还会增加医疗成本。容量管理不仅强调生活方式及用药的重要性，还注重患者出现病情变化时的应对措施。因此，对心力衰竭患者进行容量管理可降低其再入院的危险系数。

（2）心力衰竭患者的容量管理可提高患者的生活质量：心力衰竭患者相比于其他慢性疾病患者，其生活质量相对较低，心功能水平很大程度上影响了心力衰竭患者的生活质量。楚鑫等对干预后的心力衰竭患者进行专业的容量管理知识及行为的指导，使患者更为详细地了解病情，提高其对疾病的认知，增强患者的信心，结果显示患者的生活质量及生活方式得到了很大的改善。

3）心力衰竭患者容量管理的护理现状及影响因素。

（1）心力衰竭患者容量管理的护理现状。心力衰竭是心脏不可逆的失能表现，容量管理是心力衰竭管理中的一个重要组成部分，是急、慢性心力衰竭治疗的关键环节之一。不同类型、不同病因的心力衰竭都会存在容量超负荷，虽然体重监测是对心力衰竭患者进行容量管理的敏感指标，但心力衰竭患者的容量管理能力却较差，仅有不到50%的患者能够规律地监测体重。心力衰竭患者容量管理能力差的主要原因为缺乏自我管理的知识及技巧，这也是导致心力衰竭患者反复入院的主要原因。

容量管理的含义广泛，尚未有统一的定义，容量管理的目的是使心力衰竭患者达到最佳平衡的容量状态。容量管理护理措施基本一致，即对患者进行生活方式及药物的管理，教会患者进行体重、液体摄入量及尿量监测的自我管理，教会患者认识到尿量及体重的变化可以直接反映病情的变化，教会患者遵医嘱服用药物。

（2）心力衰竭患者容量管理依从性的影响因素。

A. 心力衰竭患者的一般情况。

与患者容量管理的依从性密切相关的情况一般为：年龄、婚姻、受教育程度及患者的心功能分级。年龄较大的患者自我护理水平较为理想，主要原因是较为年轻的患者可能因为工作的压力无暇顾及自身疾病情况，年龄较大的患者更愿意主动采取措施做好自身管理；已婚患者的容量自我管理水平高于未婚或丧偶患者，已婚患者的配偶多会对其进行监督或支持，有助于提高患者自身的护理水平；患者的文化程度与容量管理的依从性呈正相关，文化程度较高的患者通常能意识到容量管理的重要性并且能够较好地执行容量管理的内容；容量管理的依从性与患者的心功能分级有关，一般病情较为严重的患者比较重视自身疾病，而病情相对较轻的患者病情相对稳定，其并没有认识到进行自我容量管理的重要性。

B. 患者缺乏容量自我管理的知识。

心力衰竭患者反复住院的重要原因是缺乏容量自我管理的相关知识。研究显示，患者掌握的相关知识越多，其自我护理水平越强。心力衰竭患者因病情需要接受长时间的治疗，出院后由于缺少自我护理的指导，患者的依从性明显下降。护士应通过加强对患者的健康教育来提高患者的自我护理行为能力及服药依从性，通过定期电话随访、微信平台的推送等方式提高患者的生活质量，改善其生活方式。

（许柏义　余梦莹）

参考文献

[1] 陈丽萍，彭幼清，王峥，等. 上海市老年慢性心力衰竭患者自我管理现状的调查分析 [J]. 护理研究，2017，31 (4)：407－412.

[2] 陈秀娟. 个性化心理护理干预对慢性心力衰竭患者生活质量的影响评价 [J]. 心血管病防治知识 (学术版)，2019，9 (24)：66－67.

[3]《基层医院心力衰竭临床诊疗中 B 型利钠肽和 N 末端 B 型利钠肽原的应用中国专家建议》专家组. 基层医院心力衰竭临床诊疗中 B 型利钠肽和 N 末端 B 型利钠肽原的应用中国专家建议 [J]. 中华全科医师杂志，2017，16 (3)：169－173.

[4] 楚鑫，蒋运兰，易银萍，等. 基于聚焦解决模式的容量管理对慢性心力衰竭患者依从性及生存质量的影响 [J]. 成都医学院学报，2018，1 (5)：581－585.

[5] 胡盛寿，高润霖，刘力生，等. 中国心血管病报告 2018 概要 [J]. 中国循环杂志，2019，34 (3)：209－220.

[6] 蒋君芳. 体重管理前后慢性充血性心力衰竭患者体重监测依从性的影响因素分析 [D]. 苏州：苏州大学，2015.

[7] 李芳，杨平，蒋维连，等. 多学科团队合作干预对老年慢性心力衰竭患者自我管理及液体潴留的影响 [J]. 中国实用护理杂志，2020，36 (15)：1127－1133.

[8] 尚伟伟，岑梅，金铭，等. 慢性心力衰竭患者容量管理的研究进展 [J]. 中西医结合护理 (中英文)，2020，6 (6)：222－223.

[9] 申文佳，杨巧芳，田焕，等. 慢性心力衰竭患者症状管理自我效能感及对生活质量的影响 [J]. 中国慢性病预防与控制，2019，27 (10)：772－775.

[10] 施秉银，陈凛. 转诊手册 [M]. 北京：人民卫生出版社，2017.

[11] 汪冰清，宋永霞，何红叶，等. 慢性心力衰竭患者自我护理影响因素的研究进展 [J]. 护理学报，2020，27 (2)：33－37.

[12] 王爽，徐奕旻，高军毅，等. 基于移动健康的慢性心力衰竭患者自我管理模式构建及效果评价

[J]. 中国实用内科杂志, 2017, 37 (12): 1102 - 1105.

[13] 肖璐, 陈燕华, 刘建平, 等. 慢性心力衰竭患者自我护理行为及影响因素的分析 [J]. 广东医学, 2017, 38 (7): 1131 - 1134.

[14] 杨杰孚, 李莹莹. 从《中国心力衰竭诊断和治疗指南 2018》看容量管理 [J]. 临床药物治疗杂志, 2019, 17 (10): 10 - 14.

[15] 尤黎明, 吴瑛. 内科护理学 [M]. 6 版. 北京: 人民卫生出版社, 2017.

[16] 中国心血管病风险评估和管理指南编写联合委员会. 中国心血管病风险评估和管理指南 [J]. 中国循环杂志, 2019, 34 (1): 4 - 28.

[17] 中国医师协会心力衰竭专业委员会, 中华心力衰竭和心肌病杂志编辑委员会. 心力衰竭容量管理中国专家建议 [J]. 中华心力衰竭和心肌病杂志 (中英文), 2018, 2 (1): 8 - 16.

[18] 中华医学会编辑委员会心血管系统疾病基层诊疗指南编写专家组. 慢性心力衰竭基层诊疗指南 2019 [J]. 中华全科医师杂志, 2019, 18 (10): 936 - 947.

[19] 中华医学会心血管病学分会心力衰竭学组, 中国医师协会心力衰竭专业委员会, 中华心血管病杂志编辑委员会. 中国心力衰竭诊断和治疗指南 2018 [J]. 中华心血管病杂志, 2018, 46 (10): 760 - 789.

[20] 周艳, 陈梅青, 焦云根. 心力衰竭容量管理护理专案改善对心力衰竭患者的影响研究 [J]. 实用心脑肺血管病杂志, 2019, 27 (4): 103 - 106.

[21] ALBERT N M, LEVY P, LANGLOIS E, et al. Heart failure beliefs and self-care adherence while being treated in an emergency department [J]. The journal of emergency medicine, 2014, 46 (1): 122 - 129.

[22] AMBROSY A P, FONAROW G C, BUTLER J, et al. The global health anCirculation-arrhythmia and electrophysiology economic burden of hospitalizations for heart failure [J]. Journal of the American college of cardiology, 2014, 63: 1123 - 1133.

[23] AMBROSY A P, PANG P S, KHAN S, et al. Clinical course and predictive value of congestion during hospitalization in patients admitted for worsening signs and symptoms of heart failure with reduced ejection fraction: findings from the EVEREST trial [J]. European heart journal, 2013, 34 (11): 835 - 843.

[24] BAUMGARTNER H, FALK V, BAX J J, et al. 2017 ESC/EACTS Guidelines for the management of valvular heart disease [J]. European heart journal, 2017, 38 (36): 2739 - 2791.

[25] BAVISHI C, KHAN A R, ATHER S. Digoxin in patients with atrial fibrillation and heart failure: a meta-analysis [J]. International journal of cardiology, 2015, 188: 99 - 101.

[26] BOONMAN-DE WINTER L J M, RUTTEN F H, CRAMER M J, et al. Efficiently screening heart failure in patients with type 2 diabetes [J]. European journal of heart failure, 2015, 17: 187 - 195.

[27] CIBIS-II Investigators and Committees. The Cardiac Insufficiency Bisoprolol Study II (CIBIS-II): a randomised trial [J]. Lancet, 1999, 353: 9 - 13.

[28] COHN J N, ARCHIBALD D G, ZIESCHE S, et al. Effect of vasodilator therapy on mortality in chronic congestive heart failure [J]. The New England journal of medicine, 1986, 314: 1547 - 1552.

[29] COHN J N, TOGNONI G. A randomized trial of the angiotensin-receptor blockervalsartan in chronic heart failure [J]. The New England journal of medicine, 2001, 345: 1667 - 1675.

[30] COHN J N, ZIESCHE S, SMITH R, et al. Effect of the calcium antagonist felodipine as supplementary vasodilator therapy in patients with chronic heart failure treated with enalapril: V-HeFT Ⅲ. Vasodilator-Heart Failure Trial (V-HeFT) Study Group [J]. Circulation, 1997, 96: 856 - 863.

[31] DANIELS L B, CLOPTON P, BHALLA V, et al. How obesity affects the cut-points for B-type natri-

uretic peptide in the diagnosis of acute heart failure. Results from the breathing not properly multinational study [J]. American heart journal, 2006, 151: 999 - 1005.

[32] DAVIE P, FRANCIS C M, CARUANA L, et al. Systematic review and individual patient data meta-analysis of diagnosis of heart failure, with modelling of implications of different diagnostic strategies in primary care [J]. Health technology assessment, 2009. 13: 1 - 207.

[33] Digitalis Investigation Group. The effect of digoxin on mortality and morbidity in patients with heart failure [J]. The New England journal of medicine, 1997, 336: 525 - 533.

[34] GOLDSTEIN S, HJALMARSON A. Effect of metoprolol CR/XL in chronic heart failure: Metoprolol CR/XL Randomised Intervention Trial in Congestive Heart Failure (MERIT-HF) [J]. Lancet, 1999, 353: 2001 - 2007.

[35] FARIS R F, FLATHER M, PURCELL H, et al. Diuretics for heart failure [J/OL]. Cochrane Database of systematic reviews, 2012, 15 (2): CD003838.

[36] FARIS R, FLATHER M, PURCELL H, et al. Current evidence supporting the role of diuretics in heart failure: a meta analysis of randomised controlled trials [J]. International journal of cardiology, 2002, 82: 149 - 158.

[37] FLATHER M D, SHIBATA M C, COATS A J S, et al. Randomized trial to determine the effect of nebivolol on mortality and cardiovascular hospital admission in elderly patients with heart failure (SENIORS) [J]. European heart journal, 2005, 26: 215 - 225.

[38] FONSECA C. Diagnosis of heart failure in primary care [J]. Heart failure reviews, 2006, 11: 95 - 107.

[39] FREEMAN J V, REYNOLDS K, FANG M, et al. Digoxin and risk of death in adults with atrial fibrillation: the ATRIA-CVRN Study [J]. Circulation-arrhythmia and electrophysiology, 2015, 8: 49 - 58.

[40] GARG R, YUSUF S. Overview of randomized trials of angiotensin-converting enzyme inhibitors on mortality and morbidity in patients with heart failure [J]. The journal of the American medical association, 1995, 273: 1450 - 1456.

[41] GHEORGHIADE M, GREENE S J, F ONAROW G C, et al. Effect of aliskiren on postdischarge mortality and heart failure readmissions among patients hospitalized for heart failure: the ASTRONAUT randomized trial [J]. The journal of the American medical association, 2013, 309: 1125 - 1135.

[42] GHEORGHIADE M, SHAH A N, VADUGANATHAN M, et al. Recognizing hospitalized heart failure as an entity and developing new therapies to improve outcomes: academics', clinicians', industry's, regulators', and payers'perspectives [J]. Heart failure clinics, 2013, 9: 285 - 290, v - vi.

[43] Global Initiative for Asthma. Global Strategy for Asthma Management and Prevention [EB/OL]. [2016 - 02 - 12] http: //ginasthma. org/gina-report-global-strategy-for-asthma-management-and-prevention.

[44] GOLDSTEIN R E, BOCCUZZI S J, CRUESS D, et al. Diltiazem increases late-onset congestive heart failure in postinfarction patients with early reduction in ejection fraction. The Adverse Experience Committee and the Multicenter Diltiazem Postinfarction Research Group [J]. Circulation, 1991, 83: 52 - 60.

[45] GRANGER C B, MCMURRAY J J V, YUSUF S, et al. Effects of candesartan in patients with chronic heart failure and reduced left-ventricular systolic function intolerant to angiotensin-conver ting-enzyme inhibitors: the CHARM-Alternative trial [J]. Lancet, 2003, 362: 772 - 776.

[46] HJALMARSON A, GOLDSTEIN S, FAGERBERG B, et al. MERIT-HF Study Group. Effects of controlled-release metoprolol on total mortality, hospitalizations, and wellbeing in patients with heart fail-

ure: the Metoprolol CR/XL RandomizedInterven-tion Trial in congestive Heart Failure (MERIT-HF) [J]. The journal of the American medical association, 2000, 283: 1295 - 1302.

[47] KATAOKA H. A new monitoring method for the estimation of body fluid status by digital weight scale incorporating bioelectrical impedance analyzer in definite heart failure patients [J]. The journal of cardiac failure, 2009, 15 (5): 410 - 418.

[48] KELDER J C, CRAMER M J, VAN WIJNGAARDEN J, et al. The diagnostic value of physical examination and additional testing in primary care patients with suspected heart failure [J]. Circulation, 2011, 124: 2865 - 2873.

[49] KOTECHA D, HOLMES J, KRUM H, et al. Efficacy of blockers in patients with heart failure plus atrial fibrillation: an individual-patient data meta-analysis [J]. Lancet, 2014, 384: 2235 - 2243.

[50] LUCAS M, KIMMIG M, KARALIS G. Do omega-3 polyunsaturated fatty acids prevent cardiovascular disease? A review of the randomized clinical trials [J]. Lipid insights, 2013, 6: 13 - 20.

[51] MAGGIONI A P, ANKER S D, Dahlstrom U, et al. Are hospitalized or ambulatory patients with heart failure treated in accordance with European Society of Cardiology guidelines? Evidence from 112440 patients of the ESC Heart Failure Long-Term Registry [J]. European journal of heart failure, 2013, 15: 1173 - 1184.

[52] MCMURRAY J J, PACKER M, DESAI A S, et al. Angiotensin-neprilysin inhibition versus enalapril in heart failure [J]. The New England journal of medicine, 2014, 371: 993 - 1004.

[53] METRA M, TEERLINK J R. Heart Failure [J]. Lancet, 2017, 390: 1981 - 1995.

[54] MULDER B A, VAN VELDHUISEN D J, CRIJNS H J G M, et al. Lenient vs. strict rate control in patients with atrial fibrillation and heart failu re: a post-hoc analysis of the RACE II study [J]. European journal of heart failure, 2013, 15: 1311 - 1318.

[55] MUZZARELLI S, LEIBUNDGUT G, MAEDER M T, et al. Predictors of early readmission or death in elderly patients with heart failure [J]. American heart journal, 2010, 160: 308 - 314.

[56] NILSSON A, CARLSSON M, LINDQVIST R, et al. A comparative correlational study of coping strategies and quality of life in patients with chronic heart failure and the general Swedish population [J]. Nursing open, 2017, 4 (3): 157 - 167.

[57] OUDEJANSI, MOSTERDA, BLOEMENJA, et al. Clinical evaluation of geriatric outpatients with suspected heart failure: value of symptoms, signs, and additional tests [J]. European journal of heart failure, 2011, 13: 518 - 527.

[58] OUYANG A-J, LV Y-N, ZHONG H-L, et al. Meta-analysis of digoxin use and risk of mortality in patients with atrial fibrillation [J]. Am J Cardiol, 2015, 115: 901 - 906.

[59] PACKER M, COATS A J, FOWLER M B, et al. Effect of carvedilol on survival in severe chronic heart failure [J]. The New England journal of medicine, 2001, 344: 1651 - 1658.

[60] PACKER M, O'CONNOR C M, GHALI J K, et al. Effect of amLodipine on morbidity and mortality in severe chronic heart failure [J]. The New England journal of medicine, 1996, 335: 1107 - 1114.

[61] PACKER M, POOLE-WILSON P A, ARMSTRONG P W, et al. Comparative effects of low and high doses of the angiotensin-converting enzyme inhibitor, lisinopril, on morbidity and mortality in chronic heart failure [J]. Circulation, 1999, 100: 2312 - 2318.

[62] PAUL G, KEOGH K, EATH M D, et al. Implementing a peer-support intervention for people with type 2 diabetes: a qualitative study [J]. Family practice, 2013, 30 (5): 593 - 603.

[63] PAULUSW J, TSCHOPE C. A novel paradigm for heart failure with preserved ejection fraction [J].

Journal of the American college of cardiology, 2013, 62: 263 - 271.

[64] PITT B, ZANNAD F, REMME W J, et al. The effect of spironolactone on morbidity and mortality in patients with severe heart failure [J]. The New England journal of medicine, 1999, 341: 709 - 717.

[65] PONIKOWSKI P, VOORS A A, ANKER S D, et al. 2016 ESC Guidelines for the diagnosis and treatment of acute and chronic heart failure [J]. European journal of heart failure, 2016, 18 (8): 891 - 975.

[66] REDDEL H K, BATEMAN E D, BECKER A, et al. A summary of the new GINA strategy: a roadmap to asthma control [J]. European respiratory journal, 2015, 46: 622 - 639.

[67] REINER Z, CATAPANO A L, DE BACKER G, et al. Thrombo-embolism and antithrombotic therapy for heart failure in sinus rhythm. A joint consensus document from the ESC Heart Failure Association and the ESC Working Group on Thrombosis [J]. European journal of heart failure, 2012, 14: 681 - 695.

[68] RIEGEL B, DICKSON V V. A situation-specific theory of heart failure sel-care [J]. Journal of cardiovascular nursing, 2008, 23 (3): 190 - 196.

[69] RUTTENFH, MOONSKGM, CRAMERM-JM, et al. Recognising heart failure in elderly patients with stable chronic obstructive pulmonary disease in primary care: cross sectional diagnosticstudy [J]. British medical journal, 2005, 331: 1 - 379.

[70] SEFEROVIĆ P M, PETRIE M C, FILIPPATOS G S, et al. Type 2 diabetes mellitus and heart failure: a position statement from the Heart Failure Association of the European Society of Cardiology [J]. European journal of heart failure, 2018, 20 (5): 853 - 872.

[71] SOLVD Investigattors. Effect of enalapril on survival in patients with reduced left ventricular ejection fractions and congestive heart failure [J]. The New England journal of medicine, 1991, 325: 293 - 302.

[72] STEWART S, JENKINS A, BUCHAN S, et al. The current cost of heart failure to the National Health Service in the UK [J]. European journal of heart failure, 2002, 4: 361 - 371.

[73] SWEDBERG K, KOMAJDA M, BORER J, et al. Effects on outcomes of heart rate reduction by ivabradine in patients with congestive heart failure: is there an influence of beta-blocker dose? findings from the SHIFT (Systolic Heart failure treatment with the I (f) inhibitor ivabradine Trial) study [J]. Journal of the American college of cardiology, 2012, 59: 1938 - 1945.

[74] SWEDBERG K, KOMAJDA M, BORERJ S, et al. Ivabradine and outcomes in chronic heart failure (SHIFT): a randomised placebo-controlled study [J]. Lancet, 2010, 376: 875 - 885.

[75] TAVAZZI L, MAGGIONI A P, MARCHIOLI R, et al. Effect of n-3 polyunsaturated fatty acids in patients with chronic heart failure (the GISSI-HF trial): a randomised, double-blind, pla cebo-controlled trial [J]. Lancet, 2008, 372: 1223 - 1230.

[76] TAYLOR A L, ZIESCHE S, YANCY C, et al. Combination of isosorbide dinitrate and hydralazine in blacks with heart failure [J]. The New England journal of medicine, 2004, 351: 2049 - 2057.

[77] TBOHM M, BORER J, FORD I, et al. Heart rate at baseline influences the effect of ivabradine on cardiovascular outcomes in chronic heart failure: analysis from the SHIFT study [J]. Clinical research in cardiology, 2013, 102: 11 - 22.

[78] The CONSENSUS Trial Study Group. Effects of enalapril on mortality in severe congestive heart failure. Results of the Cooperative North Scandinavian Enalapril Survival Study (CONSENSUS) [J]. The New England journal of medicine, 1987, 316: 1429 - 1435.

[79] The SOLVD Investigators. Effect of enalapril on mortality and the developmentof heart failure in asympto-

matic patients with reduced left ventricular ejection fractions [J]. The New England journal of medicine, 1992, 327: 685 - 691.

[80] VAMOS M, ERATH J W, HOHNLOSER S H. Digoxin-associatedmortality: a systematic review and meta-analysis of the literature [J]. European heart journal, 2015, 36: 1831 - 1838.

[81] VAN GELDER I C, GROENVELD H F, CRIJNS H J G M, et al. Lenient versus strict rate control in patients with atrial fibrillation [J]. The New England Journal of medicine, 2010, 362: 1363 - 1373.

[82] VAN RIET E E S, HOES A W, LIMBURG A, et al. Prevalence of unrecognized heart failure in older persons with shortness of breath on exertion [J]. European journal of heart failure, 2014, 16: 772 - 777.

[83] WASHAM J B, STEVENS S R, LOKHNYGINA Y, et al. Digoxin use in patients with atrial fibrillation and adverse cardiovascular outcomes: a retrospective analysis of the Rivaroxaban Once Daily Oral Direct Factor Xa Inhibition Compared with Vitamin K Antagonism for Prevention of Stroke and Embolism Trial in Atrial Fibrillation (ROCKET AF) [J]. Lancet, 2015, 385: 2363 - 2370.

[84] WILLENHEIMER R, VAN VELDHUISEN D J, SILKE B, et al. Effect on survival and hospitalization of initiating treatment for chronic heart failure with bisoprolol followed by enalapril, as compared with the opposite sequence: results of therandomized Cardiac Insufficiency Bisoprolol Study (CIBIS) III [J]. Circulation, 2005, 112: 2426 - 2435.

[85] WONG C M, HAWKINS N M, JHUND P S, et al. Clinical characteristics and outcomes of young and very young adults with heart failure: the CHARM programme (Candesartan in Heart Failure Assessment of Reduction in Mortality and Morbidity) [J]. Journal of the American college of cardiology, 2013, 62: 1845 - 1854.

[86] WONG C M, HAWKINS N M, PETRIE M C, et al. Heart failure in younger patients: the Meta-analysis Global Group in Chronic Heart Failure (MAGGI C) [J]. European heart journal, 2014, 35: 2714 - 2721.

[87] ZANNAD F, MCMURRAY J J V, KRUM H, et al. Eplerenone in patients with systolic heart failure and mild symptoms [J]. The New England journal of medicine, 2011, 364: 11 - 21.

[88] ZHANG Y, ZHANG J, BUTLER J, et al. Contemporary epidemiology, management, and outcomes of patients hospitalized for heart failure in China: results from the China heart failure (China-HF) registry [J]. The Journal of cardiac failure, 2017, 23 (12): 868 - 875.

[89] ZIFFO J, LANE D A, SAMRA M, et al. Safety and efficacy of digoxin: systematic review and meta-analysis of observational and controlled trial data [J]. British medical journal, 2015, 351: 44 - 51.

四、老年高血压

(一) 定义与分类

1. 定义

年龄65岁及以上，在未使用降压药物的情况下，非同日3次测量血压，收缩压(SBP)不低于140 mmHg (1 mmHg = 0.133 kPa) 和(或)舒张压(diastolic blood pressure, DBP)不低于90 mmHg，可诊断为老年高血压。曾明确诊断为高血压且正在接受降压药物治疗的老年人，即使血压低于140/90 mmHg，也应诊断为老年高血压。

2. 老年人血压水平的定义与分级

老年人血压水平的定义与分类的依据是诊室坐位血压测量结果（表2－12）。

表2－12 老年人血压水平的定义与分级

分级	收缩压/mmHg	关系	舒张压/mmHg
正常血压	<120	和	<80
正常高值	120～139	和（或）	80～89
高血压	≥140	和（或）	≥90
1级高血压	140～159	和（或）	90～99
2级高血压	160～179	和（或）	100～109
3级高血压	≥180	和（或）	≥110
单纯收缩期高血压	≥140	和	<90

当收缩压与舒张压分属不同级别时，以较高的级别为准。单纯收缩期高血压按照收缩压水平分级。

3. 老年高血压的特点

随年龄增长，大动脉弹性下降，动脉僵硬度增加；压力感受器反射敏感性和β肾上腺素能系统反应性降低；肾脏维持离子平衡能力下降。老年人血压神经—体液调节能力下降，表现为容量负荷增多和血管外周阻力增加。

（1）老年高血压患者常见SBP升高和脉压增大。据统计，我国人群老年单纯收缩期高血压患病率为21.5%，占老年高血压总人数的53.21%。若脉压过大，SBP明显升高且DBP大于50 mmHg，应注意合并主动脉瓣关闭不全的可能性。严重主动脉瓣狭窄者不能过度降压。

（2）异常血压波动。由于血压调节能力下降，老年人的血压水平容易受各种因素如体位、进餐、情绪、季节或温度等的影响，称为异常血压波动。最常见为直立性低血压、餐后低血压和血压昼夜节律异常等。

（3）高龄老年高血压患者常伴有多种危险因素和相关疾病，如合并糖尿病、高脂血症、冠心病、肾功能不全和脑血管病，其检出率分别为39.8%、51.6%、52.7%、19.9%和48.4%。

（4）假性高血压。老年高血压患者伴有严重动脉硬化时，可出现袖带加压时难以压缩肱动脉，所测血压值高于动脉内测压值的现象，称为假性高血压。当SBP测量值异常升高但未合并相关靶器官损害或药物降压治疗后即出现低血压症状时，应考虑假性高血压可能。

（二）诊断和评估

1. 老年高血压的诊断性评估

（1）确定血压水平。

（2）了解心血管危险因素。

（3）明确引起血压升高的可逆和（或）可治疗的因素，如有无继发性高血压。

（4）评估靶器官损害和相关临床情况。

（5）衰弱评估和认知功能保存判断可能影响预后的合并疾病。

通过上述评估，有助于指导老年高血压患者的治疗。

2. 高血压危险分层

（1）危险因素评估：包括血压水平升高（1～3级高血压）、吸烟或被动吸烟、血脂异常（总胆固醇不低于5.2 mmol/L或低密度脂蛋白胆固醇不低于3.4 mmol/L或高密度脂蛋白胆固醇小于1.0 mmol/L）、糖耐量受损（餐后2小时血糖为7.8～11.0 mmol/L）和（或）空腹血糖异常（6.1～6.9 mmol/L）、腹型肥胖（腰围：男性的≥90 cm，女性的≥85 cm）或肥胖（BMI≥28 kg/m^2）、早发心血管病家族史（一级亲属发病年龄小于50岁）等，其中，高血压是目前最重要的心血管危险因素；而高钠、低钾膳食，超重和肥胖，饮酒，精神紧张及缺乏体力活动等又是高血压发病的重要危险因素。另外，老年本身就是心血管病和高血压的危险因素。

（2）靶器官损害筛查：采用相对简便、花费较少、易于推广的检查手段，在高血压患者中检出无症状性亚临床靶器官损害是高血压诊断评估的重要内容。其包括左心室肥厚（室间隔或左心室后壁厚度大于等于11 mm或左心室质量指数在男性≥115 g/m^2、女性的≥95 g/m^2），颈动脉内膜中层厚度增厚（≥0.9 mm）或斑块，颈动脉－股动脉脉搏波传导速度≥12 m/s，踝/臂指数＜0.9，估算肾小球滤过率（estimated glomerular filtration rate, eGFR）降低［30～59 mL/(min·1.73 m^2)］或血清肌酐轻度升高（男性115～133 μmol/L，女性107～124 μmol/L），微量白蛋白尿（30～300 mg/24 h或白蛋白/肌酐比值30～300 mg/g）。1个患者可以存在多个靶器官损害。

（3）伴发的相关临床疾病：心脏疾病（心肌梗死、心绞痛、冠脉血运重建、充血性心力衰竭）、脑血管病（缺血性脑卒中、脑出血、短暂性脑缺血发作）、糖尿病、肾脏疾病（糖尿病肾病、肾功能受损）及外周血管疾病。

（4）危险分层：对老年高血压患者评估整体危险度，有助于确定降压治疗时机、优化治疗方案及心血管风险综合管理。因老年本身即是一种危险因素，故老年高血压患者至少属于心血管病的中危人群（表2－13）。

表2－13　老年高血压患者的危险分层

其他危险因素和病史	高血压水平		
	1级	2级	3级
1～2个危险因素	中危	中危	很高危
≥3个危险因素或靶器官损害或糖尿病	高危	高危	很高危
并存临床情况	很高危	很高危	很高危

（5）老年高血压的衰弱评估：有研究发现衰弱是影响高龄老年人降压治疗获益的重要因素之一（表2－14）。尽管HYVET亚组分析与SPRINT研究均表明衰弱老年人也可从强化降压治疗中获益，但由于入选研究对象相对健康和评估方法不统一，衰弱对老年高血压预后的影响及衰弱老年人的血压控制目标尚需要进一步研究。

表 2－14　对老年高血压衰弱评估的推荐

推荐	推荐类别	证据水平
对于高龄高血压患者，推荐制定降压治疗方案前进行衰弱的评估，特别是近 1 年内非刻意节食情况下体重下降 >5% 或有跌倒风险的高龄老年高血压患者	Ⅰ类	B 级

衰弱评估推荐采用国际老年营养和保健学会提出的 FRAIL 量表或步速测定。如有条件可进一步采用经典的 Fried 衰弱综合征标准进行评估。

（6）老年高血压的认知障碍功能评估：降压治疗可延缓增龄相关的认知功能下降及降低痴呆发生风险。老年人血压过高或过低均能增加认知障碍发生风险。对于老年高血压患者推荐早期筛查认知功能，结合老年生物学年龄和心血管危险分层确定合理的降压治疗方案和目标值。

（三）治疗

1．推荐起始药物治疗的血压值和降压目标值

老年高血压降压治疗应强调收缩压达标，在能耐受的前提下，逐步使血压达标（表 2－15）。实施危险因素综合干预，在追求降压达标的同时，针对所有可逆性心血管危险因素（如吸烟、血脂异常或肥胖、血糖代谢异常或尿酸升高等）进行干预处理，同时关注和治疗相关靶器官损害及临床疾病。大多数患者须长期甚至终身坚持治疗。治疗分药物治疗和非药物治疗。老年高血压患者心血管风险较高，更能从严格的血压管理中获益。

表 2－15　推荐起始药物治疗的血压值和降压目标值

推荐	推荐类别	证据水平
年龄 65 岁及以上，血压不低于 140/90 mmHg，在生活方式干预的同时启动降压药物治疗，将血压降至低于 140/90 mmHg	Ⅰ类	A 级
年龄 80 岁及以上，血压不低于 150/90 mmHg，即启动降压药物治疗，首先应将血压降至低于 150/90 mmHg，若耐受性良好，则进一步将血压降至低于 140/90 mmHg	Ⅱa 类	B 级
经评估确定为衰弱的高龄高血压患者，血压不低于 160/90 mmHg，应考虑启动降压药物治疗，收缩压控制目标为低于 150 mmHg，但尽量不低于 130 mmHg	Ⅱa 类	C 级
如果患者对降压治疗耐受性良好，不应停止降压治疗	Ⅲ类	A 级

2．非药物治疗

非药物治疗是降压治疗的基本措施，无论是否选择药物治疗，都要保持良好的生活方式。

（1）健康饮食。减少钠盐摄入，增加富钾食物摄入，有助于降低血压。WHO 建议每天摄盐量应小于6 g，老年高血压患者应适度限盐。鼓励老年人摄入多种新鲜蔬菜、水果、鱼类、豆制品、粗粮、脱脂奶及其他富含钾、钙、膳食纤维、多不饱和脂肪酸的食物。

（2）规律运动。老年高血压及高血压前期患者进行合理的有氧锻炼可有效降低血压。建议老年人进行适当的规律运动，每周不少于5 天、每天不低于30 分钟的有氧体育锻炼，如步行、慢跑和游泳等。不推荐老年人进行剧烈运动。

（3）戒烟限酒。戒烟可降低心血管疾病和肺部疾患的发病风险。老年人应限制酒精摄入，男性每天饮用酒精量应小于25 g，女性每天饮用酒精量应小于15 g。白酒、葡萄酒（或米酒）或啤酒每天饮用量应分别小于50 mL、100 mL、300 mL。

（4）保持理想体重。超重或肥胖的老年高血压患者可适当控制能量摄入和增加体力活动。维持理想体重（BMI 20.0 ～ 23.9 kg/m^2）、纠正腹型肥胖（男性腹围≥90 cm，女性腹围≥85 cm）有利于控制血压，降低减少心血管病发病风险，但老年人应注意避免过快、过度减重。

（5）注意保暖。血压往往随着季节的变化而变化。老年人对寒冷的适应能力和对血压的调控能力差，常出现季节性血压波动现象。应保持室内温暖，经常通风换气；骤冷和大风天气时减少外出；适量增添衣物，避免血压大幅度波动。

3. 药物治疗

1）老年人降压药物应用的基本原则。

（1）小剂量：初始治疗时通常采用较小的有效治疗剂量，并根据需要，逐步增加剂量。

（2）长效：尽可能使用1 次/天、24 小时持续降压作用的长效药物，有效控制夜间和清晨血压。

（3）联合：若单药治疗疗效不满意，可采用2 种或多种低剂量降压药物联合治疗以增加降压效果，单片复方制剂有助于提高患者的依从性。

（4）适度：大多数老年患者需要联合降压治疗，包括治疗起始阶段，但不推荐衰弱老年人和80 岁及以上高龄老年人采用初始联合治疗。

（5）个体化：根据患者具体情况、耐受性、个人意愿和经济承受能力，选择适合患者降压药物。

2）老年高血压降压药物的选择见表2－16。

表2－16　老年高血压降压药物的选择

推荐	推荐类别	证据水平
推荐使用噻嗪类/袢利尿剂、CCB、ACEI 和 ARB 进行降压的起始和维持治疗	Ⅰ类	A 级
对于大多数高于靶目标值 20 mmHg 以上的老年患者，起始治疗可采用两药联合	Ⅰ类	A 级

续表 2－16

推荐	推荐类别	证据水平
如果 2 种药物联合治疗血压仍不能达标，推荐采用噻嗪类/袢利尿剂、CCB、ACEI 或 ARB 3 种药物联合治疗，或使用单片复方制剂	Ⅰ类	A 级
≥80 岁的高龄患者和衰弱的老年患者，推荐初始降压采用小剂量单药治疗	Ⅰ类	A 级
不推荐两种肾素－血管紧张素系统抑制剂联合	Ⅲ类	A 级

3）特定情况下首选的降压药物见表 2－17。

表 2－17　特定情况下首选的降压药物

情况	降压药物
无症状靶器官损害	
LVH	ACEI、CCB、ARB
无症状动脉粥样硬化	ACEI、CCB、ARB
微量白蛋白尿	ACEI、ARB
轻度肾功能不全	ACEI、ARB
临床心血管事件	
既往心肌梗死	β 受体阻滞剂、ACEI、ARB
心绞痛	β 受体阻滞剂、CCB
心力衰竭	利尿剂、β 受体阻滞剂、ACEI、ARB、醛固酮受体拮抗剂
主动脉瘤	β 受体阻滞剂
心房颤动，预防	ACEI、ARB、β 受体阻滞剂、醛固酮拮抗剂
心房颤动，心室率控制	β 受体阻滞剂、非二氢吡啶类 CCB
外周动脉疾病	ACEI、CCB、ARB
其他	
单纯收缩期高血压（老年人）	利尿剂、CCB
代谢综合征	ACEI、ARB、CCB
糖尿病	ACEI、ARB

LVH：左心室肥厚。

（1）高龄老年高血压：年龄 80 岁及以上的高血压患者，称为高龄老年高血压患者。此类患者的降压治疗以维持老年人器官功能、提高生活质量和降低总死亡率为目标，采用分阶段降压，血压达 150/90 mmHg 及以上，即启动降压药物治疗，首先将血压降至

150/90 mmHg，若能耐受，收缩压可进一步降至 140 mmHg 以下。

（2）老年高血压合并脑血管病：降压治疗推荐详见表 2－18。

表 2－18　老年高血压合并脑血管病的降压治疗推荐

推荐	推荐类别	证据水平
急性脑出血的患者，应将收缩压控制在 180 mmHg 以下	Ⅱa 类	B 级
急性缺血性脑卒中的患者，应将收缩压控制在 200 mmHg 以下	Ⅱa 类	C 级
既往长期接受降压药物治疗的急性缺血性脑卒中或短暂性脑缺血发作患者，为预防脑卒中复发和其他血管事件，推荐发病后数日恢复降压治疗	Ⅰ类	A 级
既往缺血性脑卒中或短暂性脑缺血发作患者，应根据患者具体情况确定降压目标。一般认为应将血压控制在 140/90 mmHg 以下	Ⅱa 类	B 级
既往缺血性脑卒中高龄患者血压应控制在 150/90 mmHg 以下	Ⅱa 类	C 级

（3）老年高血压合并冠心病的降压治疗推荐：对于伴稳定型心绞痛和（或）既往心肌梗死病史者，初始降压治疗首选 β 受体阻滞剂和 RAS 抑制剂。血压难以控制且心绞痛持续存在时，可加用长效二氢吡啶类 CCB；若无心绞痛持续存在，可选择二氢吡啶类 CCB、噻嗪类利尿剂和（或）醛固酮受体拮抗剂。对于患变异型心绞痛者，首选 CCB。对于伴稳定型心绞痛者，若无心肌梗死和心力衰竭病史，长效二氢吡啶类 CCB 也可作为初始治疗药物。合并急性冠脉综合征（acute coronary syndrome，ACS）者，若无禁忌，起始降压治疗应包括 β 受体阻滞剂和 RAS 抑制剂。若存在严重高血压或持续性心肌缺血，可选择静脉 β 受体阻滞剂（如艾司洛尔等）。若血压难以控制或 β 受体阻滞剂存在使用禁忌，可选择长效二氢吡啶类 CCB；伴心力衰竭或肺淤血证据时，不宜给予非二氢吡啶类 CCB。硝酸酯类药物可用于控制血压，缓解心肌缺血和肺淤血症状。若伴心肌梗死、心力衰竭或糖尿病且血压控制欠佳，可加用醛固酮受体拮抗剂（表 2－19）。

表 2－19　老年高血压合并冠心病的降压治疗推荐

推荐	推荐类别	证据水平
对于小于 80 岁者，血压控制目标为小于 140/90 mmHg	Ⅰ类	A 级
若一般状况好、能耐受降压治疗，尤其伴既往心肌梗死者，血压可降至 130/80 mmHg 以下	Ⅱa 类	B 级
对于大于等于 80 岁者，血压控制目标为小于 150/90 mmHg，若耐受性良好，可进一步降至 140/90 mmHg 以下	Ⅱa 类	B 级
对于脉压增大（大于等于 60 mmHg）者强调 SBP 达标。DBP 小于 60 mmHg 时，须在密切监测下逐步降至目标 SBP	Ⅱa 类	C 级

（4）老年高血压合并心力衰竭：无论射血分数如何，合理控制血压有助于缓解心力衰竭症状、延缓心功能进一步恶化。其降压治疗推荐详见表2－20。

表2－20　老年高血压合并心力衰竭的降压治疗推荐

推荐	推荐类别	证据水平
合并心力衰竭的老年高血压患者应首先将血压控制在140/90 mmHg以下，若能耐受，进一步降至130/80 mmHg以下	Ⅱa	B级
若无禁忌证，ACEI或ARB、醛固酮受体拮抗剂、利尿剂、β受体阻滞剂、血管紧张素受体脑啡肽酶抑制剂（ARNI）均可作为治疗的选择	Ⅰ类	A级
对于心力衰竭患者，不推荐应用非二氢吡啶类CCB	Ⅲ类	C级

（5）老年高血压合并慢性肾脏病（chronic kidney disease，CKD）的降压治疗推荐详见表2－21，降压药物的选择详见表2－22。

表2－21　老年高血压合并慢性肾脏病的降压治疗推荐

推荐	推荐类别	证据水平
对于老年CKD患者，推荐血压降至140/90 mmHg以下	Ⅰ类	A级
对于尿白蛋白30～300 mg/d或更高者，推荐血压降至130/80 mmHg以下	Ⅰ类	C级
血液透析患者透析前收缩压应小于160 mmHg；老年腹膜透析患者血压控制目标可放宽至150/90 mmHg以下	Ⅱa类	C级

表2－22　老年高血压合并慢性肾脏病患者的降压药物推荐

推荐	推荐类别	证据水平
CKD患者首选ACEI或ARB，尤其对合并蛋白尿患者	Ⅰ类	A级
应用ACEI或ARB，可以从小剂量开始，对于高血压合并糖尿病肾病者，用至可耐受最大剂量	Ⅱa类	A级
CKD 3～4期的患者使用ACEI或ARB时，初始剂量可减半，严密监测血钾和血肌酐水平及eGFR，并及时调整药物剂量和剂型	Ⅱa类	A级
不推荐ACEI/ARB合用	Ⅲ类	A级
对于有明显肾功能异常及盐敏感性高血压患者，推荐应用CCB	Ⅰ类	A级
容量负荷过重的CKD患者、CKD 4～5期患者推荐应用袢利尿剂（如呋塞米）	Ⅰ类	A级

续表 2-22

推荐	推荐类别	证据水平
α/β 受体阻滞剂可以考虑用于难治性高血压患者的联合降压治疗	Ⅱb 类	A 级

（6）老年高血压合并糖尿病：ACCORD 研究提示，对于高血压合并糖尿病患者，收缩压控制过于严格（低于 120 mmHg）并不能降低致死性及非致死性心血管事件发生率。因此，应对老年糖尿病患者进行综合评估（共病、认知及功能评价）。老年高血压合并糖尿病的降压治疗推荐详见表 2-23，其降压药物的选择详见表 2-24。

表 2-23　老年高血压合并糖尿病的降压治疗推荐

推荐	推荐类别	证据水平
对于老年糖尿病患者，推荐血压控制在 140/90 mmHg 以下，若能耐受，可进一步降低至 130/80 mmHg 以下	Ⅰ类	A 级
推荐舒张压尽量不低于 70 mmHg	Ⅰ类	C 级

表 2-24　老年高血压合并糖尿病患者的降压药物选择

推荐	推荐类别	证据水平
老年高血压合并糖尿病患者首选 ACEI/ARB，ACEI 不能耐受时考虑 ARB 替代	Ⅰ类	A 级
若存在糖尿病肾脏损害，特别是 UACR 大于 300 mg/g 或者 eGFR 小于 60 mL/（min · 1.73 m^2）者，推荐使用 ACEI/ARB，或成为联合用药的一部分	Ⅰ类	A 级
对于糖尿病患者，推荐二氢吡啶类 CCB 与 ACEI 或 ARB 联合应用	Ⅰ类	A 级
糖尿病患者慎用大剂量利尿剂	Ⅲ类	C 级
糖尿病患者可选用小剂量、高选择性 $β_1$ 受体阻滞剂与 ACEI 或 ARB 联合治疗	Ⅱb 类	C 级
糖尿病患者慎用 β 受体阻滞剂与利尿剂联合治疗	Ⅲ类	C 级
老年前列腺肥大患者可考虑应用 α 受体阻滞剂，但要警惕直立性低血压的风险	Ⅱb 类	C 级

UACR：urinary albumin-creatinine ration，尿白蛋白/肌酐。

（7）老年高血压合并心房颤动：随着年龄增长心房颤动（房颤）患病率呈明显升高趋势，大于 65 岁的人群中房颤的发生率为 3% ～ 4%。80% 的房颤患者合并高血压，房颤是高血压常见的合并症。心房颤动明显增加高血压患者的脑卒中的风险与心力衰竭的发生率，并增加患者的死亡率。积极控制血压是高血压合并房颤预防和治疗的关键，老年高血压患者须进一步评估血栓和出血风险并积极给予抗凝治疗，注重个体化的治疗，根据具体情况给予“节律”控制或“室率”控制。其管理推荐详见表2－25。

表2－25 老年高血压合并心房颤动患者管理推荐

推荐	推荐类别	证据水平
短暂性脑缺血发作或缺血性脑卒中患者推荐短程心电图及随后连续心电监测至少72小时，进行房颤筛查	Ⅰ类	B级
对于心房颤动患者，特别是正接受抗凝治疗的患者，应积极降压治疗，将血压控制在140/90 mmHg以下	Ⅱa类	B级
推荐应用ARB或ACEI进行降压治疗预防新发心房颤动和阵发性心房颤动复发	Ⅰ类	B级
推荐所有无禁忌证的CHA_2DS-VASc2分及以上的男性、3分及以上的女性患者口服抗凝药物治疗	Ⅰ类	A级
药物治疗无效、有症状的阵发性心房颤动推荐行射频消融治疗	Ⅰ类	A级
药物治疗无效、有症状的长期持续性心房颤动应考虑行射频消融治疗	Ⅱa类	C级

4）老年人异常血压波动。

（1）直立性低血压（orthostatic hypotension，OH）。OH指由卧位转为直立位时（或头部倾斜大于60°），收缩压下降大于等于20 mmHg和（或）舒张压下降大于等于10 mmHg；根据发生速度分为早期型（小于等于15秒）、经典型（小于等于3分钟）和迟发型（大于3分钟）。其可增加心血管死亡、全因死亡、冠心病事件、心力衰竭和脑卒中的风险，还可以增加发生反复跌倒及衰弱的风险，严重影响患者的生活质量。因此，在老年高血压患者的诊疗过程中需要测量卧位、立位血压。

老年高血压合并OH主要以平稳缓慢降压、减少OH发生、预防跌倒为治疗目标。首先，应维持血压稳定，选择可改善大脑血流量的降压药物，如ACEI或ARB，并从小剂量起始，每隔1～2周缓慢增加剂量，避免降压过度。其次，患者在起身站立时应动作缓慢，尽量减少卧床时间，避免使用加重OH的药物，如α受体阻滞剂、利尿剂、三环类抗抑郁药物等。还可以通过物理对抗或呼吸对抗的手段改善体位不耐受的相关症状，包括双腿交叉站立、蹲位、下肢肌肉的紧张状态、穿弹力袜及戴腹带、缓慢深呼吸、用鼻吸气、噘起嘴唇呼气等。如果经过非药物治疗，OH或体位不耐受症状仍然持续存在，特别是神经源性OH，可以考虑药物治疗。其中，米多君是美国食品药品监督管理局（Food and Drug Administration，FDA）推荐治疗OH的一线用药，其他药物还包括屈昔多巴、氟氢可的松等，具体药物剂量、副作用及注意事项见表2－26。由于以上药物存在较多不良反应及治疗的个体差异，临床医师应该谨慎使用。

表2－26　直立性低血压推荐药物及常见副作用

药物名称	药物类别	剂量	副作用	注意事项
米多君	α受体激动剂	推荐剂量为2.5～10 mg，3次/天	紫癜、尿潴留、卧位高血压	避免在入睡前4～5小时使用
屈昔多巴	去甲肾上腺素前体物质	起始剂量为100 mg，3次/天，每隔3～7天递增剂量100 mg，直至适宜维持剂量	卧位高血压、头痛、头晕及恶心	充血性心力衰竭、慢性肾功能不全应谨慎使用
氟氢可的松	发挥肾上盐皮质激素受体作用	通常的起始剂量是0.1 mg，每天小于0.3 mg	卧位高血压、水肿、低钾血症、头痛，严重者可发生肾上腺功能抑制	心力衰竭、肾功能衰竭或严重高血压时应禁用

（2）OH伴卧位高血压。OH伴卧位高血压是一类特殊的血压波动。OH引起的低灌注和卧位高血压所致的靶器官损害均可对患者造成危害。该类患者应强调个体化的治疗方案，通常来讲，应在夜间尽量抬高床头（10°～15°），避免在白天仰卧，避免在睡前1小时内饮水。应根据卧位血压水平进行降压治疗，推荐在夜间睡前使用小剂量、短效降压药，如卡托普利或氯沙坦，并避免使用中长效降压药物或利尿剂。日间OH症状明显的患者，可在清晨使用米多君或氟氢可的松。

（3）血压昼夜节律异常。根据夜间（22：00至次日8：00）血压较白天（8：00—22：00）血压的下降率，把血压的昼夜节律分为：杓型（dipper），下降率为10%～20%；非杓型（non-dipper），下降率为小于10%；超杓型（extreme dipper），下降率为大于20%；反杓型（inverted dipper），夜间血压高于白天血压。据统计，60岁及以上的老年人中非杓型血压的发生率可高达69%，是中青年人的3倍以上。80岁及以上的老年人中83.3%丧失了正常的杓型血压节律。血压昼夜节律异常是靶器官损害、心血管事件、脑卒中和死亡的独立预测因素。

若非杓型或反杓型血压节律患者降低夜间血压、恢复杓型血压节律，可以显著减少心血管风险和不良事件的发生。首先通过家庭自测血压或24小时动态血压摸索血压的规律。可于晚间（17：00—19：00）进行适当的有氧运动（大约30分钟），有助于纠正血压节律异常。药物治疗首选24小时平稳降压的长效降压药物，单药或联合用药。若夜间血压控制仍不理想，可将一种或数种长效降压药改为晚间或睡前服用，能够使70%以上的患者恢复杓型血压节律。若采用上述方法后夜间血压仍高，可根据药物的作用时间，在长效降压药的基础上，尝试睡前加用中短效降压药。但应警惕夜间血压过低及夜间起床时发生OH的可能。

超杓型血压节律患者需要降低白天血压。应在非药物治疗（如体育锻炼）的基础上清晨服用长效降压药（如氨氯地平、非洛地平缓释片和硝苯地平控释片等），在降低白天血压的同时一般不会过度降低夜间血压。若白天血压控制仍不理想，可结合血压波动的规律和药效动力学特点，选择长效 + 中短效降压药物的组合，进一步控制白天血压，但应注意中短效降压药可能增加 OH 的风险。应避免夜间服用降压药，否则会加重超杓型血压节律。

（4）餐后低血压。餐后低血压指餐后 2 小时内收缩压较餐前下降 20 mmHg 以上；或餐前收缩压大于等于 100 mmHg，而餐后小于 90 mmHg；或餐后血压下降未达到上述标准，但出现餐后心脑缺血症状。

餐后低血压主要采用非药物治疗：①饮水疗法。自主神经系统功能障碍的患者，餐前饮水 350 ～ 480 mL 可使餐后血压下降幅度减少 20 mmHg，并有效减少症状的发生。最佳的水摄入量应根据患者具体情况确定，对于需要限水的严重心力衰竭及终末期肾病患者须慎重。②少食多餐。少食多餐可以减少血液向内脏转移的量和持续时间，对餐后低血压患者可能有利，但进餐量与血压的关系还有待深入研究。③减少碳水化合物摄入。与蛋白质和脂肪相比，碳水化合物在胃中的排空最快，诱导胰岛素释放作用最强，因此，摄入富含碳水化合物的食物更容易导致餐后血压迅速下降。中国人早餐以碳水化合物为主，因此，早餐后低血压最为多见，可适当改变饮食成分配比，适当减少碳水化合物摄入。④餐后运动。老年人餐后 20 ～ 30 分钟间断进行低强度的运动（如步行 30 m，每隔 30 分钟 1 次）有助于提高心输出量，降低收缩压的下降幅度和跌倒的发生率，但运动量过大则起到相反的作用。适宜的运动方式、强度和时间还有待于进一步摸索。老年人服用 α－葡萄糖苷酶抑制剂阿卡波糖 50 mg，可显著降低餐后胃肠道的血流量，减少餐后收缩压和舒张压的降低，有效控制症状，适用于合并糖尿病的老年高血压患者。

（5）晨峰血压升高。晨峰血压增高即清晨起 2 小时内的收缩压平均值－夜间睡眠时收缩压最低值（前后共 3 次收缩压的平均值）≥35 mmHg。我国老年人晨峰血压增高的发生率为 21.6%，高血压患者较正常人更多见。

A. 生活方式干预，包括戒烟限酒，低盐饮食，避免情绪波动，保持夜间良好睡眠，晨起后继续卧床片刻、起床动作放缓，起床后避免马上进行较为剧烈的活动。

B. 药物治疗，选择 24 小时平稳降压的长效降压药可以控制清晨血压的大幅波动，并能减少因不能按时服药或漏服导致的晨峰血压增高。此外，维持夜间血压的适度下降（杓型血压节律），能够有效抑制血压晨峰。非杓型或反杓型的高血压患者，可选择睡前服用长效降压药。国内研究显示，与清晨 6：00—8：00 服药相比，晚间 19：00—21：00 服用硝苯地平控释片可以显著降低清晨血压上升速率。对于超杓型者，可以尝试在长效降压药物的基础上，清晨加用短效降压药抑制血压晨峰。

（6）长时血压变异。血压的季节性变化随年龄增长而增加，特别是老年高血压患者，冬季血压明显高于夏季血压，这与气温下降、神经内分泌激活、肾脏排钠负荷增加等相关。因此，对于老年高血压患者，应根据季节变化及时调整用药方案。

（7）白大衣性高血压。白大衣性高血压指在诊室测得的血压大于 140/90 mmHg，但诊室外血压不高的现象。在整体人群中的发生率约为 13%，老年人尤其高发，可达 40%。家庭自测血压和动态血压监测可以对白大衣性高血压进行鉴别。白大衣性高血压并非完全良性状态，发展为持续性高血压和 2 型糖尿病的风险更高，总体心血管风险增加。此类患者应完善心血管危险因素筛查，给予生活方式干预，并定期随访。

5）老年继发性高血压。在老年高血压患者中，继发性高血压并不少见，常见病因包括肾实质性病变、肾动脉狭窄、原发性醛固酮增多症、嗜铬细胞瘤/副神经节瘤等。此外，老年人常因合并疾病而服用多种药物治疗，应注意药物（如非甾体抗炎药、甘草等）相关性高血压。

（1）阻塞性睡眠呼吸暂停低通气综合征（obstructive sleep apnea-hypopnea syndrome，OSAHS）。睡眠呼吸暂停低通气综合征是以睡眠过程中反复、频繁出现呼吸暂停和低通气为特征，临床上绝大多数患者属于 OSAHS。需要筛查 OSAHS 的情况包括：①肥胖；②伴鼻咽及颌面部解剖结构异常；③睡眠过程中打鼾，白天嗜睡明显，晨起头痛、口干；④顽固性高血压或隐匿性高血压，晨起高血压，或血压节律呈“非杓型”或“反杓型”改变的高血压；⑤夜间反复发作难以控制的心绞痛；⑥夜间难以纠正的心律失常；⑦顽固性充血性心力衰竭；⑧顽固性难治性糖尿病及胰岛素抵抗；⑨不明原因的肺动脉高压；⑩不明原因的夜间憋醒或夜间发作性疾病。多导睡眠图监测（polysomnography，PSG）是诊断 OSAHS 的金标准，成人 OSAHS 病情根据呼吸暂停低通气指数（apnea hypoventilation index，AHI），即平均每小时睡眠呼吸暂停和低通气的次数，分为轻、中、重度，其中，轻度为 $5 < AHI \leq 15$，中度为 $15 < AHI \leq 30$，重度为 $AHI > 30$。无创气道正压通气是目前成人 OSAHS 疗效最为肯定的治疗方法，以持续气道正压通气（continuous positive airway pressure，CPAP）最为常用。

（2）药物相关性高血压。药物相关性高血压是指由于药物本身的药理和（或）毒理作用，药物之间的相互作用，或用药方法不当导致的血压升高。常见的引起血压升高的药物包括：非甾体抗炎药、激素类（雌激素、促红细胞生成素、糖皮质激素）、抗抑郁药（单胺氧化酶抑制剂、三环类抗抑郁药等）、免疫抑制剂（环孢素 A）、血管生成抑制剂及甘草等，升压机制主要为水钠潴留、交感神经兴奋性增加和血管收缩等。需要筛查药源性高血压的情况包括：①血压升高与所用药物在时间上有合理关联；②该药物药理作用有致高血压的可能；③有该药单用或合用导致高血压的相关报道；④停药后血压可恢复至用药前水平；⑤药物激发试验可使血压再次升高。治疗原则包括：①立即停用致高血压药物；②由于病情需要不能停用致高血压药物或停药后血压不能恢复者，监测血压，予降压治疗；③根据具体药物引起血压升高和影响降压药作用的机制，选择合理降压方案；④积极治疗并发症。

（四）护理

1．常见护理问题、措施及依据

1）头痛：与血压升高有关。

（1）减少引起或加重头痛的因素：①为老年人提供安静、温暖、舒适、光线柔和的环境，尽量减少探视，保证充足的睡眠。②护理人员操作应相对集中，动作轻巧，防止过多干扰老年人。③头痛时嘱老年人卧床休息，抬高床头 15°～20°，改变体位时动作要缓慢。④避免劳累、情绪激动、精神紧张、环境嘈杂等不良因素刺激。⑤做好健康宣教，解释头痛主要与血压升高有关，血压恢复正常且平稳后头痛症状可减轻或消失，指导老年人使用放松疗法，如进行缓慢呼吸、音乐疗法，心理疏导等。

（2）用药护理：严格遵医嘱应用降血压药物治疗，不要随意停药或增减药物，观察药物不良反应，及时向医护人员反馈用药后反应。

2）有受伤的危险：与头晕、视力模糊、意识改变或发生直立性低血压有关。

（1）避免受伤：①老年人有头晕、眼花、视力模糊、耳鸣等症状时，应嘱老年人卧床休息；上厕所或外出活动时有人陪伴；若头晕严重，应协助在床上大小便。伴恶心、呕吐症状的老年人，应将痰盂和纸巾等物品放在伸手可及处，防止取物时跌倒或坠床。②避免迅速改变体位、活动场所光线暗、病室内有障碍物、地面滑等危险因素。正确合理使用拐杖，床边加护栏，穿防滑、舒适鞋子（禁穿拖鞋），下床活动遵循防跌倒"三部曲"，防止跌倒、坠床发生。

（2）直立性低血压的预防和处理：①做好知识宣教，告诉老年人直立性低血压的表现为乏力、头晕、出汗、心悸、恶心、呕吐等，在联合用药、服首剂药物或药物加量时应特别注意。②指导老年人预防直立性低血压的方法。避免长时间站立，尤其在服药后最初几个小时，因长时间站立会使腿部血管扩张，血液淤积于下肢，脑部血流量减少，从而导致发生直立性低血压。改变姿势，特别是从卧位、坐位起立时动作宜缓慢，服药时间可选在平静休息时，服药后继续休息一段时间再下床活动，若在睡前服药，夜间起床排尿时应注意。③避免用过热的水洗澡，防止烫伤及血管扩张。④应指导老年人在直立性低血压发生时采取下肢抬高位平卧，以促进下肢血液回流。

3）潜在并发症：高血压急症。

（1）避免诱因：①做好知识宣教，向老年人阐明不良情绪可诱发高血压急症，避免情绪激动，保持心绪平和、轻松、稳定。②按医嘱送药至床旁见其服下，不可擅自增减药量，更不可突然停服。③指导避免过劳和寒冷刺激，保持大便通畅，避免用力排便。

（2）病情监测：定期监测血压，一旦发生血压急剧升高、剧烈头痛、呕吐、大汗、肢体功能运动障碍等症状，立即通知医生。

（3）高血压急症的护理：①老年人绝对卧床休息，抬高床头，避免一切不良刺激和不必要的活动，协助生活护理。②保持呼吸道通畅，吸氧。③安定老年人情绪，连接好心电、血压、呼吸监护仪器，迅速建立静脉通路，遵医嘱尽早应用降血压药物，密切观察血压变化。

2. 其他护理问题

（1）营养失调：营养高于机体需要量，与摄入过多、缺少运动有关。

（2）焦虑：与血压控制不满意、已发生并发症有关。

（3）知识缺乏：缺乏疾病预防、保健知识和高血压用药知识。

（五）老年高血压的管理

1. 健康教育

（1）教育的方法：医院健康教育（门诊健康教育、住院健康教育）、社区和工作场所的健康教育、社会性宣传教育。

（2）健康教育形式：采取口头讲解、宣传栏、黑板报、小册子、广播、医院视频健康教育联播系统、录像、电子显示屏、电脑触摸屏、多媒体投影等形式开展。

（3）高血压健康教育的技巧：与患者谈话时，站在患者的立场上，耐心倾听患者的叙述，注意观察患者的反应和情绪，采取接纳的态度，即要帮助、指导，不能批评、训诫，语气要中肯、主动、热情，态度要和蔼，表达要通俗，使其易于接受。要让患者感觉出教育者的诚意。掌握会谈时间，把握重点。避免不成熟的建议或承诺，以免加重患者心理负担或导致医疗纠纷。

（4）健康教育的内容：对所有患者及其家属进行有针对性的健康教育，并贯穿管理始终，内容包括对疾病的认识，饮食、运动指导，心理支持，血压自我监测，与患者一起制订生活方式改进目标并在下一次随访时评估进展（表2－27、表2－28）。

表2－27　对不同人群进行健康教育的内容

一般人群	高血压易患人群	高血压患者
什么是高血压	什么是高血压	什么是高血压
高血压的危害	高血压的危害	高血压的危害
高血压是“不良生活方式”疾病	高血压的危险因素	高血压的危险因素，什么是靶器官损害和临床并发症
哪些人容易得高血压	高血压伴心血管病危险因素的危害	高血压患者为什么要分为低危、中危、高危组进行管理
高血压是可以预防的	如何纠正不良生活方式	高血压的非药物治疗内容：限盐、限酒、控制体重、适度运动、缓解精神压力
什么是健康的生活方式	如何降低心血管病的危险因素	常用抗高血压药物的种类、用法、注意事项、副作用、禁忌证
定期检测血压的意义	要特别关注自己的血压，每个月监测1次血压	积极提倡患者家庭自测血压
关注自己的血压，成人每2年测1次血压	鼓励家庭自测血压	配合社区医务人员做好高血压分级管理，高血压患者要长期服药治疗，加强自我血压管理，以降低心脑血管病的发生危险

表2－28　医务人员在不同阶段对高血压患者教育的重点内容

初诊时（诊断评估）	复诊时（明确诊断后）	随访时（长期观察）
高血压的危害	告知个体血压控制目标	坚持定期随访
高血压的危险因素	告知个体危险因素及控制方法	坚持血压达标
确诊高血压须做哪些检查	所服降压药可能出现的副作用	坚持危险因素控制
家庭血压监测的方法	降压药联合应用的好处	如何进行长期血压监测
危险因素控制	尽量服用长效降压药	如何观察高血压的并发症
	如何记录家庭血压监测数值	如何进行自我管理

2. 自我管理和家庭成员协助血压的管理

随着年龄的增长，老年高血压患者的血压类型表现多样。除收缩压高外，还有血压节律的异常，如清晨高血压合并餐后低血压、直立性低血压。在血压监测上，家庭中自我监测或家庭成员协助监测更方便易行。教会患者及其家属血压的测量及记录方法。

3. “家庭医生签约”随访支持

老年高血压患者血压异常种类多，常合并多种疾病，服用多种用药物，需要个体化指导。家庭医生定期随访服务能够给予长期连续系统的管理指导。

4. 人文关怀

老年人由于社会角色发生急剧变化，容易产生不良心理变化，并且出现功能衰退、活动受限、情感孤独等问题。若缺乏相应关怀，高血压管理也不能达到理想效果。可针对老年人的特点，进行心理疏导。对于空巢老年人，居委会和医疗机构应定期访问，提供情感支持和居家医疗服务。

5. 远程管理

利用现代可穿戴设备及网络对老年人血压等进行远程监测，并对出现的疑难问题通过网络向上级专家咨询，请求指导。

（王运转　谢桂萍）

参考文献

[1] 高血压联盟（中国），国家心血管病中心，中华医学会心血管病学分会，等. 2014年中国高血压患者教育指南（简明版）[J]. 中国循环杂志，2014，11（29）：1000－3614.

[2] 孙红. 老年护理学：问题与实践［M］. 北京：人民卫生出版社，2018.

[3] 尤黎明. 内科护理学［M］. 北京：人民卫生出版社，2006.

[4] 中华医学会，中华医学杂志社，中华医学会全科医学分会，等. 心血管系统疾病基层诊疗指南［J］. 中华全科医学杂志，2019，4（18－40）：301－311.

[5] 中国老年医学学会高血压分会，国家老年疾病临床医学研究中心中国老年心血管病防治联盟. 中国老年高血压管理指南2019［J］. 中华老年多器官疾病杂志，2019，18（2）：81－97.

五、老年2型糖尿病

糖尿病是一组以慢性血葡萄糖（简称血糖）水平增高为特征的代谢性疾病，是由于胰岛素分泌和（或）作用缺陷所引起的。老年糖尿病中95%以上是2型糖尿病，可分为老年前患糖尿病和老年后新发糖尿病两种情况，两者在自身状况、糖尿病临床特点、罹患其他疾病和已存在的脏器功能损伤等方面均有所不同。其中，后者占大多数，从以胰岛素抵抗为主伴胰岛素分泌不足到以胰岛素分泌不足为主伴胰岛素抵抗，常表现为多尿、多饮、体重下降、乏力、疲劳、视物模糊、频繁的浅表感染及伤口愈合不良。

（一）病因

1. 遗传因素与环境因素

2型糖尿病是由多个基因及环境因素综合引起的复杂病。环境因素包括人口老年化、现代化生活方式、营养过剩、体力活动不足、子宫内环境及应激和化学毒物等。

2. 胰岛素抵抗和胰岛β细胞功能缺陷

在存在胰岛素抵抗的情况下，如果胰岛β细胞能代偿性增加胰岛素分泌，则可维持血糖正常；当胰岛β细胞功能有缺陷、对胰岛素抵抗无法代偿时，就会发生2型糖尿病。胰岛素抵抗和胰岛素分泌缺陷是2型糖尿病发病机制的2个要素，不同患者其胰岛素抵抗和胰岛素分泌缺陷所具有的重要性不同，同一患者在疾病进展过程中两者的相对重要性也可能发生变化。

3. 葡萄糖毒性和脂毒性

在糖尿病发生、发展过程中所出现的高血糖和脂代谢紊乱可进一步降低胰岛素敏感性及损伤胰岛β细胞功能，分别称“葡萄糖毒性”和“脂毒性”，是糖尿病发病机制中最重要的获得性因素。

4. 自然史

2型糖尿病的糖调节受损和糖尿病早期不需要胰岛素治疗的阶段较长，但随着病情进展，相当一部分患者须用胰岛素控制血糖或维持生命。

（二）临床表现

1. 代谢性紊乱症状群

老年人2型糖尿病的临床表现常为“三多一少”，即多尿、多饮、多食和体重减轻。可有皮肤瘙痒，尤其外阴瘙痒。血糖升高较快时可使眼房水、晶体渗透压改变而引起屈光改变致视力模糊。

2. 常见慢性并发症表现

（1）眼部病变：非增殖性或增殖性糖尿病视网膜病、黄斑水肿、虹膜红变、青光眼、白内障。

（2）肾脏病变：蛋白尿、终末期肾病、Ⅳ型肾小管酸中毒。

（3）神经病变：远端对称性多神经病、多发性神经根病、单神经病、自主神经病。

（4）胃肠道病变：胃轻瘫、腹泻、便秘。

（5）泌尿生殖道病变：膀胱病、勃起功能障碍、女性性功能障碍、阴道念珠菌病。

（6）心血管病变：冠状动脉疾病、充血性心力衰竭、外周血管疾病、脑卒中。

（7）下肢病变：足部畸形、溃疡、截肢。

（8）皮肤病变：感染（如毛囊炎、疖、蜂窝织炎）、渐进性坏死、愈合不良、溃疡、坏疽。

（9）口腔病变：牙周炎。

（三）诊断标准

目前我国老年2型糖尿病的诊断采用糖尿病诊断标准（WHO 1999），以静脉血浆血糖为依据，毛细血管血糖值仅作为参考。老年2型糖尿病的诊断标准参考表2－29。

表 2－29　糖尿病诊断标准（WHO 1999）

糖代谢状态分类	静脉血浆葡萄糖/（mmol·L^{-1}）		糖尿病诊断标准
	空腹	糖负荷后 2 小时	
正常血糖	<6.1	<7.8	空腹血糖或静脉血浆血糖不低于 7.0 mmol/L
空腹血糖受损	6.1 ～ 7.0	<7.8	典型糖尿病症状（烦渴多饮、多尿、多食、不明原因的体重下降）加上随机血糖
糖耐量异常	<7.0	7.8 ～ 11.1	或静脉血浆血糖不低于 1.1 mmol/L
糖尿病	≥7.0	≥11.1	葡萄糖负荷后 2 小时血糖不低于 11.1 mmol/L，无典型糖尿病症状者，须改日复查确认

（四）治疗

1. 综合评估

制订老年糖尿病个性化治疗方案的基础是对患者情况的综合评估，可从以下 5 个方面进行。

（1）了解患者的血糖控制水平：总体水平（糖化白蛋白是最好的指标）、实际血糖波动情况（幅度大小和影响因素）、血糖变化的特点（以空腹血糖还是餐后血糖升高为主，短期高血糖还是长期高血糖）；影响血糖控制的因素，包括饮食和运动情况、现有降糖药治疗方案（剂量、方法）和低血糖发生的风险等。要求和督促患者自测血糖，获知患者血糖变化的特点，为调整降糖治疗方案打好基础。

（2）了解患者自身糖调节能力：与血糖检测同步测定患者的血浆胰岛素和/或 C 肽浓度，结合病程、血糖变化情况了解患者胰岛 β 细胞分泌水平和胰岛素抵抗程度，有助于选择合适的降糖药。

（3）评估患者是否合并高血压、血脂异常、高尿酸血症（痛风）和肥胖：定期进行身高、体重（计算 BMI）、腰围、血压测定，鼓励患者学会自己测量脉率，包括桡动脉和足背动脉搏动。每年到医疗单位测定空腹血糖、血常规、尿常规、血脂四项、血尿酸，同时测定血液中肝酶和肾功能（计算估算的肾小球滤过率）指标，有条件者可测定血清蛋白质、电解质、同型半胱氨酸水平，有助于评定患者的营养状况、心血管疾病风险，以便为患者确定饮食食谱，制订综合治疗方案。

（4）评估并发症和脏器功能：通过眼底检查、足部 10 g 尼龙丝检测、尿液白蛋白/肌酐比值测定、颈动脉 B 超、心电图和 128 Hz 音叉检查等进行糖尿病并发症的早期筛查，了解是否存在糖尿病并发症及损伤程度。根据既往病史、体征、相关检查了解主要脏器功能是否存在异常或潜在的功能不全，包括心、脑、肺、肾、胃肠道（应用阿司匹林有无出血风险）和泌尿系功能。了解有无其他伴存影响寿命的恶性肿瘤、严重疾病，营养状况如何（可借助微型营养评估表），有无肌少症（可借助简易五项评分问卷），评估预期寿命。鼓励老年患者主动接受口腔（牙龈和牙齿）检查，及时防治牙龈病变和龋病。

（5）评估患者的自我管理水平：从智能（文化水平、理解能力和智力水平）和体能（肢体运动的灵活度和耐力，可通过握力器和3 m 折返走试验进行评估）方面判断患者的体能、跌倒和骨折风险；通过认知功能［借助简易智能精神状态检查量表（Mini-Mental State Examination，MMSE）、蒙特利尔认知评估量表（Montreal Cognitive Assessment，MoCA）］、精神状态（老年抑郁量表）、视力和听力损害程度、日常生活能力［日常生活活动量表（Activity of Daily Living Scale，ADL）］的评估判断患者的个人行动能力；从糖尿病知识获取程度和自我健康需求判断患者的自我约束力；从患者实际医疗需求和医疗经费是否充足了解患者治病的财力（个人、家人和社会支持的总和）资源和社会支持力度。

2．“四早”原则

（1）早预防：积极进行糖尿病防治知识的学习和宣教，提倡健康生活方式，适度运动。特别是糖尿病的高危人群（有家族史者、腹型肥胖者、高血压患者、高甘油三酯血症患者、高胰岛素血症患者）应列为重点防治对象，做好糖尿病的一级预防（防发病）。

（2）早诊断：2 型糖尿病的发生有较长的前期过程，包括高胰岛素—正常血糖的代偿期、血糖轻度异常的糖尿病前期（以空腹血糖升高为主的空腹血糖受损和以糖负荷后 2 小时血糖升高为主的糖耐量减低，也可两者并存），直到糖尿病的早期阶段（血糖轻中度升高）。在不能改变遗传背景的情况下，鼓励高危患者定期体检和进行糖尿病筛查，以便早发现潜在的糖尿病威胁，早开始保护自身胰岛 β 细胞功能。联合空腹血糖（fasting plasma glucose，FPG）、随机或餐后/糖负荷后 2 小时血糖（2hPG）和糖化血红蛋白（HbA1c）进行检测（检测方法须经国家 HbA1c 标准化检测认定），或采用口服葡萄糖（75 g）耐量试验（OGTT）进行糖尿病筛查，有助于减少漏诊率。在确定糖尿病诊断时，要关注糖尿病前期人群；切勿放松处于尚未达到糖尿病诊断标准但可归属于糖代谢异常人群的前期管理。

（3）早治疗：包括早开始治疗性生活方式干预、及时启动降血糖药物治疗和适时开始胰岛素治疗。FPG > 5.6 mmol/L、2hPG 或随机血糖 > 7.8 mmol/L 或 HbA1c > 6.0%，是开始治疗性生活方式干预防治糖尿病的警示点。如果经过治疗性生活方式干预（约 3 个月），HbA1c 仍大于 6.5% 可考虑开始非胰岛素促泌剂类口服降糖药物干预。控制血糖的同时也要尽早管理伴存的高血压、高脂血症和高尿酸血症。

（4）早达标：老年糖尿病患者的个性化控制目标包括血糖和非血糖的其他代谢相关指标。

3．控制目标

基于对每个患者都力争最优化的治疗和管理，同时又避免过度医疗和规避治疗风险的理念，简化分层，对老年患者血糖控制可参考如下标准。

（1）HbA1c ≤ 7.0%，且 FPG 为 4.4 ～ 7.0 mmol/L，2hPG < 10.0 mmol/L。适用于新诊断、病程小于 10 年、胰岛 β 细胞功能尚存、预期生存期超过 10 年、低血糖风险低、以应用非胰岛素促泌剂类降糖药物治疗为主、自理能力好或有良好辅助生活条件的老年糖尿病患者，或是自我管理能力强、医疗条件较好的，应用胰岛素促泌剂或胰岛素

治疗、能规避低血糖风险的老年糖尿病患者。对于能早发现血糖异常、早开始自我管理和治疗的老年糖尿病患者，若有条件可以控制 HbA1c <6.5%，达到血糖正常化水平，能更好保护自身胰岛 β 细胞功能，以减少糖尿病并发症风险。

（2）HbA1c 为7.0%～8.0%，且 FPG≤7.5 mmol/L，2hPG <11.1 mmol/L。适用于预期生存期大于 5 年、中等程度并发症及伴发疾病、有低血糖风险、应用胰岛素促泌剂类降糖药物或以多次胰岛素注射治疗为主、自我管理能力欠佳的老年糖尿病患者。减少尿糖排出（血糖水平 <10.0 mmol/L）也是老年糖尿病患者治疗的一个重要目标，有利于改善高血糖渗透性利尿（引起血容量减少、夜尿多等）和营养负平衡。

（3）HbA1c 为8.0%～8.5%，且 FPG <8.5 mmol/L，2hPG <13.9 mmol/L。适用于血糖控制有难度的糖尿病患者，须避免高血糖所造成的直接损害。对于预期寿命小于 5 年、有严重的低血糖发生史、反复合并感染、急性心脑血管病变（应激性高血糖）、急性病入院治疗期间、完全丧失自我管理能力且无他人良好护理等情况的糖尿病患者，须避免严重高血糖（大于 16.7 mmol/L）引发的糖尿病急性并发症和难治性感染等情况发生。

4．治疗措施

1）基础治疗。糖尿病的综合治疗包括糖尿病教育、患者自我管理和血糖监测、饮食治疗、运动治疗和降糖药物治疗。前 4 项是糖尿病的基础治疗，降糖药物治疗是重要的支持治疗。饮食管理是糖尿病治疗中的一个重要组成部分。老年糖尿病患者的饮食管理应当保证所需能量供给、合理调配饮食结构（适当定量限制碳水化合物类食物，其供能应占 50%～60%，包括 10% 的蔬果类，多进食能量密度高且富含膳食纤维、升血糖指数低的食物）和进餐模式（少吃多餐、慢吃、先汤菜后主食）。根据每个人对食物的代谢水平选择适合的饮食结构（合并高甘油三酯血症者须控制脂肪类食物摄入，高尿酸血症者须控制高嘌呤食物摄入），以保持良好的代谢指标、改善生活质量。

运动治疗需要兼顾有助于血糖控制和保持良好的身体素质（体重和灵活性）两方面。运动前须进行运动安全性评估。结合轻、中度运动消耗量安排运动时间，提倡每天三餐后适量的室内活动，有利于缓解餐后高血糖。结合每周 3 ～ 5 次的体能和素质锻炼，增强体质并保持人体灵活性，注意颈部关节、肩关节、肘关节、腕指多关节、脊柱多关节、髋关节、膝关节、踝趾多关节的适度运动，有助于防跌倒、防骨折。结合有计划的抗阻力运动，如举重物、抬腿保持等可以帮助老年患者延缓肌肉的减少。肥胖者可通过适当增加有氧运动量消耗储存的脂肪。老年患者在运动前后应常规对鞋、袜及足部进行检查，避免在高温、高湿的环境中进行运动。

2）降糖药应用原则。根据糖尿病患者所处的疾病发展阶段。在正常血糖—胰岛素高分泌代偿阶段开始治疗性生活方式干预，消除引起胰岛素抵抗的原因，可预防糖尿病。糖尿病前期的病理特点表现为胰岛素抵抗及相对分泌不足，保护胰岛 β 细胞、减轻胰岛素抵抗，必要时辅用非胰岛素促泌剂，可以延缓糖尿病发生。糖尿病发展至胰岛素分泌不足阶段，需要联合胰岛素促分泌剂，必要时联合基础胰岛素，多重机制降血糖。发展至胰岛素缺乏为主时，需要满足机体对胰岛素的需求，以胰岛素治疗为主（可采用多种治疗模式），口服降糖药为辅。另外，根据患者当时的血糖水平，理想的血糖控制是从初始 HbA1c≥7.0% 开始启用基础降糖药，经单药、多药联合治疗后 HbA1c 不能降至7.0% 以下逐渐联合二线用药，力争 HbA1c 长期保持在 7.0% 以下。遇到任何致血糖升高的情况，可根据实际情况在短期内加强降血糖药应用，待纠正高血糖和诱发因素后再维持常规治疗模式。

3）合理选用降糖药。

（1）非胰岛素促泌剂。

A. 二甲双胍：是 2 型糖尿病患者控制高血糖的首选或一线用药。其降糖外作用（对胃肠、乳腺恶性肿瘤发生及发展的抑制，延缓老年性痴呆发生等）及单药极少引起低血糖风险的特点对于老年人有更多的益处，也是老年糖尿病患者（无年龄限制）首选且可长期应用（除外重度肾功能不全和缺氧性疾病）的降糖药。疗效最强且副作用不再增加的剂量是 2 000 mg/d；但是药物带来的胃肠道反应与体重减轻对于瘦弱的老年患者可能不利，小剂量起步、逐渐增加至有效剂量（1 000 mg/d）可以缓解大部分患者的胃肠不适，二甲双胍缓释制剂能明显减轻胃肠道副反应。双胍类药物本身没有肝肾毒性，以原型从肾脏排出。若 eGFR 为 45 ～ 60 mL/(min · 1.73 m^2)，则二甲双胍应该减量；若 eGFR <45 mL/(min · 1.73 m^2) 不推荐启用二甲双胍，eGFR < 30 mL/(min · 1.73 m^2) 应停用。长期使用二甲双胍可能会导致维生素 B_{12} 缺乏，在应用二甲双胍治疗的糖尿病患者，尤其是那些伴有贫血或周围神经病变的患者，应该定期监测维生素 B_{12} 水平。

B. α-糖苷酶抑制剂：α-糖苷酶抑制剂包括阿卡波糖、伏格列波糖和米格列醇。α-糖苷酶抑制剂主要通过抑制肠道糖苷酶的活性延缓糖类食物的吸收，降低餐后血糖，并能改善其他降糖药的低血糖风险，对于以糖类食物为主要能量来源的中国老年糖尿病患者更为适用。有研究显示，阿卡波糖和伏格列波糖在糖尿病前期患者的应用中，可使患者获益（延缓糖尿病进程），阿卡波糖为国内唯一一种在其说明书中将糖尿病前期服用作为适应证的降糖药物。以上 3 种药物对不同糖苷酶的抑制程度有所不同，服药后的胃肠道反应（腹胀、排气增多）属伏格列波糖较轻。采用从小剂量开始，逐渐加量可以有效减少不良反应。单独服用该类药物通常不会发生低血糖，还可减少低血糖发生。该类药物本身没有肾毒性，阿卡波糖（<10%）和米格列醇（>60%）有不同程度被吸收入血，大部分在肠道水解后排出，eGFR < 30 mL/(min · 1.73 m^2) 的患者不宜应用。伏格列波糖不被吸收入血，不增加肝肾代谢负担，在肾功能衰竭透析患者降糖治疗中有效且安全性好。

（2）肠促胰素类。

A. 胰高血糖素样肽-1 受体（glucagon like peptide 1 receptor，GLP-1R）激动剂：GLP-1R 激动剂通过激活体内 GLP-1R 发挥降糖效应，以葡萄糖浓度依赖的方式增强胰岛素分泌、抑制胰高血糖素分泌，并能延缓胃排空，通过抑制食欲中枢减少进食量。GLP-1R 激动剂可有效降低空腹和餐后血糖，并有降低体重、血压和甘油三酯的作用，更适用于胰岛素抵抗、腹型肥胖的糖尿病患者。应用于相同状态的老年患者也有较好的疗效和安全性，只是还缺乏大规模人群、长期的临床观察性研究。单独使用 GLP-1R 激动剂极少增加低血糖发生的风险。目前国内上市的 GLP-1R 激动剂为艾塞那肽、利拉鲁肽、利司那肽和贝那鲁肽，均须皮下注射。这类药物可能导致恶心、厌食等胃肠道不良反应及体重减轻，对于比较瘦弱的老年患者不适合。因其有延迟胃排空的作用，存在胃肠功能异常的老年患者也不宜选用该类药物。当患者肾功能不全时药物需要减量。

B. 二肽基肽酶4（dipeptidyl peptide 4，DPP-4）抑制剂：通过提高体内自身胰高血糖素样肽-1（glucagon like peptide 1，GLP-1）的作用改善糖代谢。降糖机制同 GLP-1R 激动剂，降糖效果略弱。单独应用 DPP-4 抑制剂不增加低血糖风险，对体重影响小，耐受性和安全性比较好，适用于老年患者，甚至伴有轻度认知障碍的老年患者均有较多获益。目前在国内上市的 DPP- 4 抑制剂为西格列汀、沙格列汀、维格列汀、利格列汀和阿格列汀，降血糖效应相近。DPP-4 抑制剂通过延缓胃排空降低餐后血糖，近期研究未见其导致胰腺炎风险增加。利格列汀主要从胆肠代谢，肾衰竭患者无须减量。其他 4 种均从肾脏排出，eGFR < 45 mL/(min · 1.73 m^2) 须减量或停用（参照说明书）。阿格列汀分子结构独特，对 DPP-4 酶高选择，不经细胞色素 P450 代谢，与其他药物相互间作用极少，联合用药更安全。

（3）胰岛素促泌剂。

A. 磺酰脲类：是胰岛素促泌剂类中历史最长、临床应用经验多、价格相对便宜的降糖药物。其通过促进胰岛 β 细胞释放胰岛素降低血糖，降糖效果较强，与药物有剂量相关效应，也受胰岛 β 细胞功能的影响，在胰岛 β 细胞功能殆尽时会有继发性药物失效。如果服药剂量与饮食量不匹配，会引发低血糖甚至严重低血糖昏迷。对老年患者来说，这类药物的低血糖风险相对更大，其中，格列本脲的低血糖风险最大，不宜用于老年患者。

B. 格列奈类：为非磺酰脲类短效胰岛素促泌剂，通过刺激胰岛素的早时相分泌而降低餐后血糖，起效快、半衰期较短，须餐前服用。瑞格列奈（从胆汁排出）受肾功能影响更小，慢性肾功能不全的患者可以不用减量。该类药物的副作用主要是低血糖、体重增加，须注意防范。

（4）胰岛素制剂。

胰岛素用于糖尿病治疗已近百年，是最强效的降血糖药物，是严重高血糖患者挽救生命的必需品；但其引发低血糖和长期过量应用增加体重的副作用在降糖治疗中必须关注。由于老年人群的特殊性，在使用胰岛素进行降糖治疗前应该认真考虑低血糖的风险。开始胰岛素治疗时务必对患者进行胰岛素注射方法和低血糖防治的宣教。发生低血糖多是饮食量、运动量和胰岛素用量三者的平衡被打乱。若有防范意识，缺其一可调其二，以减少低血糖发生。对服用 2 种以上口服降糖药血糖仍未达标的老年患者，在口服降糖药的基础上首先增加基础胰岛素为宜（每天 1 次胰岛素注射，推荐甘精胰岛素、地特胰岛素），先控制空腹（包括三餐前、晚睡前）血糖，餐后血糖以饮食结构调整和口服降糖药为主，低血糖风险相对较低。若经济条件有限，选用预混胰岛素时（每天 2 次胰岛素注射），要联合口服降糖药（二甲双胍、糖苷酶抑制剂、DPP-4 抑制剂）补充胰岛素作用薄弱时区血糖管理所需，可有助于减少低血糖发生和控制体重，尤其对于每天用量 40 U 以上者。

4）合并症的处理。

（1）合并高血压：老年糖尿病合并高血压者血压控制目标为低于 140/85 mmHg。2017 年，中华医学会糖尿病学分会已将糖尿病合并高血压的血压控制标准调整到低于 130/80 mmHg。临床上可根据患者高血压病程、糖尿病病程、一般健康状况、有无心脑血管病变及尿蛋白水平等情况设置不同血压控制目标。糖尿病患者降压治疗应积极，掌握“越早越好”的原则，早期开始控制血压时，将血压控制在 130/80 mmHg 以下才能远期获益。血压处于（130 ～ 140）/（80 ～ 90）mmHg 水平，经 3 个月以上生活方式干预无效时可开始药物治疗。合并糖尿病肾病以白蛋白尿排出为主要症状的老年糖尿病患者，须控制血压在 130/80 mmHg 以下。ACEI 或 ARB 类降压药是老年糖尿病患者的首选和基础降压药，慎用利尿剂，尤其是合并高尿酸血症者。

（2）合并血脂异常：血清低密度脂蛋白胆固醇（LDL-C）是老年糖尿病患者必须关注的指标。对合并 ASCVD 相关疾病或检测指标异常的糖尿病患者，LDL-C 需要降低至 2.6 mmol/L（100 mg/dL）以下，有其他心脑血管病变因素存在者（高危），LDL-C 应小于 1.8 mmol/L，未能达此标准者在除外肾脏病和甲状腺功能减退症的影响后，应该长期服用他汀类药物。对他汀类药物不耐受者（出现肝酶、肌酶异常），须酌情调换其他降胆固醇药物（如考来烯胺、藻酸双酯钠）。若他汀类单药不能使 LDL-C 达标时，推荐联合服用胆固醇吸收抑制剂依折麦布 5 ～ 10 mg/d。单纯高甘油三酯血症者，须首先控制脂肪的摄入量，甘油三酯（triglyceride，TG）水平在 2.26 ～ 5.50 mmol/L（200 ～ 499 mg/dL）者，可使用烟酸类或贝特类降脂药，若血清 TG ≥ 5.65 mmol/L（500 mg/dL），首选贝特类降脂药。

（3）合并超重或肥胖：体重的管理以适中为好，不建议单纯以体重变化衡量是否管理达标，老年糖尿病患者的腰围测量较 BMI 更能反映体脂沉积和胰岛素抵抗情况。尤其是使用胰岛素治疗者，腰围增长提示饮食过量，应该更精确调整进食量和胰岛素用量。建议以就诊时的状态为参照，肥胖者适度控制能量的摄入，体瘦者增加能量供给，两种情况均需要进行饮食结构的调整，鼓励适度增加运动。奥利司他、二甲双胍和利拉鲁肽是可选择的降体重药物。

（4）合并高尿酸血症：血尿酸高于 420 μmol/L 时尿酸盐可向组织、关节腔析出（不分性别），故选择此界值为高尿酸血症的诊断标准。目前推荐的控制目标为血尿酸低于 360 μmol/L（对于有痛风反复发作且有痛风石者，血尿酸低于 300 μmol/L），不建议血尿酸降至 180 μmol/L 以下。血尿酸干预治疗切点为高于 420 μmol/L。生活方式（低嘌呤饮食、戒烟酒、多饮水）未能达标者，推荐服用降尿酸药物。老年人推荐服用抑制嘌呤合成类药物，如别嘌呤、非布司他，从小剂量起始，逐步降低血尿酸水平至目标值。若用促尿酸排出的药物苯溴马隆，须关注肾功能［苯溴马隆不建议用于肌酐清除率（creatinine clearance rate，Ccr）低于 60 mL/min 的老年患者］的变化和碱化尿液，可辅用碳酸氢钠（少量多次）或枸橼酸氢二钾颗粒维持尿 pH 在 6.5 左右（6.2 ～ 6.9），尿 pH≥7 时，无须服用碳酸氢钠，避免引发肾脏（非尿酸盐）结石。

（5）合并下肢动脉闭塞：外周动脉疾病是糖尿病常见的大血管并发症，老年患者中多发，下肢动脉闭塞最常见。治疗上按照病变不同阶段各有侧重，单纯动脉管壁增厚伴散在斑块者，需要加用抗血小板药物；下肢动脉管腔狭窄超过 50%、足背动脉搏动缺失或有运动后下肢无力等症状，可联合西洛他唑（50 ～ 100 mg，2 次/天）长期服用；下肢动脉管腔狭窄超过 75%、中重度间歇性跛行伴静息痛患者，有条件时须行介入治疗。

（6）合并糖尿病足：老年患者常有皮肤干燥、瘙痒等症状，足底干裂也是引发足部感染的常见原因，注意清洗后擦涂油脂类护肤剂。一旦发生足部皮肤溃烂，应尽快到足病专科就诊，接受多学科综合治疗，必要时给予改善下肢血液循环的治疗，有望早期控制感染及损伤，降低截肢风险。

（7）合并糖尿病肾病与慢性肾衰竭：糖尿病肾病治疗原则为严格饮食管理［限量摄入优质蛋白，0.6 ～ 0.8 g/（kg · d）］，减轻肾脏负担。治疗措施包括尽早应用肾素－血管紧张素系统（RAS）抑制剂、严格控制血糖、控制血压（低于 130/80 mmHg）、肥胖者减轻体重、控制高尿酸血症及改善肾脏微循环等。若疾病进展为肾病综合征或尿毒症，还需要配合肾病科医生的专科治疗。

（8）合并糖尿病视网膜病变与失明：老年前患糖尿病（长病程）较老年后患糖尿病者视网膜病变更多，眼底病变出血和黄斑变性是导致失明的主要原因。激光光凝治疗是预防失明的有效措施，还可进行改善微循环（羟苯磺酸钙、胰激肽释放原酶）治疗、抗感染治疗及抗血管内皮细胞生成治疗。

（9）合并糖尿病外周神经病变：老年糖尿病患者约半数以上合并外周神经病变。以感觉神经、自主神经受损最为常见，临床表现多样。由于老年患者伴存的骨关节病变、精神异常、认知障碍等病变，在一些症状的发生中相互影响，诊断糖尿病外周神经病变时需要综合分析。α－硫辛酸、依帕司他、甲基维生素 B 和中草药（如木丹颗粒）在改善外周神经病变引起的感觉异常、肢体麻木和疼痛方面有一定效果，非麻醉性镇痛药和辣椒辣素对减轻痛性神经病变症状有一定作用。前列地尔、胰激肽释放原酶、羟苯磺酸钙对改善微循环有一定帮助。

（五）护理

1. 护理诊断

（1）营养失调：营养低于机体需要量或高于机体需要量，与糖尿病患者胰岛素分泌绝对或相对不足，靶细胞对胰岛素敏感性降低引起糖、蛋白质、脂肪代谢紊乱有关。

（2）有感染的危险与血糖增高、脂代谢紊乱、营养不良、微循环代谢紊乱等因素有关。

2. 护理目标

（1）患者体重恢复至接近正常水平并保持稳定。

（2）未出现感染、酮症酸中毒等并发症。

（3）认识到积极配合治疗有助于控制病情和防止并发症的发生。

3. 护理措施

1）营养失调：营养低于机体需要量或高于机体需要量。

（1）饮食护理护理人员应向患者介绍饮食治疗的目的、意义及具体措施，使患者积极配合，以取得最佳效果。

A. 计算标准体重，按患者年龄、性别、身高推算标准体重。标准体重计算公式：

标准体重（kg）＝身高（cm）－100。超过标准体重20%以上为肥胖，低于标准体重20%为消瘦。

B. 计算每天所需总能量。根据标准体重及工作性质，计算每天所需总能量。休息状态下每天每千克理想体重给予热量105～125.5 kJ（25～30 kcal），轻体力劳动者125.5～146 kJ（30～35 kcal），中度体力劳动者146～167 kJ（35～40 kcal），重体力劳动者167 kJ（40 kcal）以上。儿童、孕妇、乳母、营养不良者及消耗性疾病者应酌情增加能量摄入；肥胖者酌减，使体重下降至正常标准的5%。

C. 食物中碳水化合物、蛋白质、脂肪的分配：①碳水化合物约占食物总能量的50%～60%。②蛋白质和脂肪：蛋白质约占总能量的12%～15%，按成人每天每千克标准体重0.8～1.2 g计算，儿童、孕妇、乳母、营养不良者可增加至1.5～2.0 g；脂肪占总热量的30%～35%左右。

D. 能量分布。三餐能量分布大概为1/5、2/5、2/5或1/3、1/3、1/3，或分成四餐，能量分布为1/7、2/7、2/7、2/7，可按患者生活习惯、病情及配合治疗的需要来调整。

E. 食用纤维素有助于肠内大肠杆菌合成多种维生素。食物中纤维素含量高可加速食物通过肠道，而延迟和抑制糖类食物在肠道的吸收，使餐后血糖下降，同时增加肠蠕动，有利于大便通畅；纤维素体积大，进食后使人有饱食感，有利于减肥。纤维素含量高的食物包括豆类、蔬菜、粗谷物、含糖分低的水果等，每天饮食中食用纤维素含量以不少于40 g为宜。

F. 糖尿病患者饮食注意事项。

a. 饮食中的主、副食数量应基本固定，要严格按照医师制订的食谱进食，避免随意增减，选用任何新品种食物时，要先了解其主要营养成分，经医师同意后可适量调换。若偶然发生低血糖，可立即饮用易于吸收的果汁、糖水或吃少量糖果予以缓解，若经常出现低血糖症状，要及时就诊，调整饮食或药物。

b. 严格限制食用各种糖及糖果、点心、小食品、冷饮、水果及各种酒类，个别轻症患者如须增加水果的摄入，应先取得医师的同意。体重过重者，忌吃油炸、油煎食物。植物油中含不饱和脂肪酸多，有降低血清胆固醇的作用，如花生油、豆油、菜籽油等，动物油因其含饱和脂肪酸多，可使血清胆固醇升高，因此炒菜宜用植物油，忌吃动物油。饮食要少盐，且要少吃胆固醇含量高的食物，如动物内脏、蟹黄、虾子、鱼子等，以免促进和加重心、肾血管并发症的产生。

c. 患者早晨进行体育锻炼时不宜空腹，平日若劳动强度有较大的变化，如游泳、长跑等，也应摄入少量食物，防止发生低血糖。

d. 患者若生活不规律，经常出差，应注意随身携带一些方便食品，如奶粉、方便面、咸饼干等，外出吃饭时也要遵照平时饮食定量，不可暴饮暴食而使病情加重。

e. 每周应测量1次体重，衣服重量要相同，且用同一磅秤。如果体重改变超过2 kg，应报告医师。

f. 严格限制饮食。口服降血糖药物及注射胰岛素者应注意每餐应将计划饮食吃完，如果不能吃完全餐，须当天补足未吃完食物的能量与营养素；定时进食，如果进餐时间延后，应在餐前先喝一杯牛奶或吃一点饼干，以避免发生胰岛素休克反应；长时间的运动应根据需要增加能量摄入，以预防发生低血糖反应。

（2）休息与运动。运动可促进体重减轻并维持适当的体重，使胰岛素受体数上升，对胰岛素的敏感性提高；促进葡萄糖进入肌肉细胞，增加肌肉细胞和组织对葡萄糖的利用，使血糖下降；促使肌肉利用脂肪酸，降低血清甘油三酯、极低密度脂蛋白，提高高密度脂蛋白浓度，从而减少胆固醇，降低血压，有利于预防冠心病、动脉硬化等并发症的发生；改善血液循环与肌肉张力，防止骨质疏松；还可减轻患者的心理压力和缓解紧张性，使患者心情舒畅。

A. 运动的适应证与禁忌证。

a. 适应证：2 型糖尿病肥胖者和血糖在 11.1 ～ 16.7 mmol/L（200 ～ 300 mg/dL）以下者。

b. 禁忌证：并发急性感染、活动性肺结核患者；严重急慢性并发症患者，如心、肾并发症，酮症酸中毒者；重症糖尿病患者。

B. 运动锻炼的方式。最好做有氧运动，如散步、慢跑、做广播操、打太极拳、球类活动等，至少每周 3 次，可达到重复大肌肉运动、改善循环、加强心肺的功能，以及降低血糖的目的。

C. 运动原则。根据年龄、性别、体力、病情及有无并发症、胰岛素治疗及饮食治疗等情况决定，循序渐进、逐步增加运动量，持之以恒，切忌随意中断。

D. 运动的注意事项。

a. 运动应尽量避免恶劣天气，不在酷暑及炎热的阳光下或严冬凛冽的寒风中运动，不要空腹时运动以避免发生低血糖。运动时间最好在饭后 1 小时以后，运动时患者心率应达到：(200 – 年龄) × (60% ～ 75%)（即相同年龄正常人的最大心率的60% ～ 75%）。

b. 糖尿病患者运动须逐渐增加活动量及活动时间，以不感到疲劳为度。因过度疲劳会使血糖升高，病情恶化。

c. 有过脑卒中或心肌梗死病史的患者，应避免剧烈运动，宜选择温和的运动，可促进脑部及心脏的侧支循环。糖尿病并发心脏病、肾病及视网膜病变时，运动不宜过大，时间不宜过长。因剧烈的活动可使心肌耗氧量增加，心肌供血不足而引起心绞痛，还可使肾血流减少，使糖尿病肾病加重；运动时血压上升，增加玻璃体和视网膜出血风险，应注意有无视力模糊，如有应及时就诊。

d. 未注射胰岛素或口服降糖药物的 2 型糖尿病患者，在运动前不需要补充食物，有利于减轻体重、提高对胰岛素的敏感性、改善糖和脂代谢紊乱。若使用胰岛素且剂量不变，当运动量比平时多时，患者必须在运动前进食，进食量相当于点心量即可预防低血糖发生。

e. 如果在运动中出现饥饿感、心慌、出冷汗、头晕及四肢无力或颤抖等，表明已出现低血糖，应立即停止运动，并进食食物，一般休息 10 分钟左右低血糖症状即可缓解，若不能缓解，应立即送医院治疗。如果在运动中出现胸痛或胸闷，应立即停止运动，并尽早去医院就诊。

E. 休息。虚弱的患者应增加卧床时间，同时可指导患者进行床上肢体活动，促进患者肢体血液循环。

（3）使用降糖药和胰岛素治疗患者的护理。

A. 遵医给予口服降糖药，观察药物副作用。患者口服降糖药时，护士应密切观察患者反应，以便给患者解释说明和及时纠正不良反应。磺脲类药物应餐前半小时服，其副作用主要是低血糖反应，还有胃肠道反应、皮肤瘙痒、胆汁淤积性黄疸、肝功能损害、再生障碍性贫血、溶血性贫血、血小板减少、白细胞减少等。双胍类药物应餐前或餐中服，其副作用是腹部不适、口中金属味、恶心、畏食、腹泻等，偶有过敏反应。

B. 记录24小时液体出入量，以维持液体出入平衡，防止患者出现脱水现象。

C. 使用降糖药物时应指导患者按时进餐，切勿提前或推后。

D. 胰岛素治疗的护理。

a. 观察胰岛素的不良反应。不良反应有：低血糖反应，如头昏、心悸、多汗、饥饿甚至昏迷；胰岛素过敏，主要表现为注射部位瘙痒、荨麻疹；注射部位皮下脂肪萎缩或增生。

b. 对低血糖反应者，及时检测血糖，根据病情可进食糖果、含糖饮料或静脉推注50%葡萄糖20～30 mL。

c. 掌握胰岛素的注射时间，普通胰岛素于饭前半小时皮下注射，鱼精蛋白锌胰岛素在早餐前1小时皮下注射。长、短效胰岛素混合使用时，应先抽吸短效胰岛素，再抽吸长效胰岛素，混匀后再注射。在注射部位应交替进行注射以免形成局部硬结，影响药物吸收及疗效。注射胰岛素时应严格无菌操作，防止发生感染。

d. 应用胰岛素的过程中，应监测血糖的变化，以免发生低血糖反应。

2）有感染的危险。

（1）皮肤护理。糖尿病患者因皮肤的抵抗力差，易受感染，若发生外伤，伤口不易愈合。护理人员应注意对患者皮肤的保护，措施如下：①鼓励患者勤洗澡、勤换衣服，保持皮肤清洁，以防皮肤化脓感染；②每天用温水清洁皮肤，并施以皮肤按摩促进局部血液循环；③指导患者选择质地柔软、宽松的衣服，避免使用松紧带和各种束带；④护理操作时应严格无菌；⑤有外伤或皮肤感染时，不可任意用药，尤其是刺激性大的药物如碘酒等，应由医师处理。

（2）呼吸道、口鼻腔的护理：①指导患者保持口腔卫生，做到睡前、早起后刷牙，饭后要漱口；②保持呼吸道通畅，避免与呼吸道感染（如肺炎、感冒、肺结核等）者接触；③对于重症患者，护士应每天给予特殊口腔护理，防治口腔疾病。

（3）泌尿道的护理。患者因尿糖的刺激，阴部皮肤常有瘙痒现象，尤其女性患者，每次小便后，最好用温水清洗外阴，洗后擦干，以防止或减少瘙痒和湿疹发生。若有自主神经功能紊乱造成的尿潴留，尽量避免插入导尿管以免感染，可采用人工诱导排尿、膀胱区热敷或按摩等方法，以上方法无效时，应在严格无菌操作下行导尿术。

（4）足部护理。

A. 观察与检查。每天检查足部一次，评估足部神经感觉、足背动脉搏动情况，皮肤颜色、温度改变，以早期发现感染及感觉的改变。检查时应注意趾甲、趾间及足底部位皮肤变化，有无胼胝、鸡眼、甲沟炎、甲癣、红肿、青紫、水疱、溃疡、坏死等，若发现异常要及时处理。

B. 促进肢体的血液循环。①冬天注意足部的保暖，避免长期暴露于寒冷或潮湿环境；②每天进行适度的运动，以促进血液循环；③经常按摩足部，按摩方向由趾端往上；④积极戒烟。

C. 选择合适的鞋，足部受压患者应选择轻巧柔软、前头宽大的鞋子，袜子以弹性好、透气及散热性好的棉毛质地为佳。新鞋不可一次穿得太久，最好逐渐增加穿着时间，如第一天只穿半小时，以后每天增加半小时。外出时不可穿拖鞋，以免受伤。

D. 保持足部清洁，避免感染。每天用中性肥皂和温水清洁足部，水温与体温相近即可，脚趾缝之间要洗干净，洗净后应以清洁、柔软的毛巾轻轻擦干。若足部皮肤干燥，可采用羊毛脂涂擦，但不可常用，以防皮肤过度浸软。趾甲不要剪得太短，应与脚趾平齐。积极预防足癣，勤换鞋袜，保持足部清洁。若足部有红肿热痛，应立即治疗。

E. 预防外伤。教育患者不赤脚走路，以防刺伤。冬天使用电热毯或烤灯时谨防烫伤，对鸡眼、胼胝、脚癣及时治疗。

3）心理护理。

（1）及时评估患者心理不良变化，如抑郁、焦虑、恐惧、悲哀等。

（2）做好心理护理，请病情控制良好的患者进行现身说教，增加患者对治疗的信心。

（3）鼓励家属给患者提供心理支持。

（4）进行糖尿病患者教育，使其对糖尿病有正确的认识。

（程蕊容　余梦莹　唐平）

参考文献

[1] 陆再英，钟南山. 内科学［M］. 北京：人民卫生出版社，2008：770－775.

[2] 尤黎明. 内科护理学［M］. 北京：人民卫生出版社，2001.

[3] 中国老年医学学会老年内分泌代谢分会，国家老年疾病临床医学研究中心（解放军总医院），中国老年糖尿病诊疗措施专家共识编写组. 中国老年2型糖尿病诊疗措施专家共识（2018年版）［J］. 中华内科杂志，2018，57（9）：626－641.

[4] DAN L，LONGO ANTHONY S，FAUCI，等. 哈里森内科学手册［M］. 北京：北京大学医学出版社，2016：1134－1136.

六、骨关节炎

（一）定义与分类

骨关节炎（osteoarthritis，OA）为多种因素引起关节软骨纤维化、皲裂、溃疡、脱失而导致的以关节疼痛为主要症状的退行性疾病，常累及膝、踝、髋、骶髂、脊柱、手指等。

目前病因尚不明确，根据有无局部或全身致病因素，将OA分为原发性OA和继发性OA。原发性OA多发生于中老年人群，无明确的全身或局部诱因，其致病因素主要是机械应力分布失衡或负载过度引起软骨磨损，这也是中老年人成为膝 OA 最重要易发人群的主要原因。继发性 OA 可发生于青壮年，常继发于创伤、炎症、关节不稳定、积累性劳损或先天性疾病等（图 2－5、图 2－6）。

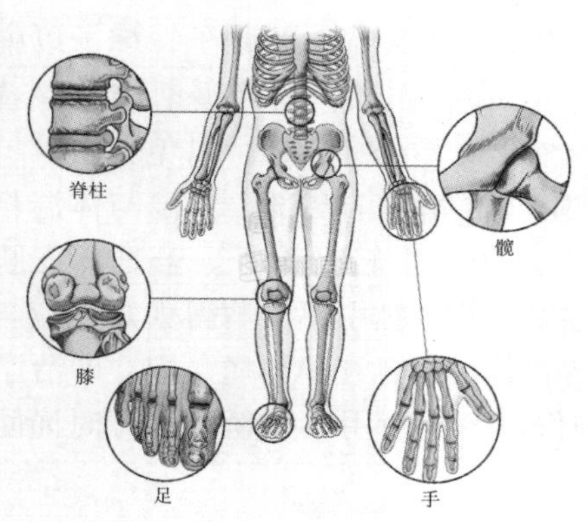

图 2－5　骨关节炎好发部位

资料来源：腾讯医典 APP。

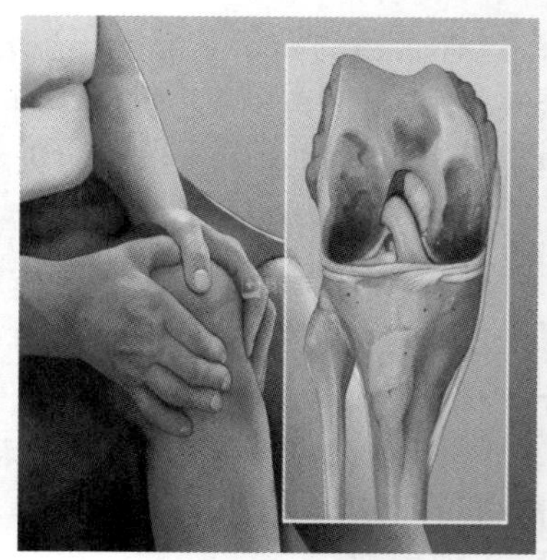

图 2－6　膝骨关节炎

资料来源：腾讯医典 APP。

（二）流行病学

我国 OA 的危险因素主要包括年龄、性别、肥胖、炎症、创伤及遗传因素等，同时呈现明显的地域差异和城乡差异。其中，女性 OA 患者较男性多见；在地域差异上，西南地区（占 13.7%）和西北地区（占 10.8%）最高，华北地区（占 5.4%）和东部沿海地区（5.5%）相对较低；从城乡差异来看，农村地区膝关节症状性 OA 患病率高于城市地区。

根据中国健康与养老追踪调查数据库的研究结果显示，目前我国 65 岁及以上人群中已有超过半数者罹患 OA。其中，膝 OA 是最常见的 OA 类型，老年、女性、肥胖、不当生活环境（如潮湿环境）及高强度、高负荷劳动则是影响其发病的主要因素；随着我国人口老龄化加剧，老年膝 OA 的发病率还会有继续上升的趋势，故本书将重点讨论老年膝 OA。OA 可导致关节疼痛、畸形与活动障碍，具有高致残性，进而增加老年患者心血管事件的发生率及全因死亡率，其将会严重影响患者生活质量，最终给患者、患者家庭和社会造成巨大的经济负担。

（三）临床表现

（1）关节疼痛和压痛：关节疼痛和压痛是 OA 最为常见的临床表现，其中以髋、膝及指间关节最为常见。初期表现主要为轻度或中度间断性隐痛，休息后好转，活动后加重；常与天气变化有关，寒冷、潮湿环境均可加重疼痛。在老年膝 OA 中，疼痛诱发原因除了天气变化以外，负重、膝关节活动增多等因素也较为常见。随着疾病的进展，疼痛主要影响患者上下楼梯或下蹲起立的动作，且与活动程度呈明显相关性，严重者平地行走时也会疼痛。晚期患者则可出现持续性疼痛或夜间痛，明显影响活动、睡眠及正常生活。

（2）关节活动受限：常见于髋关节、膝关节。晨起时出现关节僵硬及发紧感，俗称“晨僵”。关节僵硬持续时间一般不超过30分钟。长时间保持同一姿势（如久站后），改变姿势时关节也会有活动受限表现。早期可经活动后得到缓解，中晚期患者的关节活动受限加重，严重者出现关节绞锁，甚至致残。

（3）关节肿大和畸形：关节肿大以指间关节OA最为常见且明显，可表现为远端指间关节骨肥大，在关节背侧或内侧出现结节，其质硬似瘤体，称赫伯登（Heberden）结节，好发于中指和食指。发生于近端指间关节者称为布夏尔（Bouchard）结节。掌指关节较少累及。老年膝OA因关节内骨赘形成，同时随着关节软骨、半月板的退行性变，易导致膝内翻、膝外翻及旋转畸形，且呈渐进性发展。

（4）骨擦音或骨擦感：常见于膝OA，由于关节软骨破坏，关节面不平整，部分患者在活动时可出现关节“咔哒”音，即骨擦音。检查膝关节时可有“骨擦感”。

（5）肌肉萎缩：常见于膝OA。关节疼痛和活动能力下降可以导致受累关节周围肌肉萎缩和力量下降，进而导致活动量更少，从而陷入恶性循环，严重影响老年人的生活质量。

（四）辅助检查

1. 影像学检查

（1）X线检查。X线检查为OA明确临床诊断的“金标准”，是首选的影像学检查。在X线片上OA的三大典型表现为：①受累关节非对称性关节间隙变窄；②软骨下骨硬化和（或）囊性变；③骨骼边缘骨赘形成。部分患者可有不同程度的关节肿胀，关节内可见游离体，甚至出现关节变形。

（2）磁共振检查（magnetic resonance imaging，MRI）。MRI表现为受累关节的软骨厚度变薄、缺损，骨髓水肿、半月板损伤及变性、关节积液及腘窝囊肿。MRI是对老年OA明确早期诊断、分期及确定治疗方法很有价值的影像学“补充标准”。

（3）CT检查。CT检查常表现为受累关节间隙狭窄、软骨下骨硬化、囊性变和骨赘增生等，多用于OA的鉴别诊断。临床上X线及MRI检查应用更广。

2. 实验室检查

OA患者血常规、蛋白电泳、免疫复合物及血清补体等指标一般在正常范围内。若患者同时有滑膜炎，可出现C反应蛋白和红细胞沉降率轻度增高。出现滑膜炎者可有关节积液，关节液一般呈透明、淡黄色、黏稠度正常或略降低，但黏蛋白凝固良好。继发性OA患者可出现与原发病相关的实验室异常检查结果。

（五）诊断、鉴别诊断与评估

1. 诊断

须根据患者病史、症状、体征、X线表现及实验室检查做出临床诊断。《骨关节炎诊疗指南（2018年版）》则提出了髋关节、膝关节和指间关节OA的诊断标准以供参考（表2-30至表2-32）。

表 2－30　髋关节骨关节炎的诊断标准

序号	症状、实验室或 X 线检查结果
1	近 1 个月内反复的髋关节疼痛
2	红细胞沉降率≤20 mm/h
3	X 线片示骨赘形成，髋臼边缘增生
4	X 线片示髋关节间隙变窄

满足诊断标准序号 1＋2＋3 条或 1＋3＋4 条，可诊断为髋关节骨关节炎。

表 2－31　膝骨关节炎的诊断标准

序号	症状、体征或 X 线检查结果
1	近 1 个月内反复的膝关节疼痛
2	X 线片（站立位或负重位）示关节间隙变窄、软骨下骨硬化和（或）囊性变、关节边缘骨赘形成
3	年龄≥50 岁
4	晨僵时间＜30 min
5	活动时关节有“骨擦音”或“骨擦感”

满足诊断标准序号 1＋2、3、4、5 条中的任意 2 条，可诊断膝骨关节炎。

表 2－32　指间关节骨关节炎的诊断标准

序号	症状或体征
1	指间关节疼痛、发酸、发僵
2	10 个指间关节中有骨性膨大的关节≥2 个
3	远端指间关节骨性膨大≥2 个
4	掌指关节肿胀＜3 个
5	10 个指间关节中有畸形的关节≥1 个

满足诊断标准序号 1＋2、3、4、5 条中的任意 3 条可诊断为指间关节骨关节炎；10 个指间关节为双侧食、中指远端与近端指间关节，以及双侧第一腕掌关节。

2. 鉴别诊断

（1）类风湿性关节炎（rheumatoid arthritis，RA）：好发于年轻及中年女性，多为对称性小关节炎，以近端指间关节、掌指关节及腕关节受累为主，晨僵明显，发作时间常超过 30 分钟；可有皮下结节、类风湿因子（rheumatoid factor，RF）阳性，X 线以关节侵蚀性改变为主。

（2）强直性脊柱炎（ankylosing spondylitis，AS）：本病好发于青年男性，主要侵犯骶髂关节和脊柱，也可以累及膝关节、踝关节、髋关节，常伴有肌腱端炎；晨僵明显，患者常同时有炎性下腰痛，放射学检查提示骶髂关节炎，常有人类白细胞抗原（human leucocyte antigen，HLA）－B27（＋）。

（3）银屑病关节炎：本病好发于中年人，起病较缓慢，以远端指（趾）间关节、掌指关节、跖关节及膝关节和腕关节等四肢关节受累为主，关节病变常不对称，可有关节畸形。病程中可出现银屑病的皮肤和指（趾）甲改变。

（4）痛风性关节炎：本病多发于中年及以上男性，现逐渐呈年轻化趋势。常表现为反复发作的急性关节炎，最常累及第一跖趾关节和跗骨关节，也可侵犯膝关节、踝关节、肘关节、腕关节及手关节，表现为关节红、肿、热和剧烈疼痛，血尿酸水平多升高，滑液中可查到尿酸盐结晶。慢性患者可出现肾脏损害，在关节周围和耳郭等部位可出现痛风石。

3. 评估

在基层中，较常用的临床分期方法有根据X线改变的Kellgren & Lawrence分级（表2－33）和视觉模拟评分法（Visual Analogue Scale，VAS）（表2－34）。

表2－33　Kellgren & Lawrence分级

分级	描述
Ⅰ级	无改变（正常）
Ⅱ级	轻微骨赘
Ⅱ级	明显骨赘，但未累及关节间隙
Ⅲ级	关节间隙中度狭窄
Ⅳ级	关节间隙明显变窄，软骨下骨硬化

表2－34　视觉模拟评分法

评分	描述
0分	无痛
1～3分	轻度疼痛
4～6分	中度疼痛
7～10分	重度疼痛

而《中国老年膝关节骨关节炎诊疗及智能矫形康复专家共识》则通过将Kellgren & Lawrence分级、VAS分级、关节活动及关节肿胀、畸形等方面结合起来，形成了更系统的评估方案（表2－35）。

表 2－35　老年膝 OA 分期

分期	疼痛	活动	肿胀	畸形	X 线片表现
初期	偶发性的膝关节疼痛	不影响正常日常生活	无	无	关节间隙可能变窄，可能出现骨赘
早期	经常性的膝关节疼痛	基本不影响日常活动	偶有	无	关节间隙轻度变窄，小骨赘形成
中期	经常性的严重关节疼痛	因疼痛而影响日常活动	反复的膝关节明显肿胀	轻度膝关节内翻/外翻畸形	关节间隙明显狭窄，中等量骨赘，软骨下骨骨质轻度硬化
晚期	持续性的严重关节疼痛	日常生活严重受限	经常或持续性的膝关节肿胀	严重的内翻/外翻畸形或屈曲挛缩畸形	关节间隙狭窄严重，形成大量的骨赘，软骨下骨骨质硬化明显

（六）治疗

OA 的治疗目的是缓解疼痛，延缓疾病进展，矫正畸形，改善或恢复关节功能，提高患者生活质量。

OA 的总体治疗原则是依据患者年龄、性别、体重、自身危险因素、病变部位、病变程度及伴发病等选择阶梯化及个体化治疗，并在治疗过程中根据疗效和治疗反应实时调整治疗方案。目前，OA 治疗方案主要包括基础治疗、药物治疗、修复性治疗和重建治疗四个层次。

其中，修复性治疗和重建治疗均为有创性治疗方案，均具有相应的适应证，且均有一定的局限性。同时，老年患者对手术治疗具有一定的恐惧感，多数老年患者希望通过非手术的方式得到治疗，且老年人因各个器官（包括心肺功能）的衰退及常伴有各种基础疾病而导致手术风险增加。因此，综合考虑老年膝 OA 的特殊性，本节重点阐述老年膝 OA 的非手术治疗方案。

1．基础治疗

基础治疗作为 OA 的核心治疗方法，主要包含健康教育、运动指导、物理治疗及行动辅助等方面。

1）健康教育。

（1）耐心与患者及其家属解释 OA 是一种退行性变，使他们了解本病绝大多数预后良好，消除其思想负担。

（2）根据每天活动情况，建议患者改变不良的生活及工作习惯，保护受累的关节，如避免长久站立、跪位和蹲位、爬楼梯、爬山及不良姿势。

（3）针对患者的自身危险因素教育患者做出可适性改变，如改善潮湿的生活环境，减少高强度、高负荷的劳作，减轻体重等。

（4）在医生指导下规范用药，了解所用药品的用法和不良反应。

（5）由于老年膝 OA 病程长、康复周期长，患者须取得家庭和社会的支持与帮助，此对患者的治疗可起一定的积极作用。

2）运动指导。

（1）低强度有氧运动：采用正确、合理的有氧运动方式可以改善关节功能，缓解疼痛。应依据患者发病部位及程度，在医生的指导下选择合适的运动方式，如正走、倒走、慢跑、游泳、瑜伽、太极拳等。

（2）关节周围肌肉力量训练：加强关节周围肌肉力量，既可改善关节稳定性，又可促进局部血液循环，但应注重关节活动度及平衡（本体感觉）的锻炼。由医生依据患者自身情况及病变程度指导并制订个体化的训练方案。常用方法：①股四头肌训练，具体训练形式可选择坐位直抬腿训练、坐位蹬腿训练、坐位抗阻直抬腿训练等；②腘绳肌训练，具体训练形式可选择俯卧位屈膝或者抗阻屈膝训练、站立位勾腿或抗阻勾腿训练等；③髋外展肌训练，训练形式可以选择侧卧位抬腿训练，有条件者可借助健身器械行坐姿髋外展训练等。

（3）关节功能训练：关节在非负重状态下进行活动，以保持关节活动度；进行有关肌肉或肌群的锻炼以增强肌肉的力量和增加关节的稳定性。膝关节在非负重位的屈伸活动常用方法包括：①关节被动活动；②牵拉；③关节助力运动和主动运动。手关节可做抓、握锻炼。颈椎和腰椎关节进行轻柔的不同方向的活动。

3）物理治疗。常用方法包括针灸、按摩、推拿、热疗、水疗、红外线、超短波、电刺激等，可增强关节局部血液循环、缓解肌肉紧张、减轻疼痛等症状。

4）行动辅助。通过减少受累关节负重来减轻疼痛，但不同患者的临床受益存在一定差异。患者必要时应在医生指导下选择合适的行动辅助器械，如手杖、拐杖、助行器、关节支具等，也可选择平底、厚实、柔软、宽松的鞋具辅助行走，避免穿高跟鞋。除此以外，患者也可佩戴保护关节的弹性套，如护膝等，以保护关节。

2. 药物治疗

应根据 OA 患者病变的部位及病变程度，内外结合，进行个体化、阶梯化的药物治疗。相关治疗药物主要分为非甾体抗炎药、其余镇痛药物、关节腔注射药物及缓解 OA 症状的慢作用药物等。

1）非甾体抗炎药物（non-steroidal anti-inflammatory drugs，NSAIDs）。非甾体抗炎药物是 OA 患者缓解疼痛、改善关节功能最常用的药物。主要通过抑制环氧化酶活性，减少前列腺素合成，发挥减轻关节炎症所致的疼痛及肿胀、改善关节活动的作用。其包括局部外用药物和全身应用药物。

（1）局部外用药物：在使用口服药物前，建议先选择局部外用药物。局部外用药物可迅速、有效缓解关节的轻、中度疼痛，其胃肠道不良反应轻微，尤其适用于合并有胃肠道疾病和（或）心血管疾病及年老虚弱的患者。在外用药物剂型选择方面，可选择凝胶贴膏、乳胶剂、膏剂、贴剂，具体如双氯芬酸钠凝胶、氟比洛芬凝胶贴膏、洛索洛芬钠凝胶膏、双氯芬酸钠二乙胺乳胶剂等。其中，外用软膏只有 10% ～ 20% 的药物能透过皮肤进入体内，而经皮贴剂可以通过添加促渗剂的方式提高生物利用度，如氟比洛芬凝胶贴膏，但须注意局部皮肤不良反应的发生。对中、重度疼痛可联合使用局部外用药物与口服 NSAIDs。

（2）全身应用药物：根据给药途径可分为口服药物、针剂及栓剂。最常用的是口服药物，如非选择性环氧合酶 –2（cyclooxygenase-2，COX-2）抑制剂布洛芬、洛索洛芬、吲哚美辛、萘普生、双氯芬酸和氟比洛芬酯及选择性 COX-2 抑制剂罗非昔布、塞来昔布、艾瑞昔布、依托考昔和帕瑞昔布等。口服 NSAIDs 的胃肠道和心血管不良事件发生率较高，临床决策时应考虑个体化，充分评估风险与获益，并注意监测用药安全，建议用药 3 个月后应根据病情进行相应的化验等检查。如果患者上消化道不良反应的危险性较高，可使用选择性 COX-2 抑制剂；若使用非选择性 COX-2 抑制剂，应同时加用 H_2 受体拮抗剂、质子泵抑制剂或米索前列醇等胃黏膜保护剂。如果患者心血管疾病危险性较高，或有凝血障碍、肾衰竭、脑卒中或脑缺血发作史者应慎用 NSAIDs。冠状动脉搭桥围术期禁用。原则上应尽量使用最低有效剂量，且避免同时口服两种不同的 NSAIDs，因为这样不但不会增加疗效，反而会增加不良反应的发生率。

2）其余镇痛药物。对 NSAIDs 治疗无效或不耐受者，可使用非 NSAIDs、阿片类镇痛剂。

（1）对乙酰氨基酚：由于老年人对 NSAIDs 易发生不良反应，且 OA 的滑膜炎在发病初期并非主要因素，故轻症患者可短期使用一般镇痛剂作为首选药物，但其几乎无抗炎作用。每次 0. 3 ～ 0. 6 g，每天 2 ～ 3 次口服，每天剂量不超过 4 g。主要不良反应有胃肠道症状和肝毒性。

（2）其余非 NSAIDs 类药物：如辣椒碱乳剂，可消耗局部感觉神经末梢的 P 物质，减轻关节疼痛和压痛。使用初期用药部位可能出现皮肤烧灼、刺痛感及潮红，是正常药理反应，通常会随药物反复使用而减轻或逐渐消失，无须停药。但须注意的是，对本品过敏者、带状疱疹发作期、破损皮肤或开放性创口处禁用。

（3）阿片类镇痛剂：不推荐将阿片类药物包括曲马多作为 OA 疼痛管理的一线药物。对于急性疼痛发作的患者，当对乙酰氨基酚及 NSAIDs 不能充分缓解疼痛或有用药禁忌时，可考虑用弱阿片类药物，如口服可待因或曲马多等。但阿片类药物的不良反应和成瘾性发生率较高，建议谨慎采用。

3）关节腔注射药物。此类药物可有效缓解疼痛，改善关节功能。但关节腔治疗是侵入性治疗，可能会增加感染的风险，必须严格无菌操作及规范操作。

（1）糖皮质激素：起效迅速，短期缓解疼痛效果显著，疗效可持续数周至数月。建议每年应用最多不超过 2 ～ 3 次，注射间隔时间不应短于 3 ～ 6 个月，反复多次应用激素会对关节软骨产生不良影响。

（2）玻璃酸钠：可改善关节功能，缓解疼痛，安全性较高，可减少镇痛药物用量，较适合于轻、中度疼痛或经治疗无缓解甚至持续加重的 OA 患者。每周 1 次膝关节腔内注射，4 ～ 6 周为 1 个疗程。注射频率可以根据患者症状适当调整。但其在软骨保护和延缓疾病进程中的作用尚存争议，建议根据患者个体情况应用。

（3）医用几丁糖：可以促进软骨细胞外基质的合成，降低炎症反应，调节软骨细胞代谢；具有黏弹性、缓吸收性，可作为关节液的补充成分，减缓关节炎进展，减轻关

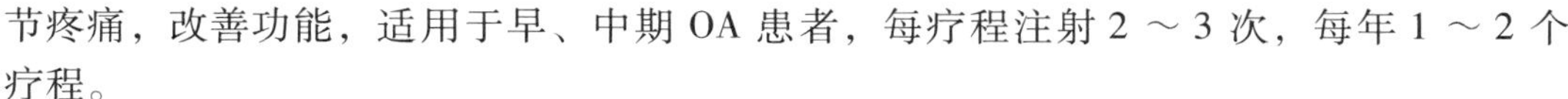

节疼痛，改善功能，适用于早、中期 OA 患者，每疗程注射 2 ～ 3 次，每年 1 ～ 2 个疗程。

（4）生长因子和富血小板血浆：可改善局部炎症反应，并可参与关节内组织修复及再生；但目前对于其作用机制及长期疗效尚须进一步研究。临床上对有症状的 OA 患者可选择性使用。

4）缓解 OA 症状的慢作用药物。此类药物一般起效较慢，需要治疗数周才见效，故称之为 OA 慢作用药。该类药物具有降低基质金属蛋白酶、胶原酶等活性作用，既可抗炎、止痛，又可保护关节软骨，有延缓 OA 发展的作用。但目前尚未有公认的理想的药物，常用药物有氨基葡萄糖、双醋瑞因、硫酸软骨素等。

（1）双醋瑞因：适用于需要长期给药的 OA 慢性疼痛患者，有研究发现双醋瑞因从用药后 2 周开始改善 OA 症状，镇痛效果与 NSAIDs 相当。双醋瑞因具有心血管保护作用且无心血管事件风险，可以抑制白细胞介素 1 的促动脉粥样硬化作用。

（2）氨基葡萄糖或硫酸软骨素：在治疗膝关节和髋关节 OA 的有效性方面，氨基葡萄糖对疼痛或功能缓解的效果并不比安慰剂好，亦未见硫酸软骨素治疗 OA 疼痛有效证据的文献发表。

5）抗焦虑、抗抑郁药。部分 OA 患者病程长，疼痛症状明显且顽固，往往导致患者焦虑、抑郁，必要时可加用抗焦虑、抗抑郁药物，如度洛西汀等，建议在专科医生指导下使用。

6）中成药。中成药包括含有人工虎骨粉、金铁锁等有效成分的口服中成药及外用膏药。目前，有研究表明中药可通过多种途径减轻疼痛、延缓 OA 的疾病进程、改善关节功能，但对于其作用机制和长期疗效尚需要更高级别的研究证据。

3．外科治疗

OA 的外科手术治疗包括关节软骨修复术、关节镜下清理手术、截骨术、关节融合术及人工关节置换术，适用于非手术治疗无效、影响正常生活的患者。手术的目的是减轻或消除患者疼痛症状、改善关节功能和矫正畸形。

（七）护理

1．常用护理诊断/问题

（1）疼痛：与局部慢性炎症有关。

（2）关节僵硬：与局部慢性炎症有关。

（3）活动受限：与疼痛、关节肿胀有关。

（4）知识缺乏：缺乏疾病相关知识。

（5）焦虑：与长期慢性疼痛、生活自理能力下降有关。

（6）舒适度的改变：与关节炎症所致的疼痛有关。

2．护理目标

（1）疼痛得到控制。

（2）关节僵硬得到控制。

（3）最大限度增加活动范围。

（4）了解有关疾病发生、预防、治疗等方面知识。

（5）情绪稳定，能积极正视疾病带来的不适。

（6）能积极坚持关节功能锻炼，舒适度得到改变。

3. 护理措施

1）减轻疼痛。

（1）评估疼痛的部位、性质、严重程度、诱发因素及其缓解方法等，以利于制订合理、有效的护理措施。

（2）局部制动，卧硬板床，使局部得以充分休息，急性期应以严格卧床休息为主。

（3）控制体重、少走路、少负重。

2）体位护理。疼痛发作时应严格卧床休息，协助患者取舒适卧位，尽可能保持关节的功能位。

3）饮食护理。饮食宜营养丰富，多食含钙、蛋白质、胶质的食物；忌食辛辣、油腻之品。肥胖患者应多食藕、大蒜、西兰花、山楂、猕猴桃、草莓、橙子等抗氧化能力强的食物，禁食过甜食物、肥腻食物、海产品等食物。

4）心理护理。

（1）评估患者心理状况，了解患者心理所需，针对性地给予情志护理。

（2）本病病程长，恢复慢，认真做好健康宣教，患者才能积极配合行肌肉训练。

（3）鼓励患者家属多陪伴患者，给予患者情感支持，协助生活所需。

5）功能锻炼。

（1）急性期患者应以卧床休息为主，尽可能保持关节的功能位，根据患者自身情况行踝关节的跖屈、背伸活动。

（2）指导稳定期患者行下肢关节的主动屈伸、旋转功能锻炼，每天2～3次，每次10～15分钟。

（3）增强膝关节周围肌力的锻炼。

【附】以左侧膝骨性关节炎为例的保健操

（1）改善关节活动度，肌群牵伸。

第一节：改善伸膝活动度。坐位，左下肢伸直，足部放在一椅子上，膝部悬空；双手下压患侧膝关节，尽量使其伸直；保持15秒，放松。

第二节：改善屈伸活动度。仰卧位，左下肢屈曲，双手抱膝，尽量使其屈曲；保持15秒，放松。

第三节：小腿局部肌群牵伸。坐位，左下肢伸直；用一毛巾卷从足部绕过，双手握毛巾卷的两端，将足部尽量拉向身体方向；保持15秒，放松。

第四节：小腿局部伸肌群牵伸。坐位，左下肢屈曲；用一毛巾卷从足部绕过，双手握毛巾卷的两端，将足部尽量拉向身体方向；保持15秒，放松。

（2）肌肉收缩练习。

第五节：大腿前部肌群收缩练习。仰卧位，左侧膝关节下垫一稍厚毛巾卷；做伸膝动作，保持5～8秒，放松。

第六节：大腿局部肌群收缩练习。俯卧位，左下肢做屈膝动作，保持5～8

秒，放松。

第七节：小腿前部肌群收缩练习。舒适坐在床上，双下肢自然伸直；左侧踝关节背伸，使足尖尽量向身体方向靠拢；保持5～8秒，放松。

第八节：小腿局部肌群收缩练习。舒适坐在床上，双下肢自然伸直；左侧足部尽量踩向床面方向；保持5～8秒，放松。

(3) 抗阻肌力练习。

第九节：大腿前部肌群多角度抗阻肌力练习。坐位，腰背部伸直；左踝部绕一重约1 kg沙袋，做伸膝动作，保持5～8秒，放松。分别在30°、60°、90°各练习1组。

第十节：大腿局部肌群抗阻肌力练习。取站立位，双手扶一稳固椅背；左踝部绕一重约1 kg的沙袋，做伸屈膝动作，保持5～8秒，放松。

第十一节：小腿前部肌群抗阻肌力练习。取坐位，腰背部伸直；左足部上方放一重约0.5 kg的沙袋，做伸踝背伸动作（足跟固定不动，抬起足前部），保持5～8秒，放松。

第十二节：小腿局部肌群抗阻肌力练习。取站立位，双手扶一稳固椅背；双侧足跟离开地面，保持5～8秒，放松。

6）用药护理。

(1) 氨基葡萄糖保护关节软骨被广泛应用，6周为1个疗程或根据需要延长。每年重复治疗2～3次。应在饭后服用，可减少胃肠道不适。

(2) 止痛类药物遵医嘱服用，一般在疼痛减轻或缓解时减量或停止使用。

(3) 玻璃酸钠注射液为关节腔注射常用药，每次2 mL，每周1次，5次为1个疗程。本品勿与含苯扎氯铵的药物接触以免产生混浊。有关节积液时，应先将积液抽出，再注入药物。注射完毕，被动屈伸膝关节数次，使药物在关节腔均匀填充。嘱患者24小时内注意休息，尽量避免走路、爬楼梯等活动。告诉患者如局部出现酸胀感属正常反应，1～2天可自行缓解。

(4) 口服中药的患者，注意药物与饮食的相互关系，中药汤剂宜饭后1小时温服，服药后观察效果和反应。

7）健康教育。

(1) 避免房间过于阴暗潮湿，不要把床放在门窗通风处。

(2) 日常注意加强保护，膝关节套弹力护膝，注意天气变化，避免受凉。注意保暖是老年人预防膝关节炎的关键。

(3) 要进行适量的运动锻炼，这样可以促进骨骼更好吸收营养物质，延缓骨骼的老化，避免关节受损。提醒老年人最好不要进行爬楼梯、登山这样的活动，容易造成关节软组织损伤。

(4) 饮食方面可以吃一些增加身体热量的食物，如羊肉、狗肉、红枣、人参等。

(5) 养成良好的生活习惯，保持正确的姿势。

4. 护理评价

（1）疼痛是否得到控制。

（2）关节僵硬是否得到控制。

（3）是否能在疾病限制范围内进行日常活动。

（4）是否了解有关疾病发生、预防、治疗等方面知识。

（5）是否能按计划进行功能锻炼。

（6）情绪是否稳定，是否能正视疾病带来的不适。

（八）基层医疗机构转诊指征

患者出现类似 OA 症状需要确诊，或已确诊的患者经保守治疗无效，须转诊到上级医院。

（九）结束语

随着中国老年人口的增多，人均寿命延长，老年 OA 患者数将呈较快速增长趋势。OA 给患者、患者家庭及社会均带来了巨大的负担，然而 OA 的合理照护尚未引起包括大多数患者在内的人群的足够重视，有待于医疗团队更科学的整合性管理——应基于共病患病情况、共病严重程度、自身危险因素、OA 对患者日常生活的影响程度、患者的人口社会学背景、患者关于 OA 的知识和健康信念、期望、偏好及精神健康等因素，实施个性化的以患者为中心的生物—心理—社会因素的综合管理。通过探索适合我国国情的慢性病整合性照护模式，以提高我国老年 OA 的诊疗水平，减少老年人因病致残、生活不便引发的社会及家庭医疗负担，积极响应国家“健康老龄化”的战略需求，为我国卫生健康事业贡献力量。

（陈凤桥　范艳琴）

参考文献

[1] 风湿免疫疾病慢性病管理全国护理专家协作组．骨关节炎慢性病管理专家建议［J］．中华风湿病学杂志，2020，24（4）：221－224.

[2] 李梦樱．外科护理学［M］．北京：人民卫生出版社，2015：434－439.

[3] 林果为，王吉耀，葛均波，等．实用内科学［M］．15 版．北京：人民卫生出版社，2017：2654－2656.

[4] 许学猛，刘文刚，詹红生，等．肌肉训练康复治疗膝痹（膝骨关节炎）专家共识［J］．按摩与康复医学，2020，11（19）：1－4.

[5] 张淑清，李海婷．平乐正骨护理法［M］．北京：中国中医药出版社，2018.

[6] 中国老年学和老年医学学会老年病分会骨科专家委员会．中国老年膝关节骨关节炎诊疗及智能矫形康复专家共识［J］．临床外科杂志，2019，27（12）：1105－1109.

[7] 中华医学会风湿病学分会．骨关节炎诊断及治疗指南［J］．中华风湿病学杂志，2010，4（6）：416－419.

[8] 中华医学会骨科分会关节外科学组．膝骨关节炎阶梯治疗专家共识（2018 年版）［J］．中华关节外科杂志，2019，13（1）：124－129.

[9] 中华医学会骨科学分会．骨关节炎诊治指南（2018 年版）［J］．中华骨科杂志，2018，38（12）：

705－710.

[10] 中华医学会骨科学分会关节外科学组. 中国骨关节炎疼痛管理临床实践指南（2020 年版）[J]. 中华骨科杂志，2020，40（8）：469－473.

七、老年骨质疏松症

（一）骨骼系统的功能

骨或骨组织是一种坚硬、密集的结缔组织，形成了大部分成人骨骼，即人体的支撑结构。在骨骼移行的区域（如胸腔和关节），软骨（一种半刚性的结缔组织形式）为运动提供了柔韧性和光滑的表面。骨骼系统具有支撑身体、促进运动、保护内脏、产生血细胞、存储和释放矿物质和脂肪的作用，起支持、运动和保护的作用。

（二）骨骼的大体解剖

骨干是在骨头的近端和远端之间延伸的管状轴。骨干的中空区域称为髓腔，充满了黄色的骨髓。骨干壁由致密而坚硬的骨头组成。红骨髓填充海绵状骨中的空隙。每个骨骺端都与骨干相遇，骨干的狭窄区域包含骨骺板（生长板）与正在生长的骨骼中的透明软骨层。当成年早期（18 ～ 21 岁）骨骼停止生长时，软骨被骨组织代替，骨骺板变成了骨骺线。

髓腔有一个称为内膜的细密的膜状内膜，其发生骨的生长、修复和重塑。骨膜含有滋养骨骼的血管、神经和淋巴管。肌腱和韧带也附着在骨膜的骨头上。骨膜覆盖整个外表面，除了骨骺端与其他骨骼相遇形成关节的位置。在这个区域，骨端被关节软骨覆盖，关节软骨是一层薄的软骨，可减少摩擦并起到减震器的作用。

（三）骨细胞和组织

骨骼中包含相对较少数量的细胞，这些细胞根植在胶原纤维的基质中，胶原纤维为无机盐晶体提供了黏附表面。这些无机盐晶体是在磷酸钙和碳酸钙结合形成羟磷灰石时形成的，羟磷灰石在胶原纤维上结晶或钙化时会掺入其他无机盐，如氢氧化镁、氟化物和硫酸盐。羟磷灰石晶体赋予骨骼以硬度和强度，而胶原纤维赋予它们柔韧性，因此它们不脆。

尽管骨细胞构成了少量的骨量，但它们对骨骼的功能至关重要。在骨骼组织中发现了 4 种细胞：骨细胞、成骨细胞、骨原细胞和破骨细胞（表 2－36）。

表 2－36 骨骼细胞的不同类型和功能

细胞类型	功能	位置
骨原细胞	发育成成骨细胞	骨膜和骨髓的深层
成骨细胞	骨形成	骨骼的生长部分，包括骨膜和骨内膜
骨细胞	保持骨基质中的矿物质浓度	陷入腔隙中

续表 2-36

细胞类型	功能	位置
破骨细胞	骨吸收	骨头表面及旧的、受伤的或不需要的骨头的部位

骨骼的动态特性意味着不断形成新的组织，并且溶解旧的、受伤的或不必要的骨骼以进行修复或释放钙。破骨细胞是负责骨吸收或分解的细胞。它们在骨骼表面上被发现，是多核的细胞，起源于单核细胞和巨噬细胞而非成骨细胞。破骨细胞不断破坏旧骨，而成骨细胞不断形成新骨。成骨细胞和破骨细胞之间持续的平衡是骨骼不断重塑的原因。

（四）运动、营养、激素和骨营养

1. 运动与骨组织

机械应力会刺激矿物盐和胶原纤维的沉积，而缺乏机械应力会导致骨骼失去矿物质盐和胶原纤维，从而失去强度。骨骼的内部和外部结构会随着应力的增加或减少而发生变化。这就是为什么经常运动的人的骨骼比久坐的人的骨骼粗。

大量对照研究表明，经常运动的人比久坐的人骨密度更高。任何类型的运动都会刺激更多骨骼组织的沉积，但是抗阻力训练比心血管机能训练具有更大的作用。抗阻力训练对于减缓由于衰老导致的骨质流失和预防骨质疏松症尤其重要。

2. 营养与骨组织

钙是骨骼的重要组成部分，主要以磷酸钙和碳酸钙的形式存在。由于人体无法产生钙，因此，必须从饮食中获取钙。但是，如果没有维生素 D，则无法从小肠吸收钙。因此，摄入维生素 D 对骨骼健康也至关重要。此外，维生素 D 在骨骼重塑中也起着重要作用。日光在皮肤上的作用会触发人体产生维生素 D。

3. 激素与骨组织

（1）影响成骨细胞和/或维持骨骼基质的激素：激素对于控制骨骼生长和维持骨骼基质是必需的。

垂体分泌的生长激素（growth hormone，GH）以多种方式控制骨骼生长。GH 会触发骨骺板中的软骨细胞增殖，促进长骨长度增加。GH 还可以增加钙的保留，从而增强矿化作用，并促进成骨细胞活性，从而提高骨密度。

甲状腺素是甲状腺分泌的一种激素，可促进成骨细胞活性和骨基质的合成。

在青春期，性激素（雌激素和睾丸雄激素）也可促进成骨细胞的活性和骨基质的产生，还可引起青春期经常发生的生长突增。它们还可促进骨骺板向骨骺线的转化（即软骨向其骨质残留物的转化），从而结束骨骼的纵向生长。

钙三醇是维生素 D 的活性形式，是由肾脏产生的，可刺激钙和磷酸盐在消化道的吸收。

（2）影响破骨细胞的激素。骨骼建模和重塑需要破骨细胞吸收不需要的、受损的或旧的骨，成骨细胞才能形成新骨。影响破骨细胞的两种激素是甲状旁腺激素（parathyroid hormone，PTH）和降钙素。

PTH 可促进破骨细胞增殖和活性，使钙从骨骼释放到血循环中，从而增加血液中钙离子的浓度。PTH 还会促进肾小管对钙的重吸收。由于 PTH 可促进维生素 D 的合成，而维生素 D 可促进肠道对钙的吸收，因此，PTH 可间接增加小肠对钙的吸收。

降钙素是甲状腺分泌的一种激素，可以抑制破骨细胞的活性并刺激骨骼吸收钙，从而降低血液中钙离子的浓度。(表 2 – 37)

表 2 – 37　影响骨骼细胞的激素

激素	作用
生长激素	增加长骨的长度，增强矿化作用，并改善骨密度
甲状腺素	刺激骨骼生长并促进骨骼基质的合成
性激素	促进成骨细胞活性和骨基质的产生；引起青春期的生长突增；促进骨骺板向骨骺线转化
钙三醇	刺激消化道吸收钙与磷酸盐
甲状旁腺激素	促进破骨细胞增殖和骨吸收；促进肾小管对钙的重吸收；间接增加小肠对钙的吸收
降钙素	抑制破骨细胞活性并刺激骨骼吸收钙

（五）稳态：骨骼系统和其他器官系统的相互作用

钙不仅是骨骼中最丰富的矿物质，还是人体中最丰富的矿物质。钙离子不仅促进骨骼矿化，还有利于牙齿健康，调节心率和收缩强度、血液凝结、平滑肌和骨骼肌细胞收缩及调节神经冲动传导。血液中钙的正常水平为 2. 11 ～ 2. 52 mmol/L。当身体无法保持血液中钙的这一水平时，将导致低钙血症或高钙血症。

低钙血症是一种以异常低的钙水平为特征的疾病，会对具体不同系统（包括循环、肌肉、神经和骨骼系统）产生不利影响。没有足够的钙，血液将难以凝结，心脏可能会跳动或完全停止跳动，肌肉可能会收缩，神经系统可能会难以运作，并且骨骼可能会变脆。低钙血症的原因可能是激素水平的失衡和饮食不当。治疗方法因病而异，但预后一般良好。

在高钙血症（一种以异常高水平的钙为特征的疾病）中，神经系统功能不足会导致嗜睡、反射迟缓、便秘和食欲不振、神志不清，在严重的情况下还会出现昏迷。

甲状旁腺细胞具有钙的质膜受体。当钙不与这些受体结合时，细胞释放 PTH，刺激破骨细胞增殖和破骨细胞吸收骨。这种脱盐过程指骨盐溶解后会将钙释放到血液中。PTH 促进肾脏从尿液中吸收钙，从而使钙返回血液。最后，PTH 刺激维生素 D 的合成，进而促进小肠中钙的吸收。

当所有这些过程使血液中的钙水平恢复正常时，有足够的钙与甲状旁腺细胞表面的受体结合，这种情况的循环被关闭。

当血液中的钙水平过高时，会刺激甲状腺释放降钙素，抑制破骨细胞活性并刺激骨骼吸收钙，降低肾脏对钙的重吸收，从而降低血液中的钙水平。当血钙水平恢复正常时，甲状腺停止分泌降钙素。

（六）骨质疏松症

1. 定义

骨质疏松症（osteoporosis）是一种以骨量低、骨组织微结构损坏，导致骨脆性增加、易发生骨折为特征的全身性、代谢性骨病（图2－7）。骨质疏松症按病因分为原发性和继发性两大类。原发性骨质疏松症包括绝经后骨质疏松症（Ⅰ型）、老年骨质疏松症（Ⅱ型）和特发性骨质疏松症（包括青少年型）。绝经后骨质疏松症一般发生在女性绝经后5～10年内；老年骨质疏松症指70岁以后发生的骨质疏松；特发性骨质疏松症主要发生在青少年，病因尚未明。继发性骨质疏松症指由任何影响骨代谢的疾病和/或药物及其他明确病因导致的骨质疏松。本书探讨的是原发性骨质疏松症。

骨质疏松症的潜在机制是骨吸收与骨形成之间的不平衡。在正常骨骼中，骨骼的基质重塑是恒定的。在任何时间点，多达10%的骨质可能正在进行重塑。

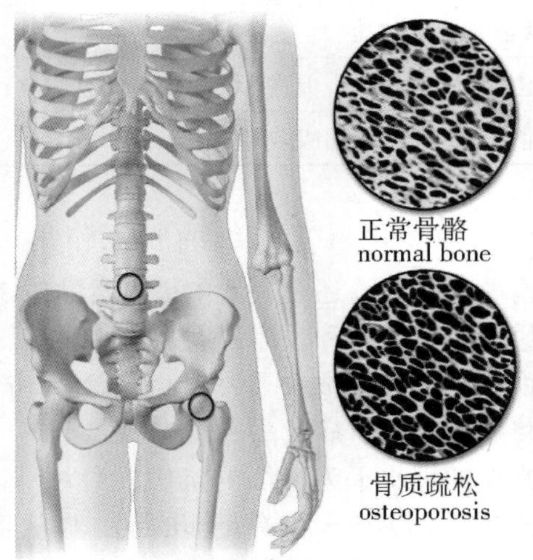

图2－7　骨质疏松示意

资料来源：GEN. Hundreds of genetic influences on osteoporosis identified［EB/OL］.（2019－01－02）［2022－05－10］. https://www.genengnews.com/featured/hundreds－of－genetic－influences－on－osteoporosis－identified/.

2. 危险因素

1）人种（白种人患骨质疏松症的风险高于黄种人，而黄种人高于黑种人）、高龄、女性绝经、脆性骨折家族史。

2）不健康生活方式：体力活动少、吸烟、过量饮酒、日照少、营养不良等。

3）影响骨代谢的疾病：甲状腺功能亢进症、性腺功能减退症、糖尿病、类风湿关节炎、系统性红斑狼疮、慢性腹泻、吸收不良、多发性骨髓瘤、淋巴瘤、脑卒中和慢性心脏疾病、肺部疾病、肾疾病等。

4）影响骨代谢的药物。常见影响老年人骨代谢的药物如下：

（1）糖皮质激素。类固醇诱发的骨质疏松症是由糖皮质激素引起的，主要累及轴向骨骼。长时间摄入合成糖皮质激素泼尼松后可诱发骨质疏松症。一些专业准则建议对服用超过30 mg氢化可的松（7.5 mg泼尼松龙）的患者应预防骨质疏松症的发生，尤其是对服用3个月以上的患者。建议使用钙或维生素D作为预防剂，且隔日使用可能不会阻止这种并发症。

（2）巴比妥类药物。苯妥英钠和其他一些诱导酶的抗癫痫药可能加速维生素D的代谢。

（3）L－甲状腺素过度置换可能导致骨质疏松，这可能与亚临床甲状腺功能减退有关。

（4）诱发性腺功能减退的药物。例如，用于乳腺癌的芳香化酶抑制剂，甲氨蝶呤和其他抗代谢药物，长效孕激素和促性腺激素释放激素激动剂。

（5）抗凝药。长期使用肝素会降低骨密度，而长期使用华法林及相关香豆素会使骨质疏松性骨折的风险增加。

（6）质子泵抑制剂。质子泵抑制剂可抑制胃酸的产生，研究认为这会干扰钙的吸收。

（7）噻唑烷二酮类（用于糖尿病）。例如，罗格列酮与骨质疏松和骨折的风险增加有关。吡格列酮亦可能与其有关。

（8）慢性锂疗法与骨质疏松症有关。

5）跌倒是骨质疏松性骨折的独立危险因素。环境因素包括：光线昏暗、路面湿滑、地面障碍物、地毯松动、卫生间未安装扶手等。自身因素包括：高龄、缺乏运动、平衡能力差、既往跌倒史、肌少症、视觉异常、感觉迟钝、神经肌肉疾病、步态异常、心脏疾病、直立性低血压、抑郁症、精神和认知疾患、服用药物（如安眠药、抗癫痫药及治疗精神疾病药物）等。

3．临床表现

骨质疏松症初期通常没有明显的临床表现，因而被称为“寂静的疾病”或“静悄悄的流行病”。但随着病情进展，患者会出现骨痛、脊柱变形，甚至发生骨质疏松性骨折等。

（1）骨痛及乏力：轻者无症状，仅在X线片或骨密度测量时被发现。较重患者常诉腰痛、乏力或全身骨痛。骨痛通常为弥漫性，无固定部位，体检不能发现压痛区/点。乏力常于劳累或活动后加重，负重能力下降或不能负重。

（2）脊柱变形，身材缩短：常见于椎体压缩性骨折，表现为身材变矮，严重者可出现驼背、脊柱畸形。

（3）骨折：多发部位为脊柱、髋部和前臂，其他部位亦可发生，如盆骨、肋骨甚至胸骨和锁骨等。脊柱压缩性骨折突出表现为身材缩短，有时出现突发性腰痛，卧床而取被动体位。骨质疏松性骨折发生后，再骨折的风险显著增加。

（4）并发症：驼背和胸廓畸形者常伴胸闷、气短、呼吸困难甚至发绀等表现；髋部骨折者常因感染、心血管病或慢性器官衰竭而死亡；长期卧床会加重骨丢失，并常因感染等使骨折极难愈合。

（5）对心理状态及生命质量的影响：主要的心理异常包括恐惧、焦虑、抑郁、自信心丧失等，这对患者的生命质量有很大的影响。

4．诊断

骨质疏松症的诊断是基于双能X线吸收测定法（dualenergy X-ray absorptiometry，DXA）骨密度测量结果和/或脆性骨折。详细的病史询问和查体是临床诊断的基本依据。临床上，凡存在骨质疏松症家族史、骨质疏松症脆性骨折史、消瘦、闭经、绝经、慢性疾病、长期营养不良、长期卧床或长期服用致骨质丢失药物者均要想到本病可能。

（1）基于骨密度测定的诊断（表2-38）。DXA测量的骨密度是目前通用的骨质疏松症诊断指标。对于绝经后女性、年龄大于等于50岁的男性，建议参照WHO推荐的诊断标准，基于DXA测量结果，骨密度通常用*T*值表示。*T*值=（实测值-同种族同性别健康青年人峰值骨密度）/同种族同性别健康青年人峰值骨密度的标准差。基于DXA测量的中轴骨（第1至第4腰椎、股骨颈或全髋）骨密度或桡骨远端1/3骨密度对骨质疏松症的诊断标准是*T*值≤-2.5。

表2-38　骨密度测定

类别	*T*值范围	年轻女性比例
正常	*T*值≥1.0	85%
骨质减少	-2.5＜*T*值＜-1.0	14%
骨质疏松症	*T*值≤-2.5	0.6%
严重骨质疏松	*T*值≤-2.5，伴有脆性骨折	—

（2）基于脆性骨折的诊断。符合以下两条之一者可诊断为骨质疏松症：①髋部或椎体脆性骨折；②骨密度测量符合低骨量（-2.5＜*T*值＜-1.0），合并肱骨近端、骨盆或前臂远端脆性骨折。

（3）诊断流程如图2-8所示。

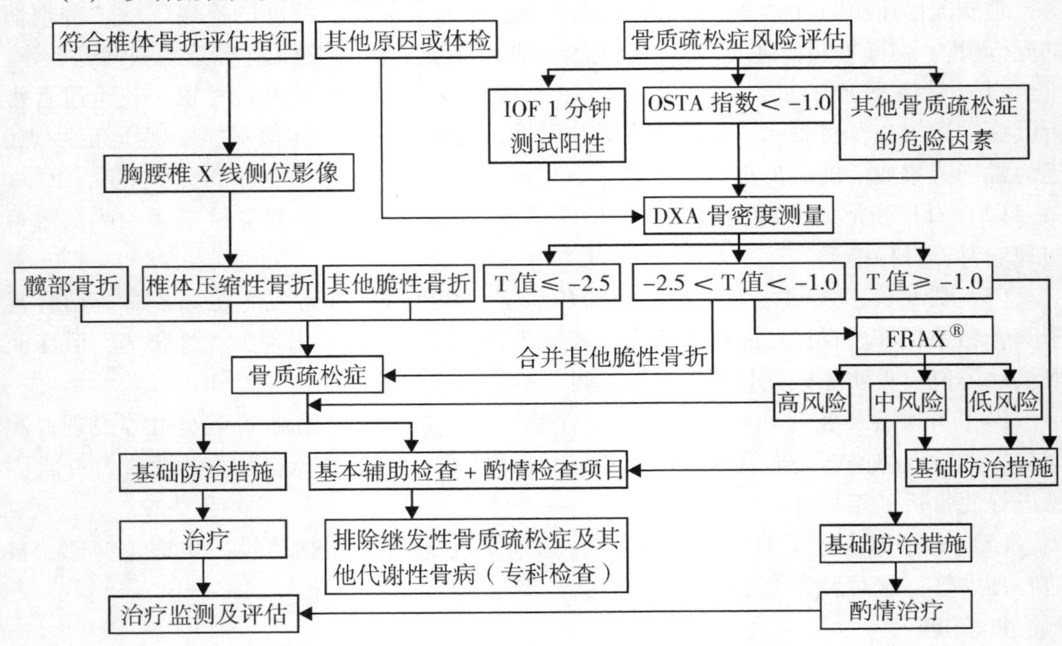

IOF：International Osteoporosis Foundation，国际骨质疏松基金会；OSTA：osteoporosis self-assessment tool for asians，骨质疏松自我筛查工具；FRAX®：fracture risk assessment tool，骨折风险预测工具。

图2-8　骨质疏松症诊断流程

5. 预防和治疗

1）调整生活方式。

（1）加强营养，均衡膳食：建议摄入富含钙、低盐和适量蛋白质的食物，推荐每天蛋白质摄入量为0.8～1.0 g/kg，且每天摄入牛奶300 mL或相当量的奶制品。

（2）充足日照：建议上午11：00至下午3：00间，尽可能多地暴露皮肤于阳光下晒15～30分钟（取决于日照时间、纬度、季节等因素），每周2次，以促进体内维生素D的合成，尽量不涂抹防晒霜，以免影响日照效果。但须注意避免强烈阳光照射，以防灼伤皮肤。

（3）规律运动：骨骼重塑是对身体压力的反应。年轻时增加骨骼活动和负重锻炼可以防止成人骨骼脆弱。在女性耐力运动员中，大量的训练可导致骨密度降低和骨质疏松症的风险增加。这种作用可能是由于过度训练抑制月经，产生闭经而引起的。

（4）戒烟：吸烟抑制成骨细胞的活性，导致外源性雌激素的分解增加、体重减轻和更年期提前。

（5）限酒。

（6）避免过量饮用咖啡及碳酸饮料。

（7）尽量避免或少用影响骨代谢的药物。

2）骨健康补充剂。

（1）钙剂：成人每天元素钙的摄入量为800 mg，50岁及以上人群每天元素钙的摄入量为1 000～1 200 mg。充足的钙摄入对获得理想骨峰值、减缓骨丢失、改善骨矿化和维护骨骼健康有益。营养调查显示，我国居民每天膳食约摄入元素钙400 mg，故尚须补充元素钙500～600 mg/d。钙剂选择须考虑钙元素含量、安全性和有效性。其中碳酸钙含钙量高，吸收率高，易溶于胃酸，常见不良反应为上腹不适和便秘等。

（2）维生素D：充足的维生素D可增加肠道钙吸收、促进骨骼矿化、保持肌力、改善平衡能力和降低跌倒风险。同时补充钙剂和维生素D可降低骨质疏松性骨折风险。维生素D摄入不足还会影响其他抗骨质疏松药物的疗效。推荐成人维生素D摄入量为400 U（10 μg）/d；维生素D用于防治骨质疏松症时，剂量可为800～1200 U/d。65岁及以上老年人因缺乏日照及维生素D的摄入和吸收障碍常缺乏维生素D，推荐摄入量为600 U/d；可耐受最高摄入量为2 000 U/d；建议酌情检测血清25－羟维生素D水平，以了解患者维生素D的营养状态，指导维生素D的补充。临床应用维生素D制剂时应注意个体差异和安全性，定期监测血钙和尿钙浓度，防止发生高钙血症和高磷血症。

3）抗骨质疏松症药物。抗骨质疏松症药物按作用机制可分为骨吸收抑制剂（双磷酸盐、降钙素、雌激素、选择性雌激素受体调节剂等）、骨形成促进剂（甲状旁腺激素类似物）、其他机制类药物（如活性维生素D及其类似物、维生素K_2类、锶盐等）。

4）康复治疗。运动疗法：简单实用，不仅可增强肌力与肌耐力，改善平衡、协调性与步行能力，还可改善骨密度、维持骨结构，降低跌倒与脆性骨折风险等。运动疗法须遵循个体化、循序渐进、长期坚持的原则。对骨质疏松症有治疗效果的运动方式如下。

（1）有氧运动，如慢跑、游泳等。

（2）肌力训练，以较轻承重为主的渐进抗阻运动（适用于无骨折的骨质疏松症患者），如负重练习等。

（3）冲击性运动，如体操、跳绳等。

（4）平衡和灵活性训练，如太极拳、舞蹈等。

（5）振动运动，如全身性振动训练。运动锻炼要注意少做躯干屈曲、旋转动作。

（6）物理因子疗法：脉冲电磁场、体外冲击波、全身振动、紫外线等物理因子治疗可增加骨量；超短波、微波、经皮神经电刺激、中频脉冲等治疗可减轻疼痛；对骨质疏松性骨折或者骨折延迟愈合可选择低强度脉冲超声波、体外冲击波等治疗以促进骨折愈合。

（7）作业疗法：作业疗法以针对骨质疏松症患者的康复宣教为主，包括指导患者正确的姿势，改变不良生活习惯，提高安全性。

（8）康复工程：行动不便者可选用拐杖、助行架等辅助器具，以减少跌倒发生。此外，可进行适当的环境改造，如将楼梯改为坡道、浴室增加扶手等，以增加安全性。

6. 护理诊断与措施

1）情景性自尊低下与椎体骨折引起的身长改变有关，如身长缩短、驼背等。多注重与患者的交谈，鼓励其表达内心的感受，明确情绪变化的根源。指导患者穿着宽松上衣以掩盖形体的改变，增强其信心。挖掘个体优势，使患者认识到自己的力量，增强自信心，逐渐适应新形象的改变。

2）知识缺乏：缺乏骨质疏松的预防知识。

（1）做好宣传教育，提高对骨质疏松危险因素的认识，如老年、女性、亚洲人、阳性骨折家族史、身材瘦小和绝经过早、活动过少、吸烟、酗酒、长期低钙饮食、高蛋白饮食、高盐饮食等，及早去除诱发骨质疏松的因素，饮食上补充钙剂离子钙 500 g、维生素 D、维生素 B_{12} 和维生素 K。

（2）绝经后妇女无乳腺癌家族史可遵医嘱使用小剂量的雌激素，以及低剂量的维生素 D 加钙剂干预治疗。干预措施的时间是绝经后，尤其适用于高危人群。

3）躯体活动障碍与骨痛、骨折引起的活动受限有关。

（1）鼓励多做户外运动，积极进行适当的体育锻炼，但活动时应注意安全，特别是老年人，尽量预防骨折的发生。例如，注意地面是否易滑、有无高低不平或绊脚的物品、上下楼梯要有扶手或有人搀扶。

（2）对发生骨折的个体，应指导照护者每 2 小时为患者翻身 1 次，受压部位使用保护垫，视受压部位情况进行按摩。指导患者进行呼吸和咳嗽训练，照护者根据康复师的意见为患者提供主动和被动的关节活动训练。定期检查受压部位。

（3）病情许可的情况下，根据康复师相关指导，积极进行适当的运动。长期卧床者，早期以被动的运动训练为主，维持关节活动和全身循环系统的功能。病情许可坐起时，可在床上进行主动训练，锻炼全身和局部的肌肉，改善肢体功能和胃肠道功能，有利于钙、磷的吸收。可以行走者，可做主动运动，如步行、上下台阶、举哑铃、骑自行车、划船等运动，维持日常运动所必需的活动量，增强肌力，有助于预防骨质疏松。

4）营养失调（低于机体需要量）与钙摄入不足、激素水平改变、不良饮食习惯等有关。

（1）鼓励经常食用富含钙质的食物，如牛奶、海带、紫菜、豆类、香菇、虾、虾米等。保证与骨有关的营养素的每天供应量，如食盐少于5 g，蛋白质65 g，胆固醇少于300 g，蔬菜不超过500 g，维生素A 800 μg，维生素D 10 μg，钙800 mg。

（2）调整饮食结构。以米面、杂粮为主，品种多样搭配。植物性食物中应以绿叶菜、花菜为主。平时生活中要注意补充各种营养素。

（3）辨证施护。脾气弱衰型者应注意饮食护理，多进食暖、软、易消化的食品，忌辛辣食品。肝肾阴虚型应尽量保证患者睡眠，除心火、清内热，避免在言语及行为上产生不愉快情绪。

5）疼痛与骨质疏松、骨折有关。积极治疗原发病，做好病前预防，病后及时治疗，预防并发症的发生。疼痛发生时，可遵医嘱采取相应的止痛措施。

6）潜在并发症骨折与骨质疏松有关。

（1）环境安全。由于年龄的增长，生理性老化，视力、听力减退，平衡功能差，自我保护应变能力减弱，加上骨骼脆性增加，跌倒而导致的骨折较常见。骨质疏松症的主要并发症是骨折，骨折致死、致残率很高。所以安全的生活环境及预防跌倒尤其重要。

（2）用药护理。骨质疏松症属慢性病，须长期服药，所以应耐心向照护者、家属和患者本人说明疾病的性质，详细讲解药物的适应证、常见副作用及服药的注意事项，使其能主动配合治疗。药物治疗应根据医生要求，并坚持每天按时服药。年长者应定期检查骨密度，并在医生指导下调整用药。

7. 健康指导

（1）饮食调理对骨质疏松有一定影响。因此，应强调饮食调理，指导个体可多食胡桃、黑芝麻等，注意增加钙的摄入。维生素D和乳糖有助于钙的吸收，对强壮骨骼有一定的意义。

（2）机械应力可刺激骨的形成。体育锻炼可以防止骨质疏松，应结合全身情况采取合适锻炼方式。身体某一部分的剧烈运动可使局部骨体积及骨密度增加。抗重力运动可增加骨矿盐含量。因此，对不同情况采用何种运动形式及运动强度需要量力而行。

（3）功能锻炼可减轻疼痛和防止肌肉萎缩，避免骨质疏松和关节粘连，有利于机体功能的全面恢复。功能锻炼时要适应当时气候变化，注意防寒保暖，避免外邪侵袭。

（黄文静　赵佳乐）

参考文献

[1] 陈灏珠，钟南山，陆再英. 内科学［M］. 9版. 北京：人民卫生出版社，2018.

[2] 刘美玲，扬宗香. 老年人家庭护理［M］. 北京：金盾出版社，2003.

[3] 蒲亨萍. 临床常见疾病护理指南［M］. 贵阳：贵州科技出版社，2011.

[4] 王钰辉，姬栋岩，张宵艳. 老年护理技术［M］. 武汉：华中科技大学出版社，2011.

[5] 中华医学会，中华医学会杂志社，中华医学会全科医学分会. 原发性骨质疏松症基层诊疗指南（2019年）［J］. 中华全科医师杂志，2020（4）：304－315.

八、高尿酸血症与痛风

随着社会经济发展，人们生活方式及饮食结构发生改变，我国高尿酸血症（hyperuricemia，HUA）的患病率逐年增高，并呈年轻化趋势，已成为仅次于糖尿病的第二大代谢性疾病。血尿酸升高除可引起痛风之外，还与肾脏、内分泌代谢、心脑血管等系统疾病的发生和发展有关。

（一）定义

尿酸是人体内嘌呤核苷酸的分解代谢产物，嘌呤核苷酸80%由人体细胞代谢产生，20%从食物中获得。嘌呤经肝脏氧化代谢变成尿酸，后者由肾脏和肠道排出。高尿酸血症是指正常饮食状态下，不同时间检测2次空腹血尿酸水平，男性的＞420 μmol/L（7 mg/dL），女性的＞360 μmol/L（6 mg/dL），常由嘌呤代谢紊乱和/或尿酸排泄减少所导致。有相当一部分高尿酸血症患者可终身不出现关节炎等明显症状，称为无症状高尿酸血症。

痛风是指血尿酸超过其在血液或组织液中的饱和度时，在关节、组织中形成尿酸钠晶体并沉积，诱发局部炎症反应和组织破坏而造成多种损害的一组疾病，严重者可并发心脑血管病、肾功能衰竭，最终可能危及生命。高尿酸血症是痛风发作的重要基础，痛风患者在其发病过程中必在某一阶段有高尿酸血症表现，但部分患者急性发作时血尿酸水平不高。

（二）流行病学

高尿酸血症和痛风属于全球性疾病，不同国家、地区的患病率有所差异。高尿酸血症的全球患病率为2.6%～36%，痛风为0.03%～15.3%，近年呈现明显上升和年轻化趋势。国内缺乏大规模的流行病学数据，但根据我国不同地区学者的有关老年人群高尿酸血症患病率的调查，推测我国60岁以上的老年人高尿酸血症的患病率为5.5%～19.3%。随着人口老龄化，其发病率会不断上升。

（三）病因及发病机制

高尿酸血症与痛风根据病因主要分为原发性、继发性两大类。原发性痛风多有遗传性，原发性肾脏尿酸排泄减少约占原发性高尿酸血症的90%，具体发病机制不清，可能为多基因遗传性疾病，但应排除肾脏器质性疾病。继发性痛风指继发于其他疾病过程中的一种临床表现，也可因某些药物所致。常见病因包括：

（1）血液系统疾病：如急性白血病、慢性白血病、红细胞增多症、多发性骨髓瘤、溶血性贫血、淋巴瘤及多种实体肿瘤化疗时，由于细胞内核酸大量分解而致尿酸产生过多。

（2）各类肾脏疾病：由于肾功能不全、肾小管疾病造成尿酸排泄减少而使血尿酸增高。

（3）服用某些药物：常见为利尿剂（如氢氯噻嗪、呋塞米等）、复方降压片、吡嗪酰胺等抗结核药、抗帕金森病药物、小剂量阿司匹林（75～300 mg/d）、维生素 B_{12}、烟草酸、细胞毒性化疗药物、免疫抑制剂（如他克莫司、环孢素A、硫唑嘌呤）等。

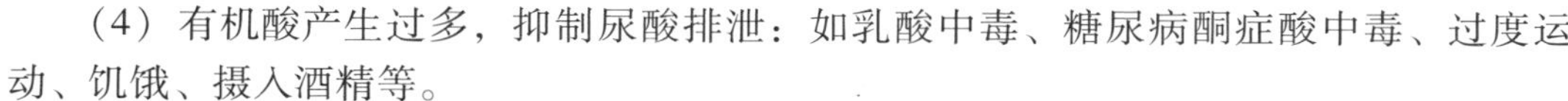

（4）有机酸产生过多，抑制尿酸排泄：如乳酸中毒、糖尿病酮症酸中毒、过度运动、饥饿、摄入酒精等。

（四）临床表现

1．病程

传统的痛风自然病程分为无症状高尿酸血症期、急性发作期、发作间歇期和慢性痛风石病变期。在 2018 版欧洲抗风湿病联盟（European league Against Rheumatism，EULAR）更新的痛风诊断循证专家建议中，将痛风的病程分为临床前期［无症状高尿酸血症、无症状单钠尿酸盐（monosodium urate，MSU）晶体沉积、无症状高尿酸血症伴 MSU 沉积］和痛风期（即临床期，分为痛风性关节炎发作期及发作间期、慢性痛风性关节炎期）。

（1）急性发作期：典型痛风发作于夜间发作，起病急骤，疼痛进行性加剧，12 小时左右达高峰。疼痛呈撕裂样、刀割样或咬噬样，难以忍受。受累关节及周围软组织红肿，皮温升高，触痛明显。症状多于数天或 2 周内自行缓解。多数患者发病前无前驱症状，部分患者发病前有疲乏、周身不适及关节局部刺痛等先兆。首次发作多为单关节受累，50% 以上发生于第一跖趾关节。其次是踝关节和足背，膝关节、手指间关节、肘关节、腕关节也可以受累，随着病程进展，受累关节逐渐增多，少数可影响到骶髂关节、肩关节或脊柱关节，也可累及关节周围滑囊、肌腱、腱鞘等部位，且发作的症状和体征渐趋不典型。部分严重的患者发作时可伴有全身症状，如发热、寒战、乏力、心悸等。发作前多有诱发因素，多为饮酒、高嘌呤饮食、受冷和剧烈运动。

（2）发作间歇期：急性关节炎发作缓解后一般无明显后遗症状，偶有炎症区皮肤色素沉着。二次发作的间隔时间无定论，多数患者在初次发作后 1 ～ 2 年内复发。随着病情的进展，发作频率逐渐增加，发作持续时间延长，无症状的间隙期缩短，部分患者发作后症状不能完全缓解，关节肿痛持续存在。

（3）慢性痛风性关节炎期：皮下痛风石和慢性痛风石关节炎是长期血尿酸显著升高未受控制的结果，两者经常同时存在。皮下痛风石常见的发生部位为耳郭、反复发作关节的周围及鹰嘴、跟腱、髌骨滑囊等处，外观为皮下隆起的大小不一的黄白色包块，破溃后排出白色粉状或糊状物，不易愈合。慢性痛风石关节炎为关节内沉积大量 MSU 晶体导致痛风石形成，表现为持续关节肿痛、压痛、畸形和功能障碍，其可造成关节骨质的破坏、关节周围组织纤维化、继发退行性变等。

2．并发症和伴发症状

1）痛风性肾病：痛风的发病过程中，尿酸盐也可沉积在泌尿系统，导致急性或慢性尿酸盐肾病、尿酸性尿路结石。

（1）急性尿酸盐肾病：由于血和尿中尿酸水平急剧上升，大量尿酸结晶沉积于肾小管、集合管等处，造成急性尿路梗阻。临床表现为急性少尿、无尿，急性肾衰竭，尿中可见大量尿酸结晶。这种情况在原发性痛风中少见，多见于由于恶性肿瘤及其放化疗（即肿瘤溶解综合征）等继发原因引起的继发性痛风。

（2）慢性尿酸盐肾病：持续高尿酸血症时尿酸钠结晶沉积在远端集合管和肾间质，特别是肾髓质和乳头区，从而激活局部肾素－血管紧张素醛固酮系统损伤内皮细胞，进而引起肾小球高压力、慢性炎症反应、间质纤维化等病理改变，导致慢性尿酸盐肾病。临床表现为由于尿浓缩功能下降导致夜尿增多，晚期因肾小球滤过功能下降出现肾功能不全的表现，如高血压、水肿、贫血等。

（3）尿酸性尿路结石：尿中尿酸浓度过饱和时在泌尿系统沉积并形成结石，有痛风病史的高尿酸血症患者中肾结石发生率为20%～25%，可出现在痛风关节炎之前。结石造成尿路梗阻时可引起肾绞痛、血尿和排尿困难，严重者继发泌尿系感染、肾盂扩张积水等。

2）代谢综合征：痛风患者往往伴有体内代谢异常，易并发肥胖症、高血压、高脂血症、糖尿病等代谢综合征的表现。

3）心血管疾病：高尿酸血症是心血管疾病的独立危险因素，同时与许多传统的心血管疾病危险因素相互作用参与心血管疾病的发生、发展及转归。研究显示，血尿酸水平每升高60 μmol/L，女性心血管病病死率和缺血性心脏病病死率分别增加26%和30%，男性分别增加9%和17%。高尿酸血症是女性全因死亡和冠心病死亡的独立危险因素，高尿酸血症对男性和女性的冠心病的发生及预后影响不同，对女性影响更大，可能与雌激素水平有关。

4）神经系统疾病：血尿酸水平和神经系统疾病关系复杂，高尿酸血症促进了缺血性脑卒中的发生，并与预后不良相关；但生理浓度的血尿酸水平对神经系统同时有一定的保护作用，血尿酸水平过低则有可能增加神经退行性疾病发生的风险。

（五）辅助检查

1）常规化验及检查：血常规、尿常规、肝功能、肾功能、血糖、血脂、红细胞沉降率、C反应蛋白和泌尿系超声检查等。痛风急性发作期多数患者有红细胞沉降率增快和C反应蛋白升高。患慢性尿酸盐肾病时，尿常规可显示低比重尿、小分子蛋白尿、白细胞尿、轻度血尿及管型尿。此外，应根据患者的器官受累情况进行其他相应的辅助检查。

2）血尿酸测定：正常嘌呤饮食状态下，非同日2次空腹检测，男性的正常血尿酸 < 420 μmol/L（7 mg/dL），女性的 < 360 μmol/L（6 mg/dL）。由于血尿酸受多种因素影响会有波动，应多次测定。

3）尿尿酸测定：测定前须严格低嘌呤饮食5天后才能进行，24小时尿尿酸排泄量大于600 mg为尿尿酸生成过多型；小于600 mg为尿尿酸排泄减少型，但不能除外两种情况同时存在。在正常饮食情况下，24小时尿尿酸排泄量以800 mg进行区分。此项检查目前不作为常规检查。

4）HLA-B＊58：01基因检测：与使用别嘌醇产生严重不良反应，如Steven-Johnson或中毒性表皮坏死松解症等重症药疹密切相关。我国大陆人群中HLA-B＊58：01基因阳性率为11.51%，以华南地区最高，可达20.19%。在有条件的地区应用别嘌醇前应进行基因检测，以减少严重药物不良反应的发生。

5）影像学检查。

（1）关节X线片：可见MSU晶体沉积造成的关节软骨下骨质破坏，表现为偏心性圆形或卵圆形囊性变，甚至呈虫噬样、穿凿样缺损，骨缺损边缘可呈“悬挂边缘征”。

晚期可出现关节间隙明显变窄甚至消失，形成纤维性强直，也可出现关节半脱位或脱位，甚至病理性骨折。

（2）超声：对疑诊痛风性关节炎或慢性痛风石关节炎患者的诊断更有意义。最重要的4种超声征象是痛风石、聚集物（关节积液内聚集的点状高回声，后方不伴声影，又称为暴风雪征）、软骨表面的双轨征（double contour sign）和侵蚀，其中双轨征是尿酸沉积在关节内特异性很高的表现，其诊断痛风性关节炎的敏感性为78%，特异性为97%。

（3）双能CT（dual source CT，DECT）：能特异性识别尿酸盐结晶，诊断痛风的敏感性为84%（81%～87%）、特异性为93%（93%～96%）。对早期或无痛风石的患者双能CT的敏感性要低一些，且有假阳性的情况。

6）关节腔穿刺液或痛风石抽吸物MSU结晶检查：偏振光显微镜下表现为2～20 μm强的负性双折光的针状或杆状的MSU晶体。但即使是痛风发作期该检查也可能为阴性。

（六）诊断与鉴别诊断

1．诊断

2015年由美国风湿病学会（American College of Rheumatology，ACR）和欧洲抗风湿病联盟（EULAR）制定的痛风分类标准（表2－39），将关节穿刺液镜检发现MSU作为诊断金标准。2018年EULAR的推荐再次强调了这一点，同时推荐在没有关节镜检穿刺的情况下，基层医院和非风湿科医生可以依赖分类标准进行痛风的临床诊断（临床表现评分累计大于等于8分）。

对于有或曾有急性关节炎，同时存在心血管疾病和高尿酸血症的男性成人患者，若具有经典“痛风足”组征，应考虑痛风的临床诊断。传统的“痛风足”典型临床征象包括：①足或踝关节的单关节炎（尤其是第一跖趾关节）。②既往曾有类似急性关节炎发作。③关节肿痛症状出现急剧。④关节局部红斑。

由于痛风已成为炎性关节病中的最常见病因，而不少患者的症状不典型、血尿酸不高，建议如果考虑炎性关节病但临床难以确诊具体病因时，应积极通过关节滑液穿刺、晶体镜检进行诊断及鉴别诊断。

表2－39　2015年美国风湿病学会和欧洲抗风湿病联盟痛风分类标准

第一步：纳入标准（只在符合本条件情况下方采用下列评分体系）：至少1次外周关节或滑囊发作性肿胀、疼痛或压痛
第二步：充分标准（如果具备，可直接分类为痛风而无须下列其他要素）：有症状关节或滑囊（即在滑液中）或痛风中存在单钠尿酸盐晶体
第三步：标准（不符合充分标准的情况下使用，≥8分可诊断为痛风）

续表 2－39

项目	分类	评分
临床		
症状发作曾累及的关节/滑囊[a]	踝关节或中足（作为单关节或寡关节的一部分发作而未累及第一跖趾关节）	1
	累及第一跖趾关节（作为单关节或寡关节发作的一部分）	2
关节炎发作特点（包括以往的发作）		
受累关节发红（患者自述或医生观察到）	符合左栏 1 个特点	1
受累关节不能忍受触摸、按压	符合左栏 2 个特点	2
受累关节严重影响行走或无法活动	符合左栏 3 个特点	3
发作或曾经发作的时序特征（无论是否抗炎治疗，符合下列 2 项或 2 项以上为 1 次典型发作）		
疼痛达峰<24 小时	1 次典型的发作	1
症状缓解≤14 天		
发作间期完全缓解（恢复至基线水平）	反复典型症状发作	2
痛风石的临床证据		
皮下粉笔灰样结节，表面皮肤薄，常伴有表面血管覆盖，位于典型的部位：关节、耳郭、鹰嘴滑囊、指腹、肌腱（如跟腱）	存在	4
实验室检查		
血尿酸水平：通过尿酸氧化酶方法测定。理想状态下，应在患者未接受降尿酸治疗和症状发作 4 周后（即在发作间期）进行测定	<240 μmol/L（<4 mg/dL）	－4
	240～<360 μmol/L（4～<6 mg/dL）	0
	360～<480 μmol/L（6～<8 mg/dL）	2
	480～<600 μmol/L（8～<10 mg/dL）	3
	≥600 μmol/L（≥10 mg/dL）	4
有（曾有）症状的关节或滑囊进行滑液分析（应由有经验的检查者进行检测）	未做检测	0
	单钠尿酸盐阴性	－2
影像学特征		
（曾）有症状的关节或滑囊处尿酸盐晶体的影像学证据：超声显示双轨征[b]，或双能 CT 示尿酸盐沉积[c]	无影像学证据（两种检查方法）或未做检查	0
	存在（任一方式）	4
痛风相关关节破坏的影像学证据：手和/或足在传统影像学表现有至少一处骨侵蚀[d]	无影像学证据或未做检查	0
	存在	4

a：症状发作是指包括外周关节（或滑囊）的肿胀，疼痛和/或压痛在内的有症状的时期。b：双轨征，透明软

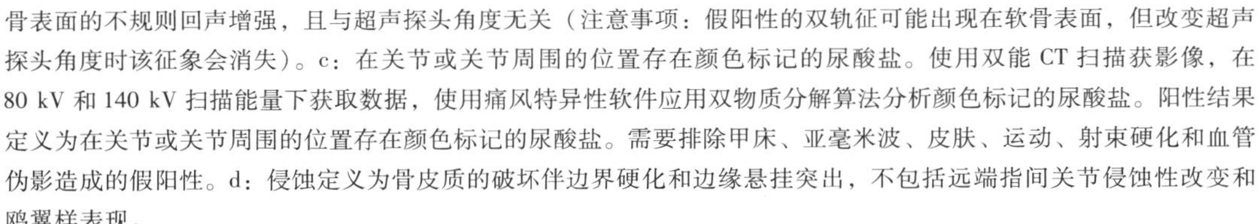
骨表面的不规则回声增强，且与超声探头角度无关（注意事项：假阳性的双轨征可能出现在软骨表面，但改变超声探头角度时该征象会消失）。c：在关节或关节周围的位置存在颜色标记的尿酸盐。使用双能 CT 扫描获影像，在 80 kV 和 140 kV 扫描能量下获取数据，使用痛风特异性软件应用双物质分解算法分析颜色标记的尿酸盐。阳性结果定义为在关节或关节周围的位置存在颜色标记的尿酸盐。需要排除甲床、亚毫米波、皮肤、运动、射束硬化和血管伪影造成的假阳性。d：侵蚀定义为骨皮质的破坏伴边界硬化和边缘悬挂突出，不包括远端指间关节侵蚀性改变和鸥翼样表现。

2. 鉴别诊断

针对急、慢性痛风性关节炎的鉴别诊断见表 2－40。

表 2－40　急、慢性痛风性关节炎的鉴别诊断

项目	鉴别疾病
急性痛风性关节炎	其他晶体性关节炎，如假性痛风（焦磷酸钙晶体沉积病）、碱性磷酸钙结晶沉积病等；感染性关节炎，如化脓性关节炎、莱姆关节炎、淋病性关节炎等；创伤；反应性关节炎结节病；其他慢性炎症性关节炎急性发作期，如类风湿关节炎等
慢性痛风性关节炎	类风湿关节炎或其他慢性炎症性关节炎；假性痛风；骨关节病；莱姆关节炎；不典型慢性感染，如结核病、布氏杆菌病等

（七）治疗

治疗的总体目标是促进晶体溶解和防止晶体形成、控制症状。合理的综合治疗能提高患者的生命质量，减少并发症的发生，改善预后。目前无论是美国风湿病学会、欧洲抗风湿病联盟还是中国指南和专家共识均认为老年人痛风的治疗原则和其他年龄组患者的相同，区别在于老年人群共病多，常合并高血压、糖尿病、慢性肾脏病（CKD）及高脂血症等多种慢性病，基础肾功能差，且多重用药较普遍，治疗更加复杂并且难以达到治疗目标。但是针对无症状 HUA 的老年人是否需要积极降尿酸治疗，目前临床上尚无指南推荐。仔细寻找其高尿酸可能的原因，应积极从饮食控制、生活方式干预及用药等方面进行调整，进一步寻找是否有隐藏的疾病及其是否合并 CKD、CAD 及代谢性疾病，综合评估后再谨慎选用合适的药物。若确实需要降尿酸药物治疗，应注意从小剂量起始，应用过程中除需要监测血尿酸水平以了解治疗效果外，还应注意肝肾功能的变化、皮疹及别嘌醇过敏综合征的风险。

1. 非药物治疗

改善生活方式是治疗痛风及高尿酸血症的核心，应对所有痛风及高尿酸血症患者进行宣教。对于部分早期发现的患者，可尝试单纯的生活方式干预。

2. 药物治疗

1）降尿酸治疗的指征。目前国内一般推荐痛风性关节炎发作大于等于 2 次/年，或痛风性关节炎发作 1 次/年，且同时合并以下任何 1 项：年龄 40 岁以下、血尿酸大于 480 μmol/L、有痛风石、尿酸性肾石症或肾功能损害（eGFR $<$ 90 mL/(min · 1.73 m^2)）、高血压、糖耐量异常或糖尿病、血脂紊乱、肥胖、冠心病、卒中、

心功能不全，则立即开始药物降尿酸治疗。

2019 年，美国风湿病学会会议上公布的痛风临床实践指南（草案）中对药物降尿酸治疗的指征按照不同推荐强度给出了建议：①强烈建议药物治疗。痛风出现的影像破坏，或频繁发作（大于等于 2 次/年），存在痛风石。②建议药物治疗。既往曾发作 1 次以上，但属于非频繁发作（小于 2 次/年）者；第一次发作但符合以下条件者：慢性肾脏 3 期以上，血尿酸 540 μmol/L（9 mg/dL）或存在泌尿系结石。③一般不建议药物治疗。不符合上述条件的第一次发作者；即使影像学（包括彩色超声或双能 CT）提示存在 MSU 结晶沉积的无症状高尿酸血症者。

2）降尿酸治疗的时机：因血尿酸波动可导致痛风急性发作，大多数痛风指南均不建议在痛风急性发作期开始时使用降尿酸药物，须在抗炎、镇痛治疗 2 周后再酌情使用。

3）降尿酸治疗的目标和疗程：痛风患者降尿酸治疗目标为血尿酸小于 360 μmol/L，并长期维持；若患者已出现痛风石、慢性痛风性关节炎或痛风性关节炎频繁发作，降尿酸治疗目标为血尿酸小于 300 μmol/L，直至痛风石完全溶解且关节炎频繁发作症状改善，可将治疗目标改为血尿酸小于 360 μmol/L，并长期维持。

4）降尿酸的药物治疗：降尿酸药物的选择须个体化。目前国内常用的降尿酸药物包括抑制尿酸合成（别嘌醇和非布司他）和促进尿酸排泄（苯溴马隆）两类。别嘌醇和非布司他均是通过抑制黄嘌呤氧化酶活性，减少尿酸合成，从而降低血尿酸水平；而苯溴马隆则通过抑制肾小管尿酸转运蛋白 -1，抑制肾小管尿酸重吸收而促进尿酸排泄，降低血尿酸水平。

（1）别嘌醇：一线治疗药物。老年人初始剂量为 50 mg/d，每 4 周左右监测血尿酸水平 1 次，根据药物反应及尿酸水平逐步调整剂量，未达标患者每次可递增 50 ～ 100 mg，最大剂量为 600 mg/d，分 3 次服用。肾功能不全患者须谨慎使用，起始剂量每天不超过 1.5 mg/eGFR，缓慢增加剂量，严密监测皮肤改变及肾功能。eGFR 为 15 ～ 45 mL/($\min \cdot 1.73\ m^2$) 者推荐剂量为 50 ～ 100 mg/d；eGFR ≤ 15 mL/($\min \cdot 1.73\ m^2$) 者禁用。

（2）非布司他：初始剂量为 20 mg/d，4 周左右评估血尿酸，不达标者可逐渐递增加量，最大剂量为 80 mg/d。轻、中度肾功能不全［eGFR ≥ 30 mL/($\min \cdot 1.73\ m^2$)］者无须调整剂量，重度肾功能不全［eGFR < 30 mL/($\min \cdot 1.73\ m^2$)］者慎用。CARES 研究显示，与别嘌醇比较，虽然非布司他的主要复合终点发生率与其相近，但服用非布司他的患者心血管原因的死亡风险增加 34%（*HR* 1.34，95% *CI*：1.03 ～ 1.73），全因死亡率增加 22%（*HR* 1.22，95% *CI*：1.01 ～ 1.47）。据此研究，FDA 近期对非布司他予以黑框警告。其常见不良反应有肝功能损伤、恶心、皮疹等。

（3）苯溴马隆：成人起始剂量为 25 ～ 50 mg/d，每 4 周左右监测血尿酸水平，若不达标，则缓慢递增剂量至 75 ～ 100 mg/d，可用于轻、中度肾功能异常或肾移植患者。使用该药时须碱化尿液，将尿 pH 值调整至 6.2 ～ 6.9，肾功能正常者维持尿量 2 000 mL/d 以上。在欧美国家，苯溴马隆引起肝功能损害，但在中国，肝功能损害发生率不高，各种指南还是推荐将其作为一线药物使用。eGFR < 20 mL/($\min \cdot 1.73\ m^2$) 或尿酸性肾石症患者禁用。

（4）其他降尿酸药物：对难治性痛风、其他药物疗效不佳或存在禁忌证、血液系统恶性肿瘤或放化疗导致急性血尿酸显著升高时，可考虑使用尿酸氧化酶，包括拉布立酶和普瑞凯希，但目前均未在国内上市，不建议将其作为一线用药。

5）急性期治疗：急性期治疗原则是快速控制关节炎的症状和疼痛。急性期应卧床休息，抬高患肢，最好在发作24小时内开始应用控制急性炎症的药物。一线治疗药物有秋水仙碱和非甾体抗炎药，当存在治疗禁忌或治疗效果不佳时，也可考虑短期应用糖皮质激素进行抗炎治疗。

（1）秋水仙碱：建议应用低剂量秋水仙碱，起始负荷剂量为1.0 mg，口服，1小时后追加0.5 mg，12小时后改为0.5 mg，1～2次/天，最宜在痛风急性发作12小时内开始用药，超过36小时疗效明显下降。肾功能不全者须减量或延长间隔，eGFR为30～60 mL/(min·1.73 m^2）时，秋水仙碱最大剂量为0.5 mg/d；eGFR为15～30 mL/(min·1.73 m^2）时，秋水仙碱最大剂量为每次0.5 mg，隔日1次；eGFR <15 mL/(min·1.73 m^2）或透析患者禁用。该药可能造成胃肠道不良反应，如腹泻、腹痛、恶心、呕吐，同时可能出现肝、肾损害及骨髓抑制，应定期监测肝肾功能及血常规。使用强效P－糖蛋白和/或CYP3A4抑制剂（如环孢素或克拉霉素）的患者禁用秋水仙碱。

（2）非甾体抗炎药：痛风急性发作应尽早应用足量非甾体抗炎药的速效剂，主要包括非特异性COX抑制剂和特异性COX-2抑制剂。非特异性COX抑制剂须注意消化道溃疡、出血、穿孔等胃肠道风险；特异性COX-2抑制剂的胃肠道风险较非特异性COX抑制剂低50%左右，但活动性消化道出血、穿孔仍是用药禁忌。此外，非甾体抗炎药也可出现肾损害，注意监测肾功能；肾功能异常的患者应充分水化，eGFR <30 mL/(min·1.73 m^2）且未行透析的患者不宜使用。特异性COX-2抑制剂还可能增加心血管事件发生的风险，高风险人群应用须谨慎。

（3）糖皮质激素：主要用于急性痛风发作伴有全身症状，或秋水仙碱和非甾体抗炎药无效或存在使用禁忌，或肾功能不全的患者。一般推荐泼尼松0.5 mg/（kg·d），连续用药5～10天停药，或用药2～5天后逐渐减量，总疗程7～10天，不宜长期使用。若痛风急性发作累及大关节时，或口服治疗效果差可给予关节腔内或肌肉注射糖皮质激素，如复方倍他米松和曲安奈德，但须排除关节感染，并避免短期内反复注射。应用糖皮质激素应注意高血压、高血糖、高血脂、水钠潴留、感染、胃肠道风险、骨质疏松等不良反应。

6）药物降尿酸治疗期间预防痛风急性发作：降尿酸治疗期间易导致反复出现急性发作症状，可给予预防治疗。在初始降尿酸治疗的3～6个月，口服小剂量秋水仙碱0.5 mg，1～2次/天。当秋水仙碱无效或存在用药禁忌时，考虑低剂量非甾体抗炎药作为预防性治疗，上述两种药物使用存在禁忌或疗效不佳时，也可应用小剂量泼尼松（5～10 mg/d）预防发作，但应注意糖皮质激素长期应用的副作用。

3. 多学科联合诊疗

1）高尿酸血症与肾脏病：一方面，患HUA时尿酸盐沉积在肾脏可直接导致慢性尿酸盐肾病、急性尿酸性肾病和尿酸性肾石症；另一方面，肾脏疾病影响尿酸的排泄，发生继发性高尿酸血症，高尿酸血症又可导致/加重肾脏疾病。HUA已证实是慢性肾脏病的独立危险因素。

（1）慢性尿酸盐肾病一旦确诊即开始非药物治疗，疗效不佳者根据尿酸水平及合并症开始药物治疗。出现肾功能损害（G2 期及以上、尿酸性肾石症患者血尿酸超过 480 μmol/L）即开始降尿酸治疗，治疗目标值小于 360 μmol/L。若患者合并严重痛风（如痛风石、慢性关节炎、痛风频繁发作），应更严格控制血尿酸水平，治疗标值小于 300 μmol/L，但不建议降至 180 μmol/L 以下。

（2）急性尿酸性肾病：急性尿酸性肾病是严重的 HUA 导致过量尿酸盐沉积并阻塞肾小管引起的少尿或无尿性急性肾损伤，多见于肿瘤溶解综合征。急性尿酸性肾病可发生尿路梗阻，出现腰痛、少尿或无尿。急性肾损伤若合并血尿酸显著升高（大于 900 μmol/L）应考虑急性尿酸性肾病，确诊常需要做肾活检，排除小管间质性肾炎等。高风险患者积极静脉补液，首选重组尿酸酶或黄嘌呤氧化酶抑制剂。

（3）尿酸性肾石症：尿酸性肾石症常表现为腰痛和血尿；可引起肾积水和肾实质萎缩，甚至发展为终末期肾病。尿酸性肾石症治疗可采用排石疗法、体外冲击波碎石和/或手术治疗。

（4）慢性肾脏病合并高尿酸血症：慢性肾脏病患者的 HUA 治疗药物根据原发病、并发症及肾功能情况进行选择。慢性肾脏病（G4 ～ G5 期）患者的痛风急性发作时不宜使用 NSAIDs，可给予糖皮质激素短期口服或关节内注射，也可根据 eGFR 酌情采用低剂量秋水仙碱治疗。降尿酸药物可选择非布司他及苯溴马隆。

2）高尿酸血症与代谢综合征：代谢综合征是肥胖、高血压、高血糖、血脂异常等多种心血管疾病的危险因素同时存在于同一个体的临床症候群，是一组在代谢上相互关联的多种危险因素的组合，这些因素直接促进了动脉粥样硬化性心血管疾病的发生，也增加了发生 2 型糖尿病的风险。

（1）肥胖：肥胖相关的轻度慢性炎症和胰岛素抵抗状态可增加高尿酸血症和痛风的风险。减轻体重特别是减小腹围是非药物治疗降低尿酸水平的有效方法。

（2）高血压：大量研究显示高尿酸血症是高血压的独立危险因素。对于高尿酸血症合并高血压患者，优先考虑利尿剂以外的降压药物。氯沙坦钾具有促尿酸排泄的作用，并通过降低血尿酸水平使心血管事件减少 13% ～ 29%。氨氯地平是具有促尿酸排泄作用的二氢吡啶类钙拮抗剂，推荐用于合并缺血性脑卒中的高血压患者。

（3）高血糖：糖代谢异常患者血尿酸大于 480 μmol/L 应立即开始降尿酸药物治疗。现有的临床资料没有显示降糖药物对血尿酸水平具有不良影响。磺脲类药物可促进尿酸的排出，仅糖苷酶抑制剂阿卡波糖可减轻因蔗糖分解导致的血尿酸水平的升高，噻唑烷二酮类药物可能通过减轻胰岛素抵抗而降低血尿酸水平，达格列净、卡格列净等钠－葡萄糖协同转运蛋白 2（glucose transporter type 2，SGLT-2）抑制剂能降低血尿酸水平。

（4）血脂紊乱：对于高胆固醇血症或动脉粥样硬化合并高尿酸血症患者，优先考虑阿托伐他汀；对于高甘油三酯血症合并高尿酸血症的患者，优先考虑非诺贝特。上述两种药物均具有促尿酸排泄作用。

3）高尿酸血症与心血管疾病：高尿酸血症是心血管疾病的独立危险因素，同时与许多传统的心血管疾病危险因素相互作用参与心血管疾病的发生、发展及转归。

（1）冠心病：小剂量阿司匹林（75 ～ 325 mg/d）会轻度升高血尿酸，但考虑到 75 ～ 325 mg/d 阿司匹林抗血小板作用相关的心、脑血管获益，对合并高尿酸血症的患者不建议停用，建议碱化尿液、多饮水，同时监测血尿酸水平。阿托伐他汀具有较弱的降尿酸作用，可优先使用。

（2）心力衰竭：血尿酸水平增高是慢性心力衰竭患者预后不佳的独立预测因素，长期使用排钾利尿剂（尤其是噻嗪类利尿剂）降低肾脏尿酸清除率，可诱发或加重 HUA。对于合并 HUA 的心力衰竭患者，首选非噻嗪类利尿剂，同时摄取适量的水分并碱化尿液；另外，因噻嗪类利尿剂可能增加别嘌醇发生超敏反应的风险，尽量避免二者同时使用。

4）高尿酸血症与神经系统疾病：高尿酸血症促进缺血性脑卒中的发生及不良预后，而在神经退行性疾病如阿尔茨海默病（Alzheimer's disease，AD）和帕金森病等疾病中，观察到血尿酸升高具有保护作用。

（1）缺血性脑卒中：血尿酸水平升高，尤其血尿酸大于 420 μmol/L 是脑卒中的独立危险因素。高尿酸血症促进脑卒中发生，是我国人群缺血性脑卒中的独立危险因素。仅对急性缺血性脑卒中溶栓患者建议短期内将血尿酸保持在较高水平，因为这有助于改善临床症状及预后。HUA 患者合并脑卒中或经评估具有脑卒中高危因素，需要考虑药物治疗。用药时应充分考虑阿司匹林和阿托伐他汀等药物对血尿酸的影响。

（2）神经退行性疾病：AD 是最常见的痴呆类型，轻度认知功能障碍和 AD 患者血尿酸水平较正常人群低，高尿酸饮食可延缓轻度认知功能障碍患者转变为 AD 的进程。血尿酸水平升高有助于减少 AD 的发生，保护阿尔茨海默病患者的认知功能。血尿酸水平过低增加轻度认知功能障碍患者认知功能下降的风险。帕金森病是好发于中老年人的一种常见的中枢神经系统退行性疾病，血尿酸水平高的人群发生帕金森病的风险较低。血尿酸水平升高有助于减少帕金森病的发病率和延缓其进展。伴血尿酸水平高或痛风的男性患者发生帕金森病的风险相对较低，女性则无明显相关性。血尿酸水平和神经系统疾病的关系复杂，HUA 促进缺血性脑卒中的发生及预后不良，生理浓度的血尿酸水平对神经系统有一定保护作用，血尿酸水平过低有可能增加神经退行性疾病发生的风险，故将血尿酸水平控制在合理范围内有助于整体健康。

（八）护理

1. 常见护理诊断/问题、措施

（1）当痛风性关节炎急性发作时，应绝对卧床休息，抬高患肢，避免受累关节负重，疼痛缓解 72 小时后方可恢复活动。

（2）注意保暖：骨突部位因皮下脂肪少，温度低，易使尿酸盐遇冷结晶沉积于此，尿酸盐结晶刺激局部组织，引起疼痛。每晚泡脚 30 分钟，促进脚部血液循环，防止尿酸盐结晶在脚部关节处沉积。

2. 其他护理诊断/问题、措施

1）活动受阻。

（1）了解有无痛风的体征，了解结石的部位及有无症状。

（2）向患者讲解本病的发病原因、机制及临床表现，减轻患者思想负担，给予患

者精神上的安慰与鼓励，使之能主动配合治疗。

（3）观察疼痛是否急骤、剧烈，有无半夜突发脚痛并不能承受被褥覆盖的特点。

（4）关节疼痛的部位有无红、肿、热的表现和反复发作的病史。有无过度疲劳、寒冷、潮湿、饮酒、饱餐、脚扭伤、感染等诱发因素。

2）知识（饮食知识）缺乏与学习准备不足及信息不及时有关。

（1）痛风患者大多伴有肥胖，因此，摄入能量不应过高，应限制在每天 5 000 ～ 6 300 kJ。

（2）饮食中若含过多蛋白质时易形成尿酸，应限制在每天 1 mg/kg。

（3）脂肪摄入以低脂为宜，每天低于 60 g。

（4）除去蛋白质、脂肪所供给的热量外，其他热量由糖类供应，高糖饮食亦有促进尿酸排泄的功能。

（九）健康指导

1. 痛风相关健康常识、健康行为的宣传

（1）避免发作诱因并保持生活规律：应避免高嘌呤饮食、酒精、外伤、劳累、寒冷、应激、手术、腹泻、脱水等。

（2）尽量避免使用升高尿酸的药物。

（3）定期督促监测血尿酸水平。

（4）坚持服药监督（用药依从性）、药物不良反应监测。

（5）监控血压、血糖、血脂等危险因素，并按照慢性病管理规范严格管理。

（6）心理支持、树立疾病治疗信心。

（7）定期随访，保持良好的沟通。

2. 饮食结构调整

对所有痛风及高尿酸血症患者均应进行饮食管理。

（1）更新和树立正确的饮食观念：饮食管理不能代替药物治疗，但可能减少药物剂量。传统的低嘌呤饮食观念需要更新，不能单纯以嘌呤含量来界定食物的选择。目前强调每天饮食中的嘌呤含量控制在 200 mg 以下。

（2）饮食建议须明确告知患者避免、限制和鼓励的食物种类。具体的饮食建议见表 2 – 41。

表 2 – 41　高尿酸血症和痛风患者的饮食建议

饮食建议	内容
避免摄入	动物内脏、甲壳类、浓肉汤和肉汁、酒（急性发作期和慢性痛风石者）
限制摄入	红肉、鱼、含果糖和蔗糖的食品、酒（尤其是啤酒和烈性酒）。酒精总量：男性少于 28 g/d，女性少于 14 g/d（14 g 纯酒精约合 1 个酒精单位）
鼓励摄入	脱脂或低脂奶制品（300 mL/d）；鸡蛋 1 个/天；新鲜蔬菜 500 g/d；低生糖指数谷物（粗粮、豆类）；饮水大于 2 000 mL/d（包括茶和咖啡）

（3）强调饮食控制需要个体化，须从个人、家庭、社会、心理等各方面关注患者具体情况。

3．严格控酒

2012年《美国风湿病学会痛风诊疗指南》推荐，痛风急性发作期和慢性痛风石性关节炎的患者应避免饮酒。痛风间歇期血尿酸水平达标后仍应控制酒精的摄入：男性每天摄入的酒精不宜超过2个酒精单位，女性每天摄入的酒精不宜超过1个酒精单位。

4．体重管理

应对所有痛风及高尿酸血症的患者评估体重情况并指导居民合理控制体重，具体请参考《肥胖症基层诊疗指南（2019年）》。

5．痛风性关节炎的运动指导

（1）痛风性关节炎急性发作期：指导患者合理休息与关节周围肌肉等长收缩锻炼。

（2）痛风性关节炎非急性发作期：指导患者进行运动锻炼及关节功能康复训练。

（3）对于关节功能受限严重的患者，建议到康复科就诊，指导关节周围肌肉训练和关节活动度训练。

（邱珊娇　古怡玲）

参考文献

[1] 高尿酸血症相关疾病诊疗多学科共识专家组．中国高尿酸血症相关疾病诊疗多学科专家共识［J］．中华内科杂志，2017，56（3）：235－248．

[2] 徐东，朱小霞，曾学军，等．痛风诊疗规范［J］．中华内科杂志，2020，59（6）：421－426．

[3] 杨岚．现代内科护理手册［M］．北京：北京医科大学出版社，2000．

[4] 张瑞华，秦明照．老年人无症状高尿酸血症诊治策略进展［J］．中华老年医学杂志，2020，39（2）：233－237．

[5] 中华医学会．痛风及高尿酸血症基层诊疗指南（实践版·2019）［J］．中华全科医师杂志，2020，19（6）：486－494．

[6] 中华医学会内分泌学分会．中国高尿酸血症与痛风诊疗指南（2019）［J］．中华内分泌代谢杂志，2020，36（1）：1－13．

九、慢性肾脏病

（一）慢性肾脏病流行病学特点

慢性肾脏病（CKD）具有患病率高、知晓率低、预后差和医疗费用高等特点，是继心脑血管病、糖尿病和恶性肿瘤之后，又一严重危害人类健康的疾病。近年来，CKD患病率逐年上升，全球一般人群患病率已高达14.3%；我国横断面流行病学研究显示，18岁以上人群CKD患病率为10.8%。随着我国人口老龄化、糖尿病和高血压等疾病的发病率逐年增高，CKD发病率也呈现不断上升之势。

（二）慢性肾脏病病理生理和危险因素

大多数CKD最终都发展为肾脏纤维化，病理特征为肾小球硬化、肾小管萎缩和间质纤维化。肾小球硬化由内皮损伤和功能障碍、平滑肌细胞和肾小球系膜细胞增生、肾小球基底膜足细胞损伤引起。进行性肾小球硬化的危险因素包括高血压、血脂异常和吸烟。

高血压可激活内皮细胞导致肾小球微炎症反应，炎性细胞（包括巨噬细胞和泡沫细胞）可激活肾小球系膜细胞导致系膜增生。转化生长因子 β_1 和其他生长因子（包括血小板衍生生长因子、成纤维细胞生长因子、肿瘤坏死因子和干扰素 γ）可促使肾小球系膜细胞转化为前体细胞间充质干细胞 meosangioblasts，即未成熟的肾小球系膜细胞，继而产生大量的细胞外基质，导致肾小球膜扩张（肾小球硬化的早期表现）。

肾小管萎缩、间质纤维化和硬化与肾小球滤过率（GFR）、蛋白尿密切相关。尿蛋白（包括补体，细胞因子和白蛋白）可促使肾小管上皮细胞合成炎性产物，如活性氧和趋化因子，导致间质纤维化。

（三）慢性肾脏病症状和体征

多数 CKD 患者早期无临床症状，一般在检查时偶然发现。随着 CKD 进展，肾功能降低，进展至晚期 CKD，尿毒症毒素积聚，可出现多种临床症状。

外貌：肾性贫血导致脸色发白。

认知障碍：CKD 患者认知障碍风险增加 65%。CKD 早期即可出现认知障碍，不同功能的下降速度不同；语言和注意力功能可能受累。

高血压：是 CKD 常见症状。

气短：可能原因为液体超负荷、贫血性心脏病、隐匿性缺血性心脏病。

胃肠道症状：晚期 CKD 可出现食欲减退、恶心、味觉失调和尿毒症口臭。

肾脏：影像学检查肾脏外观有助于明确病因。双肾缩小伴皮质变薄提示肾实质疾病（如肾小球肾炎）；单侧肾缩小提示肾动脉疾病；肾盏变钝、皮质瘢痕提示慢性感染或缺血逆行；肾脏囊性增大提示多囊肾。

尿量改变：肾小管浓缩功能障碍可出现多尿、少尿、夜尿症；持续泡沫尿可能是蛋白尿。

血尿：肾小球毛细血管壁损伤可出现肾小球出血，与下尿路出血鉴别。其镜检可见异形红细胞和管型。

蛋白尿：肾小管损伤可出现微量蛋白尿，通常小于 2 g/24 h；肾小球损伤可出现肾性范围蛋白尿（大于 3. 5 g/24 h）。

瘙痒、抽搐：晚期 CKD 常见。瘙痒的原因尚不十分明确，可能原因为免疫功能和阿片肽系统紊乱。

四肢水肿：由钠潴留引起。肾病综合征患者低蛋白血症可加重。

（四）诊断和分期标准

1. 慢性肾脏病诊断标准

出现表 2－42 中任何 1 项指标，持续时间超过 3 个月，即可诊断为慢性肾脏病。

表 2－42　慢性肾脏病诊断标准

项目	诊断标准
肾损伤标志	（1）白蛋白尿［AER≥30 mg/24 h；ACR≥30 mg/g（或≥3 mg/mmol）］。 （2）尿沉渣异常。 （3）肾小管相关病变。 （4）组织学异常。 （5）影像学所见结构异常。 （6）肾移植病史
GFR 下降	eGFR＜60 mL/（min·1.73 m^2）

AER：albumin excretion rate，白蛋白排泄率；ACR：albumin/creatinine ratio，白蛋白和尿肌酐的比值。

2. 慢性肾脏病分期

慢性肾脏病根据 GFR 分为 5 期，见表 2－43。

表 2－43　慢性肾脏病分期

分期	GFR/［mL·（min·1.73 m^2）$^{-1}$］	描述
G1	≥90	正常或增高
G2	60～89	轻度下降
G3a	45～59	轻至中度下降
G3b	30～44	中至重度下降
G4	15～29	重度下降
G5	＜15	肾衰竭

3. 慢性肾脏病危险分层

影响慢性肾脏病不良预后的因素：①慢性肾脏病病因；②GFR 分期；③尿白蛋白分级；④其他危险因素和合并症。慢性肾脏病根据 GFR 分期和白蛋白尿分级进行危险分层，分为低危、中危、高危和极高危，见表 2－44。

表 2－44　慢性肾脏病危险分层

分期	肾功能	GFR/［mL·（min·1.73 m^2）$^{-1}$］	尿微量白蛋白肌酐比/（mg·g^{-1}）		
			A1 正常至轻度增加 ＜30	A2 中度增加 30～300	A3 显著增加 ＞300
G1	正常或增高	≥90	低危	中危	高危
G2	轻度减退	60～89	低危	中危	高危

续表 2-44

分期	肾功能	GFR/[mL·(min·1.73 m^2)$^{-1}$]	尿微量白蛋白肌酐比/(mg·g^{-1})		
			A1 正常至轻度增加 <30	A2 中度增加 30～300	A3 显著增加 >300
G3a	轻度至中度减退	45～59	中危	高危	极高危
G3b	中度至重度减退	30～44	高危	极高危	极高危
G4	重度减退	15～29	极高危	极高危	极高危
G5	肾功能衰竭	<15	极高危	极高危	极高危

（五）慢性肾脏病筛查

1. 筛查的意义

CKD往往起病隐匿，患者长期处于无症状阶段，疾病知晓率低。当疾病发展至G3期时，患者发生并发症的风险和进展至终末期肾病（end stage renal disease, ESRD）的风险显著增高。慢性肾脏病若能得到早发现、早治疗，病情可得到良好控制，甚至可以逆转，所以筛查CKD意义很大。

2. 筛查对象和方式

无论有无危险因素都要进行筛查，建议每年进行一次白蛋白尿和血肌酐的检测。对于慢性肾脏病高风险人群，如肾脏病家族史、糖尿病、高血压、高尿酸血症、高龄（65岁以上）及肥胖等，应开展一级预防，每半年开展一次慢性肾脏病防治知识宣教，每年至少进行1次尿白蛋白肌酐比（ACR）和血肌酐的检测以估算GFR。

（六）慢性肾脏病进展的评估与防治

1. 慢性肾脏病进展评估

（1）GFR恶化：GFR分期改变，且eGFR较基线值下降大于等于25%。

（2）慢性肾脏病快速进展：eGFR下降速率持续大于每年5 mL/（min·1.73 m^2）。建议慢性肾脏病患者每年至少检测一次eGFR和尿白蛋白，进展风险较高或检测结果影响治疗方案时，频率应适当增加，见表2-45。

表2-45 基于eGFR和白蛋白尿的CKD风险评估的监测频率和转诊时机

GFR分期	白蛋白尿A1			白蛋白尿A2			白蛋白尿A3		
	风险	监测频率	转诊	风险	监测频率	转诊	风险	监测频率	转诊
G1	+	1	-	++	1	A	+++	2	B
G2	+	1	-	++	1	A	+++	2	B
G3a	++	1	A	+++	2	A	++++	3	C
G3b	+++	2	A	++++	3	A	++++	3	C

续表 2－45

GFR分期	白蛋白尿 A1			白蛋白尿 A2			白蛋白尿 A3		
	风险	监测频率	转诊	风险	监测频率	转诊	风险	监测频率	转诊
G4	＋＋＋＋	3	B	＋＋＋＋	3	B	＋＋＋＋	4＋	C
G5	＋＋＋＋	4＋	C	＋＋＋＋	4＋	C	＋＋＋＋	4＋	C

2. 慢性肾脏病进展防治

1）调整生活方式。①体育锻炼：提倡慢性肾脏病患者在医生指导下参加能够耐受的体育锻炼（每周至少 5 次，每次 30 分钟）。②保持健康体重：维持 BMI 18.5～24.0 kg/m^2。③戒烟。④规律作息，避免疲劳；防止呼吸道感染的发生；放松心情，避免情绪紧张。

2）营养治疗。

（1）蛋白质及热量：非糖尿病肾病 G1～G2 期原则上宜减少蛋白质的摄入，推荐蛋白质摄入量为 0.6～0.8 g/（kg·d）；G3 期起即应开始低蛋白质饮食治疗，推荐蛋白质摄入量为 0.6 g/（kg·d）。实施低蛋白质饮食治疗时，能量摄入须维持在 147 kJ/（kg·d）以上，60 岁以上患者活动量较小、营养状态良好者可减少至 126～147 kJ/（kg·d）。糖尿病肾病患者，从出现微量（A2 级）蛋白尿起即应减少蛋白质摄入，推荐蛋白质摄入量为 0.8 g/（kg·d）；从 GFR 下降开始，即应实施低蛋白质饮食，推荐蛋白质摄入量为 0.6 g/（kg·d）。实施低蛋白质饮食治疗时，患者的能量摄入应基本与非糖尿病肾病患者相似，但对于肥胖的 2 型糖尿病患者需要适当限制能量摄入（总能量摄入可比上述推荐量减少 1 050～2 100 kJ/d），直至达到标准体重。

（2）盐：慢性肾脏病成人患者钠摄入量宜少于 90 mmol/d（氯化钠 5 g/d）。

（3）其他营养物质：鼓励慢性肾脏病患者参加有关病情严重程度，钙、磷、钾、蛋白质及尿酸摄入量方面的健康教育，接受专家的饮食指导和其他相关建议。

3）控制蛋白尿。

（1）定义：每天尿蛋白定量超过 150 mg 或尿蛋白（mg）/肌酐（g）大于 200 mg/g 称为蛋白尿。24 小时尿白蛋白排泄率在 30～300 mg 称为微量白蛋白尿（表 2－46）。

表 2－46 CKD 白蛋白尿分期及其近似换算

分级	AER/（mg·24 h^{-1}）	ACR/（mg·g^{-1}）	PER/（mg·24 h^{-1}）	PCR/（mg·g^{-1}）	试纸法	表述
A1	＜30	＜30	＜150	＜150	阴性	正常或轻度升高
A2	30～300	30～300	150～500	150～500	＋	中度升高
A3	＞300	＞300	＞500	＞500	＋或以上	显著升高

PER：protin excretion rate，尿蛋白排泄率；PCR：protein creatinine ratio，尿蛋白肌酐比值。

（2）危害：过多的白蛋白等蛋白质在肾小球滤过及肾小管重吸收过程中，可损伤肾小球滤过膜和肾小管细胞，促进肾小球硬化和小管间质纤维化。

（3）控制目标：糖尿病肾病患者蛋白尿目标值应控制在 AER＜30 mg/d，非糖尿病肾病患者，蛋白尿目标值应控制在 PER＜300 mg/d。

（4）控制蛋白尿的措施。

A. RAS 阻断剂：ACEI 和 ARB 具有降压及独立于降压之外的肾脏保护作用。尿白蛋白 30～300 mg/d 的糖尿病患者推荐使用 ACEI 或 ARB。当尿白蛋白＞300 mg/d 时，无论是否存在糖尿病，均推荐使用 ACEI 或 ARB。目前不提倡联合应用 ACEI 和 ARB 延缓慢性肾脏病的进展。在应用 RAS 系统阻断剂时须注意：①避免用于肾动脉狭窄患者。②GFR＜45 mL/（min·1.73 m^2）的患者宜从小剂量开始。③初始应用或加量时，应在 1～2 周监测 GFR 和血清钾浓度，若血肌酐较基线值上升幅度小于 30%，可继续使用；若血肌酐超基线水平 30%，应及时减量或停药并查找原因。④GFR＜30 mL/（min·1.73 m^2）时仍具有肾脏保护作用，不一定需要终止用药。

B. 糖皮质激素及免疫抑制剂：多种原发性或继发性肾小球疾病，如膜性肾病或狼疮性肾炎，其发病机制主要由异常免疫反应所介导，需要使用糖皮质激素及免疫抑制剂治疗以达到蛋白尿持续缓解。常用的免疫抑制剂包括环磷酰胺、环孢素 A、他克莫司、吗替麦考酚酯、硫唑嘌呤、来氟米特等。应用时应根据病理类型和蛋白尿程度，并结合患者性别、年龄、体重、生育要求、有无相关药物使用禁忌证及个人意愿等，个体化地制订治疗方案。注意检测和防治相关药物的副反应。

4）控制高血压。

（1）定义：未使用降压药物的情况下诊室收缩压大于等于 140 mmHg 和（或）舒张压大于等于90 mmHg，称为高血压。

（2）危害：高血压本身可导致肾损害，也可促进 CKD 进展，还能引起心、脑及周围血管等靶器官损害，更能使 CKD 患者预后不良。

（3）血压控制目标值：无论是否合并糖尿病，AER≤30 mg/d 时，维持收缩压不超过140 mmHg，舒张压不超过 90 mmHg；AER ＞ 30 mg/d 时，维持收缩压不超过 130 mmHg，舒张压不超过 80 mmHg。

（4）血压控制措施：应根据患者病情合理选用降压药物，做到个体化治疗。无蛋白尿 CKD 高血压患者，可选择 ACEI、ARB、CCB 等；有蛋白尿 CKD 高血压患者，首选 ACEI 或 ARB；严重高血压患者可选择 2 种或 2 种以上的抗高血压药物联合治疗。老年患者应综合考虑年龄、合并症等情况，并密切关注降压治疗相关不良事件，如电解质紊乱、急性肾损伤、直立性低血压等。

5）控制高血糖。

（1）定义。糖尿病诊断依据美国糖尿病协会（ADA）2010 年指南推荐标准：①糖化血红蛋白（HbA1c）不低于 6.5%；②空腹血糖不低于 7.0 mmol/L；③在口服糖耐量试验中，口服 75 g 葡萄糖 2 小时后血糖不低于 11.1 mmol/L；④在有经典高血糖症状或高血糖危象的患者中，随机血糖不低于 11.1 mmol/L。糖尿病肾病诊断标准：①有糖尿病病史；②出现微量白蛋白尿；③伴有糖尿病视网膜病变。

（2）危害：糖尿病肾病是糖尿病最常见的微血管并发症之一，无论是 1 型还是 2 型糖尿病，25%～40%患者可出现肾脏受累。在2型糖尿病患者中，5%患者在确诊糖尿病时就已出现肾损害。高血糖造成的肾脏血流动力学变化及代谢异常是肾损害的基础。

（3）血糖控制目标值：HbA1c目标值≤7.0%；糖尿病患病时间短、预期寿命长、无心血管并发症并能很好耐受治疗者，可更加严格控制HbA1c（＜6.5%）；预期寿命较短、存在合并症或低血糖风险者，HbA1c目标值可放宽至7.0%以上。

（4）血糖控制措施：应根据GFR水平调整胰岛素及口服降糖药剂量，以防止低血糖及其他副反应的发生。GFR为10～50 mL/（min·1.73 m^2）时，胰岛素用量宜减少25%；GFR＜10 mL/（min·1.73 m^2）时，胰岛素用量应减少50%。口服降糖药的调整如图2－9所示。

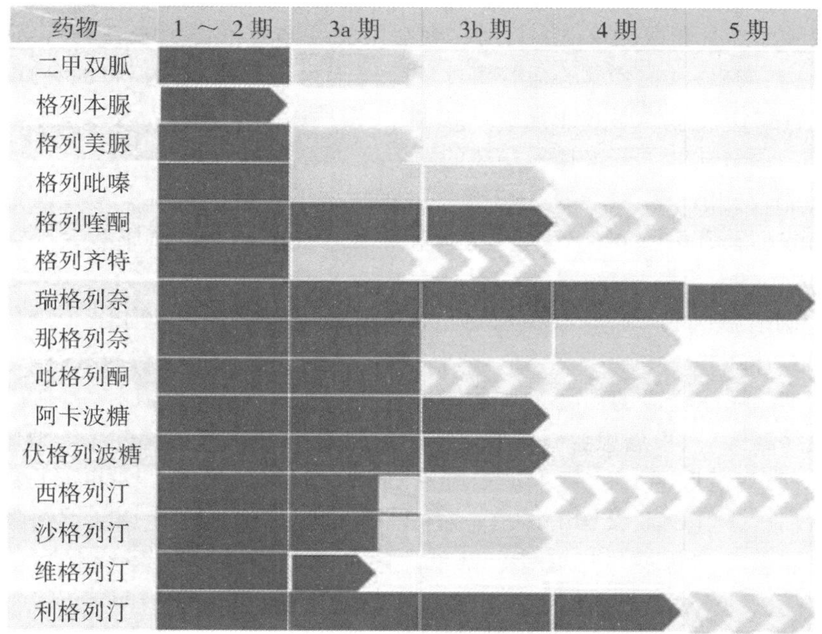

深灰色箭头表示无须减量；浅灰色箭头表示减量；虚线箭头表示用药经验有限。

图2－9　根据CKD分期调整口服降糖药

6）血脂异常。

（1）定义：血脂异常指血浆中脂质量和质的异常，通常指血浆中胆固醇和/或甘油三酯升高，也泛指包括低密度脂蛋白胆固醇、高密度脂蛋白胆固醇在内的各种血脂异常。

（2）危害：血脂异常是促进CKD进展的重要因素，也是介导CKD患者心脑血管病变、肾动脉粥样硬化和靶器官损害的主要危险因素。升高的血脂成分和异常的脂质组分如氧化低密度脂蛋白（ox-LDL）、糖化LDL可损伤肾小球固有细胞和肾小管间质，促使细胞外基质产生增多，导致肾小球硬化和肾间质纤维化。

（3）控制目标：不是根据血浆胆固醇、低密度脂蛋白胆固醇的水平来确定治疗措施，而是根据疾病的风险评估（CKD分期，患者年龄，是否透析，肾移植，有无冠心病、糖尿病、缺血性脑卒中病史）来确定控制目标。

（4）控制措施：他汀类药物或同时加上依折麦布适用于 50 岁以上的 CKD（G1 ～ G5 期）未透析患者及成人肾移植和开始透析时已经使用这类药物的患者。对于 18 ～ 49 岁、未透析肾移植患者，他汀类药物用于有以下 1 项或以上者：冠心病（心肌梗死或冠状动脉重建术）、糖尿病、缺血性脑卒中、10 年间发生冠心病风险大于 10%。注意部分他汀类药物要根据 eGFR 水平调整剂量。高甘油三酯血症患者，建议改变生活方式，包括饮食、运动。

7）高尿酸血症。

（1）定义：正常嘌呤饮食状态下，非同日 2 次空腹血尿酸水平男性的大于 420 μmol/L、女性的大于 360 μmol/L，称为高尿酸血症。根据血尿酸水平和尿尿酸排泄多少，高尿酸血症分为尿酸排泄不良型、尿酸生成过多型和混合型。

（2）危害：高尿酸血症是心血管事件危险因素，也是肾功能损害的独立危险因素，可引起急性肾损伤（急性尿酸性肾病）、CKD（慢性尿酸性肾病）及尿酸结石，并加速 CKD 的进展。而肾功能下降又使得痛风的发生风险增加。

（3）控制目标值：尿酸性肾病患者，血尿酸小于 360 μmol/L；对于有痛风发作的患者，血尿酸小于 300 μmol/L。CKD 继发高尿酸血症患者，当血尿酸大于 480 μmol/L 时应干预治疗。

（4）控制措施：低嘌呤饮食，尿量正常者多饮水，适当碱化尿液，避免长期使用可能引起尿酸升高的药物（噻嗪类及袢利尿剂、烟酸、小剂量阿司匹林等）。降低尿酸的药物包括抑制尿酸合成的药物（别嘌醇、非布司他等）和增加尿酸排泄的药物（苯溴马隆、丙磺舒等）。根据患者高尿酸血症的分型及 GFR 水平选择药物、调整用量：别嘌醇对于 G3 期患者应减量，G5 期尽量避免使用；非布司他在轻、中度肾功能不全患者中无须调整剂量；当 GFR <20 mL/（min · 1.73 m^2）时应避免使用苯溴马隆。CKD 继发高尿酸血症患者应积极治疗 CKD，降低尿酸的药物是否可延缓 CKD 病情进展尚存争议。

8）谨慎用药。注意应根据 GFR 调整慢性肾脏病患者的用药剂量（表 2－47）。GFR < 45 mL/（min · 1.73 m^2）的患者在一些药物诱导下发生急性肾损伤（AKI）风险增高时，应暂停有潜在肾毒性和经肾排泄的药物，如 RAS 系统阻断剂、利尿剂、非甾体抗炎药、二甲双胍、地高辛等。CKD 患者应在医生或药师的指导下使用非处方药或蛋白营养品。GFR <45 mL/（min · 1.73 m^2）的患者行静脉内含碘造影剂造影时应坚持以下原则：①避免使用高渗造影剂；②尽可能使用最低剂量；③检查前后暂停具有潜在肾毒性的药物；④检查前、检查中和检查后充分水化；⑤检查后 48 ～ 96 小时检测 GFR。对于含钆造影剂，GFR <30 mL/（min · 1.73 m^2）的患者不建议使用。

表 2-47　慢性肾脏病患者药物的调整

药物	注意事项
降压/心血管药物	
RAS 系统阻断剂	见正文
β 受体阻滞剂	GFR < 30 mL/（min · 1.73 m^2），剂量减少 50%
地高辛	根据血药浓度减少剂量
镇痛药	
非甾体消炎药（NSAIDs）	GFR < 30 mL/（min · 1.73 m^2），避免使用；避免与 RAS 系统阻断剂、锂剂合用
抗生素	
青霉素	GFR < 15 mL/（min · 1.73 m^2），大量使用可致尿结晶。 GFR < 15 mL/（min · 1.73 m^2），大量使用苄基青霉素可增加神经毒性
氨基糖苷类	GFR < 60 mL/（min · 1.73 m^2），应减少剂量或延长间隔时间；避免与耳毒性药物（如呋塞米）合用
大环内酯类	GFR < 30 mL/（min · 1.73 m^2），剂量减少 50%（地红霉素无须减量）
氟喹诺酮类	GFR < 15 mL/（min · 1.73 m^2），剂量减少 50%
抗真菌类药物	GFR < 60 mL/（min · 1.73 m^2），避免使用两性霉素 B；GFR < 45 mL/（min · 1.73 m^2），氟康唑维持量减少 50%；GFR < 60 mL/（min · 1.73 m^2），减少氟胞嘧啶用量
降糖药	见正文
化疗药物	
顺铂	GFR < 60 mL/（min · 1.73 m^2）时减量；GFR < 30 mL/（min · 1.73 m^2）时避免使用
美法仑	GFR < 60 mL/（min · 1.73 m^2）时减量
甲氨蝶呤	GFR < 60 mL/（min · 1.73 m^2）时减量；GFR < 15 mL/（min · 1.73 m^2）时避免使用
抗凝药	
低分子肝素	GFR < 30 mL/（min · 1.73 m^2）时无须调整剂量
华法林	GFR < 30 mL/（min · 1.73 m^2）时增加出血风险，应减量并严密监测

9）中医中药治疗。中医的辨证论治为 CKD 提供了又一治疗手段，雷公藤多苷、大黄、黄芪等中药制剂已广泛用于 CKD 的治疗。但某些中药也具有肾毒性（如含有马兜铃酸的中药），还有部分中药长期服用可致高钾血症，须引起重视。

10）运动康复训练。规律运动训练（有氧运动和/或抗阻运动、柔韧性运动）可以改善 CKD 患者的机体功能、肌肉强度和健康相关生活质量，减轻机体炎症状态，延缓肾功能进展等。

CKD 各期患者的运动处方以运动频率（frequency）、强度（intensity）、时间（time）、类型（type）即 FITT 为原则进行制订，见表 2－48。

表 2－48　慢性肾脏病患者运动康复处方

处方内容	有氧运动	抗阻运动	柔韧性/灵活性训练
频率	起始 2 次/周，以后加至 3～5 次/周	起始每周非连续的两天，以后可加至 3 次/周	5 次/周
强度	起始 RPE 11～13 分钟，逐渐增至 RPE 11～16 分钟	涉及 8～12 个大肌群，10～15 次 60%～70% 1RM	柔韧性训练时保持肌肉轻微紧张的姿势 10～30 秒，建议将时间逐渐延长至 30～60 秒
类型	体操、步行、骑车、游泳及其他	沙袋、弹力带或拮抗自身重力	太极拳、瑜伽、八段锦等。高跌倒风险的患者需要进行平衡性训练（2～3 次/周）
时间	20～60 分钟	每组抗阻运动动作 10～15 个，起始 2 组，以后增至 3～5 组，每组动作间休息 2～3 分钟	10～20 分钟

RPE：rating of perceived exertion，直觉用力等级，Borg 主观疲劳感觉评分；1RM：repetition maximum，指的是一个人在某个特定动作完整执行 1 次所能负荷的最大重量。

3. CKD 并发症的防治

（1）贫血。以下患者应行贫血评估：G1～G2 期，存在贫血症状；G3a～G3b 期，至少每年检测 1 次；G4～G5 期，至少每年检测 2 次。多数 CKD 贫血患者需要使用红细胞生成刺激剂（ESA）治疗，治疗 4 周后开始调整剂量，调整幅度为 25%。同时应对铁状态进行评估（主要指标包括铁蛋白和转铁蛋白饱和度）。对于非透析 CKD 贫血成人患者未给予铁剂治疗者，若转铁蛋白饱和度不超过 30%、铁蛋白不超过 500 g/L，建议给予 1～3 个月口服铁剂治疗。ESA 治疗贫血过程中应注意以下 3 点：①血红蛋白水平低于 100 g/L 的非透析 CKD 患者，建议根据其血红蛋白下降程度、先前对铁剂治疗的反应、ESA 治疗的风险和贫血合并症状，决定是否开始 ESA 治疗。②大多数 CKD 患者应用 ESA 时，血红蛋白维持在 100～120 g/L，不宜超过 130 g/L。③不推荐将 ESA 用于活动性恶性肿瘤或近期有恶性肿瘤病史者。

（2）心血管疾病。CKD 患者心血管疾病（cardiovascular disease，CVD）风险增高，

且两者相互影响，合理管理CVD将延缓CKD进展。应针对潜在的心脏疾病，采取与非CKD患者一样的筛查和处理措施；存在动脉粥样硬化风险的CKD患者，除非出血风险大于心血管获益，否则应给予抗血小板药物治疗；CKD并发心力衰竭者，在治疗措施调整和（或）临床症状恶化时，应加强eGFR和血清钾浓度的监测。此外应注意，脑钠肽在G3a～G5期患者中诊断心力衰竭和评估容量负荷的可靠性相应降低；不存在急性冠状动脉综合征（ACS）的CKD患者血肌钙蛋白也可升高，肌钙蛋白用于诊断CKD患者ACS时须慎重。

（3）慢性肾脏病－矿物质－骨代谢异常。骨矿物质和钙磷代谢紊乱在CKD早期即出现改变，并随肾功能下降而进展，即慢性肾脏病－矿物质－骨代谢异常（chronic kindey disease-mineral and bone disorder，CKD-MBD）。相关各期CKD检测血磷、钙、碱性磷酸酶（alkaline phosphatase，ALP）、全段甲状旁腺素（intact parathyroid hormone，iPTH）和25－羟维生素D_3［25（OH）D_3］的频率见表2－49。

表2－49　各期CKD检测MBD相关参数频率

CKD分期	血磷	血钙	ALP	iPTH	25（OH）D_3
1～2期	6～12个月	6～12个月	6～12个月	根据基线水平和CKD进展情况决定	有条件的情况下检测，根据基线水平和治疗干预措施决定
3期	6～12个月	6～12个月	6～12个月	根据基线水平和CKD进展情况决定	根据基线水平和治疗干预措施决定
4期	3～6个月	3～6个月	6～12个月，若iPTH升高可增加频率	6～12个月	根据基线水平和治疗干预措施决定
5期	3～6个月	3～6个月	6～12个月，若iPTH升高可增加频率	3～6个月	根据基线水平和治疗干预措施决定

对于G3期患者应限制磷摄入量为800～1 000 mg/d，若血磷水平仍高于目标值，应服用肠道磷结合剂。血钙浓度应维持在正常范围内。控制iPTH目标水平尚不清楚，建议控制在正常值上限的2～5倍。

（4）酸中毒。当CKD患者血HCO_3^-浓度小于22 mmol/L时，应口服碳酸氢钠等碱制剂，使血HCO_3^-浓度维持在正常水平。

（5）感染。CKD患者感染风险是正常人的3～4倍，防治感染可有效减少CKD肾功能急剧恶化的风险，延缓CKD进展。平时应注意预防上呼吸道和泌尿道等部位的各种感染，虽然CKD患者对疫苗反应性有所降低，但亦可获益，建议接种疫苗预防感染。除非有禁忌证，所有CKD成人患者宜每年接种流感疫苗；G4～G5期患者和肺炎高危人群（如肾病综合征、糖尿病或接受免疫抑制剂治疗者）应接种多价肺炎疫苗，并在5

年内复种；G4 ～ G5 期患者应接种乙肝疫苗。注意在使用活疫苗之前应充分评估患者的免疫状态，遵守政府机构的相关接种文件。

（6）同型半胱氨酸血症。高同型半胱氨酸（hyperhomocysteinemia，Hcy）血症是冠心病、脑卒中等心血管疾病的重要危险因素。血清同型半胱氨酸正常值为 5 ～ 15 μmol/L，70% 经肾脏排泄。CKD 患者尤其是 ESRD 患者血清同型半胱氨酸普遍升高，ESRD 患者血清同型半胱氨酸每升高 1 μmol/L，CVD 发生风险就可增加 1%。目前较常用的治疗方法是补充叶酸。但补充叶酸能否降低 CKD 患者 CVD 的发生风险还有待于进一步研究。

4．终末期肾病的替代治疗

肾脏替代治疗方式包括透析（血液透析和腹膜透析）和肾移植。由于肾脏供体缺乏，目前大多数终末期肾病患者需要透析以维持生命。

1）透析时机。

（1）一般指征。有尿毒症临床表现和体征，eGFR 下降至 5 ～ 8 mL/(min · 1. 73 m^2)时应开始透析治疗。

（2）紧急透析指征。①药物不能控制的高钾血症：血钾超过 6. 5 mmol/L；②水钠潴留、少尿、无尿、高度浮肿伴心力衰竭和肺水肿、高血压；③严重代谢性酸中毒：pH < 7. 2；④并发尿毒症性心包炎、胸膜炎、中枢神经系统症状（如神志恍惚、嗜睡、昏迷、抽搐、精神症状等）。

2）透析方式的选择。一般从患者病情、经济条件及医疗设备综合考虑选择透析方式。相对血液透析，腹膜透析更适合于以下患者：婴幼儿心功能差、有缺血性心脏病、常规血液透析易出现低血压或血压控制不满意、伴活动性出血者等，建立血管通路有困难者，想要更多行动自由，要求在家透析而不具备家庭血液透析条件的患者，糖尿病患者。血液透析和腹膜透析都无绝对禁忌证。血液透析相对禁忌证包括：休克或低血压，严重心肌病变导致的肺水肿、心力衰竭，严重心律失常，严重出血倾向或脑出血，晚期恶性肿瘤，极度衰竭患者，精神病不合作患者。腹膜透析相对禁忌证包括：各种原因引起腹膜有效面积低于正常的 50%；腹壁感染；腹腔、盆腔感染或肠造瘘术后有腹部引流者；慢性阻塞性肺病、呼吸功能不全者；中、晚期妊娠或腹内巨大肿瘤；肠梗阻、肠粘连、肠麻痹等；腹腔手术后 3 天内；各种腹部疝未经修补者；严重腹部皮肤感染；严重高分解代谢者；过度肥胖；严重营养不良不能补充足够蛋白与热量者；晚期恶性肿瘤患者；精神病不合作患者；肝硬化腹水、多囊肾病患者。

（七）护理

1．常见护理诊断/问题、措施及依据

1）体液过多：与肾小球滤过率下降导致水钠潴留等因素有关。

（1）休息：严重水肿的患者应卧床休息，以增加肾血流量和尿量，缓解水钠潴留。下肢明显水肿者，卧床休息时可抬高下肢，以增加静脉回流，减轻水肿。水肿减轻后，患者可起床活动，但应避免劳累。

（2）液体入量：液体入量视水肿程度及尿量而定。若每天尿量达 1 000 mL 以上，一般无须严格限水，但不可过多饮水。若每天尿量小于 500 mL 或有严重水肿者须限制水的摄入，重者应量出为入，每天液体入量不应超过前一天 24 小时尿量加上不显性失水量（约 500 mL）。液体入量包括饮食、饮水、服药、输液等以各种形式或途径进入体内的水分。

（3）病情观察：记录 24 小时出入液量，密切检测尿量的变化；定期测量患者体重；观察身体各部位水肿的消长情况；观察有无胸腔积液、腹水和心包积液；监测患者的生命体征，尤其是血压；观察有无急性左心力衰竭和高血压脑病的表现；密切监测实验室检查结果包括尿常规、肾小球滤过率、血尿素氮、血肌酐、血浆蛋白、血清电解质等的检查结果。

（4）用药护理：使用利尿药，观察药物的疗效及不良反应。长期使用利尿药时，应检测血清电解质和酸碱平衡情况，观察有无低钾血症、低钠血症、低氯性碱中毒。低钾血症可表现为肌无力、腹胀、恶心、呕吐及心律失常。低钠血症可出现无力、恶心、肌痛性痉挛、嗜睡和意识淡漠。低氯性碱中毒表现为呼吸浅慢，手足抽搐、肌痉挛，烦躁和谵妄。利尿过快过猛可导致有效血容量不足，出现恶心、直立性低血压、口干、心悸等症状。此外，呋塞米等强效利尿药具有耳毒性，可引起耳鸣、眩晕及听力丧失，应避免与链霉素等具有相同不良反应的氨基糖苷类抗生素同时使用。

（5）健康指导：①告知患者出现水肿的原因，水肿与水钠潴留的关系；②教会患者根据病情合理安排每天的摄盐量和饮水量；③指导患者避免进食腌制食品、罐头食品、啤酒、汽水、味精、面包、豆腐干等含钠丰富的食物，并指导其使用醋和柠檬等增进食欲；④教会患者通过正确测量每天出入液量、体重等评估水肿的变化；⑤向患者详细介绍有关药物的名称、用法、剂量、作用和不良反应，并告诉患者不可擅自加量、减量或停药，尤其是糖皮质激素和环磷酰胺等免疫抑制剂。

2）营养失调：主要指低于机体需要量，其与低蛋白饮食、长期蛋白尿致蛋白丢失过多有关。

（1）饮食护理。①钠盐：限制钠的摄入，予以少盐饮食，每天钠摄入以 2 ～ 3 g 为宜。②蛋白质：慢性肾炎患者肾功能减退时应予以优质低蛋白饮食，摄入蛋白质 0.6 ～ 0.8 g/（kg · d）。低蛋白饮食时，应适当增加碳水化合物的摄入，以满足机体生理代谢所需要的能量，避免因能量供给不足加重负氮平衡。控制磷的摄入。同时注意补充多种维生素及锌元素，因锌有刺激食欲的作用。③能量：补充足够的能量以免引起负氮平衡，尤其是低蛋白饮食的患者，摄入的热量不应低于 126 kJ/（kg · d），即 30 kcal/（kg · d）。④其他：注意补充各种维生素。

（2）静脉补充营养素：遵医嘱通过静脉补充必需氨基酸。

（3）营养监测：观察并记录进食情况，包括每天摄取的食物总量、品种，评估膳食中营养成分结构是否合适、总热量是否足够。观察口唇、指甲和皮肤色泽有无苍白；定期监测体重和上臂肌围，观察有无体重减轻、上臂肌围缩小；检测血红蛋白浓度和血清白蛋白浓度是否降低。应注意体重指标不适合水肿患者的营养评估。

3）有皮肤完整性受损的危险。

（1）评估皮肤情况：评估皮肤的颜色、弹性、温湿度及有无水肿、瘙痒，检查受压部位有无发红、水疱、感染、脱屑等现象。

（2）皮肤护理：避免皮肤过于干燥，应以中性肥皂和沐浴液进行皮肤清洁，洗后涂润肤剂，以避免皮肤瘙痒。指导患者修剪指甲，以防皮肤瘙痒时抓破皮肤，造成感染。必要时，按医嘱给予抗组胺类药物和止痒剂，如炉甘石洗剂等。水肿较重的患者应注意穿柔软、宽松的衣服。长期卧床者，应嘱其经常变换体位，防止发生压疮；年老体弱者，可协助其翻身或用软垫支撑受压部位。水肿患者皮肤薄，易发生破损，故须协助患者做好全身皮肤的清洁，清洗时勿过分用力，避免损伤。

4）潜在并发症：贫血。

（1）评估贫血情况：评估患者有无疲乏、心悸、气促、呼吸困难、心动过速、甲床或黏膜苍白，红细胞计数和血红蛋白浓度有无下降。

（2）寻找贫血的原因：评估患者有无消化道出血、月经过多等；有无叶酸、维生素 B_{12} 缺乏；有无药物不良反应引起的贫血，如免疫抑制剂的应用；有无因体液过多引起红细胞、血红蛋白稀释效应；有无合并血液系统疾病或恶性肿瘤，如骨髓增生异常综合征、地中海贫血等。

（3）用药护理：积极纠正患者的贫血，遵医嘱应用促红细胞生成素，每次皮下注射应更换注射部位。因促红细胞生成素可使血压增高、促进血栓形成引发脑卒中的风险，血红蛋白升高过快（2 周内升高幅度超过 10 g/L）可引起心血管事件发生，故治疗期间须严格控制血压，Hb 大于 110 g/L 时应减少促红细胞生成素的使用剂量，观察有无高血压、头痛、血管通路栓塞、肌病或流感样症状、癫痫、高血压脑病等不良反应。每月定期监测血红蛋白和血细胞比容、血清铁、转铁蛋白饱和度、铁蛋白等。

（4）休息与活动：患者应卧床休息，避免过度劳累。能起床活动的患者，则应鼓励其适当活动，如室内散步、在力所能及的情况下自理生活等，但应避免劳累和受凉。活动时要有人陪伴，以不出现心慌、气喘、疲乏为宜。一旦有不适症状，应暂停活动，卧床休息。贫血严重时应卧床休息，并告诉患者坐起、下床时动作宜缓慢，以免发生头晕。有出血倾向者活动时应注意安全，避免皮肤黏膜受损。

5）有感染的危险。

（1）监测感染征象：监测患者体温有无升高。慢性肾衰竭患者基础代谢率较低，体温高于 37.5 ℃时即提示存在感染。注意有无寒战、疲乏无力、食欲下降、咳嗽、咳脓性痰、肺部湿啰音、尿路刺激征、白细胞计数增高等。准确留取各种标本如痰液、尿液、血液等送检。

（2）预防感染：采取切实可行的措施，预防感染的发生。具体措施如下：①有条件时将患者安置在单人房间，病室定期通风并消毒空气。②各项检查治疗严格无菌操作，避免不必要的侵入性治疗与检查，特别注意有无留置静脉导管和留置尿管等部位的感染。③加强生活护理，尤其是口腔及会阴部皮肤的卫生。卧床患者应定期翻身，指导患者有效咳痰。④患者应尽量避免去人多聚集的公共场所。⑤接受血液透析的患者，其乙型肝炎和丙型肝炎的发生率明显高于正常人群，可进行乙肝疫苗的接种，并尽量减少输注血液制品。

（3）用药护理：遵医嘱合理使用对肾无毒性或毒性低的抗生素，并观察药物的疗效和不良反应。

2．其他护理诊断/问题

（1）焦虑：与疾病的反复发作、预后不良有关。

（2）潜在并发症：慢性肾功能衰竭。

（梁艳嫦　余梦莹）

参考文献

[1] 上海慢性肾脏病早发现及规范化诊治与示范项目专家组. 慢性肾脏病筛查诊断及防治指南［J］. 中国实用内科杂质，2017，37（1）：28－34.

[2] 马迎春，曹鹏宇，董捷，等. 我国成人慢性肾脏病患者运动康复的专家共识［J］. 中华肾脏病杂志，2019，35（7）：537－543.

[3] 尤黎明，吴瑛. 内科护理学［M］. 北京：人民卫生出版社，2017.

[4] WEBSTER A C，NAGLER E V，MORTON R L，et al. Chronic kidney disease［J］. Lancet，2017，389（10075）：1238－1252.

十、眼睛疾病

（一）年龄相关性白内障

年龄相关性白内障又称老年性白内障，是最为常见的白内障类型，多见于 50 岁以上的中、老年人，随年龄增加其发病率明显升高。它是晶状体老化后的退行性改变，是多种因素综合作用的结果。年龄、职业、性别、紫外线辐射、糖尿病、高血压和营养不良等均是白内障的危险因素。在我国，西藏地区因紫外线辐射较多而发病率最高。

1．临床表现

常常双眼患病，但发病有先后，严重程度也不一致。根据晶状体开始出现混浊的部位，老年性白内障分为 3 种类型：皮质性白内障、核性白内障及后囊下性白内障。

2．诊断

1）患者年龄多在 45 岁以上，视力逐渐下降。

2）一般为双眼发病，也可以两眼先后发病或轻重不等。

3）皮质性白内障：是老年性白内障中最常见的一种类型，根据病程可以分为四期：

（1）初发期：浑浊出现在晶状体周边皮质，呈楔形，瞳孔区晶状体仍透明，视力不受影响。

（2）肿胀期（未成熟期）：浑浊向中心扩展，瞳孔区晶状体逐渐浑浊，视力也明显下降。在此期，皮质吸收水分使晶状体膨大，虹膜前移，前房角变窄，容易引起青光眼急性发作。

（3）成熟期：晶状体完全浑浊呈乳白色，水肿消退，视力显著下降，可仅剩光感，但光定位和色觉正常。

（4）过熟期：晶状体内水分丢失，晶状体缩小，皮质分解液化，晶状体核下沉，视力稍有提高。因囊膜的渗透性增加或囊膜破裂，液化的皮质进入前房，可引起晶状体蛋白过敏性葡萄膜炎，变性的晶状体皮质被大单核细胞或巨噬细胞吞噬，易堵塞房角引起继发性开角型青光眼（又称晶状体溶解性青光眼）。此外，晶状体悬韧带常发生退行性变，容易引起晶状体脱位，表现为远视减轻，近视加重。

4）核性白内障：发展较慢，晚期核变为深棕色或棕黑色，皮质也逐渐浑浊，远、近视力均下降。

5）后囊下性白内障：晶状体囊膜下上皮细胞形成小泡，结晶，粗糙不平的盘状浑浊，多出现在后囊膜下。因浑浊在视轴内，早期患者就感到视力下降。囊下性白内障以后发展为皮质性浑浊，最终晶状体完全浑浊。

3. 治疗

（1）早期老年性白内障治疗可选用抗白内障药物，如谷胱甘肽、卡他灵、卡林优、视明露等，但目前对其疗效还无确切评价。

（2）如果视力下降已影响患者的正常生活与学习，手术摘除浑浊晶状体并植入人工晶状体为最有效的方法。通常采用在手术显微镜下施行的白内障超声乳化术或白内障囊外摘除术联合人工晶状体植入术，可以获得满意的效果。手术适应证：①视功能不能满足患者的需要，而手术后可改善患者视功能并提高生活质量；②因晶状体混浊而妨碍眼后节疾病（如视网膜脱离、糖尿病视网膜病变和眼内炎等）的最佳治疗；③因晶状体引起其他眼部病变，如晶状体引起的炎症（晶状体溶解、晶状体过敏反应）、晶状体膨胀诱发的闭角型青光眼；④虽然患眼已丧失视力，但成熟或过熟的白内障使瞳孔区变成白色，影响外观时，可以在患者要求下考虑施行白内障手术。手术禁忌证：患者的生活质量没有受到影响，或能够通过眼镜或者其他辅助装置获得患者需要的视力时；患者同时患有其他严重疾病，不能安全地完成手术。术中并发症：切口闭合不良、虹膜脱出、前房积血、虹膜损伤、玻璃体脱出、脉络膜下腔出血、后囊膜破裂、悬韧带断裂等。术后护理：为抑制炎症和黄斑囊样水肿，应使用激素和非甾体类滴眼剂。

4. 护理

1）护理诊断。

（1）感知改变、视力减退：与晶状体混浊有关。

（2）自理能力缺陷、持家能力障碍：沐浴或卫生、穿着或修饰及如厕自理能力缺陷；并难以将其家庭环境保持舒适。与晶状体混浊导致视力减退有关。

（3）潜在并发症：继发性青光眼。晶状体过敏性葡萄膜炎及晶状体脱位，与晶状体皮质吸收水分、皮质溶解液化、囊膜破裂引起晶状体蛋白进入房水中有关。

（4）社交障碍、有孤独感：与视力减退及性格改变有关。

（5）有外伤的危险：与视力障碍有关。

2）护理目标。

（1）视力无继续减退或有所提高。

（2）恢复自理能力，适应正常生活需要。

（3）无并发症发生。

（4）保持情绪稳定，恢复正常社交。

（5）熟悉周围环境，避免或减少受伤。

3）护理措施。

（1）早期白内障可用药物治疗。口服维生素 C、维生素 E、维生素 B_2、消朦片、障眼明，用冰珍去翳滴眼液、卡他灵、视明露等眼药水滴眼，可延缓白内障的进展。

（2）白内障发展至未成熟期或成熟期，视力明显减退严重影响工作和生活者，可手术摘除白内障，以提高视力。术前光定位检查十分重要，可借以排除视网膜或视神经疾患。术式包括囊内摘除术、囊外摘除术、白内障摘除术并人工晶状体植入术及新式的小切口的白内障超声乳化吸除术。

（3）手术摘除白内障后，对因故不能行人工晶状体植入者，可佩戴 +10D ～ +12D 的眼镜，以矫正视力，恢复生活自理能力，恢复正常社交，避免或减少伤害。

（4）白内障发展至成熟期后，动员患者早日手术，以免发展至过熟期而引起诸多并发症。未成熟期若出现眼痛、头痛、恶心及呕吐者，应注意是否有急性闭角型青光眼的发生，并及时给予降眼压治疗。

（5）心理护理：老年性白内障患者年龄大、视力差及行动不便，更需要耐心细致的照顾和护理。对其多做些心理疏导及语言沟通，减少其孤独感。对自理缺陷者，协助做好各种生活必需的项目；协助熟悉周围环境，减少外伤的可能。

（6）白内障术前准备和术后的护理指导。

A. 术前准备。

a. 身心调整：与患者及其家属充分沟通，告知白内障手术的效果和可能出现的并发症。帮助患者消除紧张情绪，保持正常生活起居。对有高血压、糖尿病的患者，须将血压、血糖控制在达标、平稳状态。对有便秘的患者，可服用通便药物以保持大便通畅，避免术后由于用力屏气而导致手术切口裂开。

b. 抗生素使用：术前 3 天内使用抗生素滴眼液，减少术中、术后感染机会。

c. 眼部检查：包括患者视力、光感及光定位、红绿色觉；裂隙灯检查角膜、虹膜、前房、视网膜及晶状体浑浊情况；眼压测量；角膜曲率及眼轴长度测量；角膜内皮镜；眼部 B 超。

d. 全身检查：血压、血糖、血常规、肝功能、肾功能、凝血功能，心电图、胸部 X 线。

B. 术后护理指导。

a. 告知患者手术后视物模糊、轻度异物感是正常现象，若发生明显眼胀、眼痛、视力急剧下降、恶心、呕吐，应到医院及时就诊。

b. 清淡饮食，避免摄入刺激性食物，忌烟酒，多吃水果及蔬菜，保持大便通畅。

c. 日常生活可照常进行，但应避免用眼过度。外出时在阳光或强光下应戴墨镜，以减少光对眼的刺激。避免咳嗽、用力及剧烈运动。

d. 1 周内避免污水进入眼内，2 周内避免过度低头，4 周内避免对手术眼施加压力（如揉眼），3 个月内避免重体力劳动。

e. 术后遵医嘱使用滴眼液、复查、换药、定期随访，配合医生检查。

f. 术后 3 个月内视力不稳定，一般 3 个月后做屈光检查，必要时可验光后配镜加以矫正。

（二）青光眼

青光眼是全球常见不可逆性致盲眼病之一。随着人口老龄化，我国青光眼的患病率将逐年增加。

青光眼是指当眼压超过眼内组织特别是视神经所能承受的限度，引起视盘凹陷、视神经萎缩及视野缺损的眼病。眼压是青光眼发病中一项极其重要的因素，但不是唯一因素。青光眼有一定遗传倾向，在患者的直系亲属中，10% ～ 15% 的个体可能发生青光眼。在临床上也可常常遇到另外 2 种情况：①眼压高于正常，但经多年观察没有出现青光眼性视盘改变及视功能改变，被称为高眼压症；②眼压在正常范围，但却有明显的青光眼性视盘改变及视功能改变，被称为正常眼压性青光眼。根据房角形态、发病原因及发病年龄可将青光眼分为原发性、继发性、混合型和先天性四大类。

1．临床表现

最基本的检查项目有眼压、房角、视野和视盘检查。

（1）眼压。临床眼压测量方法主要有 3 种：①以戈德曼（Goldmann）眼压计为代表的压平眼压测量，其测量中央角膜被压平一定面积所需要的力量；②以希厄茨氏（Schiotz）眼压计为代表的压陷眼压测量，是将一定重量施加在角膜上，测量角膜被压陷的程度；③非接触式眼压计测量，其测量一定力量的气流喷射在角膜上后，所回弹气流的强度。目前公认 Goldmann 眼压计的准确性相对最好。

（2）房角。房角的开放或关闭是诊断开角型青光眼或闭角型青光眼的依据。简单的方法是通过手电筒光源斜照于前房，根据虹膜膨隆情况和虹膜阴影范围可大致判断房角的宽窄。利用裂隙灯窄光带 60°角侧照在颞侧角膜缘，以角膜厚度为参照，也可以估计周边前房的宽窄，如果从虹膜表面到角膜内面的距离小于 1/4 角膜厚度，应考虑是窄房角。目前，最好的方法是通过房角镜检查直接观察房角结构。此外，超声生物显微镜及眼前节光学相干断层扫描仪也可检测生理状态下的虹膜形态和房角结构。

（3）视野。青光眼视野缺损的类型、发展方式，以及视野缺损与视盘改变的关系都具有一定特征性。定期视野检查对于青光眼的诊断和随访十分重要。使用 Goldmann 视野计可进行手动定性和定量视野检查，而自动视野计可精确快速地进行光阈值测定。目前自动视野计检查已成为评价青光眼视野的标准检查。

（4）视盘。青光眼视盘改变是诊断青光眼的客观依据。目前临床常用检测青光眼视盘改变的方法有方便易行的直接检眼镜检查，以观察视盘表面轮廓改变为特点的裂隙灯前置镜检查，以及对资料可做永久记录的眼底照相。早期青光眼获得性视盘改变与正常生理性大凹陷有时不容易区分，近年来，有多种眼底图像分析系统（如共焦激光眼底扫描系统、光学相干断层成像仪、视神经分析仪）用于评价早期青光眼视盘改变，对盘沿面积、杯容积等有关视盘参数进行定量检测和追踪观察，有助于青光眼眼底改变的早期发现。眼底图像分析系统可对视盘进行定量测量，但在形态识别的敏感性和特异性方面尚有待改进。目前较有价值的青光眼视盘评价方法仍是高质量同步立体眼底照相。

2．诊断

原发性开角型青光眼多无自觉症状，早期极易漏诊，很大程度上依靠健康普查来发现，其主要诊断指标有：

（1）眼压升高。应注意在疾病早期，眼压并不是持续性升高，约有 50% 的青光眼患者单次眼压测量值低于 21 mmHg，故不能依靠一两次正常眼压值就认为眼压不高，测定 24 小时眼压有助于发现眼压高峰值及其波动范围。在某些巩膜硬度偏低的患者，如高度近视者，常规 Schiotz 压陷式眼压计所测的眼压往往比实际眼压偏低，须用压平式眼压计测量或校正眼压，以了解此类患者的真实眼压。

（2）视盘损害。视盘凹陷进行性加深扩大，盘沿宽窄不一，特别是上、下方盘沿变窄或局部变薄，视盘出血和视网膜神经纤维层缺损均属青光眼特征性视神经损害。此外，双眼视盘形态变化的不对称，若 C/D 差值大于 0.2，也有诊断意义。

（3）视野缺损。可重复性旁中心暗点或鼻侧阶梯，常系青光眼早期视野损害的征象。采用 Goldmann 视野计超阈值静点检查或计算机自动视野计阈值定量检查，较容易发现早期视野缺损。视盘损害和视野缺损有密切对应关系，若两者相互吻合，其结果可相互印证。若眼压升高、视盘损害、视野缺损三大诊断指标中 2 项为阳性，房角检查属开角，诊断即可成立。尚有一些辅助指标，如房水流畅系数降低、相对性传入性瞳孔障碍、获得性色觉异常、对比敏感度下降、某些视觉电生理的异常，以及阳性青光眼家族史等，对开角型青光眼的诊断也有一定参考价值。

虽然青光眼普查可发现早期病例，但由于单次眼压测量的不可靠性，对大规模人群进行复杂耗时的视盘和视野检查有一定难度，因此，目前原发性开角型青光眼早期诊断主要集中在对青光眼患者直系亲属和高眼压人群的密切随访。

正常眼压性青光眼具有特征性的青光眼视盘损害和视野缺损，但眼压始终在统计学正常值范围内，可诊断为正常眼压型青光眼。一般认为，正常眼压性青光眼是由于视神经本身存在某种异常，如供血不足，视神经对眼压的耐受性降低，即使在正常眼压下，视神经也会受到损害。与原发性开角型青光眼比较，正常眼压性青光眼患者更多伴有血管痉挛性疾病，如偏头痛、雪诺（Raynaud）现象、缺血性血管疾病。视盘出血、盘沿下方或颞下方切迹、视盘周围萎缩在正常眼压型青光眼患者更为多见，视野缺损更为局限性，更接近固视点。本病应注意与缺血性视盘病变、先天性视神经异常，以及某些颅内占位性病变引起的视神经萎缩相鉴别。此外，一部分中央角膜厚度偏薄的原发性开角型青光眼患者因测量眼压低于实际眼压，可被误诊为正常眼压性青光眼。也有部分原发性开角型青光眼患者，其白天眼压值均在正常范围之内，然而对其进行 24 小时眼压监测时发现在夜间其眼压峰值高于正常水平，这类患者也可被误诊为正常眼压性青光眼。

3. 治疗

青光眼治疗的目的是保存视功能。治疗方法包括：①降低眼压。由于眼压是相对容易控制的危险因素，目前对青光眼的治疗主要是通过药物或手术，将眼压控制在视神经损害不进一步发展的水平，即目标眼压。目标眼压值因人、因眼而异，视神经损害程度越重，其残余神经纤维对眼压的耐受性越差，因此，其目标眼压值也相对较低。对晚期病例，要求眼压比一般水平更低，以防止病情进一步恶化。目标眼压还与视神经损害出现时的眼压水平、青光眼病情进展速度、患者的年龄及可能的寿命有关。除了眼压峰值外，昼夜眼压波动大也是导致病情恶化的危险因素之一，因此，24 小时眼压测量对于观察眼压控制情况也十分重要。由于眼压不是青光眼发病的唯一危险因素，部分患者在眼压得到控制后，视神经萎缩和视野缺损仍然呈进行性发展，因此目标眼压仅是一个相对安全眼压水平。②视神经保护性治疗，即通过改善视神经血液供应和控制节细胞凋亡来保护视神经。

4. 护理

1）护理诊断。

（1）疼痛。眼痛伴偏头痛，与眼压升高有关。

（2）感知改变。视力障碍，与眼压升高致角膜水肿、视网膜及视神经遭受损害有关。

（3）恶心。恶心伴呕吐，与眼压升高致迷走神经反射性刺激有关。

（4）自理能力缺陷。与视力障碍有关。

（5）知识缺乏。缺乏急性闭角型青光眼的防治及护理知识。

（6）睡眠型态紊乱。与眼压升高致眼痛、头痛有关。

（7）功能障碍性悲哀。与视力、视野损害有关。

（8）焦虑、恐惧、绝望。与对青光眼的预后缺乏信心有关。

（9）有外伤的危险。与绝对期青光眼视力完全丧失有关。

2）护理目标。

（1）眼压降低，眼痛及头痛减轻或消失。

（2）阻止视力继续减退。

（3）眼压降低，恶心、呕吐消失。

（4）恢复生活自理能力。

（5）获取有关青光眼的防治及护理知识。

（6）恢复正常睡眠时间。

（7）消除自卑、焦虑、恐惧、绝望等心理状态。

（8）熟悉周围环境，减少外伤机会。

3）护理措施。

（1）降低眼压。急性闭角型青光眼急性发作来势凶猛，破坏性大，一旦确诊，应迅速降低眼压，减少组织损害，积极挽救视力。首先用药物降低眼压，待眼压恢复至正常后，再行手术治疗。在急性发作期，常须遵医嘱联合用药以迅速降低眼压。

（2）用药护理。

A. 拟副交感神经药（缩瞳剂）：可缩小瞳孔而解除周边虹膜对小梁网的堵塞，使房角重新开放，从而降低眼压。用1%～2%的毛果芸香碱（pilocarpine）眼药水滴眼，每隔5～10分钟1次，待瞳孔缩小、眼压降低后，改为1～2小时1次。每次点药后应压迫泪囊数分钟，以免经鼻黏膜吸收引起全身中毒症状。若用高浓度制剂频繁滴眼，可出现中毒症状如恶心、呕吐、流涎、出汗、腹痛、肌肉抽搐。若发生中毒，应及时停药，严重者可用阿托品解毒。

B. 碳酸酐酶抑制剂：可减少房水生成而降低眼压。常用的为乙酰唑胺（diamox），首次剂量为500 mg，以后每次250 mg，每天2～3次口服。有人服用后出现口周及手脚麻木，停药后即可消失。此药不可长期服用，可引起尿路结石、肾绞痛、血尿及小便困难等副作用，若发生此症状，可嘱患者多次少量饮水并停药。或用双氯磺胺，首次量50 mg，以后每次25 mg，每天2～3次口服。2%杜塞酰胺（dorzolamide）眼药水为近期研制出的碳酸酐酶抑制剂，其降压效果略小于全身用药的降压效果，但无全身副作用。

C. β-肾上腺能受体阻滞剂：亦可减少房水生成而降低眼压。常用0.25%～0.5%的噻吗洛尔（timolol）眼药水，每天滴眼2次。有心传导阻滞、窦房结功能不全、支气管哮喘的患者忌用。

D. 高渗脱水剂：可减少眼内容积。常用的为20%甘露醇注射液400 mL，快速静脉点滴。对年老体弱或有心血管疾患者，应注意呼吸及脉搏变化，以防发生意外。用药后因颅压降低，部分患者可出现头痛、恶心等症状，宜平卧休息。

E. 辅助治疗：全身症状严重者，可给予止吐、镇静、安眠药物。局部滴用糖皮质激素有利于减轻充血及虹膜炎症反应。

（3）手术术前和术后护理。用药物将眼压稳定在21 mmHg后，治疗尚未结束，为防后患必须进行手术治疗。手术目的是：①沟通前后房，平衡前后房压力，解除瞳孔阻滞；②建立房水向外引流的新通道。根据病情选择术式。常用的手术方法有：周边虹膜切除术、小梁切除术、房角切开术，对于难治性青光眼才采用房水引流装置植入术。

（4）神经保护性治疗。青光眼治疗除降眼压外，还应重视神经保护性治疗。青光眼是以视神经节细胞进行性死亡为特征的疾病。研究表明，视神经节细胞死亡机制为凋亡，自由基、神经营养因子的剥夺、眼内兴奋性毒素谷氨酸增多可能是激发因素。目前，中和凋亡激发因素、开发内源性和外源性神经营养因子、基因治疗和神经再生或移植等研究正在进行中，以控制节细胞凋亡，达到保护视神经的目的。钙离子通道阻滞剂、谷氨酸拮抗剂、神经营养因子、抗氧化剂（维生素C、维生素E）及某些中药可起到一定的保护视神经的作用。

（5）本病急性发作期间，应与急性虹膜睫状体炎和急性结膜炎相鉴别。另外，当出现恶心、呕吐及头痛时，易被误诊为颅内或胃肠疾患。特别是当其被误诊为急性胃肠炎时，常因给予阿托品类药物治疗而使病情恶化，应引起医护人员的高度重视。

（6）向患者讲解与本病发病有关的因素，如避免情绪激动（过度兴奋、忧郁等）、在黑暗环境中停留时间太久、在短时间内饮水量过多（1次饮水量小于300 mL为宜）等，以免加重病情或引起发作。

（7）心理护理。医护人员应根据青光眼患者性情急躁、易激动的特点，做好耐心细致的心理疏导工作，告知患者应学会控制情绪，消除自卑、焦虑等心理，坚定信心，始终以心情舒畅、良好心态接受治疗及护理。

（8）选择清淡易消化的食物，保持大便通畅，保证充足的睡眠，忌烟酒，不摄入浓茶、咖啡和辛辣等刺激性食品。

（9）正确滴眼药水的方法。

A. 洗手。

B. 查看眼药水瓶上的有效期及保质期，眼药水开启后使用一般不超过1个月，药液无混浊、变质、沉淀或絮状物则可正常使用。

C. 拧开眼药水盖子，侧放，不可直立向下，避免污染。

D. 打开盖后先挤出一滴废弃。

E. 眼向上注视，左手用中指和无名指轻轻将下眼皮拉下成袋状；右手持眼药并滴入。

F. 药瓶口距离眼 1.5 ～ 2.0 cm，轻挤药瓶将药液滴入下穹隆部 1 ～ 2 滴，轻轻闭眼，注意不要将药液直接滴在角膜（黑眼珠）上。

G. 两种眼药水不能同时滴，应相隔 5 ～ 10 分钟后滴入。

H. 阿托品、毛果芸香碱等眼药水，滴后应用棉球或棉签压迫泪囊区 2 ～ 3 分钟。

I. 特别指导：眼药水使用后按照说明书上的温度保存，注意查看是常温还是冷藏保存。

5. 随诊

青光眼患者应定期复诊，以监测眼压、视野和视盘。

（1）若用药后或手术后眼压稳定在安全水平，每年应进行 2 ～ 4 次追踪检查，视野每年复查 1 次，眼底除用检眼镜观察外，每 1 ～ 2 年做 1 次眼底视盘照相，以兹比较。确定目标眼压的方法：早期青光眼，目标眼压应低于 21 mmHg 且至少降低 20%；而中期青光眼的目标眼压应降至 18 mmHg 以下，降低幅度至少为 30%；对于晚期青光眼，目标眼压可能需要降至更低。最初根据疾病分期和眼压确定目标眼压，之后须根据是否出现其他危险因素、患者预期寿命、治疗负担和患者意愿等因素进行不断调整。随访期间，需要根据是否达到目标眼压、视野损伤进展速度，结合观察期内的眼压水平、预期寿命和现有视功能损伤程度及合并的其他危险因素，调整目标眼压。①若治疗后眼压未达到目标眼压水平，但已有足够数量的视野检查结果判断病情无进展或进展速度很低，未影响患者的生存质量，或患者正在接受过度治疗并已出现不良反应，应将目标眼压提高。②若治疗后眼压未达到目标眼压水平，但是视野检查结果的数量不足以判断病变进展速度，则应依据治疗原则考虑增加附加治疗。③即使治疗后眼压已达到目标眼压，但若视野损伤进展迅速，导致在预期寿命内危及患者生活质量，则须将眼压在现有基础上进一步降低 20%。④若治疗后眼压未达到目标眼压，则须加强治疗，与患者一起讨论、衡量增加附加治疗的风险和益处，若眼压不稳定，需要使用多种药物才能控制眼压者，必须经常复查眼压、眼底，3 ～ 6 个月复查 1 次视野，以确定进一步的治疗。

（2）经手术治疗的患者，术后 1 个月内应每周复查 1 次，密切观察滤过泡、眼压、前房恢复及虹膜反应情况，以便及时处理。若眼压偏高，在术后 1 个月内做按摩是很有帮助的。

（薛西振　张玉红）

参考文献

[1] 第 42 届日本白内障学会. 白内障诊疗指南——第 42 届日本白内障学会制定 [J]. 日本医学介绍，2004，25（10）：467 - 469.

[2] 何明光，王伟，赵家良. 中国防盲治盲与眼病流行病学研究 70 年 [J]. 中华眼科杂志，2020，56（8）：561 - 565.

[3] 李凤鸣. 中华眼科学 [M]. 2 版. 北京：人民卫生出版社，2005.
[4] 任重. 眼耳鼻咽喉口腔科护理学 [M]. 北京：人民卫生出版社，2002.
[5] 张旭东. 实用眼科学 [M]. 北京：科学出版社，2015.
[6] 赵堪兴，杨培增. 眼科学 [M]. 7 版. 北京：人民卫生出版社，2008.
[7] 赵堪兴，杨培增. 眼科学 [M]. 8 版. 北京：人民卫生出版社，2013.
[8] 祝墡珠. 住院医师规范化培训全科医学科示范案例 [M]. 上海：上海交通大学出版社，2016.

十一、老年期痴呆

痴呆是一种由于脑功能障碍而产生的获得性、持续性智能损害综合征，在记忆、语言、视空间、执行和理解判断等认知域中，有 2 项或 2 项以上受累，并导致患者的日常或社会能力明显减退。老年期痴呆是老年期（60 岁及以上）常见的一组慢性进行性神经退行性疾病，老年期痴呆最常见的类型是阿尔茨海默病（AD）和血管性痴呆（vascular dementia，VaD）。

（一）阿尔茨海默病

1. 概述

AD 是发生于老年期和老年前期、以进行性认知功能障碍和行为损害为特征的中枢神经系统退行性病变。该病在临床上表现为记忆障碍、失语、失认、失用、视空间能力损害、抽象思维和计算力损害、人格和行为改变等。AD 的大体病理表现为脑的体积缩小和重量减轻，脑沟加深、变宽，脑回萎缩。组织病理学上典型改变为 β 淀粉样物质在神经细胞外沉积形成的神经炎性斑和过度磷酸化的 tau 蛋白在神经细胞内聚集形成的神经元纤维缠结、神经元缺失和胶质增生。临床特征为隐袭起病、进行性智能衰退、多伴有人格改变，一般症状持续进展，病程通常为 8 ～ 10 年。

AD 是老年期痴呆最常见的类型，占老年期痴呆的 50% ～ 70%。WHO 估计全球 65 岁以上老年人群 AD 的患病率为 4% ～ 7%，患病率与年龄密切相关，年龄平均每增加 6.1 岁，患病率升高 1 倍；85 岁以上的老年人中患病率可高达 20% ～ 30%。本病通常为散发性，女性多于男性。

2. 病因与发病机制

AD 的病因及发病机制尚未明确，但目前已发现如下的这些因素及脑内异常变化参与了 AD 的发生、发展。

（1）遗传因素。AD 可分为家族性 AD 和散发性 AD。约 5% 的患者有明确的家族史，患者一级亲属中 AD 的发病率是一般人群的 4.3 倍。家族性 AD 呈常染色体显性遗传，多于 65 岁前发病，最为常见的是位于 21 号染色体的淀粉样前体蛋白（amyloid precursor protein，APP）基因、14 号染色体的早老素 1（presenilin 1，PS1）基因和 1 号染色体的早老素 2（presenilin 2，PS2）基因突变。载脂蛋白 E（apolipoprotein E，ApoE）基因是散发型 AD 的重要危险基因。ApoE 基因位于 19 号染色体，在人群中有 3 种常见亚型，即 ε2、ε3 和 ε4。ε3 最普遍，ε4 次之，而 ε2 最少。ApoEε2 等位基因有保护作用，而 ApoEε4 等位基因携带者患 AD 的风险增加，并可使发病年龄提前。还有很多与

AD有关的其他遗传危险因素，如位于第9号染色体的泛素1（ubiquitin 1）基因，但均有待进一步确定。

（2）β－淀粉样蛋白（β-amyloid，Aβ）代谢异常。目前认为Aβ的生成和清除失衡是神经元变性和痴呆发生的始动因素。

（3）tau蛋白学说。过度磷酸化的tau蛋白影响了神经元骨架微管蛋白的稳定性，从而导致神经元纤维缠结形成，进而破坏了神经元及突触的正常功能。

（4）神经递质障碍。AD患者大脑中存在广泛的神经递质异常，包括乙酰胆碱、单胺、氨基酸类及神经肽等。这些递质对学习和记忆等认知功能有重要的作用。其中，比较明显的是乙酰胆碱的异常，随着疾病进展，AD患者脑内乙酰胆碱水平迅速下降，而乙酰胆碱的缺乏与认知功能障碍密切相关，这也是目前AD治疗获得有限疗效的重要基础。

3. 临床表现

AD通常起病隐匿，主要表现为持续性的、不可逆的智能衰退。AD包括2个阶段：痴呆前阶段和痴呆阶段。

1）痴呆前阶段：主要表现为记忆力轻度受损，学习和保存新知识的能力下降，其他认知域如注意力、执行能力、语言能力和视空间能力也可出现轻度受损，但不影响基本日常生活能力，达不到痴呆的程度。

2）痴呆阶段：即传统意义上的AD，此阶段患者因认知功能损害导致日常生活能力下降，根据损害程度，可分为轻度痴呆、中度痴呆、重度痴呆。

（1）轻度痴呆：主要临床表现是记忆障碍。首先出现的是近期记忆力受损，如很难想起近期的事情和谈话、很难记住月份或星期、容易遗失物品等。随着病情发展，可出现相对较轻的远期记忆力障碍，如对发生已久的事情和人物的遗忘。部分患者对复杂的事物的处理能力出现困难，如做饭和购物变得越来越困难、失去财务管理的能力、判断力差、难以做出明智的决定；部分患者出现视空间障碍，如外出后找不到回家的路、不能精确地临摹立体画。还可出现人格障碍，如不爱清洁、不修边幅、易暴、易怒、自私多疑等。

（2）中度痴呆：除记忆障碍持续加重外，工作、学习新知识和社会接触能力减退，特别是原已掌握的知识和技巧出现明显的衰退。出现逻辑思维、综合分析能力减退，无法辨认家人和朋友，有明显的视空间障碍，如在家中找不到自己的房间。出现语言功能障碍，如语言表达困难，理解、复述能力差，丧失阅读、写作能力。出现不同程度的失用，丧失完成有目的的复杂活动的能力：如穿衣、吃饭、抄几何数字等感到困难从需要别人帮助选择衣服和提醒自己更换衣服，发展到需要有人帮助穿衣服；从需要别人提醒照料自己，发展到需要有人帮助洗澡、服药、刷牙、上卫生间等。有较明显的精神和行为异常，如易激惹、反应过度和偏执狂、神志恍惚、惧怕洗澡、收藏垃圾、随地大小便而无羞耻感、幻觉性行为异常、暴力行为等。

（3）重度痴呆：患者判断力、认知力几乎消失殆尽，出现情感淡漠、哭笑无常、语言能力丧失、不能完成日常简单的生活事项，终日无语而卧床，大小便失禁，无法与外界沟通，完全处于社会隔离状态。此期，患者还会出现帕金森病样表现，如肌张力增

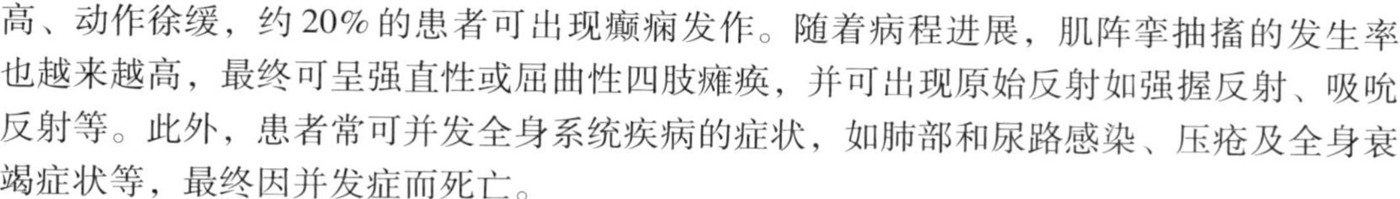

高、动作徐缓，约20%的患者可出现癫痫发作。随着病程进展，肌阵挛抽搐的发生率也越来越高，最终可呈强直性或屈曲性四肢瘫痪，并可出现原始反射如强握反射、吸吮反射等。此外，患者常可并发全身系统疾病的症状，如肺部和尿路感染、压疮及全身衰竭症状等，最终因并发症而死亡。

4．辅助检查

目前对诊断有价值的辅助检查包括：

（1）脑脊液：脑脊液中β－淀粉样多肽1－42（amyloid β1-42，Aβ1-42）水平下降，总tau蛋白和磷酸化tau蛋白水平升高。

（2）脑电图：早期通常是正常的，以后可逐渐出现α节律丧失及电位降低，可见弥漫性慢波，且脑电图减慢的程度和神经认知障碍的严重程度具有相关性。

（3）影像学检查：磁共振扫描中发现海马回和颞顶叶皮层萎缩，正电子发射计算机断层扫描显像（positron emission tomography）、单光子发射计算机化断层显像（single-photon emission computed tomography）、功能性核磁共振成像（functional magnetic resonance imaging）提示颞顶叶代谢降低，PET扫描显示淀粉样蛋白影像阳性。

（4）神经心理学测试：包括注意力、执行功能、记忆力、语言、知觉运动、社会认知，常用量表有简易精神状态量表（MMSE）、韦氏成人智力量表（Wechsler Adult Intelligence，WAIS-RC）、长谷川痴呆量表（Hasegawa Dementia Scale，HDS）及临床痴呆评定量表（Clinical Dementia Rating Scale，CDR）。

（5）遗传学检查：对于早期发生的常染色体显性遗传案例进行基因突变的检测，如淀粉样前体蛋白（APP）基因、早老素1（PSEN1）基因或早老素2（PSEN2）基因。

5．诊断与鉴别诊断

2014年，国际工作组织（International Working Group，IWG）发表了第二版AD诊断标准IWG－2。

1）典型AD的诊断标准（表2－50）（任何阶段A＋B）。

表2－50 典型AD的诊断标准

阶段	诊断标准
A1	记忆力受损
A2	至少患有以下1种认知能力异常：①语言，失语症；②运动异常，失用症；③认知，失认症；④执行能力异常（如组织能力）
B	社会和工作能力严重影响
C	逐渐发生和进行性认知能力下降
D	非原有器质性疾病（如药物、脑血管病）所致
E	非精神性疾病所致
F	非其他中枢神经性病症（如严重抑郁）引起

（1）特异的临床表型。存在早期及显著的情景记忆障碍（孤立的或伴随有其他认

知和行为改变，提示为轻度认知功能损害或痴呆综合征）且包括下述特点：①患者或知情者诉有超过6个月的逐渐进展的记忆能力下降；②海马型遗忘综合征的客观证据，基于AD特异性检测方法，通过线索回忆和控制编码测试等发现情景记忆显著下降。

（2）AD的在体证据（下述之一）：①脑脊液（cerebrospinal fluid，CSF）中Aβ1-42水平下降及总tau蛋白（T-tau）或磷酸tau蛋白（P-tau）水平上升；②淀粉样蛋白PET成像中示踪剂滞留增加；③存在AD常染色体显性遗传突变（PSEN1、PSEN2或APP基因突变）。

（3）典型AD的排除标准。①病史：突然发病；早期出现步态障碍、癫痫、严重和普遍的行为改变等症状。②临床特征：局灶性神经特征；早期锥体外系体征；早期幻觉；认知波动。③其他足以导致记忆及相关症状的情况：非AD痴呆；重度抑郁；脑血管病；中毒、炎症或代谢紊乱；与感染或血管性损伤相一致的内侧颞叶的磁共振液体抑制反转恢复序列或T2信号改变。

2）不典型AD的IWG-2诊断标准（任何阶段A＋B）。

（1）特异临床表型（下述之一）。①AD的后部变异型包括颞枕叶变异亚型（出现早期、突出及进展的对物体、符号、单词或面容的视觉感知或视觉辨认能力异常）、双侧顶叶变异亚型［早期、突出及进展的视空间能力障碍，表现为格斯特曼（Gerstmann）综合征、巴林特（Balint）综合征、肢体失用或忽视］。②AD的少词性进行性失语变异型，定义为在保留语义性、语法性和运动性语言能力的情况下，出现早期、突出及进展的单词检索或句子重复能力受损。③AD的额叶变异型，定义为出现早期、突出及进展的行为改变，包括相关的淡漠或行为脱抑制，或认知测试发现突出的执行功能受损。④AD的唐氏综合征变异型，定义为唐氏综合征患者发生的早期行为改变和以执行功能损害为特征的痴呆。

（2）AD病理改变的证据（下述之一）。①CSF中Aβ14-2水平下降及总tau蛋白（T-tau）或磷酸代tau蛋白（P-tau）水平上升；②淀粉样蛋白PET成像中示踪剂滞留增加；③存在AD常染色体显性遗传突变（PSEN1、PSEN2或APP基因突变）。

（3）不典型AD的排除标准。①病史：突然发病；早期和普遍的情景记忆障碍。②其他足以导致记忆及相关症状的情况：重度抑郁；脑血管病；中毒、炎症和代谢紊乱。

3）混合性AD的IWG-2诊断标准（A＋B）。

（1）AD的临床和生物标志物证据（两者均须满足）：①海马型遗忘综合征或不典型AD临床表型之一。②CSF中Aβ1-42水平下降及T-tau或P-tau水平上升或者淀粉样蛋白PET成像中示踪剂滞留增加。

（2）混合病理的临床和生物标志物证据。

A. 脑血管病（两者均须满足）。脑卒中或局灶神经学特征的病史记录，或两者皆有；下述1个或多个MRI证据：相应的血管病变、小血管病、重要部位腔隙性梗死、脑出血。

B. 对于路易体病（两者均须满足）。下述之一：锥体外系症状，早期幻觉，认知波动；PET扫描示多巴转运体异常。

4）AD需要与以下疾病进行鉴别。

（1）血管性痴呆：急性起病，偶可亚急性甚至慢性起病，症状波动性进展或阶梯性恶化，有神经系定位体征，既往有高血压或动脉粥样硬化或糖尿病病史，可能有多次脑卒中史，影像学可发现多发的脑血管性病灶。

（2）额颞叶痴呆：早期出现人格和行为改变，精神异常突出，遗忘出现较晚，影像学显示额叶和颞叶萎缩，与AD的弥漫性脑萎缩不同。

（3）路易体痴呆：表现为波动性认知功能障碍、反复发生的视幻觉和自发性锥体外系功能障碍。患者一般对镇静药异常敏感。

（4）克－雅氏病：急性或亚急性起病，迅速进行性智力丧失伴肌阵挛，脑电图在慢波背景上出现广泛双侧同步双相或三相周期性尖－慢复合波。

（5）抑郁症：有明显的抑郁倾向，表现为心境恶劣，对各种事物缺乏兴趣，易疲劳无力，注意力难以集中而导致近期记忆力减退，但抑郁症所致的“假性痴呆”通常不是进行性的。患者抗抑郁治疗有效。

6. 治疗

目前尚无法逆转或阻止AD的病情进展，但早期在支持、对症治疗策略基础上进行针对病因的干预治疗，可延缓患者日常生活质量减退。

1）非药物治疗。鼓励患者尽可能地参加各种社会活动，处理自己的日常生活；提供职业训练、音乐治疗和群体治疗等，以延缓衰退速度。调整环境，防止摔伤、自伤、外出不归等意外发生；有效的护理能延长患者的生命及改善生活质量。

2）药物治疗。常用药物主要包括乙酰胆碱酯酶抑制剂（acetylcholinesterase inhibitors，AChEI）及N－甲基－D－天冬氨酸（N-methyl-D-aspartate，NMDA）受体拮抗剂两大类。

（1）胆碱酯酶抑制剂：胆碱能理论认为，AD患者胆碱能神经元的进行性退变是记忆减退、定向力丧失、行为和人格改变的原因。AChEI治疗轻、中度AD患者，不仅可以改善患者的认知功能、全面功能和日常生活能力，还对轻至中度、中至重度AD的早期精神行为异常治疗有效。此类药物包括多奈哌齐（donepezil）、卡巴拉汀（rivastigmine）、加兰他敏（galanthamine）、石杉碱甲（huperzine-A）等。

（2）NMDA受体拮抗剂：美金刚（memantine）是低亲和力、非竞争性NMDA受体拮抗剂，被推荐用于治疗中、重度AD。

（3）神经保护性药物：①抗氧化剂和自由基清除剂。司来吉兰和α－生育酚（维生素E的异构体）能减缓AD的进展，具有抗氧化和自由基清除特性的银杏叶提取物在AD患者中试用。②营养神经药物。如神经生长因子（nerve growth factor，NGF）、脑蛋白水解物（脑活素）等。③雌激素。雌激素能够减缓痴呆的自然进程，改善痴呆妇女的症状。④脑代谢赋活剂。如吡拉西坦、茴拉西坦和奥拉西坦。⑤钙离子拮抗药。如尼莫地平、氟桂利嗪（西比灵）等。⑥微循环改善药。如麦角生物碱类制剂。

（4）控制精神症状的药物：有助于控制患者的行为紊乱、激越、攻击性和幻觉与妄想。但应小剂量使用，并及时停药，以防发生不良反应。可给予抗抑郁药物和抗精神病药物，前者常选用选择性5－羟色胺再摄取抑制药，如氟西汀、帕罗西汀、西酞普兰、舍曲林等；后者常用不典型抗精神病药，不良反应少，如思瑞康、奥氮平、利培酮等。

3）支持治疗。重度患者自身生活能力严重下降，常出现营养不良、尿路感染、肺部感染、压疮、全身性衰竭等症状，因此，应给予支持治疗和对症治疗。

（二）血管性痴呆

1. 概述

血管性痴呆（VaD）是指由于脑血管病变（脑梗死、脑出血、脑静脉病变等）导致的重度神经认知障碍。

VaD 是一种常见的重度神经认知障碍，在欧美国家其患病率次于 AD，是老年期痴呆第二位的病因，而在日本及我国，由于脑卒中的发生率较高，VaD 的患病率亦比西方国家的高，一些流行病学调查甚至显示其患病率高过 AD。VaD 的发病与年龄有关，男性多于女性。导致 VaD 的危险因素包括高血压、心房颤动、糖尿病、高脂血症、吸烟、高龄、既往脑卒中史等。与 AD 相比，VaD 的认知功能受损也很明显，但在一定程度上是可以预防的，VaD 对治疗的反应也优于 AD，因此，对 VaD 可疑病例的早期检测和准确诊断尤显重要。VaD 的自然病程为 5 年左右，其预期寿命较普通人群甚至 AD 患者短。

2. 病因与发病机制

多种脑血管病均可引起痴呆，临床上可分为 6 种类型：①多发梗死性痴呆；②大面积脑梗死性痴呆；③关键部位的梗死性痴呆；④低灌注导致的痴呆，如分水岭梗死引起的痴呆；⑤小血管病变导致的痴呆，如腔隙状态、皮质下动脉硬化性白质脑病、脑淀粉样血管病等引起的痴呆；⑥出血性痴呆。其中，最常见的是多发梗死性痴呆，患者反复发生缺血性脑血管病，每次留下或多或少的神经精神症状，最终导致痴呆。发病机制一般认为是脑血管病的病灶涉及额叶、颞叶及边缘系统，或病灶损害了足够容量的脑组织，导致高级认知功能的严重损害。

3. 临床表现

VaD 的临床表现主要有两部分：一是脑血管病本身的局灶性症状和体征；二是构成痴呆的记忆障碍和精神症状，而且痴呆的症状发生在脑血管病后的 3 ～ 6 个月内。

患者因脑血管病引起的脑损害依部位不同而出现相应的神经精神症状。除了不同脑血管病发病的不同临床特点外，痴呆症状的出现亦缓急不一。缓慢发病者多以近期记忆力减退为首发症状，并有情绪不稳、抑郁、哭泣等行为心理症状，生活、工作能力下降，但人格保持良好。急性起病者常为关键部位或较大面积的病变引起，也可表现为多次发作相对稳定后，智能突然明显下降。

多发梗死性痴呆是 VaD 中最常见的类型，占 VaD 的 39.4%。患者多于 50 岁后发病，既往可有脑血管病的高危因素，如高血压、糖尿病、高血脂等，并有多次脑卒中史。查体可见脑梗死导致的局灶性神经系统体征，如中枢性面瘫、偏瘫、偏身感觉障碍、肌张力增高、锥体束征、假性延髓性麻痹等。在此基础上，患者出现认知功能障碍，早期表现为近期记忆力减退、工作能力下降，逐渐出现分析综合能力和理解力障碍，有一定自知力，并可伴有精神症状，如表情淡漠、焦虑、抑郁或欣快等。患者的智能损害起病较急，智能损害往往呈零星分布，表现为一种或几种不同的精神活动障碍，与血管病变的部位及大小有直接关系，并呈阶梯性进展加重，每一次脑卒中后症状进一步恶化，最后严重时智能全面极度衰退，生活不能自理。

CT 或 MRI 可见脑内多发性梗死灶，脑室周围及半卵圆中心白质低密度或低信号改变，以及不同程度的脑室扩大、脑萎缩。

4. 诊断与鉴别诊断

1）VaD 的诊断：确定存在认知障碍和确定脑血管病是导致认知障碍的突出病因。

（1）临床评估。

A. 病史采集：应通过患者和知情者详细了解认知障碍和脑血管病的起病时间、起病形式、具体表现、进展方式、诊治经过及转归；认知障碍与精神行为变化对日常生活及社会功能的影响；同时要记录基本日常生活能力与工具性日常生活能力表现等。既往史应包括以往基本健康状况、过去几年是否存在记忆障碍、思维和行动速度、精神状态及社会活动状况等。记录既往心血管和脑血管病史，包括心脑血管病发作的时间，是否有心脑血管病介入及手术病史；记录是否有高血压、糖尿病、高血脂、心功能不全、房颤及饮酒、吸烟史等相关的血管危险因素，是否缺乏体育锻炼及所有的药物使用情况。家族史要记录一级亲属的脑卒中史、其他血管性疾病和痴呆病史。

B. 体格检查：包括详细的全身体检与神经系统检查，评估患者的一般健康状况及精神状态。记录神经症候包括认知与行为症状，以及步态异常、震颤、平衡障碍、吞咽困难、假性延髓性麻痹等表现；记录生命体征和其他资料包括身高、体重、血压、腰围、定时步态及心血管体征等。

C. 辅助检查：血液检测主要包括血常规、红细胞沉降率、电解质、血脂、血糖、肝功能、肾功能、甲状腺功能及同型半胱氨酸、维生素 B_{12} 和 C 反应蛋白等，还有心电图、心脏超声、颈动脉超声和头颅 MRI/CT 扫描等影像学检查。有些患者还需要进行脑脊液和基因检测等特殊检查。

病史采集应全面，且有知情者的补充，重点关注认知障碍所累及的认知域、心脑血管病史、家族史及相关危险因素。对患者进行详细的体格检查与神经系统体检及相关的辅助检查，以寻找血管性病因，并排除其他原因所致的认知障碍。

（2）神经心理评估。对可疑 VaD 的患者，应进行完整的神经心理评估，至少评估注意/执行功能、记忆、语言和视空间功能等血管性认知功能障碍四个核心认知域。可应用蒙特利尔认知评估量表（MoCA）、简易精神状态检查量表（MMSE）等进行评估。

（3）影像学评估。对所有可疑患者，均应进行神经影像学检查，首选 MRI 检查。评估内容至少包括脑萎缩（部位与程度）、脑梗死（部位、大小、数量）、脑白质病变（范围）和脑出血（部位、大小、数量）。

综上所述，VaD 诊断的基本要素是：①脑血管疾病依据；②符合痴呆标准；③痴呆的发生与脑血管病有一定关系，即痴呆发生在脑血管病后 3 ～ 6 个月内；④除外其他痴呆的病因及意识障碍、精神疾患。

2）VaD 的鉴别诊断。

（1）AD：VaD 和 AD 都是老年人常见的痴呆类型，临床表现有不少类似之处。主要区别在于 AD 通常起病隐匿，进展缓慢，记忆等认知功能障碍突出，多数无偏瘫等局部神经系统定位体征，神经影像学检查表现为显著的脑皮质萎缩。而 VaD 认知功能一般呈阶梯样恶化，和脑血管事件在时间上有明确的相关性。例如，家属可能发现患者在住院后突然不认识家人。但是脑小血管病变等导致的 VaD 起病隐匿、进展缓慢、神经系统体征不明显，与 AD 鉴别很困难，可根据神经影像学特征帮助诊断。临床上采用哈金斯基（Hachiski）缺血指数量表对两者进行鉴别，当 Hachiski 缺血量表小于等于 4 分（改良 Hachiski 缺血量表小于等于 2 分）时支持 AD 诊断。

（2）正常颅压脑积水：主要表现为进行性认知障碍、步态障碍、尿失禁。当 VaD 出现脑萎缩或脑室扩大时，常须与正常颅压脑积水相鉴别。正常颅压脑积水起病较隐匿，无其他的脑卒中史（除蛛网膜下腔出血史外），影像学检查缺乏脑梗死的证据而主要表现为脑室扩大。结合临床 CT 或 MRI，可以鉴别两者。

（3）额颞叶痴呆：起病较早（多在 50 ～ 60 岁），进行性痴呆，早期即有明显的人格改变和社会行为障碍、语言功能受损，而记忆等认知功能的障碍相对较晚。CT 或 MRI 主要表现为显著的额叶和（或）颞叶萎缩。

（4）路易体痴呆：波动性的认知障碍，反复生动的视幻觉、锥体外系症状是路易体痴呆患者的核心症状。此外，影像学检查无梗死灶、神经系统检查无局灶性定位体征等可与 VaD 相鉴别。

（5）帕金森病痴呆：早期出现锥体外系受累症状如静止性震颤、肌强直、运动迟缓等表现。认知障碍的损害一般出现在晚期，而且以记忆力、计算力、视空间受损为主。一般无脑卒中史，无局灶性神经系统定位体征，影像学上无梗死、出血及脑白质病变等。

5. 治疗

VaD 的病因是脑血管病，防治脑血管病是治疗和预防 VaD 最根本的方法。

（1）脑血管病危险因素的防治：控制血压、调整血糖、治疗高脂血症、抗血小板聚集、戒烟、禁止过度饮酒、合理饮食等。具体参照脑血管病章节的内容。

（2）认知症状的治疗：治疗药物包括乙酰胆碱酯酶抑制药（如多奈哌齐、石杉碱甲等）、脑赋活剂（如吡拉西坦、尼麦角林、奥拉西坦等）、钙离子拮抗药（如尼莫地平），兴奋性氨基酸受体拮抗药，以及维生素 E、维生素 C、银杏叶等自由基清除剂。

（3）伴随行为心理症状的治疗：患者多伴有抑郁、焦虑等精神症状及睡眠障碍，可应用相应抗精神病药物及催眠药。

（4）康复治疗：由于 VaD 的智能损害常为斑片状零星分布，阶梯样加重，因此，相应的日常生活能力和言语训练等康复治疗显得十分有益。应加强护理和心理支持，鼓励患者多与外界接触，参与力所能及的社交活动。

一般说来，VaD 的预后好于 AD，并且在一定程度上可以预防。但若 VaD 属于脑血管病的晚期阶段，一旦出现痴呆，缺乏特别有效的治疗方法，预后多不良。

（三）老年期痴呆护理和健康指导

护理的总体目标是最大限度地保持患者的记忆力和沟通能力，提高日常生活自理能力，较好地发挥残存功能，提高生活质量。

1. 日常生活护理

（1）80 岁老年人需要的光线强度是 20 岁年轻人的 3 倍，因此，在家中应为老年人提供足够的光线和照射。同时室内温、湿度要适宜，空气要清新。

（2）提供较为固定的生活环境：尽可能避免搬家，当患者到一个新地方时，最好能有家人陪同，直到患者熟悉新的环境和路途。利用鲜明、悦目、暖色标识物对卧室、厨房和卫生间做出标志，便于老年人识别。家里摆放东西简洁，摆放一些老照片等。

（3）建立和加强一些日常生活习惯，减少需要记忆才能完成的任务，始终把常用物品放在家里的同一个地方，让生活变得更加容易。

（4）穿着：衣服应按穿的先后顺序叠放，避免太多纽扣，以拉链、粘贴带代替纽扣，以弹性裤腰取代皮带，选择不用系带的鞋子，选用宽松的内裤。

（5）进食：定时进食，最好与家人一起进食。如果患者不停地想吃东西，可以把用过的餐具放入洗涤盆，以提醒患者不久前才进餐完毕。患者如果偏食，注意是否有足够的营养。允许患者用手拿取食物，进餐前协助其清洁双手，亦可使用一些特别设计的碗筷，以降低患者使用的难度。给患者逐一解释进食的步骤，并做示范，必要时予以喂食。食物要简单、软滑，最好切成小块。进食时，应将固体和液体食物分开，以免患者不加以咀嚼就将食物咽下而导致窒息。如果患者使用义齿，要协助患者正确安装义齿并每天清洗干净。每天安排数次喝水时间，注意水不可过热或过凉。

（6）睡眠：睡前让患者先上洗手间，可避免半夜醒来。不要让患者白天睡得过多，以免夜间失眠。给予轻声安慰，协助患者入睡。

（7）自我照顾能力的训练：对于轻、中度痴呆患者，应尽可能给予自我照顾的机会，并进行生活技能训练，如可反复练习洗漱、穿脱衣服、用餐、如厕等，以提高老年人的自尊。应理解老年人动手困难，鼓励并赞扬其尽量自理的行为。

（8）佩戴标志：患者外出时最好有人陪同或佩戴写有患者姓名和电话的卡片或手镯，以助于迷路时被人送回。

（9）防意外发生：因老年痴呆症患者的认知、判断、记忆能力丧失或降低，患者常可发生跌倒、烫伤、烧伤、误服、自伤或伤人等意外。楼梯、浴室安装扶手，地面防滑，以防止跌伤骨折。患者洗澡、喝水时注意水温不能太高，热水瓶应放在不易碰到的地方，以防止烫伤。不要让患者单独承担家务，以防止煤气中毒，或因缺乏应急能力而导致烧伤、火灾等意外。有毒、有害物品应放入加锁的柜中，以防止中毒。尽量减少患者的单独行动，锐器、利器放在隐蔽处，以防止痴呆老年患者因不愿意给家人增加负担或在抑郁、幻觉或妄想的支配下发生自我伤害或伤人等意外。床铺要低矮、柔软、舒适，必要时采用约束带，以防坠床摔伤。

（10）患者完全不能自理时应专人护理：有的患者因缺乏主动性而躺倒不起，或晚期患者因大、小便失禁而易发生褥疮，此时应加强皮肤护理，保持皮肤的清洁、干燥且无异味，同时要为患者及时添减衣服，充分补充营养和水分，预防感染。

2. 用药护理

（1）简化给药方案：尽量使用每天只须服用 1 次的药物，避免忘服、漏服药物。

（2）用药全程陪伴：痴呆严重患者常忘记吃药、吃错药，或忘了已经服过药又再次服药，因此，老年患者服药时必须有人在旁陪伴，帮助患者将药全部服下，以免遗忘或错服。痴呆老年人常不承认自己有病，或者因幻觉、多疑而认为给的是毒药，所以他们常常拒绝服药。需要耐心说服，向患者解释，以取得合作。对拒绝服药的患者，一定要看着患者把药吃下，并让患者张开嘴，查看是否咽下，防止患者在无人看管时将药吐掉。

（3）重症老年患者服药方法：吞咽困难的患者不宜吞服药片，最好碾碎后溶于水中服用；昏迷的患者由胃管注入药物。

（4）观察不良反应：痴呆老年患者服药后常不能诉说不适，要细心观察患者有何不良反应，及时报告医生，调整给药方案。

（5）药品管理：对伴有抑郁症、幻觉和自杀倾向的痴呆老年患者，要管理好药品，放到患者拿不到或找不到的地方。

3．智能康复训练

（1）记忆训练：鼓励老年患者回忆过去的生活经历，帮助认识目前生活中的人和事，以恢复记忆并减少错误判断；鼓励老年人参加一些力所能及的社交活动，通过动作、语言、声音、图像等信息刺激提高记忆力。对于记忆力障碍严重者，通过编写日常生活活动安排、制订作息计划、挂放日历等，以帮助记忆；对容易忘记的事或经常出错的程序，设立提醒标志，以帮助记忆。

（2）智力锻炼：如拼字游戏，对一些图片、实物、单词做归纳和分析，进行由易到难的数字概念和计算能力训练。

（3）理解和表达能力训练：在讲述一件事情后，提问让老年人回答，或让其解释一些词语的含义。

（4）社会适应能力的训练：结合日常生活常识，训练老年人自行解决日常生活中的问题。

4．心理护理

老年期痴呆患者的心理护理非常重要，尤其对那些精神异常、情感障碍较重的患者，采用恰当的心理护理方法，可明显逆转患者的情感反应。照护人员使用特殊的沟通技巧，确保与 AD 患者互动时创造亲密的气氛，使 AD 患者感到被理解、安全、舒适。例如，患者找不到钱包了，并认定被人偷了，他很生气，如果你对他说："你怎么老是忘记钱包放哪呢?"会让他更加恼怒。正确的方法是，不要去质疑他丢钱包的事实，而是和他一起找钱包。

（1）陪伴关心老年人：鼓励家人多陪伴老年人，给予老年人必要的帮助，多陪伴老年人外出散步，或参加一些学习和力所能及的社会、家庭活动，使之去除孤独、寂寞感，感到家庭的温馨和生活的快乐。

（2）开导老年人：多安慰、支持、鼓励老年人，遇到患者有悲观情绪时，应耐心询问原因，予以解释，播放一些轻松愉快的音乐以活跃情绪。

（3）维护老年人的自尊：注意尊重老年人的人格，对话时要和颜悦色、专心倾听，回答询问时语速上要缓慢，使用简单、直接、形象的语言；多鼓励、赞赏、肯定患者在自理和适应方面做出的努力。切忌使用刺激性语言，避免使用呆傻、愚笨等词语。

5. 照护者的支持指导

教会照护者自我放松方法，告知照护者应合理休息，寻求社会支持，适当利用家政服务机构和社区卫生服务机构及医院和专门机构的资源，组织有痴呆患者的家庭进行相互交流、相互联系和支持。

6. 健康指导

（1）及早发现痴呆：大力开展科普宣传，普及有关老年期痴呆的预防知识和痴呆早期症状，即轻度认知障碍和记忆障碍相关知识。全社会参与防治痴呆，掌握痴呆早期症状的识别。重视对痴呆前期的及时发现，鼓励有记忆减退主诉的老年人应及早就医，以利于及时发现介于正常老化和早期痴呆之间的轻度认知损伤，对老年期痴呆做到真正意义上的早期诊断和干预。

（2）早期预防痴呆：①防止动脉硬化。老年人可常吃一些健脾补肾类食品，如山药、大枣、薏米。②注意智力和身体机能方面的训练。应勤于动脑，多活动手指等关节。③注重精神调养。要注重调养七情之气，保持乐观情绪，减少忧愁和烦恼。④加强锻炼。进行一些自己喜爱的、力所能及的体育运动，如慢跑、游泳、爬山等活动。⑤起居饮食要有规律。强调做到“三定、三高、两低和两戒”，即定时、定量、定质，高蛋白、高不饱和脂肪酸、高维生素，低脂肪、低盐，戒烟、戒酒，可多吃些鱼类食品，适当补充体内维生素 E。⑥在痴呆早期可采取一些预防记忆力减退的措施，如嘱咐老年人准备一本记事簿，把需要办理的事情随手记在记事簿上，随时看看，若遇来访者可请他留言等。病室或居住环境中常用的东西放在固定的地方，并养成习惯，这样寻找时方便，不易遗忘。

护理痴呆老年人是一项艰巨、烦琐的工作，有时甚至是让人苦恼的工作，需要付出极大的耐心和毅力。通过积极治疗，合理的家庭护理，相当一部分患者可在很长的时间内处于稳定状态，与家人共享幸福生活。

（蒋舒宁　吴丽甜）

参考文献

[1] 郝伟，陆林，李涛，等. 精神病学 [M]. 8 版. 北京：人民卫生出版社，2018.
[2] 黄飞华. 老年痴呆中医研究近十年进展 [J]. 安徽中医临床杂志，1996，3：137－140.
[3] 黄若文. 现代老年护理学 [M]. 北京：北京医科大学出版社，2000.
[4] 刘延宝. 老年痴呆辨治体会 [J]. 江西中医药，1996，S1：150－151.
[5] 宋景贵，吴家幂，马存根，等. 神经病学 [M]. 3 版. 北京：人民军医出版社，2009.
[6] 孙建萍. 老年护理学 [M]. 4 版. 北京：人民卫生出版社，2018.
[7] 约翰·莫塔. 全科医学 [M]. 张泽灵，刘先霞，译. 5 版. 北京：科学技术文献出版社，2019.
[8] 中国痴呆与认知障碍指南编写组. 2018 年中国痴呆与认知障碍诊治指南（一）：痴呆及其分类诊断标准 [J]. 中华医学杂志，2018，98（13）：965－970.
[9] 中国老年保健协会. 中国记忆体检专家共识 [J]. 中华内科杂志，2014，53（12）：1002－1006.
[10] 中国医师协会神经内科医师分会. 2019 年中国血管性认知障碍诊治指南 [J]. 中华医学杂志，2019，99（35）：2737－2744.

[11] 周郁秋. 护理心理学 [M]. 2 版. 北京：人民军医出版社，2007.

十二、帕金森病

（一）概述

1. 定义

帕金森病（PD）是一种常见于中老年人的神经系统变性疾病，隐袭起病，进展缓慢，主要病理改变为黑质致密部多巴胺能神经元丢失和路易小体形成，主要生化改变为纹状体区多巴胺递质减少，临床症状包括静止性震颤、肌强直、运动迟缓和姿势平衡障碍的运动症状及嗅觉减退、快动眼期睡眠行为异常、便秘和抑郁等非运动症状。

2. 病因与发病机制

PD 的病因及发病机制迄今尚未完全明确，可能与遗传因素、神经系统老化及环境因素等多因素交互作用有关。

目前研究认为，PD 的发病机制与线粒体功能障碍、蛋白质异常聚集、免疫炎症及氧化应激等机制相关。上述发病机制中多因素协同作用，选择性破坏中脑黑质神经元，导致多巴胺递质合成和分泌减少，并引起基底节环路中的一系列改变，表现为 PD 的各种症状。

（二）临床表现

PD 通常在 40 ～ 70 岁发病，男性略多。起病隐袭，发病缓慢。运动症状表现为静止性震颤、运动迟缓、肌张力增高和姿势步态异常，非运动症状主要表现为嗅觉障碍、自主神经功能障碍、精神和认知障碍、睡眠障碍等。

1. 运动症状

（1）静止性震颤：多数 PD 患者首发症状。常始于一侧上肢远端，呈“N”字形进展，频率为 4 ～ 6 Hz，典型者表现为拇指和食指呈“搓丸样动作”，可合并姿势性或动作性震颤。随着病情进展，震颤可逐渐累及整个肢体，甚至躯干及头面部，在情绪激动、应激、焦虑时可加重，麻醉或睡眠时可完全消失。

（2）肌强直：PD 患者多自觉肌肉僵硬、活动时沉重和乏力感。关节被动运动时伸、屈肌张力均匀一致升高，呈现为“铅管样强直”；伴震颤时，感到在均匀的阻力中出现断续停顿，如同齿轮样，称为“齿轮样强直”。由于四肢、躯干、颈部肌肉强直，患者直立时呈现特殊的屈曲体姿：头部前倾，躯干俯屈，上臂内收，肘关节屈曲，腕关节伸直，髋关节、膝关节弯曲。

（3）运动迟缓：PD 患者最致残的症状，影响日常生活中诸多动作。表现为随意运动减少、启动困难、缓慢、笨拙。早期出现手指精细动作障碍，如系鞋带、解纽扣、洗脸、刷牙等动作缓慢，逐渐发展至随意运动减少、迟钝，晚期卧床翻身困难。书写时字体越写越小，称为“写字过小症”；面部表情肌受累，缺乏表情，瞬目减少，双目凝视，呈“面具脸”表现；也可累及口、舌、颚、声带等部位肌肉，出现吞咽困难、构音障碍、流涎等。

（4）姿势平衡障碍：早期表现为行走时上肢摆臂幅度减少或消失，下肢拖曳。随

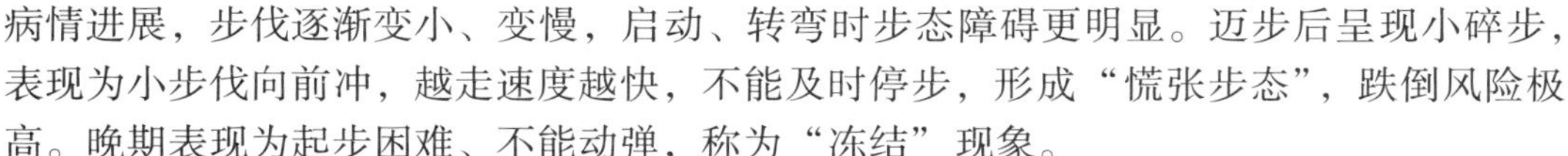

病情进展，步伐逐渐变小、变慢，启动、转弯时步态障碍更明显。迈步后呈现小碎步，表现为小步伐向前冲，越走速度越快，不能及时停步，形成“慌张步态”，跌倒风险极高。晚期表现为起步困难、不能动弹，称为“冻结”现象。

2. 非运动症状

非运动症状包括感觉障碍、自主神经功能障碍、睡眠障碍、认知和精神障碍等。这些症状在PD中很常见，并与降低与健康相关的生活质量有关，可以早于或伴随运动症状而发生。

（1）感觉障碍：疾病早期出现感觉障碍，以嗅觉为主。嗅觉障碍已被证实是PD患者最早出现的非运动症状。约一半PD患者在运动症状出现之前就会发生嗅觉的减退。嗅觉障碍与PD的严重程度及疾病的发展速度密切相关。

（2）自主神经功能障碍：PD患者可出现尿频、排尿不畅、尿失禁、便秘等排尿、排便障碍，也可出现直立性低血压、多汗、脂溢性皮炎等。吞咽活动减少可导致流涎。

（3）睡眠障碍：PD患者在疾病早期即可出现睡眠障碍，尤其是快速眼动期睡眠行为异常，白天过度嗜睡；部分患者出现不宁腿综合征、睡眠呼吸暂停等。

（4）认知和精神障碍：早期认知功能可正常，15%～30% PD患者晚期可出现认知功能障碍，甚至痴呆。部分PD患者可出现幻觉，视幻觉更多见。近半数PD患者伴有抑郁、焦虑、淡漠等。

（三）辅助检查

（1）血液、唾液、脑脊液常规检查：均正常。少数患者唾液和脑脊液中α－突触核蛋白、DJ-1蛋白含量有改变。

（2）嗅棒及经颅超声：嗅觉测试可发现早期患者的嗅觉减退；经颅超声可以发现绝大多数PD患者的黑质回声异常增强。

（3）分子影像：结构影像如CT、MRI检查无特殊性改变；分子影像PET、SPECT检查可显示多巴胺递质合成减少。

（4）病理：外周组织，如胃窦部和结肠黏膜、下颌下腺、周围神经等部位可见α－突触核蛋白异常聚集。

（四）诊断和病情评估

1. 诊断标准

PD的诊断主要依靠详尽的病史和完整的神经系统体格检查，辅以治疗初期患者对多巴胺能药物的反应。实验室检查无特异性。

1）诊断标准（必备条件）。

（1）运动迟缓：启动或在持续运动中肢体运动幅度减小或速度减慢。

（2）至少存在下列1项：静止性震颤（4～6 Hz）或肌强直。

2）支持标准（支持条件）。

（1）对多巴胺能药物治疗反应良好。在初始治疗期间，患者功能恢复正常或接近正常水平。当缺乏初期治疗明确记录时，初始治疗的显著应答可定义为以下两种情况：

A. 药物剂量增加时症状显著改善，剂量减少时症状显著加重。以上改变可通过客观评价［治疗后统一帕金森病评定量表中的运动检查评定部分（Unified Parkinson's Disease Rating Scale-Ⅲ，UPDRS-Ⅲ）评分改善大于30%］或主观描述（由患者或照料者提供可靠的显著的病情改变描述）记录。

B. 明显的波动的“开关现象”，且在某种程度上包括可预测的剂末现象。

（2）出现左旋多巴诱导的异动症。

（3）既往或本次体格检查存在单个肢体的静止性震颤。

（4）存在嗅觉丧失，或头颅超声显示黑质异常高回声（大于20 mm）或间碘苯甲胍（meta-iodobenzylguanidine，MIBG）闪烁显像法显示心脏去交感神经支配。

3）排除标准（存在以下任何1项即可排除帕金森病）。

（1）存在明确的小脑性共济失调，如小脑性步态、肢体共济失调或小脑性眼动异常。

（2）向下的垂直性核上性凝视麻痹，或向下的垂直性扫视选择性减慢。

（3）发病后5年内，被诊断为行为变异型额颞叶痴呆或原发性进行性失语。

（4）发病3年后仍局限于下肢的帕金森样症状。

（5）多巴胺受体阻滞剂或多巴胺耗竭剂治疗诱导的帕金森综合征，其剂量和时程与药物诱导的帕金森综合征一致。

（6）尽管病情为中等严重程度，但患者对高剂量左旋多巴治疗缺乏显著的治疗应答。

（7）明确的皮质复合感丧失（如在主要感觉器官完整的情况下出现皮肤书写觉和实体辨别觉损害），以及存在明确的肢体观念运动性失用或进行性失语。

（8）分子神经影像学检查突触前多巴胺能系统功能正常。

（9）存在明确可能导致帕金森综合征或疑似与患者症状有关的其他疾病，或基于全面诊断评估，由专业评估医师判断其可能为其他综合征，而非帕金森病。

4）警示征象：支持判断其他疾病。

（1）发病后5年内出现快速进展的步态障碍，以至于需要经常使用轮椅。

（2）运动症状或体征在发病5年内或5年以上完全无进展，且这种病情的稳定与治疗无明显相关性。

（3）发病后5年内出现严重的发音困难、构音障碍或吞咽困难（需要进软食，或鼻饲或胃造瘘进食）。

（4）发病后5年内出现吸气性呼吸功能障碍，即在白天或夜间出现吸气性喘鸣或者频繁的吸气性叹息。

（5）发病后5年内出现严重的自主神经功能障碍，包括：①直立性低血压。站立后3分钟内，收缩压下降大于30 mmHg或舒张压下降大于20 mmHg，并排除脱水、药物或其他可能解释自主神经功能障碍的疾病。②严重的尿潴留或尿失禁（不包括女性长期存在的低容量压力性尿失禁），且不是简单的功能性尿失禁（如不能及时如厕）；男性患者须排除前列腺疾病，且伴发勃起障碍。

（6）发病后3年内由于平衡障碍导致反复跌倒（多于1次/年）。

（7）发病后10年内出现不成比例的颈部前倾或手足挛缩。

（8）发病后5年内不出现以下任何1种常见的非运动症状：①睡眠障碍（睡眠维

持性失眠、日间过度嗜睡、快速眼动期睡眠行为障碍)。②自主神经功能障碍(便秘、日间尿急、症状性直立性低血压)。③嗅觉减退。④精神障碍(抑郁、焦虑或幻觉)。

(9)出现其他无法解释的锥体束征。

(10)起病或病程中表现为双侧的对称性帕金森综合征症状，没有任何侧别优势，且客观检查亦未观察到明显的侧别性。

5)临床确诊的帕金森病：不存在绝对排除标准和警示征象。至少存在2条支持标准。

6)临床很可能的帕金森病：不存在绝对排除标准。支持标准条数多于警示征象条数。警示征象不能多于2条。

2. 病情评估

目前临床上PD病情评估方法较多，常用修订的Hoehn-Yahr分级(表2－51)记录病情轻重，评估方法简便易行。同时，应用MDS统一帕金森病评定量表(MDS Unified Parkinson Disease Rating Scale, MDS-UPDRS)，从日常生活非运动症状、日常生活运动症状、运动功能检查、运动并发症4个维度对疾病严重程度进行全面和详细的评定。

表2－51　修订的Hoehn-Yahr分级

分级	症状
0级	无症状
1.0级	单侧患病
1.5级	单侧患病，并影响到躯干中轴肌肉，或另一侧躯体可疑受累
2.0级	双侧患病，未损害平衡
2.5级	轻度双侧患病，姿势反射稍差，但是能自己纠正
3.0级	双侧患病，有姿势平衡障碍，后拉试验阳性
4.0级	严重残疾，仍可独自站立或行走
5.0级	不能起床，或生活在轮椅上

1.0～2.5级定义为早期；3.0级定义为中期；4.0～5.0级定义为晚期。

(五)鉴别诊断

本病须与其他原因引起的帕金森综合征相鉴别。

(1)继发性帕金森综合征：有明确的病因可寻，如感染、药物、中毒、外伤等。

(2)伴发于其他神经变性疾病的帕金森综合征：如进行性核上性麻痹、多系统萎缩、路易体痴呆、肝豆状核变性等。

(3)其他：原发性震颤、抑郁症等。

(六)治疗

1. 药物治疗

药物治疗的原则是以达到有效改善症状、提高工作能力和生命质量为目标，提倡早期诊断、早期治疗。

1）选药原则。老年前（小于 65 岁）患者，且不伴智能减退，可有如下选择：①非麦角类多巴胺受体激动剂；②单胺氧化酸 B 型（monoamine oxidase-B，MAO-B）抑制剂；③金刚烷胺；④儿茶酚－O－甲基转移酶（catechol-O-methyltransferase，COMT）抑制剂；⑤复方左旋多巴。老年（65 岁及以上）患者，或伴智能减退：首选复方左旋多巴，必要时可加用多巴胺受体（dopamine receptor，DAR）激动剂、MAO-B 抑制剂或 COMT 抑制剂。

2）治疗药物。①苯海索：主要适用于震颤明显且年轻患者。②金刚烷胺：对少动、强直、震颤均有改善作用。③复方左旋多巴：是治疗本病最基本、最有效的药物，对少动、震颤、强直均有良好的疗效。④DAR 激动剂：目前推荐非麦角类 DRA 激动剂为首选药物，尤其用于早发型患者，可以减少或推迟运动并发症的发生。⑤MAO-B 抑制剂：能阻止脑内多巴胺降解，增加多巴胺浓度。⑥COMT 抑制剂：抑制左旋多巴在外周的代谢，使血浆左旋多巴浓度保持稳定，并能增加其进脑量。

2．手术治疗

病程的早期阶段药物治疗疗效明显，但长期药物治疗的疗效明显减退。对于出现严重的运动波动及异动症者，可考虑脑深部电刺激术（deep brain stimulation，DBS）治疗。

3．中医、康复与运动疗法

中医或针灸等作为辅助手段对改善运动及非运动症状也可起到一定的作用。康复与运动疗法对 PD 症状的改善乃至延缓病程的进展可能都有一定的帮助。PD 患者多存在步态障碍、姿势平衡障碍、语言和/或吞咽障碍等，可以根据不同的行动障碍进行相应的康复或运动训练，例如，进行健身操、打太极拳、慢跑、舞蹈等运动；进行语言障碍训练、步态训练、姿势平衡训练等。特别是姿势平衡障碍，让患者主动调整身体重心、踏步走、大步走、听口令、听音乐或拍拍子行走或跨越物体（真实的或假想的）等可能对其有益。必要时使用助行器甚至轮椅，做好防护。若能每天坚持，则有助于提高患者的生活自理能力，改善运动功能，并能延长药物的有效期。

（七）护理诊断/问题、措施及依据

1．躯体活动障碍

躯体活动障碍与黑质病变、锥体外系功能障碍所致震颤、肌强直、体位不稳、随意运动异常有关。

1）生活护理：加强巡视，主动了解患者的需求，指导和鼓励患者进行自我护理，做自己力所能及的事情；协助患者洗漱、进食、沐浴、大小便料理和做好安全防护；增进患者的舒适感，预防并发症。

（1）个人卫生：对于出汗多、皮脂腺分泌亢进的患者，要指导其穿柔软、宽松的棉布衣服；经常清洁皮肤，勤换被褥、衣服，勤洗澡，应协助卧床患者床上擦浴，每天 1～2 次。

（2）预防压疮：卧床患者使用气垫床或按摩床，保持床单整洁、干燥，定时翻身、拍背，并注意做好骨突处保护。

（3）提供生活方便：对于下肢行动不便、起坐困难者，应配备高位坐厕、坚固且带有扶手的高脚椅、手杖、床铺护栏、卫生间和走道扶手等必要的辅助设施；保证床的高度适中（以坐位脚能着地为佳）；传呼器置于患者床边；提供无须系鞋带的鞋子、便于穿脱的衣服、粗柄牙刷、吸水管、固定碗碟的防滑垫、大手柄的餐具等；生活日用品如茶杯、毛巾、纸巾、便器、手杖等固定放置于患者伸手可及处，以方便患者取用。

（4）采取有效沟通方式：对有言语不清、构音障碍的患者，应耐心倾听患者的主诉，了解患者的生活需要和情感需要，可指导患者采用手势、纸笔、画板等沟通方式与他人交流；在与患者沟通的过程中态度要和蔼、诚恳，注意尊重患者，不可随意打断患者说话。

（5）保持大小便通畅：对于顽固性便秘者，应指导多进食含纤维素多的食物，多吃新鲜蔬菜、水果，多喝水，每天双手顺时针按摩腹部，促进肠蠕动；还可指导适量服食蜂蜜、麻油等食物帮助通便；必要时遵医嘱口服液状石蜡、果导片、番泻叶等缓泻药，或给予开塞露、灌肠、人工排便等。对于排尿困难的患者应评估患者有无尿潴留和尿路感染的症状及体征，可指导患者放松精神，腹部按摩、热敷以刺激排尿；膀胱充盈无法排尿时在无菌操作下给予导尿和留置尿管。

2）运动护理：告知患者运动锻炼的目的在于防止和推迟关节强直与肢体挛缩，有助于维持身体的灵活性，增加肺活量，防止便秘，保持并增强自我照顾能力。应与患者及其家属共同制订切实可行的具体锻炼计划。

（1）疾病早期：起病初期患者主要表现为震颤，应指导患者维持和增加业余爱好，鼓励患者积极参与家居活动和参加社交活动，坚持适当运动锻炼，如养花、下棋、散步、打太极拳、做体操等，注意保持身体和各关节的活动强度与最大活动范围。

（2）疾病中期：对于已出现某些功能障碍或起坐已感到困难的患者告知其要有计划、有目的地锻炼，告诉患者知难而退或简单地由家人包办只会加速其功能衰退。若患者感到从椅子上起立或坐下有困难，应每天做完一般运动后，反复多次练习起坐动作；针对起步困难者可以在患者脚前放置一个小的障碍物作为视觉提示，帮助起步，也可使用有明显节拍的音乐进行适当的听觉提示，练习走路；步行时要目视前方，不要目视地面，应集中注意力，以保持步行的幅度与速度；鼓励患者步行时两腿尽量保持一定距离，双臂要摆动，以增加平衡；转身时要以弧形线形式前移，尽可能不要在原地转弯；提醒患者不可一边步行一边讲话、碎步急速移动、起步时拖着脚走路、双脚紧贴地面站立及穿着拖鞋行走等，以避免跌倒；护士或家人在协助患者行走时，勿强行拉患者向前行走；当患者感到脚粘在地上时，可指导患者先向后退一步再向前走。

（3）疾病晚期：患者出现显著的运动障碍而卧床不起时，应帮助患者采取舒适体位，被动活动关节，按摩四肢肌肉，注意动作轻柔，切勿造成患者疼痛和骨折。

3）安全护理：①对于上肢震颤未能控制、日常生活动作笨拙的患者，避免拿热水、热汤，谨防烧伤、烫伤等。例如，避免患者自行使用液化气炉灶，尽量不让患者自己从开水瓶中倒水，为端碗持筷困难者准备带有大把手的餐具，选用不易打碎的不锈钢饭碗、水杯和汤勺，避免使用玻璃和陶瓷制品等。②对有幻觉、错觉、欣快、抑郁、精神错乱、意识模糊或智能障碍的患者应特别强调专人陪护。护士应认真查对患者是否按时服药，有无错服或误服，药物代为保管，每次送服到口；严格执行交接班制度，禁止患者自行使用锐利器械和危险品；智能障碍的患者应安置在有严密监控的区域，避免自伤、坠床、坠楼、走失、伤人等意外发生。

2. 自尊低下

自尊低下与震颤、流涎、面肌强直等身体形象改变和言语障碍、生活依赖他人有关。

（1）心理护理：PD 患者早期动作迟钝笨拙、表情淡漠、语言断续、流涎，患者往往产生自卑、脾气暴躁及忧郁心理，回避人际交往，拒绝社交活动，整日沉默寡言，闷闷不乐；随着病程延长，病情进行性加重，患者丧失劳动能力，生活自理能力也逐渐下降，会产生焦虑、恐惧甚至绝望心理。护士应细心观察患者的心理反应，鼓励患者表达并注意倾听他们的心理感受，与患者讨论身体健康状况改变所造成的影响、不利于应对的因素，及时给予正确的信息和引导，使其能够接受和适应自己目前的状态并能设法改善。鼓励患者尽量维持过去的兴趣与爱好，多与他人交往，不要孤立自己；指导家属关心体贴患者，多鼓励、少指责和念叨，为患者创造良好的亲情氛围，减轻他们的心理压力。告诉患者本病病程长、进展缓慢、治疗周期长，而疗效的好坏常与患者精神情绪有关，鼓励他们保持良好心态。

（2）自我修饰指导：督促患者进食后及时清洁口腔，随身携带纸巾擦净口角溢出的分泌物，注意保持个人卫生和着装整洁等，以尽量维护自我形象。

3. 知识缺乏

缺乏本病相关知识与药物治疗知识。

1）疾病知识指导：早期轻型病例无须特殊治疗，主要是鼓励患者进行适当的活动与体育锻炼；当疾病影响到患者日常生活和工作能力时，适当的药物治疗可以不同程度减轻症状，但并不能阻断病情发展，而长期的药物治疗可能有导致后期并发症的风险，因此，疾病总的趋势是越来越重。应指导患者及家属了解本病的临床表现、病程进展和主要并发症，帮助患者适应角色的转变，掌握自我护理知识，积极寻找和去除任何使病情加重的原因。

2）治疗指导：告知患者本病需要长期或终身服药治疗，让患者了解用药原则，常用药物种类与名称、剂型、用法，服药注意事项，疗效及不良反应的观察与处理。长期服药过程中可能会突然出现某些症状加重或疗效减退，应熟悉“开关现象”“剂末现象”和“异动症”的表现形式及应对方法。

（1）用药原则：从小剂量开始，逐步缓慢加量直至有效维持；服药期间尽量避免使用维生素 B_6、氯氮䓬、利血平、氯丙嗪、奋乃静等药物，以免降低药物疗效或导致直立性低血压。

（2）疗效观察：服药过程中要仔细观察震颤、肌强直和其他运动功能、语言功能的改善程度，观察患者起坐的速度、步行的姿态、讲话的音调与流利程度、写字、梳头、扣纽扣、系鞋带及进食动作等，以确定药物疗效。

（3）“开关现象”：指症状在突然缓解（开期，常伴异动症）与加重（关期）两种状态之间波动，一般“关期”表现为严重的帕金森症状，持续数秒或数分钟后突然转为“开期”。多见于病情严重者，一般与服药时间和剂量无关，不可预料，处理比较困难，适当加用多巴胺受体激动药，可以防止或减少此现象的发生。

（4）剂末恶化：又称疗效减退，指每次服药后药物作用时间逐渐缩短，表现为症状随血药浓度发生规律性波动。可以预知。适当增加服药次数或增加每次服药剂量，或改用缓释剂可以预防此现象。

（5）异动症：表现为舞蹈症或手足徐动样不自主运动、肌强直或肌阵挛，可累及头面部、四肢和躯干，有时表现为单调刻板的不自主动作或肌张力障碍。主要有 3 种表现形式：①剂峰异动症。出现在用药 1 ～ 2 小时的血药浓度高峰期，与用药过量或多巴胺受体超敏有关，减少复方左旋多巴的剂量并加用多巴胺受体激动药或 COMT 抑制药可改善。②双相异动症。指剂初和剂末异动症，目前机制不清，更换左旋多巴控释片为标准片或加用多巴胺受体激动药可缓解。③肌张力障碍。表现为足或小腿痛性肌阵挛，多发生于清晨服药之前，睡前加用复方左旋多巴控释片或起床前服用复方左旋多巴标准片可缓解。

（6）药物不良反应及其处理：帕金森病常用药物的作用、可能出现的不良反应及用药注意事项见表 2 – 52。

表 2 – 52　帕金麻病常用药物的不良反应及用药注意事项

药物名称	作用	不良反应	用药注意事项
多巴丝肼/卡左双多巴缓释片	补充黑质纹状体内多巴胺的不足	恶心、呕吐、便秘、眩晕、幻觉、异动症、“开关现象”	须服药数天或数周才见效，避免嚼碎药片；出现“开关现象”时最佳服药时间为饭前 30 分钟；“关现象”或饭后 1 小时；避免与高蛋白食物一起服用；避免突然停药
普拉克索吡贝地尔	直接激动纹状体，使之产生和多巴胺作用相同的药物，减少和延缓左旋多巴的不良反应	恶心、呕吐、眩晕、疲倦、口干、直立性低血压、嗜睡、幻觉与精神障碍	首次服药后应卧床休息，如有口干舌燥可嚼口香糖或多喝水；避免开车或操作机械；有轻微兴奋作用，尽量在上午服药，以免影响睡眠
恩他卡朋	抑制左旋多巴和多巴胺的分解，增加脑内多巴胺的含量	恶心、呕吐、神志混乱、不自主动作、尿黄	与多巴丝肼/卡左双多巴缓释片一起服用
司来吉兰	阻止脑内多巴胺释放，增加多巴胺浓度	恶心、呕吐、眩晕、疲倦、做梦、不自主动作	有轻微兴奋作用，尽量在上午服药，以免影响睡眠；溃疡患者慎用
盐酸苯海索	抗胆碱能药物，协助维持纹状体的递质平衡	恶心、呕吐、眩晕、疲倦、视力模糊、口干、便秘、小便困难	不可立即停药，须缓慢减量，以免症状恶化

续表 2－52

药物名称	作用	不良反应	用药注意事项
盐酸金刚烷胺	促进神经末梢释放多巴胺并阻止其再吸收	恶心、呕吐、眩晕、失眠、水肿、惊厥、玫瑰斑	尽量在黄昏前服用，避免失眠，心脏病及肾衰竭患者禁用

4. 营养失调：低于机体需求量

与吞咽困难、饮食减少和肌强直、震颤所致机体消耗量增加等有关。

1）饮食指导：告知患者及其家属导致营养低下的原因、饮食治疗的原则及目的，指导合理选择饮食和正确进食。

（1）饮食原则：给予高热量、高维生素、高纤维素、低盐、低脂、适量优质蛋白的易消化饮食，并根据病情变化及时调整和补充各种营养素，戒烟、酒。由于高蛋白饮食会降低左旋多巴类药物的疗效，故不宜盲目给予过多的蛋白质；槟榔为拟胆碱能食物，可降低抗胆碱能药物的疗效，也应避免食用。

（2）饮食要求（或种类）：主食以五谷类为主，多选粗粮，多食新鲜蔬菜、水果，多喝水（每天 2 000 mL 以上），防止便秘，减轻腹胀；适当的奶制品（2 杯脱脂奶）和肉类（全瘦）、蛋、豆类，少吃油、盐、糖，钙有利于预防骨质疏松，每天应补充 1 000 ～1 500 mg 钙。

（3）进食方法：进食或饮水时抬高床头，保持坐位或半坐位；注意力集中，并给予患者充足的时间和安静的进食环境，不催促、打扰患者进食；流涎过多的患者可使用吸管吸食流质；对于咀嚼能力和消化功能减退的患者应给予易消化、易咀嚼的细软、无刺激性的软食或半流质食物，少量多餐；咀嚼和吞咽功能障碍者应选用稀粥、面片、蒸蛋等精细制作的小块食物或黏稠不易反流的食物，并指导患者少量分次吞咽，避免吃坚硬、滑溜及圆形的食物如果冻等，喝鲜榨果汁等饮品时，不可混杂；对于进食困难、饮水反呛的患者要及时插胃管给予鼻饲，防止经口进食引起误吸、窒息或吸入性肺炎。

2）营养支持：根据病情需要给予鼻饲流质饮食或经皮胃管（胃造瘘术）进食；遵医嘱给予静脉补充足够的营养，如葡萄糖、电解质、脂肪乳等。中晚期患者应尽早静脉置管，建立和维持长期静脉输液通路。

3）营养状况监测：评估患者饮食和营养状况，注意每天进食量和食品的组成；了解患者的精神状态与体重变化，评估患者的皮肤、尿量及实验室指标变化情况。

5. 其他护理诊断/问题

（1）便秘：与消化功能障碍或活动量减少等有关。

（2）语言沟通障碍：与咽喉部、面部肌肉强直，运动减少、减慢有关。

（3）无能性家庭应对：与疾病进行性加重、患者需要长期照顾、经济或人力困难有关。

（4）潜在并发症：外伤、压疮、感染。

（李安春　吴丽甜）

参考文献

[1] 杜希恂，姜宏．帕金森病的研究进展［J］．青岛大学学报（医生版），2019，55（1）：1－5.

[2] 贾建平，陈生弟，等．神经病学［M］．7版．北京：人民卫生出版社，2013：278－285.

[3] 李银萍，杨蓉，陈德智．预防帕金森病患者跌倒的康复训练护理［C］//中华医学会，中华医学会神经病学分会．中国脑血管病大会2014论文汇编，2014：1.

[4] 刘利，王涛，刘江静，等．睡眠训练对帕金森病非运动症状的改善作用［J］．中国现代医学杂志，2017，27（23）：52－56.

[5] 实用内科学编委会．实用内科学［M］．14版．北京：人民卫生出版社，2013：2752－2757.

[6] 唐浪娟，彭雨燕，岳丽春．帕金森健康操对帕金森患者运动症状康复疗效的观察［J］．中国康复医学杂志，2017，32（4）：464－466.

[7] 唐学军．运动功能锻炼治疗帕金森病的疗效探讨［J］．河北医科大学学报，2012，33（6）：668－670.

[8] 汪亚群，谢慧淼，江霞，等．帕金森病康复操佐治早期帕金森病患者运动症状的研究［J］．中华中医药杂志，2014，29（6）：2012－2014.

[9] 尤黎明，吴瑛，等．内科护理学［M］．6版．北京：人民卫生出版社，2017.

[10] 中国帕金森病脑深部电刺激疗法专家组．中国帕金森病脑深部电刺激疗法专家共识［J］．中华神经科杂志，2012，45（7）：541－543.

[11] 中华医学会神经病学分会帕金森病及运动障碍学组．中国帕金森病的诊断标准（2016版）［J］．中华神经科杂志，2016，49（4）：268－271.

[12] 中华医学会神经病学分会神经康复学组．帕金森病康复中国专家共识［J］．中国康复理论与实践杂志，2018，24（7）：745－752.

[13] 中华医学会神经系统疾病基层诊疗指南编写专家组．帕金森病基层诊疗指南（实践版·2019）［J］．中华全科医师杂志，2020，19（1）：18－26.

[14] 朱毅，李建兴，程洁，等．太极拳对于早期帕金森病运动控制的临床研究［C］//中国康复医学会．中国康复医学会第八届全国康复治疗学术年会论文集，2011：1.

[15] DUNCAN G W，KHOO T K，YARNALL A J. Health-related quality of life in early Parkinson's disease：the impact of nonmotor symptoms［J］. Movmetn disorders，2014，29（2）：195－202.

[16] GILLESPIE L D，GILLESPIE W J，ROBERTSON M C，et al. Interventions for preventing falls in elderly people［J］. Physiotherapy，2003，12（89）：692－693.

[17] GITLIN L N，WINTER L，DENNIS M P，et al. A randomized trial of a multicomponent home intervention to reduce functional difficulties in older adults［J］. Journal of the American geriatrics society，2006，54（5）：809－816.

[18] JIN X，WANG L，LIU S，et al. The impact of mind-body exercises on motor function，depressive symptoms，and quality of life in parkinson's disease：a systematic review and meta-analysis［J］. International journal of environmental research and public health，2020，17（31）：1－16.

[19] KHOO T K，YARNALL A J，DUNCAN G W. The spectrum of nonmotor symptoms in early Parkinson disease［J］. Neurology，2013，80：276－281.

[20] NOYCE A J，BESTWICK J P，SILVEIRA-MORIYAMA L. Meta-analysis of early nonmotor features and risk factors for Parkinson disease［J］. Annals of neurology，2012，72（6）：893－901.

[21] SIGURLAUG，SVEINBJORNSDOTTIR. The clinical symptoms of Parkinson's disease［J］. Neurochemistry，2016，139：318－324.

[22] STEULTJENS E M，DEKKER J，BOUTER L M，et al. Occupational therapy for community dwelling

elderly people: a systematic review [J]. Age ageing, 2004, 33 (5): 453 - 460.

十三、恶性肿瘤

（一）肺癌

肺癌或支气管肺癌指气道或肺实质发生的恶性肿瘤。约 95% 的肺癌可划分为小细胞肺癌（small cell lung cancer，SCLC）或非小细胞肺癌（non-small cell lung cancer，NSCLC）。

1. 病因

许多环境和生活方式因素与之后发生肺癌相关，其中吸烟最为重要。

（1）吸烟。吸烟是肺癌发生的主要危险因素，其所致肺癌约占所有肺癌的 90%。据估计，长期吸烟者的肺癌风险是终生不吸烟者的 10 ～ 30 倍。重度吸烟者患肺癌的累积风险可高达 30%，而从不吸烟者的终生肺癌风险不超过 1%。增加吸烟人群肺癌风险的因素包括吸烟过多、时间过长和暴露于石棉等其他致癌因素。

因此，最重要的肺癌预防策略是防止人们吸烟和劝导吸烟者戒烟。戒烟者发生肺癌的风险低于继续吸烟者；这一获益在 30 岁以前戒烟者中最为明显。即使戒烟，戒烟者的肺癌风险随年龄增长而增加的速度仍高于从未吸烟者。

（2）因其他恶性肿瘤接受过放疗（radiation therapy，RT）的患者，其发生第二原发性肺癌的风险可能增加。

（3）环境毒素。环境因素与肺癌风险增加相关，包括暴露于二手烟、石棉、氡、金属（砷、铬和镍）、电离辐射和多环芳烃类环境中。

（4）肺纤维化。多项研究表明，肺纤维化患者的肺癌风险约是一般人群的 7 倍。这种因素增加的风险似乎与吸烟无关。

（5）HIV 感染。HIV 感染者的肺癌发病率高于未感染者。

（6）遗传因素。遗传因素可影响肺癌的发生风险和预后。肺癌家族风险已得到明确证实。

（7）饮食因素。流行病学证据表明，多种饮食因素（如抗氧化物、十字花科蔬菜和植物雌激素）可能降低肺癌风险，但其作用尚未明确。

2. 临床表现

肺癌在胸腔内最常见的临床表现是咳嗽、咯血、胸痛及呼吸困难。

（1）咳嗽。50% ～ 75% 的肺癌患者在就诊时存在咳嗽。咳嗽最常见于鳞癌和小细胞肺癌，因为它们好发于中心气道。如果吸烟者或既往吸烟者新发咳嗽，则应怀疑肺癌。气道分泌物过多或咳出大量稀薄的黏液样分泌物，可能是黏液腺癌的特征，通常提示晚期疾病。

（2）咯血。咯血见于 20% ～ 50% 诊断为肺癌的患者。大量咯血可能导致窒息。在不同的病例系列研究中，咯血患者存在肺癌的可能性为 3% ～ 34%，具体取决于咯血患者的年龄和吸烟史。在有咯血症状但胸片正常或未见可疑表现的吸烟者中，约 5% 的经支气管镜检查被诊断为肺癌。

（3）胸痛。20%～40%的肺癌患者有胸痛。胸痛的性质变化很大，年轻患者比年长患者更常出现。胸痛通常出现于原发瘤的同侧。持续钝痛可能是由于肿瘤侵犯纵隔、胸膜或胸壁，但出现胸痛未必表示肿瘤不可切除。虽然胸膜炎性胸痛可能是胸膜直接受累的结果，但阻塞性肺炎或高凝状态引起的肺栓塞也可引起胸痛。

（4）呼吸困难。呼吸急促是诊断肺癌时的常见症状，见于25%～40%的患者。呼吸困难可能是由气道管腔外或腔内梗阻、阻塞性肺炎或肺不张、淋巴管炎性肿瘤转移、肿瘤栓子、气胸、胸腔积液或伴有心包填塞的心包积液引起的。支气管部分阻塞可引起局部哮鸣音，可由患者听到或由临床医生听诊发现，而喘鸣可能是由更大的气道受阻引起的。

3. 治疗

1）对于可切除性NSCLC患者，手术切除获得长期生存和治愈的可能性最大。

（1）Ⅰ期和Ⅱ期NSCLC患者应尽可能采用完全切除术治疗。术后辅助化疗可改善病理分期为Ⅱ期的NSCLC患者的生存，可能对ⅠB期患者也有一定作用。

（2）不适合外科手术切除或者拒绝手术治疗的Ⅰ期或Ⅱ期患者可进行非手术局部治疗。放疗可采用立体定向技术，也可采用传统方法。射频消融术和冷冻消融术可替代放疗。

（3）对于确定性治疗前病理学证实为Ⅲ期病变的患者，通常优选同步放化疗的联合治疗方法，如果病情没有进展，后续再进行免疫治疗。

（4）对于临床Ⅰ～Ⅱ期NSCLC患者，如果手术切除标本行组织学评估证实纵隔淋巴结受累（病理学ⅢA期），则辅助化疗能改善生存。

（5）Ⅳ期病变患者通常采用全身性治疗或者基于症状的舒缓治疗。对于部分患者，化疗、分子靶向治疗和/或免疫治疗可能延长患者生存期，同时不降低生活质量。

（6）对于因孤立性转移（如脑、肾上腺）而划为Ⅳ期的患者，对转移性行手术切除或放疗并积极治疗原发肿瘤可能有益。

（7）对于肺部病变无法控制的患者，局部舒缓治疗措施可能有一些作用。对于巨块型肿瘤累及中央气道所致的呼吸困难患者，通过硬质或可曲性支气管镜下利用激光凝固或冷冻疗法去除肿瘤可能会缓解症状。为了保持气道开放和能够实施外照射，可能需要行支架术。可通过支气管镜引导下的导管置入而局部应用近距离治疗，其可能对气道复发性或持续性病变有益。

2）就诊时，大多数SCLC患者对化疗反应极佳。因此，全身性化疗是SCLC初始治疗中必不可少的一部分。

（1）局限期SCLC患者的初始治疗为化疗+放疗，有研究表明，与单用化疗相比，加用放疗可延长患者生存期。手术治疗仅用于极少数表现为孤立性肺结节而无远处转移和区域淋巴结受累的患者。对于初始治疗有效的局限期SCLC患者，预防性脑照射可降低脑转移发生率，延长生存期。

（2）对于广泛期SCLC患者，初始治疗采用化疗，还可加用免疫疗法。放疗包括预防性脑照射和胸部放疗，可能对经初始化疗获得完全或部分缓解的患者有益。

4. 健康指导

（1）患者须定期复查以判断肺癌在治疗结束后是否复发，或是否在治疗期间继续生长。随访检查通常包括体格检查、胸部 X 线检查或 CT 扫描。患者也应留意上述症状，它们可能提示癌症复发或继续生长，故发现时应告知医护人员。

（2）不吸烟和及早戒烟。吸烟者患肺癌的风险大大增高，可通过戒烟来降低该风险。

（3）务必谨遵医嘱接受随访和检查，并将治疗期间的副作用等问题告知医生。

（二）肝癌

肝细胞癌（hepatocellular carcinoma，HCC）是一种原发性肝脏恶性肿瘤，通常发生在慢性肝病患者中，特别是肝硬化或发生乙型肝炎病毒（hepatitis B virus，HBV）慢性感染的患者。大部分原发性肝脏肿瘤是 HCC，其余多为胆管细胞癌。

1. 病因

目前已发现多项导致 HCC 的危险因素，肝实质损伤导致肝硬化是大多数危险因素的共性。慢性 HBV 或丙型肝炎病毒（hepatitis C virus，HCV）感染是大多数 HCC 病例的基础，而且，慢性 HBV 感染者即使不存在肝硬化，也有发生 HCC 的风险。

（1）肝硬化。任何病因所致肝硬化患者都有发生 HCC 的风险。据长期随访研究估计，高达 1/3 的肝硬化患者会发生 HCC，年发病率为 1% ～ 8% 。

（2）HBV 感染。慢性 HBV 感染与 HCC 风险增加相关。虽然没有肝硬化的慢性 HBV 感染者也会发生 HCC，但大多数 HBV 相关的 HCC 患者存在肝硬化。同样地，有肝硬化的 HBV 感染者的 HCC 年发病率高于无肝硬化的 HBV 感染者，其分别为 3. 2 例/100 人年与 0. 1 例/100 人年。

（3）HCV 感染。HCV 感染与 HCC 发病风险相关，HCC 几乎都发生在有晚期肝纤维化或肝硬化的 HCV 感染者中。

（4）黄曲霉毒素 B_1。黄曲霉毒素 B_1 是一种污染主食（如玉米）的真菌毒素，通过饮食摄入该物质可能诱发 HCC，特别是在较少检测粮食黄曲霉毒素的非洲及亚洲部分地区。已证实，长期暴露于黄曲霉毒素 B_1 的 HCC 患者有 *p53* 抑癌基因突变。

（5）代谢因素。随着生活方式的改变，代谢因素与肝癌的关系受到关注。糖尿病患者较对照人群患肝癌的风险高 2. 5 倍。

（6）长期饮酒与抽烟。可增加患肝癌的危险性，特别是增加 HBsAg 阳性患者患肝癌的危险性。

2. 临床表现

除与慢性肝病相关的症状外，发生 HCC 的患者通常无其他症状。若之前为代偿性肝硬化的患者出现失代偿表现时，如腹水、脑病、黄疸或静脉曲张破裂出血，则应增加对 HCC 的怀疑。这些并发症通常与肿瘤扩散至肝静脉或门静脉，或肿瘤引起的动静脉分流有关。

部分患者可能存在轻度至中度的上腹疼痛、体重减轻、食欲减退或上腹部可触及的肿块，这些症状通常提示进展期病变。其他少见的表现如下。

（1）由于胆管树被侵犯、肝内胆管受压迫或（少见情况下）胆道出血引起的梗阻性黄疸。

（2）腹泻。

（3）转移灶引起的骨痛或呼吸困难。

（4）肿瘤破裂引起的腹膜内出血。肿瘤破裂常引起突发剧烈腹痛伴腹部膨隆、血细胞比容急速下降和低血压，最常通过腹腔灌洗和剖腹手术诊断。CT 通常显示有肝脏肿块和腹膜内游离血液。

3. 治疗

（1）手术切除是局限性 HCC 的首选治疗方法，但大多数患者由于肿瘤范围广或肝功能障碍而不适合这种治疗。

（2）对于无法手术切除的 HCC 患者，肝移植是唯一的其他潜在治愈性手段。几乎所有考虑肝移植的患者都是由于肝功能障碍（而非肿瘤范围广）而无法进行手术切除的。在美国，列入肝移植等候名单的要求为：单发 HCC 直径小于等于 5 cm 或多发 HCC 不超过 3 个且直径均小于等于 3 cm；无肉眼血管侵犯证据；无区域淋巴结或远处转移（米兰标准）。现在，许多医疗中心都允许扩大肝移植准入标准和/或降期以符合接受原位肝移植（orthotopic liver transplantation，OLT）的资格。

（3）对于不适合手术切除或肝移植的肝孤立性 HCC 患者，可选择的治疗方法包括局部非手术治疗及全身性治疗。局部非手术治疗包括肝定向肿瘤热消融（射频消融、微波消融、冷冻消融）、不可逆电穿孔（有条件时）、栓塞术（包括单纯栓塞、经动脉化疗栓塞、经动脉放射栓塞术）、经皮注射无水乙醇或醋酸、外照射。治疗方式的选择取决于基础肝病的严重程度、肝内肿瘤的大小与分布、血液供应和患者的整体体能状态。

（4）对于局部晚期不可切除的 HCC 患者，若无肝外转移且相应条件合适，那么作为初始治疗，经动脉化疗栓塞术、放射栓塞等局部区域治疗可能优于单纯全身性治疗。

4. 健康指导

（1）治疗后须时常接受随访以评估癌症是否复发，常规随访检查通常包括体格检查、血液检测和影像学检查。

（2）务必谨遵医嘱接受随访评估，并向医生报告治疗期间出现的一切副作用或其他问题。

（3）肝癌患者应避免饮酒和使用对肝脏有害的药物，有慢性肝病史的患者尤其如此。

（三）胃癌

胃癌（carcinoma of stomach）是起源于胃上皮的恶性肿瘤，是最常见的恶性肿瘤之一，居全球癌症死亡原因的前列。我国属胃癌较高发地区，40 ～ 60 岁多见，农村的发病率是城市的 1.6 倍。

1. 病因

胃癌病因与发病机制尚未阐明，研究资料表明胃癌的发生是多因素综合作用的结果。目前认为下列因素与胃癌的发生有关。

（1）环境因素。不同国家与地区的胃癌发病率有明显差别，提示胃癌的发病与环境因素有关，其中最主要的是饮食因素。在人类，胃液中亚硝酸盐的含量与胃癌的患病率明显相关。高盐、低蛋白饮食、较少进食新鲜的蔬菜与水果则可能增加罹患胃癌的危险性。吸烟者胃癌的发病危险性提高 1.5 ～ 3.0 倍，近端胃癌，特别是胃食管连接处的肿瘤可能与吸烟有关。

（2）感染因素。幽门螺杆菌（Helicobacter pylori，Hp）感染，尤其是儿童期Hp感染与胃癌发病呈正相关，其已被WHO列为Ⅰ类致癌物；人类疱疹病毒（EB病毒）感染也是主要的感染因素之一，胃癌患者的癌细胞中大约10%有EB病毒感染。

（3）遗传因素。胃癌发病有家族聚集倾向，患者的一级亲属发病率升高2～4倍，较多学者认为某些遗传因素使易感者在同样的环境条件下更易患胃癌。

（4）癌前期变化。指某些具有较强的恶变倾向的病变，包括癌前期状态与癌前期病变。胃的癌前期状态，包括慢性萎缩性胃炎、胃息肉、手术后胃、巨大胃黏膜肥厚症、肠化生等。胃的癌前期病变，又称上皮内瘤变，是胃黏膜上皮出现明显的细胞异型和结构异常，具有较高的癌变倾向，但无间质侵犯，是非浸润性肿瘤性上皮病变；国际上通行的做法是将其分为低、高两种级别；高级别不典型增生癌变率高。

2. 临床表现

体重减轻及持续性腹痛是初诊时最常见的症状。

（1）体重减轻通常是由能量摄入不足而不是分解代谢增加所致，其原因可能为厌食、恶心、腹痛、早饱和/或吞咽困难。

（2）如果伴有腹痛，往往表现为上腹部疼痛，早期常比较模糊和轻微，随着病情进展则变得更为严重和恒定。

（3）如果肿瘤发生在近端胃或食管胃连接部（esophagogastric junction，EGJ），常见的主诉症状为吞咽困难。

（4）患者可出现恶心或早饱，原因可能为肿瘤的占位效应，也可能为侵袭性生长的弥漫型胃癌（即“皮革胃”）导致胃壁扩张性降低。晚期远端胃癌患者也可能出现胃出口梗阻。

消化道隐匿性出血伴或不伴缺铁性贫血的情况并不少见，而明显的消化道出血（即黑便或呕血）则只见于不到20%的患者。

（5）由于癌肿局部进展或者胃食管交界处附近的恶性梗阻累及奥尔巴克神经丛可使患者出现假性贲门失弛缓综合征。

（6）约25%的胃癌患者有胃溃疡病史。所有胃溃疡患者均应随访至溃疡完全治愈，没有愈合的溃疡应手术切除。

（7）肿瘤蔓延或播散的征象。上述症状和体征是胃癌患者首次就诊时最常见的。胃癌具有直接穿过胃壁蔓延的趋势，与之相关的一些更不常见的临床表现亦可提醒临床医师胃癌的可能性。患者也可能会表现出胃癌远处转移的症状或体征，最常见的远处转移部位为肝脏、腹膜表面及非局部或远处淋巴结；此外，也可能转移到卵巢、中枢神经系统、骨骼、肺以及软组织。

（8）副肿瘤表现。胃癌副肿瘤综合征的全身表现很少见于初次就诊时。皮肤病变可包括突然发生弥漫性脂溢性角化病或黑棘皮病，特征为皮褶处柔软的深色色素沉着斑片。胃癌的其他副肿瘤病变可包括微血管病性溶血性贫血、膜性肾病及高凝状态。

3. 治疗

（1）对于感染幽门螺杆菌的早期胃癌患者，推荐进行幽门螺杆菌根除治疗。因为幽门螺杆菌感染与异时性胃癌的发生有关，根除该菌可降低早期胃癌治疗后患者发生异时性胃癌的风险。

（2）对于有已知或疑似淋巴结转移（lymph node metastasis，LNM）的患者，推荐转行胃切除术。胃切除术联合胃周淋巴结清扫可以对受累淋巴结进行评估和清除。

（3）对于无疑似淋巴结受累且符合内镜下切除一般标准的患者，建议采用内镜下切除而非胃切除术。内镜下切除的指征为：没有溃疡，直径小于20 mm，组织学类型为肠型，且未发现淋巴血管浸润的黏膜肿瘤。

（4）对于内镜下切除不完全伴垂直切缘阳性、分块内镜切除、淋巴血管浸润或黏膜下受累，且不符合内镜下切除扩展标准的早期胃癌患者，推荐行胃切除术。对于仅有侧切缘阳性的内镜下切除不完全患者，如果没有垂直切缘阳性、淋巴血管浸润或黏膜下受累的证据，可考虑再次实施内镜下切除。

（5）全胃切除术通常用于胃近端（上1/3）的病灶；而对于胃远端（下2/3）的病灶，行远端胃切除术（伴邻近淋巴结清扫术）即可。

（6）未侵犯食管胃连接处的近端胃部肿瘤可以采用全胃切除术或者近端胃大部切除术治疗。

（7）一些存在初始局部晚期不可切除肿瘤的患者可能对化疗或放化疗反应良好，从而能够接受潜在根治性手术。

（8）对于有局部晚期或转移性疾病的患者，手术干预可有效缓解诸如疼痛、恶心、出血或梗阻等症状。

4. 健康指导

（1）询问病史和进行体格检查。第1～2年，每3～6个月进行1次；第3～5年，每6～12个月进行1次，随后每年进行1次。

（2）根据需要进行全血细胞计数和化学检查。

（3）根据临床需要进行放射影像学和内镜检查。

（4）监测手术切除患者的营养不良情况并根据需要进行治疗。

（四）乳腺癌

乳腺癌（breast cancer）是女性常见的恶性肿瘤之一，其发病率位居女性恶性肿瘤的首位，严重危害妇女的身心健康。乳腺癌是40～49岁女性死亡的首要原因。

1. 病因

在新近诊断的乳腺癌中，约半数可以用已知的危险因素来解释，例如，月经初潮年龄早、首次活产年龄早、绝经年龄早和出现增生性乳腺疾病的年龄早。另外，10%的病例有阳性家族史。此外，患乳腺癌的风险可能因人口统计、生活方式和环境因素而改变，不过这些因素与乳腺癌风险之间的关联尚未经明确证实。

（1）年龄增加。乳腺癌风险随年龄增长而增加。

（2）女性性别。乳腺癌在女性中的发生率是男性的100倍。

（3）乳腺癌发生率的种族差异有不少都源于生活方式相关因素（如BMI、生育模式）及医疗保健条件，但遗传和/或生物学因素可能也有参与。

（4）体重和体脂。肥胖（定义为BMI≥30 kg/m^2）与乳腺癌的总体发病率和死亡率增加有关。但 BMI 相关乳腺癌的风险取决于绝经状态。

（5）绝经后女性。研究表明，BMI 更高和/或围绝经期体重增加的女性在绝经后患乳腺癌风险增加。

（6）雌激素水平。无论是绝经前还是绝经后女性，高内源性雌激素水平均会增加乳腺癌（尤其是激素受体阳性乳腺癌）风险。对于绝经后女性，激素水平（如雌二醇、雌酮）增加与乳腺癌风险增加之间的关联一直存在。研究发现，降低雌激素水平（如给予芳香酶抑制剂）能降低乳腺癌风险，这进一步支持雌激素的作用与乳腺癌风险增加相关的假设。

2. 临床表现

（1）乳房肿块。癌性病变的“典型”特征是有质硬、固定且边缘不规则的单发大病灶，但这些特征无法可靠地鉴别良性与恶性肿瘤。

（2）局部晚期病变。较晚期局部区域病变的体征包括腋淋巴结肿大（提示局部区域病变），或者皮肤改变，例如，提示炎性乳腺癌的上覆皮肤红斑、增厚或橘皮样改变。

（3）转移性病变。转移性乳腺癌的症状取决于受累器官，最常见的受累部位为骨骼（如背部或腿部疼痛）、肝脏（如腹痛、恶心和黄疸）及肺（如呼吸急促或咳嗽）。

（4）影像学检查结果。乳腺癌的典型乳腺 X 线钼靶摄影结果包括存在软组织肿块或密度影及微钙化灶簇。最具特异性的特征是边缘毛刺样软组织肿块，其为浸润癌的可能性为近 90%。MRI 常用于筛查乳腺癌高危女性。乳腺癌的 MRI 特征包括不规则或毛刺样边缘、环状强化、不均匀的内部强化，以及内部间隔强化。

3. 治疗

（1）大多数早期乳腺癌患者最初将接受手术治疗。

（2）原发肿瘤的手术方法取决于肿瘤大小、是否存在多病灶及乳房的大小。可选择的治疗方式包括保乳治疗（保乳手术加放疗）或乳房切除术（加或不加放疗）。

（3）局部淋巴结转移的风险与肿瘤大小、组织学分级及原发肿瘤内是否存在淋巴侵犯有关。对于表现为临床可疑腋窝淋巴结受累的患者，进行包括超声联合淋巴结活检在内的术前检查可有助于确定最佳手术方法。如果淋巴结活检结果阳性，患者将直接接受手术治疗，并进行腋窝淋巴结清扫。如果淋巴结活检结果阴性，则应在手术时进行前哨淋巴结活检（sentinel lymph node biopsy，SLNB）。临床腋窝淋巴结检查阴性的患者不需要进行术前检查。此类患者须在接受确定性乳腺手术时进行 SLNB。经 SLNB 发现病理学受累的前哨淋巴结少于 3 个的患者可能无须行腋窝淋巴结清扫术。病理学上受累的前哨淋巴结大于等于 3 个时是否应行腋窝淋巴结清扫最好根据患者的个体情况确定，须考虑所有其他肿瘤危险因素、患者体能状态及共存疾病。

（4）可根据肿瘤特点来选择乳腺癌患者的辅助治疗。激素受体阳性的乳腺癌患者应接受辅助内分泌治疗。对于雌激素受体（estrogen receptor，ER）、孕激素受体（progesterone receptor，PR）和人表皮生长因子受体 2（human epidermal growth factor receptor-2，HER-2）皆为阴性的乳腺癌（“三阴”乳腺癌）患者，如果肿瘤直径大于 0.5 cm，建议进行辅助化疗。HER2 阳性且肿瘤直径大于 1 cm 的乳腺癌患者应该接受化疗联合 HER2 靶向治疗。化疗后，ER 阳性患者还应接受辅助内分泌治疗。

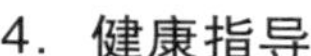

4. 健康指导

调整生活方式可以有效改善乳腺癌存活者的身心健康，而且可能会改善疾病预后及总体死亡结局。观察数据显示，锻炼、避免肥胖及尽量少饮酒可以降低乳腺癌存活者的乳腺癌复发和死亡风险。

（1）饮食、体力活动和体重都是能量平衡要素，它们代表着能量摄取（膳食）、能量消耗（体力活动）和能量储存（肥胖）之间的关系。它们都与癌症结局有关，尤其是乳腺癌存活者的结局。

（2）乳腺癌存活者需要注意的营养问题是豆制品（含有植物雌激素）对乳腺癌复发率的影响。医生通常会建议患者适量控制大豆类食物的摄入。

（3）有研究探讨了一些补充治疗对癌症存活者的疗效，包括穴位按压和正念治疗、音乐治疗以及瑜伽。虽然没有证据表明它们能够减少癌症复发，但它们可能会改善患者的生活质量和心境。

（4）酒精与乳腺癌复发风险增加有关的证据有限。就乳腺癌复发风险而言，饮酒对超重和绝经后女性的危害似乎最大。

（五）恶性肿瘤居家护理

1）食欲不振：与吞咽困难、忧郁、疼痛、恶心或呕吐、肿瘤生长、脱水、化疗或放疗所带来的副作用有关。

（1）饮食指导：指导患者想吃多少吃多少，不要强迫自己进食，少量多餐。以高能量食物为主搭配新鲜水果和蔬菜。将肉类做成肉酱和肉汁，以便吞食。在食物中加入食用油、糖浆和牛奶，以增加能量。除非脂肪导致胃灼热或其他症状，否则避免食用低脂食物。

（2）营造愉悦的进餐氛围。例如，听轻音乐、与家人一同进餐，愉悦的交谈可分散患者注意力，帮助进餐。身体条件允许的情况下，可在进餐前 1 小时做些轻度运动，以促进肠蠕动，增加饥饿感。如果仍不想吃饭，就吃些流质食物。卧床患者可使用吸管进食。吞咽困难的患者可留置胃管进食。

（3）照护者：用心为患者准备食物，食物种类多样化，颜色搭配鲜艳。增加进食次数，每天 6 ～ 8 次为宜。提供含淀粉食物（如馒头、面条或稀饭）和高蛋白食物，如鱼肉、鸡肉、猪肉、牛肉、蛋、牛奶、豆制品等。水果、蔬菜榨汁可替代饮料。尽量营造愉悦的进餐氛围并与患者一同用餐。若遇患者拒绝进食，不要着急，更不能责备，应耐心陪伴，给予足够进餐时间。

2）腹泻：与化疗、腹部放射治疗、药物、感染、焦虑，摄取大量维生素、矿物质、糖和电解质补充营养及肿瘤生长有关。

（1）饮食指导：清淡饮食，少食多餐。不要吃过辛辣的食物。避免油腻食物、生蔬菜、生瓜果和咖啡因。避免糖果、高热量甜点和坚果。勿饮酒或吸烟。牛奶或乳制品会加重腹泻，应避免食用。可摄入含钾量高的食物，如香蕉、橙子、杏仁等。钾是非常重要的矿物质，而腹泻可能会导致钾流失。

（2）监测生命体征：体温、血压、排便量及频率。

（3）皮肤护理：每次排便后用温和型香皂清洗肛门，并用温水冲洗干净，然后轻轻拍干。或每次排便后用婴儿湿巾擦拭干净。在肛门处擦防水软膏，如凡士林油。

(4) 不可乱服药，严格遵照医生的指示服用止泻药。

(5) 照护者：保持床单清洁、干燥。准备简洁、宽松的衣服，以方便如厕。做好防跌倒设施，如夜间光线充足、地面无水渍、穿防滑鞋等。

3) 便秘：与虚弱、长期卧床缺乏活动、忍便、服用止痛药或饮食不佳及水分摄入不足有关。

(1) 虚弱、长期卧床：根据病情合理安排床上主动运动与被动运动，增加活动量，如四肢伸展屈曲、顺时针按摩腹部促进肠蠕动、中医穴位按揉等。

(2) 饮食指导：多喝水，晨起时喝杯温开水或温热的流质食物，补充夜间水分丢失，每天摄入 2 000 mL 水量为宜。清淡饮食，避免煎炸食物。在日常饮食中增加纤维的摄入，如新鲜的蔬菜瓜果。避免食用会产气的食物和饮品，如卷心菜、花椰菜和碳酸饮料。减少摄入易导致便秘的食物，如肉类或蛋类。

(3) 忍便：养成每天排便的习惯，有便意时赶快去厕所。照护者定时提醒患者排便，记录排便情况，尽早发现问题并及时告知医生。消除焦虑情绪，保持心情愉悦。

(4) 在医生或护士的指导下使用促排便药物，切勿自行使用软便剂或泻剂。

4) 疼痛：与肿瘤局部的压迫侵犯血管内神经、内脏、骨骼，包括脑转移引起的颅内压升高，放疗、化疗药物引起的疼痛有关。

(1) 了解患者疼痛的部位、程度、开始时间、持续时间、具体感觉、加剧疼痛的原因，以及对生活产生了什么影响，制订缓解疼痛的护理计划。

(2) 用药指导：严格按照处方服用止痛药。对于慢性疼痛，须按时连续用药，切勿当疼痛加剧时才服药。如果服药时间需要调整，应告知医生给予相应的调整。在按时服药的情况下，如果疼痛趋于缓解，可以逐渐增加身体的活动量。避免突然停止服用止痛药，应随着疼痛的逐渐缓解而慢慢减少剂量。在计划减少用药量之前，有任何疑问，要与医生沟通。有些止痛药副作用会令患者昏昏欲睡或眩晕。这种症状通常在几天后缓解，注意防跌倒。在充分了解药物影响之前，切勿尝试驾车或做任何危险的事情。服用阿片类止痛药物的患者通常需要辅以泻药和大便软化剂，以防止便秘。记录任何观察到的其他副作用。向医生或护士报告具体情况。为避免缺药，家中至少备有一周的止痛药药量。

(3) 照护者：观察患者服用止痛药后疼痛症状是否得到缓解。患者是否有愁眉苦脸、呻吟、紧张或在床上翻来覆去的动作，询问患者的疼痛情况。可轻柔地按摩或按压疼痛点或热敷疼痛部位来缓解疼痛。观察患者是否出现意识模糊和眩晕现象，尤其是更换新药或剂量改变时要注意防跌倒。鼓励患者参加喜欢的娱乐活动，分散注意力。当患者清醒且身体状态最好时，可适当安排患者进行一些力所能及的事。提醒患者按医嘱服用止痛药。药物妥善保存，按有效期先后服用，避免药物过期变质。

5) 焦虑与恐惧：因承担家庭责任能力的改变、无法控制生命中事件的发生、外貌或身体观感的变化、对未来的不确定性，以及害怕失去独立生活的能力、与挚爱的家人关系改变和成为他人的负担而产生恐惧感。

(1) 患者指导：鼓励患者说出自己的想法，与家人或照护者一同决定该如何互相

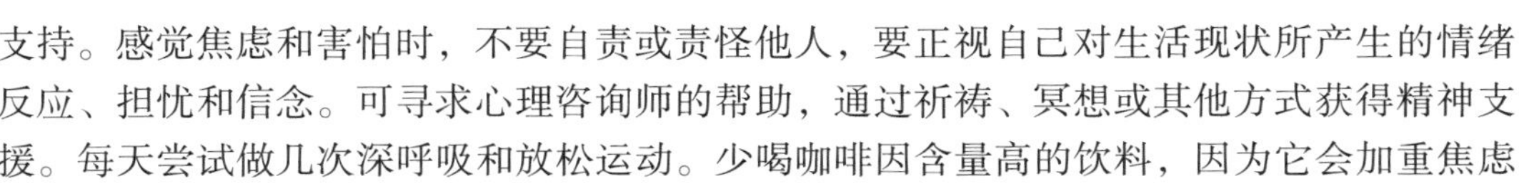

支持。感觉焦虑和害怕时，不要自责或责怪他人，要正视自己对生活现状所产生的情绪反应、担忧和信念。可寻求心理咨询师的帮助，通过祈祷、冥想或其他方式获得精神支援。每天尝试做几次深呼吸和放松运动。少喝咖啡因含量高的饮料，因为它会加重焦虑症状。病情允许的情况下可多参加社交活动和户外活动，感受人文的美、大自然的美。

（2）指导家人：患者家属应为患者营造一个安静、舒适的空间，同时与患者进行良好的情感、思想方面的沟通，解决患者个人的烦恼，并制订科学、合理的运动计划，有利于达到通络和活血的目的。与患者交谈时语气要温和，不要中途打断患者或判断患者的想法，尽量控制自己的情绪，不要把不好的情绪表现在患者面前；学会用心倾听，与患者一同决定事情该如何做并互相支持。为促使患者在家庭氛围中改善自己的生活质量，家属也要学会自我调节压力，或寻求他人帮助。

（胡冰彬　蒋利辉）

参考文献

[1] 陈灏珠，林果为，王吉耀. 实用内科学［M］. 北京：人民卫生出版社，2013.

[2] 梁晓燕，王永珍. 应用人文关怀对晚期恶性肿瘤患者的护理［J］. 中国社区医师（医学专业），2011，13（19）：324－325.

[3] 施丽莉，王燕山. 恶性肿瘤患者的社区心理干预效果评估［J］. 南方护理，2004，11（7）：59.

[4] BRADLEY C J，GIVEN C W，ROBERTS C. Race，socioeconomic status，and breast cancer treatment and survival［J］. Journal of the national cancer institute，2002，94：490.

[5] ESSERMAN L J，SHIEH Y，RUTGERS E J，et al. Impact of mammographic screening on the detection of good and poor prognosis breast cancers［J］. Breast cancer research and treatment，2011，130：725.

[6] FRIEDENREICH C M，GREGORY J，KOPCIUK K A，et al. Prospective cohort study of lifetime physical activity and breast cancer survival［J］. International journal of cancer，2009，124：1954.

[7] KEY T J，APPLEBY P N，REEVES G K，et al. Steroid hormone measurements from different types of assays in relation to body mass index and breast cancer risk in postmenopausal women：Reanalysis of eighteen prospective studies［J］. Steroids，2015，99：49.

[8] LAHMANN P H，HOFFMANN K，ALLEN N，et al. Body size and breast cancer risk：findings from the European Prospective Investigation into Cancer And Nutrition（EPIC）［J］. International journal of cancer，2004，111：762.

[9] LENGACHER C A，REICH R R，PATERSON C L，et al. Examination of broad symptom improvement resulting from mindfulness-based stress reduction in breast cancer survivors：a randomized controlled trial［J］. Journal of clinical oncology，2016，34：2827.

[10] LYMAN G H，GREENLEE H，BOHLKE K，et al. Integrative therapies during and after breast cancer treatment：ASCO endorsement of the SIO clinical practice guideline［J］. Journal of clinical oncology，2018，36：2647.

[11] SIEGEL R L，MILLER K D，JEMAL A. Cancer statistics，2020［J］. CA：a cancer journal for clinicians，2020，70：7.

第三节 常见护理操作技能

一、生命体征的评估及测量

（一）体温

1. 体温的评估

体温调节中枢位于下丘脑。下丘脑前部为散热中枢；下丘脑后部为产热中枢。散热方式包括辐射、蒸发、对流和传导。

（1）正常体温：口温为 37.0 ℃（范围 36.3 ～ 37.2 ℃），肛温为 37.5 ℃（范围 36.5 ～ 37.7 ℃），腋温为 36.5 ℃（范围为 36.0 ～ 37.0 ℃）。

（2）昼夜差异：正常体温在 24 小时内呈周期性波动，一般清晨 2：00—6：00 体温最低，下午 2：00—8：00 体温最高，波动范围不超过平均数上下 0.5 ℃。

（3）年龄差异：新生儿因体温调节功能不完善，其体温易受环境温度的影响而随之波动；老年人由于代谢率低，因而体温偏低。

（4）性别差异：女性较男性体温稍高，成年女性的体温平均比男性高 0.3 ℃。在经前期和妊娠早期，体温可轻度升高，因为排卵后形成黄体，黄体分泌的黄体酮有升高体温的作用。

（5）运动、情绪、药物的影响：日常生活中，运动、沐浴、进食、情绪激动、精神紧张等情况下均可出现体温一时性增高。安静、睡眠、饥饿、服用镇静药可使体温下降。

2. 异常体温

（1）体温过高。发热程度的判断（以口腔温度为标准）：低热为 37.3 ～ 38.0 ℃，中度热为 38.1 ～ 39.0 ℃，高热为 39.1 ～ 41.0 ℃，超高热为 41.0 ℃以上。

（2）体温过高的护理措施：①物理或药物降温。体温超过 39 ℃时可用冰袋敷头部，体温超过 39.5 ℃时用乙醇擦拭，多饮水。②监测体温，高热时每天 4 次，体温恢复正常 3 天后，改为每天 2 次。③补充营养和水分。④促进患者舒适。高热患者绝对卧床休息，口腔护理，皮肤清洁，及时更换潮湿衣服。⑤心理护理。⑥健康教育。教会患者及其家属正确测量体温的方法和简易的物理降温方法。

（3）体温过低：体温在 35.0 ℃以下称为体温过低。常见于早产儿及全身衰竭的危重患者。护理措施包括：保暖并使室温保持在 24 ～ 26 ℃，去除引起体温过低的原因，观察生命体征，每小时测体温 1 次，同时注意呼吸、脉搏、血压的变化，做好抢救准备。

3. 体温计的种类

（1）玻璃水银体温计：在所有体温计种类中，这种体温计目前最常用，所测量的体温是最准确的。我国使用的水银体温计为摄氏刻度，在体温计一端装入水银，利用水银遇热膨胀的原理，测量时水银升入有刻度的玻璃细管中。储汞槽和玻璃管连接处有一狭窄部分，可防止水银自动降落，以保证能够看到准确的读数。水银柱必须经过甩动才能下降。用水银体温计测量体温的方法有测量口腔温度、直肠温度和腋下温度 3 种。为方便人体不同部位测量，水银体温计又分为肛温计（身圆头粗）、腋温计（身扁头细）、口温计（身圆头细）3 种。

（2）电子数字显示体温计：这是近十年来逐渐被广泛使用的新产品，是一种以数字显示的体温计，克服了玻璃水银体温计不易读数的缺点。电子数字显示体温计的形状只有一种，可以同时用来测量肛温、腋温或口温。通常如果电池不受潮，可以测量一万次左右，使用时应避免重摔，以免电路受损而失灵。

4. 体温测量的方法

（1）口腔测温法：①将口温计口表汞端置于舌下热窝，此处温度最高，测量 3 分钟。嘱患者紧闭口唇含住口表，用鼻呼吸，不用牙咬，不说话。②精神异常、昏迷、婴幼儿、口鼻腔手术或呼吸困难及不能合作者，均不宜采用口腔测温；进食或面颊部热敷待 30 分钟后测量；体温计不慎被咬破，先消除玻璃碎屑，然后口服蛋清液或牛奶以延缓水银的吸收。

（2）腋下测温法：①擦干患者腋下汗液，体温计水银端置于腋窝深处，嘱患者屈臂过胸夹紧体温计，测量 10 分钟。②运动或沐浴者、腋窝局部冷敷者待 30 分钟后测温。

（3）直肠测温法：显露肛门，以 20% 肥皂水或油剂润滑肛温计肛表汞端，缓缓插入肛门 3 ～ 4 cm，3 分钟后取出。

5. 水银体温计的清洁/消毒和检查法

（1）清洗、消毒：不同类型体温计分别消毒。①体温计用后先消毒再清洗，消毒时间为 5 分钟；用冷开水冲洗后再放入另一消毒液中浸泡 30 分钟，用冷开水冲净后擦干备用。消毒液每天更换。②切忌在 40.0 ℃以上的热水中长时间浸泡体温计。

（2）检查法：将所有体温计汞柱甩至 35.0 ℃以下，同时置于 40.0 ℃水中浸泡 3 分钟，相差 0.2 ℃以上者弃用，玻璃管有裂隙，水银柱自动下降的体温计弃用。

6. 体温测量实操

（1）腋温测量见表 2－53。

表 2－53　腋温测量

操作步骤	操作程序	注意事项
照护人员准备	洗净双手、剪指甲、戴口罩	—
物品准备	腋温计 1 支（盛放在垫有纱布的容器中）、带盖容器（内放配制好的消毒液）、消毒纱布、体温记录单、记录笔和记录时间用的钟表	—

续表 2-53

操作步骤	操作程序	注意事项
老年人准备	在测量体温前避免喝热饮或冷饮、剧烈运动、情绪激动及洗澡，安静休息 30 分钟以上	—
环境准备	环境安静整洁，温湿度适宜	—
评估沟通	照护人员应评估老年人的身体状况，确定老年人在 30 分钟内没有影响实际体温的因素；向老年人解释操作的目的，取得老年人的配合	—
检查体温计	照护人员检查体温计有无破损，水银柱要甩到 35 ℃以下	甩表时注意勿触及他物，以防破碎
测量体温	解开老年人胸前衣扣，用老年人自己的干毛巾帮助擦干腋下汗液，将体温计水银端放在老年人腋窝深处并贴紧皮肤，屈臂过胸，用上臂将体温计夹紧，必要时托扶老年人手臂，以免体温计脱位或掉落，测量时间为 10 分钟	测量过程中应告知老年人如果发生体温计滑落或脱位应保持原体位不动，及时通知照护人员。照护人员应耐心寻找，避免体温计破碎误伤老年人
读取体温	计时到后取出体温计，读取体温；一手横拿体温计尾部，即远离水银柱的一端，手不可触碰水银端，背光站立，使眼与体温计刻度保持同一水平，然后慢慢地转动体温计，从正面看到很粗的水银柱时就可读出相应的温度值	一旦发现体温计破碎，水银外流，照护人员应立即采取安全的方法处理
整理记录	帮助老年人系好衣扣，整理床单位；洗手后及时记录，若体温异常及时报告医生，发热时协助给予物理降温等处理；体温计按要求消毒	体温计用后按要求及时消毒

（2）口温测量见表 2-54。

表 2-54　口温测量

操作步骤	操作程序	注意事项
照护人员准备	七步洗手法洗净双手，修剪指甲，戴口罩；检查体温计有无破损，水银柱是否甩到 35 ℃以下；对老年人做好解释以取得配合	—
物品准备	口温计 1 支（盛放在垫有纱布的容器中）、带盖容器（内放配制好的消毒液）、消毒纱布、体温记录单、记录笔和记录时间用的表	—

续表 2－54

操作步骤	操作程序	注意事项
老年人准备	在测量体温前避免喝热饮或冷饮、剧烈运动、情绪激动及洗澡，安静休息 30 分钟以上	—
环境准备	环境安静、整洁，温、湿度适宜	—
评估沟通	备好用物携至床前，确定老年人在测体温前 30 分钟内没有影响实际体温的因素	与病情结合，可口温和肛温对照；口温表破碎造成误吞水银，应立即清除玻璃碎屑，再口服蛋清或牛奶以延缓水银的吸收；身体状况允许时，可口服大量粗纤维食物，加速水银的排出；其他注意事项同腋温
测量体温	让老年人张开嘴，将口表水银端斜放于老年人舌下（舌系带两侧），嘱老年人闭紧口唇用鼻呼吸，勿用牙咬，测量时间 3 分钟	
读取体温	计时到后取出口温计，用消毒纱布擦拭干净后读数，方法同腋温测量	
整理记录	读取温度数据后，将口温计放入消毒液中，帮助老年人整理床单，盖好盖被；洗手；记录体温在体温单上，若体温异常及时报告并协助给予物理降温	—

（二）脉搏

1. 脉搏的评估

（1）脉率：是每分钟脉搏搏动的次数。正常成人在安静状态下脉率为 60～100 次/分。

（2）脉率影响因素：①年龄。儿童脉率平均约为 90 次/分；老年人平均为 55～60 次/分。②性别。女性比男性稍快，通常每分钟相差 5 次。③体形。身材细高者比矮壮者的脉率慢。④运动、兴奋、恐惧、愤怒、焦虑可使脉率增快；休息、睡眠则使脉率减慢。⑤进食、使用兴奋药、饮浓茶或咖啡能使脉率增快；禁食、使用镇静药及洋地黄类药物能使脉率减慢。

正常情况下，脉率和心率是一致的，当脉率微弱得难以测定时，应测心率。

（3）脉律：指脉搏的节律。它反映了左心室的收缩情况，正常脉律跳动均匀规则，间隔时间相等。但在正常儿童、青年和一部分成年人中，可出现吸气时脉律增快、吸气时减慢，称为窦性心律不齐，一般无临床意义。

2. 异常脉搏

（1）频率异常：①速脉。成人脉率超过 100 次/分，见于发热、甲状腺功能亢进、心力衰竭、贫血、疼痛、心肌炎、大出血前期的患者。②缓脉。成人脉率低于 60 次/分，见于颅内压增高、房室传导阻滞、甲状腺功能减退、阻塞性黄疸的患者，或服用某些药物如地高辛、普尼拉明、利血平等的患者。正常人可出现生理性窦性心动过缓，多见于运动员。脉率小于 40 次/分，应注意有无完全性房室传导阻滞。

（2）节律异常：①间歇脉。在一系列正常均匀的脉搏中出现1次提前而较弱的脉搏，其后有一较正常延长的代偿性间歇，亦称早搏。可见于各种心脏病或洋地黄中毒等患者。②二联律、三联律。每隔1个正常搏动后出现1次早搏，称二联律；每隔2个正常搏动后出现1次早搏称三联律。③绌脉（脉搏短绌）。即在同一单位时间内脉率少于心率，称绌脉。绌脉表现为脉搏细速、极不规则，听诊时心律完全不规则、心率快慢不一、心音强弱不等。常见于心房颤动的患者。

（3）强弱异常：①洪脉。脉搏强大有力，见于高热、甲状腺功能亢进等患者。②丝脉。脉搏细弱无力，常见于大出血、心功能不全、休克、主动脉瓣狭窄等患者。③水冲脉。脉搏骤起骤落，常见于主动脉瓣关闭不全、先天性动脉导管未闭、严重贫血等患者。④交替脉。脉搏节律正常而强弱交替出现，常见于高血压性心脏病、急性心肌梗死、主动脉瓣关闭不全等患者。⑤奇脉。当平静吸气时，脉搏明显减弱甚至消失的现象称奇脉。常见于心包积液、缩窄性心包炎、心脏压塞的患者。⑥脉搏消失。严重休克时，血压测不到，脉搏触不到，必须立即行心肺复苏术。

3. 脉搏测量的方法

（1）测量脉搏部位：常选择桡动脉，其次为颈动脉、肱动脉、腘动脉、足背动脉、胫后动脉和股动脉。

（2）测量脉搏注意事项：①以食指、中指、环指指端置桡动脉表面，按压轻重以能清楚地触及动脉搏动为宜。②正常脉搏测30秒，所测脉搏数值乘以2为脉率。异常脉搏、危重患者应测1分钟。③绌脉由两名护士同时测量，一人听心率，另一人测脉率。由听者发“始”“停”的口令，计数1分钟。记录方式：心率/脉率。④偏瘫患者测脉搏应选健侧肢体。⑤患者有剧烈活动或情绪激动时，应休息20～30分钟再测量。⑥不可以用拇指诊脉，以防止拇指小动脉与患者脉搏相混淆。⑦用红点记录在体温单相应位置。

脉搏测量方法及步骤见表2-55。

表2-55　脉搏测量

操作步骤	操作程序	注意事项
照护人员准备	七步洗手法洗净双手、修剪指甲、戴口罩；对老年人做好解释以取得配合	—
物品准备	记录单、记录笔和记录时间用的钟表	—
老年人准备	在测量脉搏前避免剧烈运动、情绪激动及洗澡，安静休息30分钟以上	—
环境准备	环境安静、整洁，温湿度适宜	—

续表 2－55

<table>
<tr><th>操作步骤</th><th>操作程序</th><th>注意事项</th></tr>
<tr><td>评估沟通</td><td>备好用物携至床前，确定老年人在测量前 30 分钟内没有影响实际脉搏的因素</td><td rowspan="2">在紧张、剧烈运动、情绪激动等情况下测量的脉率会高一些，应平静 30 分钟后再测量。</td></tr>
<tr><td>测量脉搏</td><td>让老年人伸出手臂，选取健侧桡动脉处，测量者用右手的食指、中指和无名指压在桡动脉处，力度适中，能感觉到脉搏搏动即可，测量时间 30 秒，然后将测得的脉搏跳动次数乘以 2 为脉率；脉搏异常测量时间为 1 分钟</td></tr>
<tr><td>整理记录</td><td>帮助老年人整理衣服，盖好盖被；洗手；记录脉率在体温单上，若脉搏异常及时报告医生</td><td>—</td></tr>
</table>

（三）呼吸

1. 呼吸的评估及异常呼吸

（1）呼吸：人体与环境间进行氧气和二氧化碳交换的活动即呼吸，包括内呼吸和外呼吸。

（2）正常呼吸：正常成人安静状态下呼吸频率为 16 ～ 20 次/分，节律规则，呼吸运动均匀无声且不费力。呼吸与脉搏的比是 1∶4。男性及儿童以腹式呼吸为主，女性以胸式呼吸为主。

（3）呼吸的生理变化：①年龄越小，呼吸频率越快。②同年龄的女性呼吸比男性的稍快。③剧烈运动可使呼吸加深、加快；休息和睡眠时呼吸减慢。④强烈的情绪变化可引起呼吸加快或屏气。⑤血压升高时，呼吸减慢、变弱；血压降低时，呼吸加快、加强。⑥环境温度升高可使呼吸加深、加快。

（4）呼吸频率异常：①呼吸增快。成人呼吸超过 24 次/分，称为呼吸增快。常见于高热、缺氧、疼痛、甲状腺功能亢进、贫血、心功能不全的患者。②呼吸缓慢。成人呼吸少于 10 次/分，称为呼吸缓慢。常见于颅内疾病及安眠药中毒、脑肿瘤等呼吸中枢受抑制的患者。

（5）呼吸节律异常：①潮式呼吸（陈－施呼吸）。潮式呼吸是一种周期性的呼吸异常，特点是开始呼吸浅慢，以后逐渐加快，达高潮后又逐渐变浅变慢，然后呼吸暂停 5 ～ 30 秒之后，又出现上述状态的呼吸，如此周而复始。常见于中枢神经系统疾病，如脑炎、脑膜炎、颅内压增高、酸中毒、巴比妥中毒、濒死的患者等。②间断呼吸（毕奥呼吸）。表现为呼吸与呼吸暂停现象交替出现。其特点是有规律地呼吸几次后，突然停止呼吸，间隔一个短时间后又开始呼吸，如此周而复始。为呼吸中枢兴奋性显著降低的表现，常见于颅内病变或呼吸中枢衰竭的患者。

（6）呼吸深浅度异常：①深度呼吸（深长呼吸）。深度呼吸是一种深长而规则的呼吸。常见于尿毒症、糖尿病等引起的代谢性酸中毒的患者。②浅快呼吸。是一种浅表而不规则的呼吸，有时呈叹息样。见于濒死的患者。

（7）声音异常：①蝉鸣样呼吸。蝉鸣样呼吸是吸气时发出的一种高音调的音响，见于喉头水肿、痉挛、喉头异物等患者。②鼾声呼吸。鼾声呼吸是呼气时发出的粗糙的鼾声，见于深昏迷等患者。

(8) 呼吸困难：是指呼吸节律、频率和深浅度的异常。其包括：①吸气性呼吸困难。上呼吸道部分梗阻，患者吸气费力，吸气时间显著长于呼气时间，辅助呼吸肌收缩增强，出现三凹征（即胸骨上窝、锁骨上窝和肋间隙或腹上角凹陷）。常见于喉头水肿或气管、喉头异物等患者。②呼气性呼吸困难。下呼吸道部分梗阻，患者呼气费力，呼气时间显著长于吸气。常见于支气管哮喘、肺气肿患者。③混合性呼吸困难。吸气和呼气均感费力，呼吸频率快而表浅。常见于肺部感染等患者。

2. 呼吸测量

(1) 患者放松时，计数呼吸次数。测量脉搏的手不离开，观察患者呼吸。一起一伏为 1 次呼吸，正常呼吸测 30 秒。

(2) 危重患者呼吸微弱，用少许棉花置于患者鼻孔前，观察棉花被吹动次数。

(3) 做好记录。

(四) 血压

1. 血压的评估

(1) 正常血压：血压是血液在动脉血管内流动时对管壁产生的侧压力。成人收缩压为 12.0 ～ 18.6 kPa（90 ～ 140 mmHg），舒张压为 8.0 ～ 12.0 kPa（60 ～ 90 mmHg），脉压为 4.0 ～ 5.3 kPa（30 ～ 40 mmHg），平均动脉压为 13.3 kPa（100 mmHg）。

(2) 血压的影响因素：心脏每搏量、心率、外周血管阻力、循环血量、动脉管壁弹性及血液黏稠度都可影响血压的变化。

(3) 血压生理性变化：①年龄和性别。血压随年龄的增长而增高，新生儿血压最低，儿童血压比成人低，中年以前女性血压略低于男性，中年以后差别较小。②昼夜和睡眠。血压一般在傍晚高于清晨，过度劳累或睡眠不佳时，血压稍增高。③环境。在寒冷环境中血压可上升，高温环境中血压可略下降。④身体部位。下肢收缩压比上肢的高 2.67 ～ 5.33 kPa（20 ～ 40 mmHg），因股动脉的管径大，血流量也较多。⑤其他。紧张、恐惧、兴奋及疼痛均可导致收缩压升高，劳动、饮食、吸烟和饮酒也可影响血压值。

2. 异常血压

(1) 高血压：1999 年 2 月世界卫生组织和国际高血压联盟将成人收缩压大于等于 140 mmHg 和（或）舒张压大于等于 90 mmHg 定义为高血压（表 2 – 56）。

表 2 – 56　正常血压与异常血压

分类	血压值
正常血压	收缩压 < 120 mmHg，舒张压 < 80 mmHg
正常高值	收缩压 120 ～ 139 mmHg，舒张压 80 ～ 89 mmHg
1 级高血压（轻度）	收缩压 140 ～ 159 mmHg，舒张压 90 ～ 99 mmHg
2 级高血压（中度）	收缩压 160 ～ 179 mmHg，舒张压 100 ～ 109 mmHg

续表 2－56

分类	血压值
3 级高血压（重度）	收缩压≥180 mmHg，舒张压≥110 mmHg
单纯收缩期高血压	收缩压≥140 mmHg，舒张压＜90 mmHg

（2）低血压：收缩压低于 90 mmHg，舒张压低于 60 mmHg，称低血压。持续的低血压状态多见于严重病症，如休克（须密切观察血压的病情）、心肌梗死、急性心力衰竭等，患者会出现明显的血容量不足的表现，如脉搏细速、心悸、头晕等。

（3）脉压变化：①脉压减小。脉压小于 30 mmHg 称为脉压减小，主要见于低血压、主动脉瓣狭窄、二尖瓣狭窄、心力衰竭、心包积液等患者。②脉压增大。脉压大于 40 mmHg称为脉压增大，主要见于主动脉硬化、主动脉瓣关闭不全、原发性高血压、动脉导管未闭、甲状腺功能亢进、严重贫血等患者。

3. 血压测量的方法

（1）血压计的袖带：袖带宽度一定要合适。若袖带太窄，测得数值偏高；袖带太宽，测得数值偏低。

（2）血压测量的注意事项：①测量前检查血压计，若水银不足，测得的血压偏低。②询问有无影响测量血压的因素，若有影响因素应休息 15 ～ 30 分钟再测量。③密切观察血压，应做到“四定”，即定时间、定部位、定体位、定血压计。④被测肢体（肱动脉）与心脏位于同一水平。坐位：平第 4 肋软骨；仰卧位：平腋中线。⑤袖带平整地缠绕于上臂中部，袖带下缘距肘窝 2 ～ 3 cm，松紧以能放入 1 指为宜。袖带过松测得的血压偏高，袖带过紧测得的血压偏低。⑥充气至肱动脉搏动音消失再升高 20 ～ 30 mmHg。⑦以每秒 4 mmHg 速度放气，使汞柱缓慢均匀下降。⑧当闻及第一声搏动音时汞柱所指刻度为收缩压；随后搏动逐渐增强，直到声音突然减弱或消失，此时汞柱所指刻度为舒张压。重测时，待水银柱降至“0”点，稍等片刻后再测量。⑨为偏瘫患者测血压时，应选择健侧，因患侧血液循环障碍不能真实反映血压变化。⑩排尽袖带内余气，整理袖带，将血压计右倾 45°，关闭汞槽开关。

血压测量步骤见表 2－57。

表 2－57　血压测量

操作步骤	操作程序	注意事项
照护人员准备	七步洗手法洗净双手、修剪指甲、戴口罩；检查血压计、听诊器是否完好；对老年人做好解释以取得配合	—
物品准备	血压计、听诊器、记录单、记录笔和记录时间用的钟表	—
老年人准备	在测量血压前避免剧烈运动、情绪激动及洗澡，安静休息 30 分钟以上	—
环境准备	环境安静、整洁，温湿度适宜	—

续表 2－57

操作步骤	操作程序	注意事项
评估沟通	备好用物携至床前，确定老年人在测量前 30 分钟内没有影响实际血压的因素	—
测量血压	让老年人取仰卧位或坐位，露出前臂，伸直肘部，掌心向上；打开血压计，血压计调至“0”点位置，排尽袖带内空气，平整无折地缠于上臂中部，下缘距肘窝 2 ～ 3 cm，松紧以能放入 1 指为宜；将听诊器放置于肱动脉搏动最明显处，加压至肱动脉搏动音消失，再上升 20 ～ 30 mmHg；以每秒 4 mmHg 的速度缓慢放气；当听诊器出现第一声搏动音时，此时水银柱所指的刻度为收缩压；当搏动音突然减弱或消失时，此时水银柱所指的刻度为舒张压；测量完毕，排尽袖带余气，缠好袖带放入血压计盒内，将血压计右倾 45°，使水银回流槽内，关闭水银槽开关，关闭血压计	保持血压计“0”点、肱动脉和心脏同一水平；双眼平视水银柱刻度
整理记录	帮助老年人整理衣服，盖好盖被；再次核对患者信息；听诊器用酒精棉球擦拭；洗手；记录血压，若血压异常及时报告	—

（钟丽萍）

参考文献

［1］冯晓丽，李勇. 养老服务职业技能培训教材：老年照护（初级）［M］. 北京：中国人口出版社，2019.

［2］曾庆兰，陈寒. 基础护理学［M］. 北京：中国医药科技出版社，2015.

二、微量血糖监测

微量血糖监测见表 2－58。

表 2－58　微量血糖监测

项目	操作要领
评估	患者采血部位皮肤、血循环情况、影响血糖因素、有无酒精过敏史、合作程度
操作者准备	着装规范、洗手
核对	医嘱、质控液、试纸有效期及质量、校准血糖仪
用物准备	血糖仪、血糖试纸、采血针、手套、75%酒精、棉签、免洗消毒液等
血糖仪操作	“强生稳步”：按蓝色键开机，显示屏显示代码，核对该代码与试纸代码是否一致（不一致时，按绿色键调整），随后显示试纸条插入符号；“强生稳豪”／“罗氏卓越”：插入试纸后自动开机，仪器即显示代码，核对该代码与试纸代码是否一致（不一致时，“强生稳豪”按“C”键调整，“罗氏卓越”则更换密码版），随后显示滴血符号

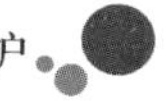

续表 2－58

项目	操作要领
采血、测定	①再核对医嘱，戴手套。② 75% 酒精消毒采血部位，待干后采血针刺破皮肤，用干棉签抹去第一滴血，将第二滴血液置于试纸上指定区域。③“强生稳豪”：用试纸条粉红色处抹吸血样，直至试纸背面的确认窗变成蓝色，将试纸插入并听到“嘀”的声音，等待结果显示；“强生稳豪”/“罗氏卓越”：将试纸吸血区对准血样自动吸取所需血量后待结果显示。④丢弃试纸、脱手套、洗手
记录	记录并根据血糖值向患者做相关解释
整理	整理床单元，协助患者取舒适体位；整理用物并分类处理；洗手
备注	①切勿将试纸反复插入仪器，尽量一次取足量血样，不要二次添血；②试纸开启后及时写上起止日期，并在规定期限内使用；③血糖值异常者应向医生汇报及处理，若血糖 >16.5 mmol/L 或 <3.9 mmol/L 时还应做好登记；④采血部位可以是指尖、足跟两侧（婴儿），水肿、瘢痕、感染部位不宜采血
质量	1 次能成功；处理得当，未造成患者不舒服

（林婷婷）

参考文献

［1］黄慧根. 护理操作流程及评分标准［M］. 陕西：第四军医大学出版社，2011.
［2］彭刚艺，刘雪琴. 临床护理技术规范［M］. 广州：广东科技出版社，2013.

三、胰岛素笔的使用

以诺和笔为例说明胰岛笔的使用。

（一）操作前准备

（1）操作者：衣帽整洁，洗净双手，戴口罩。

（2）物品：胰岛素笔 1 支、胰岛素笔芯 1 支、胰岛素针头 1 个、治疗盘、75% 乙醇 1 瓶、无菌棉签 1 包、弯盘 1 个。

（3）环境：环境整洁，温、湿度适宜。

（4）被操作者：是否进食、运动及血糖情况；注射部位是否完整。

（二）操作程序

（1）核对胰岛素类型和剂量。

（2）安装笔芯。安装前应仔细检查笔芯是否完好，有无裂缝；笔芯中药液的颜色、性状有无异常，有无絮状物或结晶沉淀；笔芯是否超过有效期。

（3）安装针头。取出针头，打开包装，顺时针旋紧针头，安装完毕。注射时摘去针头保护帽即可。

（4）排气。新换上的笔芯，由于驱动杆与笔芯的尾端接触不够紧密，若不排气就注射，注射的剂量就会少 4 ～ 6 单位。将笔垂直竖起，使笔芯中的气泡聚集在上部，把剂量调节旋钮拨至“2 单位”处，之后再按压注射键使之归零，若有一滴胰岛素从针头溢出，即表示驱动杆已与笔芯完全接触且笔芯内气泡已彻底排尽。如果没有药液排出，重复进行此操作，直至排出一滴胰岛素为止（注意：每次安装新笔芯和针头时都要进行本操作）。

（5）调节剂量。旋转剂量调节旋钮，调至所需注射剂量。

（6）检查注射部位及消毒。选择合适的注射部位，如腹部、大腿外侧、上臂外侧、臀部。其中，腹部吸收最快。检查胰岛素注射部位皮肤并消毒。

（7）选择合适的注射方法。皮下注射：左手捏起注射部位的皮肤，右手握胰岛素笔，快速进针，右拇指按压注射键缓慢匀速推注药液，注射完毕后针头在皮下停留 10 秒，再顺着进针方向快速拔出针头，用干棉签按压针眼处 30 秒。盖上针头帽，注射结束。

（8）套上大针头帽，卸下针头。妥善处理废针头及用物。

（9）告知进食时间。评估胰岛素的剩余量，是否够下次使用，若不足联系医生。若为短效胰岛素，观察老年人是否及时进餐。

（三）注意事项

（1）必须检查胰岛素笔芯外观有无异常、是否有足够量的胰岛素、胰岛素有效期、核对胰岛素剂型是否正确。若从冰箱拿出，须提前 30 分钟取出，室温下回暖。

（2）若所注射的胰岛素为混悬液（如中效胰岛素或预混胰岛素），应将胰岛素笔上下颠倒 10 次左右，直到药液成为均匀白色混悬液时为止，以防药液浓度不均匀导致血糖控制不良。如果笔芯已安装好，则在注射笔中进行混匀。确定无误后，扭开笔芯架，装入笔芯，用 75% 酒精消毒笔芯前端橡皮膜。

（3）速效胰岛素、短效胰岛素及甘精胰岛素均是澄清的溶液，可直接注射。

（古怡玲）

参考文献

［1］林兴凤，王晓云. 实用专科护理操作技术指南［M］. 济南：山东科学技术出版社，2009：59.

四、冷热疗法

冷热疗法是通过用冷或热作用于人体的局部或全身，以达到止血、止痛、消炎、退热和增进舒适的作用，是常用的物理治疗方法。作为冷热疗法的实施者，应了解冷热的效应，掌握正确的使用方法，以达到促进疗效、减少损伤发生的目的。

冷热疗法是临床中常用的护理技术，且有较多的方式、方法。根据应用的面积及方式，冷热疗法可分为局部冷热疗法和全身冷热疗法。局部冷疗法包括冰袋、冰囊、冰帽、化学致冷袋的使用和冷湿敷法等；全身冷疗法包括温水擦浴、乙醇拭浴；局部热疗法包括热水袋、烤灯的使用及热湿敷、热水坐浴等。

（一）冷疗法

1. 目的

（1）减轻局部充血或出血。冷疗可使局部血管收缩，毛细血管通透性降低，减轻局部充血；同时，冷疗还可使血流减慢，血液的黏稠度增加，有利于血液凝固而控制出血。适用于局部软组织损伤的初期、扁桃体摘除术后、鼻出血等患者。

（2）减轻疼痛。冷疗可抑制细胞的活动，减慢神经冲动的传导，降低神经末梢的敏感性而减轻疼痛；同时，冷疗还可使血管收缩，毛细血管的通透性降低，渗出减少，从而减轻由于组织肿胀压迫神经末梢所引起的疼痛。适用于急性损伤初期、牙痛、烫伤等患者。

（3）控制炎症扩散。冷疗可使局部血管收缩、血流减少、细胞的新陈代谢和细菌的活力降低，从而控制炎症的扩散。适用于炎症早期的患者。

（4）降低体温。冷疗法是直接与皮肤接触，通过传导与蒸发的物理作用，使体温降低。适用于高热、中暑等患者。

2. 禁忌证

（1）血液循环障碍。大面积组织受损、全身微循环障碍、休克、周围血管病变、动脉硬化、糖尿病、神经病变、水肿等患者，因循环不良、组织营养不足，若使用冷疗，会进一步收缩血管，加重血液循环障碍，导致局部组织缺血、缺氧而变性坏死。

（2）慢性炎症或深部化脓病灶。因冷疗使局部血流减少，妨碍炎症的吸收。

（3）组织损伤、破裂或有开放性伤口处。因冷疗可降低血液循环，增加组织损伤，且影响伤口愈合，尤其是大范围组织损伤，应禁止用冷疗。

（4）冷过敏。冷过敏者使用冷疗可出现红斑、荨麻疹、关节疼痛、肌肉痉挛等过敏症状。

（5）慎用冷疗法的情况。昏迷、感觉异常、年老体弱者、婴幼儿、关节疼痛、心脏病、哺乳期产妇胀奶等应慎用冷疗法。

（6）冷疗的禁忌部位。①枕后、耳郭、阴囊处：冷疗易引起冻伤。②心前区：冷疗可导致反射性心率减慢、心房颤动或心室纤颤及房室传导阻滞。③腹部：冷疗易引起腹泻。④足底：冷疗可导致反射性末梢血管收缩，影响散热或引起一过性冠状动脉收缩。

3. 方法

1）冰袋使用。

（1）目的。降温、止血、镇痛、消炎。

（2）操作前准备。

A. 评估并解释。①评估：被操作者的年龄、身体状况、体温、局部皮肤状况、活动能力、合作程度及心理状态。②解释：使用冰袋的目的、方法、注意事项及配合要点。

B. 相关准备。①被操作者准备：了解冰袋使用的目的、方法、注意事项及配合要点；体位舒适、愿意合作。②环境准备：室温适宜，酌情关闭门窗，避免对流风直吹。③操作者准备：着装整洁、修剪指甲、洗手。④用物准备：冰袋或冰囊布套、毛巾。

（3）操作步骤。

A．准备冰袋。①检查：检查冰袋有无破损、漏水。②加套：将冰袋装入布套或用毛巾包裹。

B．放置位置。高热降温置冰袋于前额、头顶部和体表大血管流经处（颈部两侧、腋窝、腹股沟等）；扁桃体摘除术后将冰囊置于颈前颌下。

C．放置时间。不超过 30 分钟，以防产生继发效应。

D．观察效果与反应。若局部皮肤出现发紫、麻木感，则停止使用。

E．操作后处理。撤去用物，协助取舒适体位。

F．记录冷疗的部位、时间、效果、反应。

（4）注意事项。①观察冷疗部位局部情况、皮肤色泽，防止冻伤。倾听患者主诉，有异常立即停止冷疗。②若为降温，冰袋使用 30 分钟后需要测体温，当体温降至 39 ℃以下，应取下冰袋，做好记录。

2）冷湿敷。

（1）目的。止血、消炎、消肿、止痛。

（2）操作前准备。

A．评估并解释。①评估：被操作者的年龄、身体情况、体温、局部皮肤状况、活动能力、合作程度及心理状态。②解释：使用冷湿敷的目的、方法、注意事项及配合要点。

B．被操作者准备。①了解冷湿敷使用的目的、方法、注意事项及配合要点。②体位舒适、愿意合作。

C．环境准备。室温适宜，酌情关闭门窗，必要时用屏风或床帘遮挡。

D．操作人员准备。着装整洁，修剪指甲，洗手，戴口罩。

E．用物准备。①备敷布 2 块、凡士林、纱布、棉签、一次性治疗巾、手套、换药用物、协助患者盛放冰水的容器、手消毒液。②医疗垃圾桶、生活垃圾桶。

（3）操作步骤。

A．协助患者取舒适卧位，暴露患处，垫一次性治疗巾于受敷部位下，受敷部位涂凡士林，上盖一层纱布。

B．冷湿敷。①戴上手套将敷布浸入冰水中后拧至半干，打开敷布敷于患处。②每 3 ～ 5 分钟更换一次敷布，持续 15 ～ 20 分钟，确保冷湿敷效果，以防产生继发效应。

C．观察局部皮肤变化及患者反应。

D．操作后处理。①擦干冷湿敷部位，擦掉凡士林，脱去手套。②协助取舒适体位，整理床单位，整理用物处理。

E．洗手，记录冷敷的部位、时间、效果及患者的反应等。

（4）注意事项。

A．注意观察局部皮肤情况及反应。

B．敷布湿度得当，以不滴水为度。

C．若为降温，则使用冷湿敷 30 分钟后应测量体温，并将体温记录在体温单上。

D．必要时用屏风或床帘遮挡，保护个人隐私。

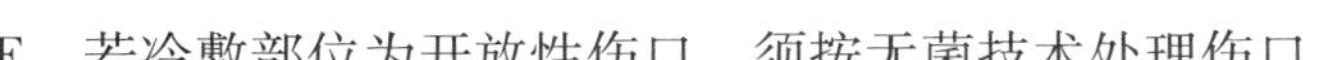

E. 若冷敷部位为开放性伤口，须按无菌技术处理伤口。

（二）热疗法

1. 目的

（1）促进炎症的消散和局限。热疗使局部血管扩张，血液循环速度加快，促进组织中毒素、废物的排出；同时，血量增多、白细胞数量增多、吞噬能力增强和新陈代谢增加，使机体局部或全身的抵抗力和修复力增强。因而炎症早期热疗，可促进炎性渗出物吸收与消散；炎症后期热疗，可促进白细胞释放蛋白溶解酶，使炎症局限。适用于睑腺炎（麦粒肿）、乳腺炎等患者。

（2）减轻疼痛。热疗可降低痛觉神经兴奋性，又可改善血液循环，加速致痛物质排出和炎性渗出物吸收，解除对神经末梢的刺激和压迫，因而可减轻疼痛。同时，热疗可使肌肉松弛，增强结缔组织伸展性，增加关节的活动范围，减轻肌肉痉挛、僵硬，关节强直所致的疼痛。适用于腰肌劳损、肾绞痛、胃肠痉挛等患者。

（3）减轻深部组织的充血。热疗使皮肤血管扩张，使平时大量呈闭锁状态的动静脉吻合支开放，皮肤血流量增多。全身循环血量的重新分布，可减轻深部组织的充血。

（4）保暖与舒适。热疗可使局部血管扩张，促进血液循环，将热带至全身，使体温升高，并使人感到舒适。适用于年老体弱者、早产儿、危重患者、末梢循环不良患者。

2. 禁忌证

1）未明确诊断的急性腹痛。热疗虽能减轻疼痛，但易掩盖病情真相，贻误诊断和治疗，有引发腹膜炎的危险。

2）面部危险三角区的感染。因该处血管丰富，面部静脉无静脉瓣，且与颅内海绵窦相通，热疗可使血管扩张，血流增多，导致细菌和毒素进入血液循环，促进炎症扩散，易造成颅内感染和败血症。

3）各种脏器出血、出血性疾病。热疗可使局部血管扩张，增加脏器的血流量和血管通透性而加重出血。有血液凝固障碍的患者，热疗会增加出血的倾向。

4）软组织损伤或扭伤的初期（48 小时内）。热疗可促进血液循环，加重皮下出血、肿胀、疼痛。

5）其他。

（1）心、肝、肾功能不全者：大面积热疗使皮肤血管扩张，减少对内脏器官的血液供应，加重病情。

（2）皮肤湿疹：热疗可加重皮肤受损，也使人增加痒感而不适。

（3）急性炎症：如牙龈炎、中耳炎、结膜炎，热疗可使局部温度升高，有利于细菌繁殖及分泌物增多，加重病情。

（4）孕妇：热疗可影响胎儿的生长。

（5）金属移植物部位、人工关节：金属是热的良好导体，用热易造成烫伤。

（6）恶性病变部位：热疗可使正常与异常细胞加速新陈代谢而加重病情，同时又促进血液循环而使肿瘤扩散、转移。

（7）睾丸：热疗会抑制精子发育并破坏精子。

（8）麻痹者、感觉异常者、婴幼儿、老年人慎用热疗。

3. 方法

1）热水袋使用。

（1）目的。保暖、解痉、镇痛、舒适。

（2）操作前准备。

A. 评估并解释。①评估：被操作者的年龄、身体情况、体温、意识、治疗情况、局部皮肤状况、活动能力、合作程度及心理状态。②解释：向患者或其家属解释使用热水袋的目的、方法、注意事项及配合要点。

B. 被操作者准备。①了解热水袋使用的目的、方法、注意事项及配合要点。②体位舒适、愿意合作。

C. 环境准备。调节室温，酌情关闭门窗，避免对流风直吹。

D. 操作者自身准备。着装整洁，修剪指甲，洗手，戴口罩。

E. 用物准备。①备热水袋及布套、水温计、毛巾；盛水容器、热水。②医疗垃圾桶、生活垃圾桶。

（3）操作步骤。

A. 测量、调节水温。成人水温调节为 60 ～ 70 ℃；昏迷、老年人、婴幼儿及感觉迟钝，血液循环不良等患者，水温应低于 50 ℃。

B. 准备热水袋。①灌水：放平热水袋，去塞，一手持袋口边缘，一手灌热水，边灌边提高热水袋口，使水不致溢出，灌水至热水袋容积的 1/2 ～ 2/3 即可，灌水过多，使热水袋膨胀变硬，柔软舒适感下降。②排气：热水袋缓慢放平，排出袋内空气并拧紧塞子以防影响热的传导。③检查：用毛巾擦干热水袋，倒提，检查热水袋有无破损，以防漏水。④加布套：将热水袋装入布套。

C. 将热水袋放置在所需部位，袋口朝身体外侧避免意外漏水，发生烫伤。

D. 放置时间不超过 30 分钟，以防产生继发效应。

E. 观察效果及反应、热水袋温度。

F. 操作后处理。撤去用物，协助取舒适体位，整理床单位，对用物进行处理，将热水袋倒空，倒挂、晾干后，吹入少许空气，旋紧塞子，放阴凉处，布袋洗净，以备用。

G. 洗手，记录热疗部位、时间、效果及患者反应。

（4）注意事项。

A. 检查热水袋有无破损，热水袋与塞子是否配套，以防漏水。

B. 炎症部位热敷时，热水袋灌水 1/3 满，以免压力过大，引起疼痛。

C. 特殊人员使用热水袋，应再包一层毛巾或放于两层毯子之间，以防烫伤。

D. 定期检查热敷局部皮肤情况。

2）红外线灯及烤灯使用。可由红外线灯或鹅颈型烤灯（普通灯泡）提供辐射热，用于婴儿红臀、会阴部伤口及植皮供皮区等的照射治疗。

（1）目的。消炎、镇痛、解痉、促进创面干燥结痂、保护肉芽组织生长。

（2）操作前准备。

A. 评估并解释。①评估：被操作者的年龄、身体情况、意识、治疗情况、局部皮肤状况、活动能力、合作程度及心理状态。②解释：使用烤灯的目的、方法、注意事项及配合要点。

B. 被操作人员准备。①了解烤灯使用的目的、方法、注意事项及配合要点。②体位舒适、愿意合作。

C. 环境准备。调节室温，酌情关闭门窗，必要时用屏风或床帘遮挡。

D. 操作者准备。着装整洁，洗手，戴口罩。

E. 用物准备。红外线灯或鹅颈灯。

（3）操作步骤。

A. 暴露患处，患者取舒适体位，清洁局部治疗部位，必要时用屏风或床帘遮挡，以维护患者隐私。

B. 调节灯距、温度。一般灯距为 30 ～ 50 cm，以患者感觉温热为宜（用手试温），防止烫伤。

C. 照射 20 ～ 30 分钟，注意保护局部，前胸、面颈部照射时应戴有色眼镜或用纱布遮盖，以保护眼睛。

D. 观察。每 5 ～ 10 分钟观察治疗效果与反应，观察有无过热、心慌、头昏感觉及皮肤有无发红、痛等，如果出现则停止使用，并报告医生。

E. 操作后处理。协助取舒适体位，整理床单位，将烤灯或红外线灯擦拭整理后备用。

F. 洗手，记录热疗部位、时间、效果及患者反应。

（4）注意事项。

A. 根据治疗部位选择不同功率灯泡：胸、腹、腰、背部选择 500 ～ 1 000 W 灯泡，手、足部选择 250 W（鹅颈灯用 40 ～ 60 W）。

B. 由于眼内含有较多的液体，对红外线吸收较强，一定强度的红外线直接照射可引发白内障。因此，前胸、面颈部照射时，应戴有色眼镜或用纱布遮盖眼睛。

C. 意识不清、局部感觉障碍、血液循环障碍、瘢痕者，治疗时应加大灯距，防止烫伤。

D. 红外线多次治疗后，治疗部位皮肤可出现网状红斑、色素沉着。

E. 使用时避免触摸灯泡，或用布覆盖烤灯，以免发生烫伤或火灾。

3）热湿敷。

（1）目的。解痉、消炎、消肿、止痛。

（2）操作前准备。

A. 评估并解释。①评估：被操作患者的年龄、身体情况、治疗情况、局部皮肤状况、伤口状况、活动能力、合作程度及心理状态。②解释：热湿敷的目的、方法、注意事项及配合要点。

B. 被操作者准备。①了解热湿敷使用的目的、方法、注意事项及配合要点。②体位舒适、愿意合作。

C. 环境准备。调节室温，酌情关闭门窗，必要时用屏风或床帘遮挡。

D. 操作者准备。着装整洁，修剪指甲，洗手，戴口罩。

E. 用物准备。①备敷布 2 块、凡士林、纱布、棉签、一次性治疗巾、棉垫、水温计、手套、热水瓶、脸盆（内盛放热水）、手消毒液。必要时备大毛巾、热水袋、换药用物。②医疗垃圾桶、生活垃圾桶。

（3）操作步骤。

A. 暴露患处，协助患者取舒适体位，垫一次性治疗巾于受敷部位下，受敷部位涂凡士林，上盖一层纱布，保护皮肤及床单，必要时用屏风或床帘遮挡，保护个人隐私。

B. 戴手套，将敷布浸入热水中，水温为 50 ～ 60 ℃，拧至不滴水为度，放在手腕内测试，以不烫手为宜。

C. 将敷布打开敷于患处，上盖棉垫，及时更换盆内热水以维持水温。若患者感觉过热，可掀起敷布一角散热；若热敷部位有伤口，须按无菌技术处理伤口。

D. 每 3 ～ 5 分钟更换一次敷布，持续 15 ～ 20 分钟，以防产生继发效应。

E. 操作后处理。擦干热湿敷部位，脱手套，协助取舒适体位，整理床单位。

F. 用物处理，消毒后备用。

G. 洗手，记录热湿敷部位、时间、效果及患者反应。

（4）注意事项。

A. 若热湿敷部位不禁忌压力，可用热水袋放置在敷布上再盖以大毛巾，以维持温度。

B. 面部热湿敷者，应间隔 30 分钟后方可外出，以防感冒。

4）热水坐浴。

（1）目的。消炎、消肿、止痛，促进引流，用于会阴部、肛门疾病及手术后。

（2）操作前准备。

A. 评估并解释。①评估：被操作者的年龄、病情、治疗情况、局部皮肤状况、伤口状况、活动能力、合作程度及心理状态。②解释：热水坐浴的目的、方法、注意事项及配合要点。

B. 被操作者准备。①了解热水坐浴的目的、方法、注意事项及配合要点。②排尿、排便，并清洗局部皮肤。

C. 环境准备。调节室温，关闭门窗，必要时用床帘或屏风遮挡。

D. 操作者准备。保持衣帽整洁，修剪指甲，洗手，戴口罩。

E. 用物准备。①备水温计、药液（遵医嘱配制）、毛巾、无菌纱布、消毒坐浴盆、热水瓶、手消毒液。必要时备换药用物。②医疗垃圾桶、生活垃圾桶。③另备坐浴椅。

（3）操作步骤。

A. 配药、调温。遵医嘱配置药液置于浴盆容积的 1/2 满，水温 40 ～ 45 ℃，避免烫伤。

B. 携用物至患者床旁，核对患者床号、姓名。

C. 置浴盆于坐浴椅上。

D. 用屏风或床帘遮挡，暴露患处，保护患者隐私。

E. 坐浴。①协助被操作者将裤子脱至膝部后取坐姿便于操作，促进舒适。②嘱被操作者用纱布蘸药液清洗外阴部皮肤。③待适应水温后，坐入浴盆中，臀部完全泡入水中，持续 15 ～ 20 分钟，随时调节水温，尤其冬季注意室温适宜与保暖，防止着凉。

F. 观察坐浴效果与患者反应，若患者出现面色苍白、脉搏加快、眩晕、软弱无力，应停止坐浴。

G. 操作后处理。①坐浴毕，用纱布擦干臀部，协助穿裤子，卧床休息。②开窗，拉开床帘或撤去屏风，整理床单位，用物消毒后备用。

H. 洗手、记录。记录坐浴的时间、药液、效果及患者反应，便于评价。

（4）注意事项。

A. 热水坐浴前先排尿、排便，因热水可刺激肛门、会阴部易引起排尿和排便反射。

B. 坐浴部位若有伤口，坐浴盆、溶液及用物必须无菌；坐浴后应用无菌技术处理伤口。

C. 女性经期、妊娠后期、产后 2 周内、阴道出血和盆腔急性炎症不宜坐浴，以免引起感染。

D. 坐浴过程中，注意观察患者面色、脉搏、呼吸，倾听感受，有异常时应停止坐浴。

5）温水浸泡。

（1）目的。消炎、镇痛、清洁、消毒创口，用于手、足、前臂、小腿部感染。

（2）操作者准备。

A. 评估并解释。①评估：被操作者的身体情况、治疗情况、局部皮肤状况、伤口状况、活动能力、合作程度及心理状态。②解释：温水浸泡的目的、方法、注意事项及配合要点。

B. 被操作者准备。①了解温水浸泡的目的、方法、注意事项及配合要点。②坐姿舒适、愿意合作。

C. 环境准备。调节室温，酌情关闭门窗。

D. 操作者准备。着装整洁，修剪指甲，洗手，戴口罩。

E. 用物准备。①治疗车上层：治疗盘内备长镊子、纱布。治疗盘外备热水瓶、药液（遵医嘱准备）、浸泡盆（根据浸泡部位选用）、手消毒液。必要时备换药用物。②治疗车下层：医疗垃圾桶、生活垃圾桶。

（3）操作步骤。

A. 携用物至床旁，核对患者床号、姓名。

B. 配制药液置于浸泡盆内 1/2 满，调节水温至 43 ～ 46 ℃。

C. 协助患者取舒适体位，便于操作，患者感觉舒适。

D. 协助患者将肢体慢慢放入漫泡盆，必要时用长镊子夹纱布轻擦创面，使之清洁。

E. 持续时间 30 分钟。

F. 观察浸泡效果与患者反应，局部皮肤有无发红、疼痛等，若水温不足，应先移开肢体后加热水，以免烫伤。

G. 操作后处理。擦干浸泡部位，撤去治疗用物，协助患者取舒适体位，整理床单位，对用物进行消毒处理后备用。

H. 洗手，记录浸泡时间、药液、效果及患者反应等。

(4) 注意事项。

A. 浸泡部位若有伤口，浸泡盆、药液及用物必须无菌；浸泡后应用无菌技术处理伤口中。

B. 浸泡过程中，注意观察局部皮肤，倾听感受，随时调节水温。

（范艳琴）

参考文献

[1] 李小寒，尚少梅. 基础护理学 [M]. 6版. 北京：人民卫生出版社，2017.
[2] 彭刚艺，刘雪琴. 临床护理技术规范 [M]. 广州：广东科技出版社，2013.

五、气道分泌物清除

（一）促进有效咳嗽

痰是肺泡、支气管、气管分泌出来的黏液。当肺部或呼吸道发生病变时，痰的分泌量增多，并含有某些病菌，所以痰也是传播疾病的重要媒介物。痰液引流不通畅、不彻底，其他所有预防和控制肺部感染的措施都将丧失作用。咳痰是借助支气管黏膜上皮纤毛运动、支气管平滑肌的收缩及咳嗽反射，将呼吸道分泌物从口腔排出体外的动作。有效咳痰是清除呼吸道分泌物、促进肺膨胀、改善肺功能、保持呼吸道通畅的重要方法。

（二）胸部物理治疗

胸部物理治疗是指通过物理技术协助患者将气道分泌物从细支气管移至主支气管、以便自行咳出和（或）吸出的一种方法。该治疗包括体位引流、叩击震颤、咳嗽、吸引、呼吸练习等，具体情况见表2-59。适用于各种支气管疾患且伴有大量痰液的患者，如慢性阻塞性肺疾病、肺脓肿、支气管扩张。

表2-59 胸部物理治疗

项目	操作流程	要点说明
核对	医嘱，患者的床号、姓名	—
评估	患者的病情、耐受能力、合作程度	听诊双肺湿啰音，查阅胸片，以此确定有效引流的体位
	湿啰音集中的部位	
	胸片提示的炎性病灶所在的肺叶或肺段	

续表 2－59

项目	操作流程	要点说明
告知	胸部物理治疗的目的、步骤	—
	配合操作的方法	
	操作中可能出现的不适和风险	
准备	操作者：着装整洁，洗手	多功能床可通过改变床的倾斜度完成体位的摆放
	环境：清洁、舒适	
	物品：枕头、软垫等协助体位摆放的用具，纸巾、听诊器	
	患者：知道胸部物理治疗的目的、步骤和配合操作的方法，按需要排大、小便	
实施	选择有效体位：坐位或半坐卧位促进肺上叶引流；由一侧卧位转为仰卧位，再转为另一侧卧位，有利于肺中叶引流；头低足高位、俯卧位有利于肺下叶引流	①体位引流时间：通常在餐前或睡前，每天 1 ～ 3 次，每次 15 分钟；引流多个部位总时间不超过 45 分钟，每种体位维持 5 ～ 10 分钟。身体倾斜度为 10° ～ 45°。②体位的摆放要充分考虑患者的病情和耐受力。③叩击原则：按从下至上、从外至内，避开乳房和心脏，勿在脊柱、骨突部位进行。④震颤紧跟叩击后进行，并只在呼气期震颤。不宜用于婴儿，幼儿及儿童。⑤叩击加震颤时间以 15 ～ 20 分钟为宜
	体位引流的同时配合胸部叩击震颤	
	叩击：五指并拢呈空杯状，利用腕力快速而有节奏地叩击背部（胸部），每个部位 1 ～ 3 分钟	
	震颤：呼气期手掌紧贴胸壁，施加一定压力并做轻柔的上、下抖动。每个部位重复 6 ～ 7 个呼吸周期	
	鼓励患者间歇深呼吸并用力咳痰	
	排痰后再次肺部听诊	
	协助患者面部、口腔清洁，摆放舒适体位	
观察与记录	观察病情、生命体征、呼吸情况	操作中应专人守护，注意安全，防坠床；出现呼吸困难、发绀等不适，应立即停止
	记录体位引流的效果，排出痰液的性质、颜色和量	

（三）吸入给药法

吸入给药法是利用雾化装置将药液分散成细小的雾滴以气雾状喷出，使其悬浮在气体中经鼻或口由呼吸道吸入的方法。吸入药物除了对呼吸道局部产生作用外，还可通过肺组织吸收而产生全身性疗效。吸入给药法具有作用快、用量小、不良反应轻的优点，临床应用广泛。常用的吸入给药法有超声波雾化吸入法（表 2－60）、氧气雾化吸入法、压缩雾化吸入法和手压式雾化器雾化吸入法 4 种。

表 2－60　超声波雾化吸入法

项目	操作流程	要点说明
核对	医嘱、药物、患者	严格执行查对制度
评估	患者的年龄、病情、意识状态、呼吸及痰液、过敏史等	（1）严重阻塞性肺病患者不宜用超声雾化吸入，可选择射流式雾化器，吸入时间应控制在 5 ～ 10 分钟内，及时吸出湿化的痰液以防窒息。 （2）慢性阻塞性肺病或哮喘持续状态者湿化量不宜太大，且不宜用高渗的盐水。 （3）必要时听诊呼吸音及肺部啰音进行评估。 （4）根据患者合作能力选择口含嘴或面罩
	患者生活自理及自行排痰情况	
	患者对超声雾化吸入的认识及合作程度等	
告知	实施雾化吸入的原因、操作方法、药物主要作用及副作用	—
	操作中可能出现的不适，教会患者配合方法	
准备	操作者：检查机器性能，配制好药物	对不能自行排痰者必要时准备好吸痰机
	环境：无火险隐患及易燃易爆物品	
	用物：雾化机器、按医嘱备药	
	患者：坐位或侧卧位，颌下垫治疗巾	
实施：超声波雾化吸入法	检查并安装各部件衔接导管	（1）水深须浸没罐底部之透声膜。 （2）水槽和雾化罐切忌加温水或热水，水槽无水时不可开机。 （3）一般雾化时间为 15 ～ 20 分钟。 （4）指导患者有痰要吐出，必要时协助排痰。 （5）面罩或口含嘴须专人专用，用后按规定消毒后清洗晾干待用；当患者停止此治疗时，面罩或口含嘴按医疗垃圾处理。 （6）儿童的雾化量应较小，为成年人的 1/3 ～ 1/2，且以面罩吸入为佳
	水槽内加蒸馏水 250 mL，或到浮标所需位置	
	按医嘱将药液倒入雾化罐内	
	接通电源，先开电源开关	
	预热 5 分钟，再开雾化开关	
	调节雾量，药液成雾状喷出	
	将面罩放于患者口上或将口含嘴放入其口中	
	指导患者用鼻呼气，口含吸嘴吸气，进行深呼吸，至所有药液雾化吸入完毕	
	治疗完毕先关雾化开关，再关电源开关	
	协助患者擦干面部	
	清理用物，将螺纹管浸泡消毒	

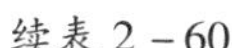
续表 2－60

项目	操作流程	要点说明
观察并记录	观察患者反应，记录雾化效果及反应	必要时对比患者呼吸、排痰情况和听诊肺部来判断雾化效果
	观察呼吸情况，防窒息，药液勿喷到眼睛	

（四）气管内吸痰

气管内吸痰是将吸痰管插入患者气管内加以负压，吸出气道分泌物的过程，其目的是清除呼吸道分泌物，保持气道通畅（见图 2－61）。气管内吸痰是肺部治疗和护理的必需组成部分，对预防肺部感染，以及已知肺部感染的控制与治疗具有重要作用。气管内吸痰是侵入性操作，对于患者来说不仅是一种痛苦的经历，也充满风险。将吸痰管插入气道连接负压吸出气道分泌物的同时，也对气管黏膜形成刺激引起咳嗽、气道痉挛或损伤，可导致肺出血、颅内压增高、血压增高或降低；吸痰同时也抽出一部分的氧气，影响患者的气体交换，使患者出现低血氧、肺不张等并发症。因此，气管内吸痰前必须正确评估患者吸痰指征，做到按需吸痰，以尽量减少吸痰对患者造成的刺激和避免并发症的发生。

表 2－61　气管内呼痰

项目	操作流程	要点说明
核对	医嘱，患者的床号、姓名	对不能有效沟通的老年人，应与照护者进行核对
评估	环境：患者病情、意识状态、生命体征及痰液的量和黏稠情况	视痰液的多少决定吸痰的时间和次数
	呼吸状况：有无呼吸困难和发绀，SpO_2 是否下降，有无痰鸣音	
	口鼻腔黏膜情况	
	心理状态、合作能力	
告知	吸痰的目的和步骤，插入吸痰管时做深慢呼吸	患者痰多危急时应立即实施操作，然后再向患者及其家属解释
	操作中可能出现的不适和风险	
准备	环境：符合无菌操作原则，温、湿度适宜，注意遮挡患者	—
	操作者：着装整齐，洗净双手，戴好口罩	—
	物品：负压吸引器，治疗盘内盛压舌板、治疗巾、吸痰管数条，无菌盘内放两个治疗碗，其中，1 个放置纱块数块、止血钳 1 把、镊子 1 把，生理盐水 1 瓶，必要时备开口器、舌钳及电插板	检查机器性能是否良好
	患者：头偏向一侧，检查口腔黏膜，取下活动性义齿，颌下铺治疗巾	—

续表 2-61

项目	操作流程	要点说明
实施	核对患者	给予足够的氧气
	打开负压，成人压力为 0.04 ～ 0.053 MPa	检查各管道连接是否正确
	准备用物：揭开治疗巾，倒生理盐水于治疗碗内；将患者头偏向护士，铺治疗巾；打开吸痰管，左手戴无菌手套，右手连接负压吸引器，用镊子夹住试吸	吸痰前给予 100% 纯氧 2 ～ 3 分钟
	吸痰：左手反折接头处导管，右手用镊子持吸痰管头端插入口；放松导管，从深部向上左右旋转、提拉，吸净痰液；导管退出后用生理盐水抽吸、冲洗，防止痰液阻塞管道；依次洗净口腔内痰液	（1）每次吸痰时间不超过 15 秒。 （2）吸痰过程中，注意观察患者呼吸的改变。 （3）吸痰后给予足够的氧气
	丢弃吸痰管：将吸痰管盘曲于手中，翻转手套脱下，包裹吸痰管及无菌纸张后置于医用垃圾桶内；关闭负压吸引器	吸痰管一用一换
	听诊肺部，观察血氧饱和度情况	—
观察与记录	观察：呼吸是否改善，痰液吸引情况，生命体征及 SpO_2 情况	记录吸出物的颜色、性质、量
	整理：擦净患者面部分泌物，整理用物及床单位	
	洗手，记录	

（余梦莹）

参考文献

彭刚艺，刘雪琴．临床护理技术规范［M］．广州：广东科技出版社，2013.

六、氧疗

氧疗是通过给患者吸入高于空气中氧浓度的氧气，提高动脉血氧分压、氧饱和度及含氧量以纠正低氧血症，确保对组织的氧供应，达到缓解缺氧的目的。

（一）目的

（1）纠正各种原因造成的缺氧状态，提高动脉血氧分压和动脉血氧饱和度，增加动脉血氧含量。

（2）促进组织的新陈代谢，维持机体生命活动。

（二）适应证

各种原因导致的低氧血症及组织缺氧。

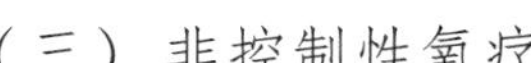

（三）非控制性氧疗

非控制性氧疗适用于没有通气障碍的患者，常见方法如下。

1）鼻导管给氧法：有单侧鼻导管给氧法和双侧鼻导管给氧法两种。单侧鼻导管给氧法是将一根细氧气鼻导管插入一侧鼻孔，经鼻腔到达鼻咽部，末端连接氧气的供氧方法。鼻导管插入长度为鼻尖至耳垂的2/3。此方法患者不易耐受，且导管对鼻腔产生压力而易被分泌物堵塞，目前不常用。双侧鼻导管给氧法是将双侧鼻导管插入鼻孔内约1 cm给氧，导管环固定稳妥即可。此方法比较简单，较舒适，对鼻腔无刺激，吸入气中氧浓度与氧流量有关，是目前较常用的给氧方法。

双侧鼻导管给氧法具体操作方法如下。

（1）操作前准备。

A. 评估并解释：①评估患者年龄、病情、意识、治疗情况、心理状态及合作程度。②解释吸氧法的目的、方法、注意事项及配合要点。

B. 被照护者准备：①了解吸氧法的目的、方法、注意事项及配合要点。②体位舒适，情绪稳定，愿意配合。

C. 环境准备：室温适宜、光线充足、环境安静、远离火源。

D. 照护者准备：衣帽整洁，修剪指甲，洗手，戴口罩。

E. 用物准备：治疗盘内备小药杯（内盛冷开水）、纱布、弯盘、鼻氧管、棉签、扳手。治疗盘外备管道氧气装置或氧气筒及氧气压力表装置、用氧记录单、笔。

（2）操作。

A. 清洁：用湿棉签清洁双侧鼻腔并检查有无分泌物堵塞及异常。

B. 将鼻导管与湿化瓶的出口相连接。

C. 调节氧流量：轻度缺氧1～2 L/min；中度缺氧2～4 L/min；重度缺氧4～6 L/min；儿童1～2 L/min。

D. 湿润鼻导管：鼻导管前端放于小药杯中，用冷开水湿润，且可检查鼻导管是否通畅。

E. 插管：将鼻导管插入患者双侧鼻孔1 cm，动作应轻柔，以免引起黏膜损伤。

F. 固定：将导管环绕患者耳部向下放置，根据情况调整松导管紧度，防止因导管太紧引起皮肤损伤。

G. 记录：记录给氧时间、氧流量、吸氧者主观反应。

H. 观察：观察缺氧症状（有无发绀、嘴唇发紫，甲床是否青紫），氧气装置有无漏气及是否通畅，有无出现氧疗副作用。

I. 停止用氧：取下鼻导管，协助患者取舒适体位。

J. 关闭用氧装置。

2）面罩给氧法。

（1）普通面罩给氧法。将面罩置于患者的口鼻部供氧，氧气自下端输入，呼出的气体从面罩两侧孔排出。由于口、鼻部都能吸入氧气，该方法效果较好。给氧时必须有足够的氧流量，一般为6～8 L/min。病情较重时，增加供氧流量，吸氧浓度（fraction of inspiration O_2，FIO_2）可相应提高。

（2）氧气枕法。氧气枕是一长方形橡胶枕，枕的一角有一橡胶管，上有调节器可调节氧流量，氧气枕充入氧气，接上湿化瓶即可使用。此方法可用于家庭氧疗、危重患者的抢救或转运途中氧疗，以枕代替氧气装置。

（3）家庭供氧方法。随着便携式供氧装置的面世和家庭用氧源的发展，一些慢性呼吸系统疾病和持续低氧血症的患者可以在家中进行氧疗。家庭氧疗一般采用制氧器、小型氧气瓶及氧气枕的方法，对改善患者的健康状况、提高他们的生活质量和运动耐力有显著疗效。

A. 氧立得：是一种便携式制氧器，于20世纪末期问世。其原理为制氧剂A和催化剂B在反应仓中与水产生化学反应制造出氧气。优点是制氧纯度高，完全符合医用标准，纯度大于99%；供氧快，立用立得，方便快捷。缺点是维持时间短（一次反应制出氧气仅维持20分钟），因此，患者若需要反复用氧，要不断更换制剂。

B. 小型氧气瓶：小型瓶装医用氧同医院用氧一样，系天然纯氧。具有安全、小巧、经济、实用、方便等特点。有各种不同容量的氧气瓶，如2 L、2.5 L、4 L、8 L、10 L、12 L、15 L等。其尤其适用于冠心病、肺心病、哮喘、支气管炎、肺气肿等慢性疾病患者的家庭氧疗。

（四）注意事项

（1）用氧前，检查氧气装置有无漏气，是否通畅。

（2）严格遵守操作规程，注意用氧安全，切实做好“四防”，即防震、防火、防热、防油。氧气瓶搬运时要避免倾倒碰撞。氧气筒应放阴凉处，周围严禁烟火及易燃品，至少距明火5 m，距暖气1 m，以防引起燃烧。氧气表及螺旋口勿上油，也不用带油的手装卸。

（3）使用氧气时，应先调节流量后使用。停用氧气时，应先拔出导管，再关闭氧气开关。中途改变流量，先分离鼻导管与湿化瓶连接处，调节好流量再接上，以免一旦开关出错，大量氧气进入呼吸道而损伤肺部组织。

（4）常用湿化液有冷开水、蒸馏水。急性肺水肿用20%～30%乙醇，其具有降低肺泡内泡沫表面张力，使肺泡泡沫破裂、消散，改善肺部气体交换，减轻缺氧症状的作用。

（5）氧气筒内氧勿用尽，压力表至少要保留0.5 MPA（5 kg/cm^2），以免灰尘进入筒内，再充气时引起爆炸。

（6）对未用完或已用尽的氧气筒，应分别悬挂“满”或“空”的标志，既便于及时调换，也便于急用时搬运。

（7）用氧过程中，应加强监测。观察氧气装置有无漏气，管道是否通畅，吸氧者有无出现氧疗的副作用。

（五）健康教育

（1）向吸氧者本人及其照护者和家属解释氧疗的重要性。

（2）指导氧疗的方法及注意事项。

（3）积极宣传呼吸道疾病的预防保健知识。

（赵佳乐）

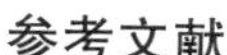

参考文献

[1] 姜安丽，石琴. 新编护理学基础［M］. 北京：高等教育出版社，1999.
[2] 刘纯艳. 临床护理技术操作规程［M］. 北京：人民卫生出版社，2002.
[3] 刘均娥. 急救护理学［M］. 北京：北京大学医学出版社，2000.
[4] 李小寒，尚少梅. 基础护理学［M］. 6版. 北京：人民卫生出版社，2017.
[5] 唐维新，郑必先，等. 实用临床护理三基［M］. 南京：东南大学出版社，2004.

七、压疮预防与护理

卧床老年人最易出现的皮肤问题就是压疮。绝大多数压疮是可以预防的，照护人员须掌握老年人发生压疮的预防和处理等知识，应给老年人勤翻身、保持皮肤清洁、勤更换内衣及被服，避免局部长时间受压，且严格检查老年人皮肤情况，认真执行照护措施，最大限度减少压疮的发生。

（一）压疮的预防

1. 压疮风险评估——Braden 评估量表

压疮风险评估工具（量表）作为预测性工具，能早期识别压疮的危险因素和危险程度，为准确判断评估对象发生压疮的危险提供参考依据。Braden 评估量表是目前使用最广泛且操作简便的风险评估工具之一，包括感知觉程度、潮湿程度、活动力、移动力、营养状态、摩擦力/剪切力 6 个危险因素（表 2－62）。

表 2－62　Braden 压疮危险评估表

项目	1分	2分	3分	4分	分数
感知觉程度	完全昏迷，对疼痛没有反应	完全昏迷，对疼痛没有反应	清醒，但部分感官受损	清醒正常	
潮湿程度	皮肤持续潮湿	皮肤经常潮湿，更换中单／床单每天 ≤3 次	皮肤偶尔潮湿，更换中单／床单每天 1 次	皮肤干燥、干净	
活动力	卧床不动	受限于轮椅	可偶尔下床行走	可经常下床行走	
移动力	完全无法自行翻身	完全无法自行翻身	少部分需他人协助翻身	可自行翻身	
营养状况	禁食或进食清流质食物 5 天以上	摄取能量每天小于 1 200 cal	维持管灌可满足大部分营养需求	正常饮食满足需求量	
摩擦力／剪切力	有此问题	有潜在的问题	没有明显问题	—	
总分					

①分数≥16 分为低危险：建议每天皮肤评估 1 次。②分数 12 ～ 15 分为中等危险：建议每 2 小时翻身拍背 1 次并进行皮肤评估。③分数≤11 分为高危险：每 2 小时翻身拍背 1 次、进行皮肤评估并搭配气垫床使用。④Braden 量表若应用于一般内外科患者，其有无风险之分界点为 16 分，但若应用于护理之家的老年人时，应以 18 分为风险值分界点。

2. 皮肤及组织的评估

对存在风险的老年人，需要进行全面的皮肤及组织评估，并将此评估作为每次风险评估复评的一部分。每次皮肤评估的主要评估要素包括：皮肤湿度、水肿、局部相对周围组织的硬度改变、指压变白反应。

(1) 皮肤温度。判断皮肤温度是否发生改变时，使用手背来感知皮肤温度，比较相应身体部位皮肤的温度差异能够更加明显地感知皮肤冷、热改变。

(2) 水肿。老年人水肿多发于下肢，在评估时应检查确定是单侧水肿还是双侧水肿。评估水肿的方式可用观察法及指压法综合判断。①指压法：用手指按压水肿部位5秒，然后释放压力，凹陷不消失则多为凹陷性水肿。②观察法：水肿表现为肿胀透亮、皮肤紧绷、弹性降低。

手指按压水肿部位，根据按压凹陷程度分级如下。①+（轻微）：2 mm深凹陷，难以辨识，迅速复原；②++（中度）：4 mm深凹陷，几秒后复原；③+++（重度）：6 mm深凹陷，10～12秒复原；④++++（极重度）：8 mm深凹陷，复原时间需要超过20秒。

(3) 皮肤指压变白反应。评估皮肤是否出现红斑改变，可使用指压法，将一根手指压在红斑区域3秒，移开手指后，评估皮肤变白情况。

3. 合理变换体位预防压疮

(1) 制订翻身计划并记录翻身情况：无论老年人是否使用减压装置，都需要遵照时间间隔做好翻身并给予评估和记录。

(2) 根据老年人的活动度、移动能力、皮肤组织情况等确定变换体位频率：卧床老年人，建议至少每2小时变换体位1次，并根据老年人具体情况及减压辅具的使用情况调整体位变换时间；局限于轮椅活动的老年人，建议至少每小时变换体位1次。

(3) 采取坐姿时，要保持髋关节、膝关节和足关节都处于90°的坐位。

(4) 每次摆放体位前检查皮肤，避免有指压不变白的红斑或骨隆突处受压；避免红斑皮肤作为翻身着力点。

(5) 避免将老年人直接放在医疗器械上，如导管、引流管或其他异物上。

(6) 当为老年人选择一个更换的体位时，重点需要确定该体位是否确实能够使压力解除或再分布。

4. 减压装置的选择

为了减轻皮肤受压部位的局部压力，除了定时更换体位以外，还可以配合使用减压装置（支撑面），重新分布局部压力，减轻骨隆突局部皮肤的受压。

减压装置（支撑面）可以由不同材料或材料间组合构成，如泡沫、空气、凝胶或液体。

(1) 局部枕垫/护垫。主要是在床上或坐位时，为维持体位、增加舒适度、交替受压部位时使用的局部枕垫及保护足跟的护垫。常见的有软枕、三角垫等。

(2) 床垫。床垫减压是通过一定厚度支撑并增加身体接触面来分散压力达到减压的作用。主要包括海绵垫、凝胶垫、水垫、充气垫。

(3) 坐垫。常见减压坐垫有海绵坐垫、凝胶坐垫、充气坐垫。

5. 皮肤护理

皮肤护理在压疮预防中起着重要作用，其主要目的是通过减少压力、摩擦力、剪切力，以及皮肤浸渍和干燥现象，进而减少皮肤的损害，预防压疮的发生。皮肤的防护措施包括皮肤的清洁、使用局部减压产品、使用皮肤保护产品防止产生浸渍、使用润肤剂保持皮肤适当湿润等。

1）保持皮肤清洁、干燥。

（1）老年人排便后应及时用温水清洁皮肤，水温在37 ℃左右较适宜，更换清洁的衣物、床单。

（2）在对皮肤进行清洁后，使用软毛巾或纸巾擦干，避免用干燥、粗糙的纸擦拭，并尽可能采取轻拍的方式擦干皮肤。

（3）不可按摩或用力清洗有压疮风险的皮肤。

（4）使用皮肤保护剂预防皮肤浸渍，减少皮肤潮湿、发红，选择具有皮肤保护作用的液体敷料喷涂在失禁区域，或涂抹渗透性良好的护肤油，严重者可在肛周皮肤使用造口保护剂、保护膜。

（5）长期尿失禁的老年人应指导佩戴外置尿液收集器具，如纸尿裤、尿垫或男性尿袋。

（6）长期大便失禁的老年人可在专业伤口造口治疗师的指导下，使用内置的粪便收集器具或肛周粘连一件式造口袋收集粪水，减少臀部皮肤、伤口的污染，也便于皮肤清洁。

（7）不要在患者背部放置浴巾。

2）保护受压部位皮肤。

（1）对受压部位皮肤、器械接触部位及其周围皮肤进行定期评估。

（2）摆放体位时，尽量避免存在红斑或压疮伤口的部位再次受压。

（3）定时更换卧位，制订翻身计划，必要时合理使用减压装置。

（4）除了避免压力的损害，还要减少摩擦力和剪切力的影响：①更换卧位时尽量抬举而不要拖、拉；②使用30°倾斜侧卧位（右侧卧、仰卧、左侧卧交替进行）；③鼓励可倾斜摆放体位的老年人采取30°～40°侧卧；④对于卧床老年人，抬高床头小于30°，膝下垫软枕，减小下滑趋势，避免压力较大的卧位姿势，如90 °侧卧或半坐卧位。

（5）勿使用按摩作为预防压力性损伤的方法。

（6）使用冲入压力足够的交替压力气垫或提供足够支撑力的静态气垫。

6. 营养

营养在压疮的发生、发展中起着重要的作用，全身营养障碍、营养素摄入不足时，会导致蛋白质合成减少、负氮平衡、皮下脂肪减少、肌萎缩。受压部位缺乏肌肉和脂肪组织的保护，当压力增加时，缺血、缺氧情况加重，将更容易出现压疮。

7. 管道

正确放置管道，预防管道压迫。

（二）压疮的护理

1. 压疮伤口的评估

对压疮伤口情况进行评估可以动态记录与评估伤口的愈合趋势，压疮伤口的评估应每周 1 次或伤口情况有异常改变时及时评估，并记录伤口评估的结果。

（1）评估伤口位置。压疮伤口多发生在骨隆突处，如枕骨、肩胛、肘部、骶尾部、髋骨、膝盖、内外踝、足跟等，应定期检查老年人全身部位。

（2）评估伤口大小。评估压疮伤口的大小需要测量伤口长度、宽度、深度，并根据公式计算伤口面积。以老年人头至脚为纵轴，伤口两端距离在纵轴方向表示长度；与纵轴垂直的为横轴，伤口两侧距离在横轴方向上表示伤口的宽度；使用医用无菌棉签探测伤口深度，伤口基底多凹凸不平，探测各个部位，检查有无窦道和缝隙。注意每次检查的方法和物品应相同。伤口计算公式为：伤口体积 = 长 × 宽 × 深度。

（3）评估伤口渗液。评估伤口渗液颜色：若渗液颜色呈干稻草色，渗出物为浆液；若渗液呈淡红色或粉红色，渗出物为血性混合性浆液；若渗液颜色为黄色或褐色，渗出物为脓性渗液；若渗液为淡绿色，渗出物为绿脓杆菌感染性渗液。

评估伤口渗液量：可根据伤口敷料的浸渍情况来判断。若内层敷料无浸渍，表明伤口渗液干涸；若内层敷料潮湿并已渗透，表明伤口渗液被敷料吸收；若敷料吸收饱和，渗出液则溢出内层和外层敷料。

（4）评估伤口的潜行和窦道。描述伤口潜行和窦道时，采用时钟描述法，如伤口 12 点钟至 3 点钟方向有深 4 cm 的潜行或窦道。

（5）评估伤口颜色。评估伤口基底颜色，红色表明伤口组织为肉芽组织；黄色表明伤口出现腐败坏死组织；黑色表明伤口出现坏死焦痂。采用 25%、50%、75% 来描述伤口颜色的分布范围，如伤口 75% 红色、25% 黄色。

（6）评估伤口边缘。评估伤口边缘及周围皮肤有无受到渗液浸渍、皮肤软化、灰白皮肤样变色、色素沉着等。

（7）评估伤口温度。评估伤口周围皮肤温度，若皮肤温度较高，伤口怀疑有感染可能；若伤口周围皮肤温度低，提示局部组织血液循环障碍。

（8）评估伤口气味。若伤口有腥臭味，表明伤口存在感染；糖尿病老年人的压疮伤口多呈酸臭味；厌氧菌、铜绿假单胞菌感染的压疮伤口呈恶臭味。

（9）评估压疮愈合情况。在压疮伤口护理进程中，通过临床判断定期观察伤口愈合情况，如渗出液减少、伤口面积缩小、创面组织好转。若 2 周内压疮未表现出愈合迹象，则需要重新评估压疮的治疗方案。

2. 压疮伤口的清洗

清洗伤口可以有效去除伤口渗液和代谢废物，减少细菌数量，从而创造有利于伤口愈合的环境。每次更换敷料时都需要清洗压疮伤口及伤口周围皮肤，且清洗伤口时应避免对健康肉芽组织造成损伤。

（1）清洗原则。伤口清洗过程中应注意清洗顺序，避免将污染部位的细菌带到清洁部位。清洁伤口的中间部位较周边清洁，须从中间往外缘方向逐一清洗；污染伤口的周边部位较中间清洁，应先从清洗伤口周围开始，然后清洗伤口床。若为多个不同部位

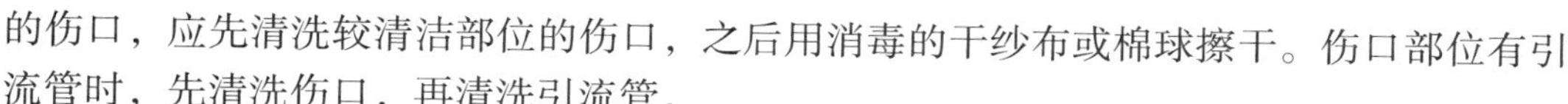

的伤口，应先清洗较清洁部位的伤口，之后用消毒的干纱布或棉球擦干。伤口部位有引流管时，先清洗伤口，再清洗引流管。

（2）清洗液。伤口清洗液建议使用生理盐水、蒸馏水、饮用水、冷开水（符合灭菌需求）。既往清洗伤口时，将消毒液（酒精、碘附、含氯制剂等）当成清洗液使用，既增加了护理成本，也对伤口组织造成了刺激或伤害。对于疑似感染、疑似细菌定植、确诊感染、带有残留物的伤口，应先使用带有表面活性剂/抗菌剂的清洗液清洗，再使用生理盐水冲洗。

（3）清洗方式。①擦洗法：传统的擦洗方法是用棉球和纱布擦洗伤口，但纤维物会遗留在伤口成为感染物，引起伤口异物反应而延迟伤口愈合，擦洗还易使细菌沿线重新分布。②湿敷法：湿敷法是用纱布浸吸药液，敷于患处的一种外治法。即把所选药物浸泡、煎汤取汁，将 5 ～ 6 层纱布置于药液中浸透，挤去多余药液后，敷于患处。一般每 1 ～ 2 小时换 1 次即可，若渗液不多，可 4 ～ 5 小时换 1 次。注意保持敷料湿润与创面清洁。③冲洗法：冲洗是最有效的伤口清洗方法，可使用注射器或冲淋设备。其原理是通过水流压力去除污染物、减少细菌。如果是污染严重的伤口可使用压力冲洗或脉冲式冲洗。一般使用 30 mL 注射器，距离伤口 2.5 cm 处冲洗伤口。④涡流式冲洗法：用 20 mL 注射器分别取 3% 过氧化氢和生理盐水，以 2 mL/s 的速度推出水流，由创面中心环形加压向外冲洗，从而形成涡流式水流，反复冲洗至创面清洁。这样既不会损伤伤口组织，也不会使棉纤维残留于伤口内引发异物反应而影响组织愈合。

3. 伤口敷料

（1）透明薄膜敷料。透明薄膜敷料可以提供一个密闭保湿的环境，保持组织的湿润和软化，用于黑色痂皮表面，可软化焦痂促进自溶，以清除焦痂；用于 1 期压疮时，起到保护皮肤、避免汗液及粪便刺激、减少摩擦力的作用。用于藻类材料外层起到固定作用。敷料透明易于观察伤口情况。

使用方法与注意事项：使用前擦干伤口周围皮肤，选择大小合适的敷料，敷料粘贴范围应超过伤口床 0.5 ～ 1.0 cm。去除敷料时注意避免损伤伤口周围皮肤。由于透明薄膜敷料无吸收渗液的作用，不可直接用于中量以上渗液的伤口床；当伤口床周围皮肤因渗液浸渍发白时，需要使用皮肤保护剂或加用具有吸收性的敷料。不可用于凝胶或软膏；不可用于具有明显气味或感染的伤口。操作过程注意严格无菌操作。

（2）水胶体敷料。水胶体敷料有片状、粉状、糊状 3 种类型，能够吸收少量到中量渗液。水胶体在伤口床形成的凝胶能够保护肉芽组织，片状敷料宜使用于 1 期、2 期压疮伤口的覆盖，起到保护和促进伤口愈合的作用；糊状水胶体宜用于填充有深度的红色伤口，促进肉芽组织生长；粉状水胶体用于有渗液的红色伤口。

使用方法与注意事项：使用水胶体敷料前伤口使用生理盐水冲洗，根据伤口大小、深度选择合适大小的敷料填充或覆盖伤口床，使用生理盐水或油纱布进行固定；注意保持敷料的湿润，出现干燥应立即更换。出现深部潜行或渗液多的伤口不宜使用，确认感染的伤口不宜使用。水胶体敷料吸收渗液后会形成黄色的凝胶，应与脓性渗液鉴别。

（3）水凝胶敷料。水凝胶敷料能够给伤口组织补充水分，软化和促进坏死组织溶解，适合用于黄色、黑色伤口的自溶清创；或用于外露伤口、骨骼、肌腱的保护，使其免于干燥坏死；或用于填充窦道及腔隙。

使用方法与注意事项：压疮伤口清洗后涂抹水凝胶于伤口上，每次涂抹约 5 mm 厚，并使用生理盐水或油布保湿覆盖并固定，宜每 72 小时更换 1 次。水凝胶敷料需要保持湿润才能够发挥作用，敷料一旦变干需要立即更换；但该敷料具有水化作用，涂抹过多会造成皮肤浸渍，不能用于皮肤上。当伤口有中量以上渗出液时，需要使用具有吸收性的敷料。不能用于渗液过多或感染的伤口。

（4）藻酸盐敷料。藻酸盐敷料能够吸收大量渗液，吸收渗液后的敷料能够在伤口床局部形成凝胶，保护伤口组织且不粘连伤口，适用于大量渗液的急性伤口；也可用于填充窦道和潜行伤口。

使用方法与注意事项：压疮伤口使用生理盐水清洗后，选择合适大小的敷料填入伤口床或窦道，并用 2 层敷料进行固定。藻酸盐敷料过度吸收后会分解而难以完整取出，因此，需要根据渗液量调整更换时间，宜在敷料吸收饱和而未分解的时候整片取出。治疗感染性伤口时需要联合含银敷料使用。使用时注意防止敷料使用导致钙盐沉积引起组织纤维化，发现组织纤维化迹象应立即更换敷料。敷料干涸时应先浸湿再去除，动作轻柔。

（5）泡沫敷料。泡沫敷料柔软而有弹性，能够与伤口进行最大程度贴合，能够吸收中量渗液，用于渗出性的 2 期压疮及表浅的 3 期压疮，也可用于骨突部位的皮肤保护，减少摩擦。

使用方法与注意事项：将泡沫数料裁剪成合适的形状及大小，覆盖于已清洗的伤口，并妥善固定。泡沫敷料不可用于窦道、腔隙填充，对于渗出液较多的伤口，避免使用过小的泡沫敷料。用于预防压疮或浅表伤口时，不可频繁更换揭除敷料，观察泡沫敷料外观无渗液即可，1 周更换 1 次。感染伤口须联合含银敷料使用。

（6）含银敷料。含银敷料具有一定的抗菌作用，适用于感染伤口、细菌定植伤口及存在细菌生物膜形成的伤口。

使用方法与注意事项：将敷料裁剪成适合伤口的大小、形状覆盖于清洗后的伤口表面，清洗液以蒸馏水或纯净水为宜，避免使用含电解质（生理盐水等）的清洗液；若存在一定深度的伤口，可使用条状敷料填充，并妥善固定。根据渗液量调整敷料的更换时间，宜在敷料吸收饱和且能整条取出的状态时取出。避免与含碘敷料同时使用，因为二者易结合形成碘化银影响治疗效果。若伤口床已使用碘剂，应使用蒸馏水二次清洗后再使用含银敷料。避免持久使用含银敷料，当伤口感染控制以后，应停止使用含银敷料。

（7）纱布敷料。纱布敷料主要作为封闭固定敷料使用，浸湿纱布作为外层敷料，能够减少伤口水分蒸发。

使用方法与注意事项：无其他保湿敷料时，选择湿纱布作为外层敷料。清洁、开放的伤口避免直接使用纱布敷料。无其他敷料时，大量组织缺损与无效腔的溃疡可使用生理盐水浸湿的纱布宽松地填充腔隙，避免包裹、压迫；勿使用多层纱布敷料，避免遗留，使用单块纱布块或纱布卷进行填充。

（8）含碘敷料。含碘敷料具有一定的抗菌作用，适用于中度渗液或存在感染的伤口。

使用方法与注意事项：将敷料裁剪成合适的大小、形状覆盖于清洗后的伤口表面；若存在一定深度的伤口，可使用条状敷料填充，并妥善固定。根据渗液量调整敷料的更换时间。肾功能不全者、碘过敏者和甲状腺疾病者避免使用含碘敷料。正在使用锂剂者不建议使用碘剂。

4. 不同分期压疮的护理

1）1 期压疮：皮肤完整，出现压之不变白的红斑，压力解除后 30 分钟局部皮肤仍发红。局部可以不用任何敷料。避免再受压，观察局部发红皮肤颜色消退情况，对于深色皮肤的患者观察局部皮肤颜色和周围皮肤颜色的差异变化。

2）2 期压疮：表皮及部分真皮缺失，表现为无腐肉的红色或粉红色基底的开放性浅层溃疡，也可表现为表皮完整或已破溃的含血清的水疱。①浅层溃疡：可根据渗液情况使用合适的敷料。渗液较少时，可用薄的水胶体敷料，根据渗液 2 ～ 3 天更换 1 次；渗液中等或较多时，可用厚的水胶体敷料或泡沫敷料，3 ～ 5 天更换 1 次。②水疱：直径小于 2 cm 的水疱，可以让其自行吸收，局部粘贴透明薄膜保护皮肤；直径为 2 cm 及以上的水疱，局部消毒后，在水疱最低位用 5 号小针头穿刺并抽吸出液体，表面覆盖透明薄膜，观察渗液情况，如果水疱内再次出现较多液体，可在薄膜外消毒后直接穿刺抽液，薄膜 3 ～7 天更换 1 次。如果水疱破溃，暴露出红色创面，按浅层溃疡原则处理伤口。

3）3 期、4 期压疮。3 期压疮为全皮层缺失，伤口可见皮下脂肪组织，但未达骨、肌腱或肌肉；4 期压疮为全皮肤缺失，并包括暴露的骨、肌腱或肌肉。腐肉或焦痂可能在溃疡的某些部位出现。常有潜行和窦道存在。

（1）清除坏死组织：当伤口内坏死组织比较松软时，可采用外科清创的方法；当伤口坏死组织比较致密，且与正常组织混合时，首先进行自溶清创，待坏死组织松软后再配合外科清创方法；当黑色焦痂覆盖伤口合并感染情形时，可在焦痂外做些小切口，再使用自溶性清创的方法进行清创；当伤口内有较深的潜行或窦道时，可采用机械性冲洗的方法清除部分坏死组织；当坏死组织非常致密，采取其他方法无法清除时，可考虑使用化学性清创方法。

（2）控制感染：当伤口存在感染症状时，全身或局部使用抗生素前遵医嘱先行伤口分泌物或组织的细菌培养 + 药敏试验，根据培养和药敏结果选择合适的抗生素治疗。感染性伤口可选择合适的消毒液清洗伤口，再用生理盐水清洁，伤口可使用银离子抗菌敷料。

（3）伤口渗液的处理：根据伤口愈合不同时期渗液的特点，可选用恰当的敷料，也可使用负压治疗，达到伤口液体平衡。当感染伤口合并黑色焦痂覆盖时，使用水分较多的敷料，选用水凝胶敷料或离子持续交换型敷料给伤口补充一定的水分才能溶解焦痂；当伤口有较多黄色坏死组织覆盖时，伤口的渗液由少到多，选用水胶体、藻酸盐、美盐等具有吸收能力又有清创作用的敷料；当伤口有较多红色肉芽组织生长时，渗液较多，选用藻酸盐类、亲水性纤维、泡沫类等吸收能力强的敷料；当伤口肉芽组织填满伤口，部分上皮组织生长，伤口渗液逐渐减少时，可使用水胶体敷料或薄的泡沫敷料以促进伤口愈合。

（4）伤口潜行和窦道的处理：如果发现伤口内潜行或窦道，一定要仔细评估潜行的范围及窦道的深度，在肛门附近的伤口要检查是否有瘘管的存在。根据潜行和窦道深度及渗出情况选择合适的敷料填充或引流，填充敷料要接触到潜行或窦道的基底部，但填充时敷料不要太紧以免对伤口产生压力。常用引流和填充的敷料有脂质水胶敷料、高渗盐水敷料等。

（5）关节处伤口的处理：压疮好发于关节部位，保护好关节面是护理关节处伤口的关键。除了进行局部减压外，还应保护关节面湿润的环境，避免关节面破坏后骨直接的暴露。必要时伤口清洁后进行手术治疗以保护关节。

（6）足跟部伤口的处理：由于足跟部组织的特殊性，往往因伤口的颜色不够鲜红而误以为是伤口内坏死组织。在处理过程中要注意保护伤口，避免清创。伤口以清洁干燥为主，注意局部减压。

4）深层组织损伤。完整或破损的局部皮肤出现持续的指压不变白，颜色呈深红色、栗色或紫色，或表皮分离呈现黑色的伤口或充血水疱。疼痛和温度变化通常先于颜色改变出现。深色皮肤的颜色表现可能不同。这种损伤是由于强烈和/或长期的压力和剪切力作用于骨骼和肌肉交界面导致。

（1）解除局部皮肤的压力和剪切力，减少局部的摩擦力。

（2）密切观察局部皮肤的颜色变化，有无水疱、焦痂形成。

（3）伤口处理：局部皮肤完整时，给予保护皮肤的液体敷料外涂，避免大力按摩。如果出现水疱，可按 2 期压疮处理；如果局部形成薄的焦痂，可按焦痂伤口处理；如果发生较多坏死组织，则进行伤口清创，按 3 期、4 期压疮处理。

5）无法界定分期。全皮肤缺失，但溃疡基底被黄色、棕褐色、灰色、绿色或棕色的腐肉掩盖和/或有棕褐色、褐色或黑色的焦痂在溃疡底部，直到去除足够的腐肉或焦痂，溃疡的基底真正深度暴露之后才能界定压疮的阶段。

当伤口无法界定属于哪一期时，应记录无法界定，而不猜测记录属于几期。当伤口因覆盖焦痂或坏死组织无法进行界定，合并感染情形时，应先清除伤口内焦痂和坏死组织，再确定分期。伤口处理与 3 期、4 期压疮处理方法相同。特别提醒，当伤口覆盖干性焦痂，基底无波动感，周围皮肤无红、肿、热、痛等感染情形，此焦痂作为保护屏障，不需要行清创。

（余梦莹）

参考文献

[1] 冯辉，朱小妹. 老年人压疮照护 [M]. 长沙：中南大学出版社，2020.
[2] 郭爱敏，周兰姝. 成人护理学 [M]. 2 版. 北京：人民卫生出版社，2016.
[3] 彭刚艺，刘雪琴. 临床护理技术规范 [M]. 广州：广东科技出版社，2013.

第四节　急 诊 急 救

一、急性心肌梗死

（一）定义

根据第 4 版“心肌梗死全球定义”的标准，心肌梗死是指急性心肌损伤［血清心脏肌钙蛋白升高和/或回落，且至少 1 次高于正常值上限（参考值上限值的第 99 百分位值）］，同时有急性心肌缺血的临床证据，包括急性心肌缺血症状、新的缺血性心电图改变、新发病理性 Q 波、新的存活心肌丢失或室壁节段运动异常的影像学证据、冠状动脉造影或腔内影像学检查或尸检证实冠状动脉血栓。在临床实践中通常根据有缺血症状时心电图是否存在相邻至少 2 个导联 ST 段抬高，将心肌梗死分为 ST 段抬高心肌梗死（ST-segment elevation myocardial infarction，STEMI）和非 ST 段抬高心肌梗死（non-ST-segment elevation myocardial infarction，NSTEMI）。

（二）临床表现

（1）先兆：大部分患者在发病前数日有乏力，胸部不适，活动时心悸、气急、烦躁、心绞痛等前驱症状，其中以新发生心绞痛（初发型心绞痛）或原有心绞痛加重（恶化型心绞痛）最为突出。

（2）症状。①疼痛：胸痛或胸闷不适是患者最常见的临床表现。多发生于清晨，疼痛部位和性质与心绞痛相同，但诱因多不明显，且常发生于安静时，程度较重，持续时间较长，可达数小时或更长，休息和含服硝酸甘油多不能缓解。患者常烦躁不安、出汗、恐惧、胸闷或有濒死感。疼痛常放射至上腹（上腹正中）、双肩、手臂（上臂和前臂）、手腕、手指、颈部和咽喉、下颌和牙齿、背部肩胛区。②其他症状：有发热、心动过速、恶心、呕吐、头晕、晕厥、皮肤湿冷、面色苍白等。

（三）诊断

根据第 4 版“心肌梗死全球定义”，诊断 ST 段抬高心肌梗死需要同时满足急性心肌损伤［表现为血清心脏肌钙蛋白（cardiac troponin，cTn）升高］和新出现的缺血性心电图改变（ST 段抬高）2 项标准。cTn 升高的诊断标准：至少 1 次高于正常值上限（参考值上限值的第 99 百分位值）。ST 段抬高的诊断标准：相邻 2 个导联 J 点新出现 ST 段抬高，其中，V2、V3 导联 ST 段抬高大于等于 2.5 mm（男性，小于 40 岁），大于等于 2.0 mm（男性，40 岁及以上），大于等于 1.5 mm（女性，无论年龄）；其他导联的 ST 段抬高大于等于 1.0 mm。

非 ST 段抬高心肌梗死：肌钙蛋白 T 或肌钙蛋白 I 大于参考值上限值的第 99 百分位值或者 CK-MB 大于参考值上限值的第 99 百分位值，伴下列情况之一或以上者：持续缺血性胸痛，心电图表现为新发的 ST 段压低或 T 波低平、倒置，超声心动图显示节段性室壁活动异常，冠状动脉造影异常。

（四）治疗

治疗原则：尽快恢复心肌的血液灌注，挽救濒死的心肌，防止梗死面积扩大，保护心功能，及时处理严重心律失常、泵衰竭和各种并发症，防止猝死，使患者不但能度过急性期，而且能保持尽可能多的有功能的心肌。

1. 急诊处理

（1）立即联系医院急诊科做好溶栓/经皮冠状动脉介入治疗（percutaneous coronary intervention，PCI）准备。

（2）停止活动，绝对卧床休息。

（3）心电监护：密切监护血压、脉搏、呼吸和血氧饱和度。

（4）按需吸氧（维持血氧饱和度90%以上）

（5）建立静脉通道并进行血液检查。

（6）药物：阿司匹林300 mg嚼服＋替格瑞洛180 mg或氯吡格雷300 mg（针对出血风险高、年龄超过75岁或不能应用替格瑞洛患者）口服＋瑞舒伐他汀钙片10～20 mg口服。

（7）舌下含服硝酸甘油片0. 5 mg或速效救心丸10粒；硝酸甘油10 mg＋5%葡萄糖溶液250 mL静脉滴注，从每分钟15滴开始，根据血压调整滴速（下壁并右心室心肌梗死时慎用）。

（8）胸痛剧烈者，吗啡2～4 mg肌内注射，必要时重复。

（9）抗心律失常治疗。

（10）抗休克治疗。

（11）抗心力衰竭治疗：以应用吗啡和利尿剂为主，亦可选用血管扩张剂减轻左心室负荷，或用多巴酚丁胺10 μg/（kg·min）静脉滴注或用短效ACEI从小剂量开始等治疗。有右心室梗死的患者慎用利尿剂。

（12）心脏骤停治疗：心肺复苏治疗。

2. 急诊再灌注心肌治疗

（1）经皮冠状动脉介入治疗（PCI）：若患者在救护车上或无PCI能力的医院，但预计120分钟内可转运至有PCI条件的医院并完成PCI，则首选PCI策略。

（2）经静脉溶栓治疗：如果预计直接PCI时间大于120分钟，则首选溶栓策略，力争在10分钟内给予患者溶栓药物。

（3）紧急冠状动脉旁路移植术（coronary artery bypass grafting，CAGB）：介入治疗失败或溶栓治疗无效有手术指征者，宜争取6～8小时内施行CABG术。

3. 药物治疗

（1）抗血小板治疗：无禁忌者立即予阿司匹林（负荷量300 mg，序贯100 mg/d维持），联合替格瑞洛（负荷量180 mg，序贯90 mg bid）或氯吡格雷（300～600 mg负荷量，序贯75 mg qd，针对出血风险高、年龄超过75岁或不能应用替格瑞洛患者）。接受溶栓的患者，应尽早在使用阿司匹林基础上联用替格瑞洛或氯吡格雷。对于有消化道出血高风险的患者，可在双联抗血小板基础上加用质子泵抑制剂（proton pump inhibitor，PPI）。

（2）抗凝治疗：除非有禁忌，所有 STEMI 患者无论是否采用溶栓治疗，均应在抗血小板治疗基础上常规联合抗凝治疗，可以选用普通肝素。

（3）抗缺血和其他治疗：无禁忌证在发病后 24 小时内常规加用 β 受体阻滞剂、硝酸酯类药物（血压低、右心室心肌梗死者禁用）、ACEI/ARB、他汀类药物。（图 2－10）

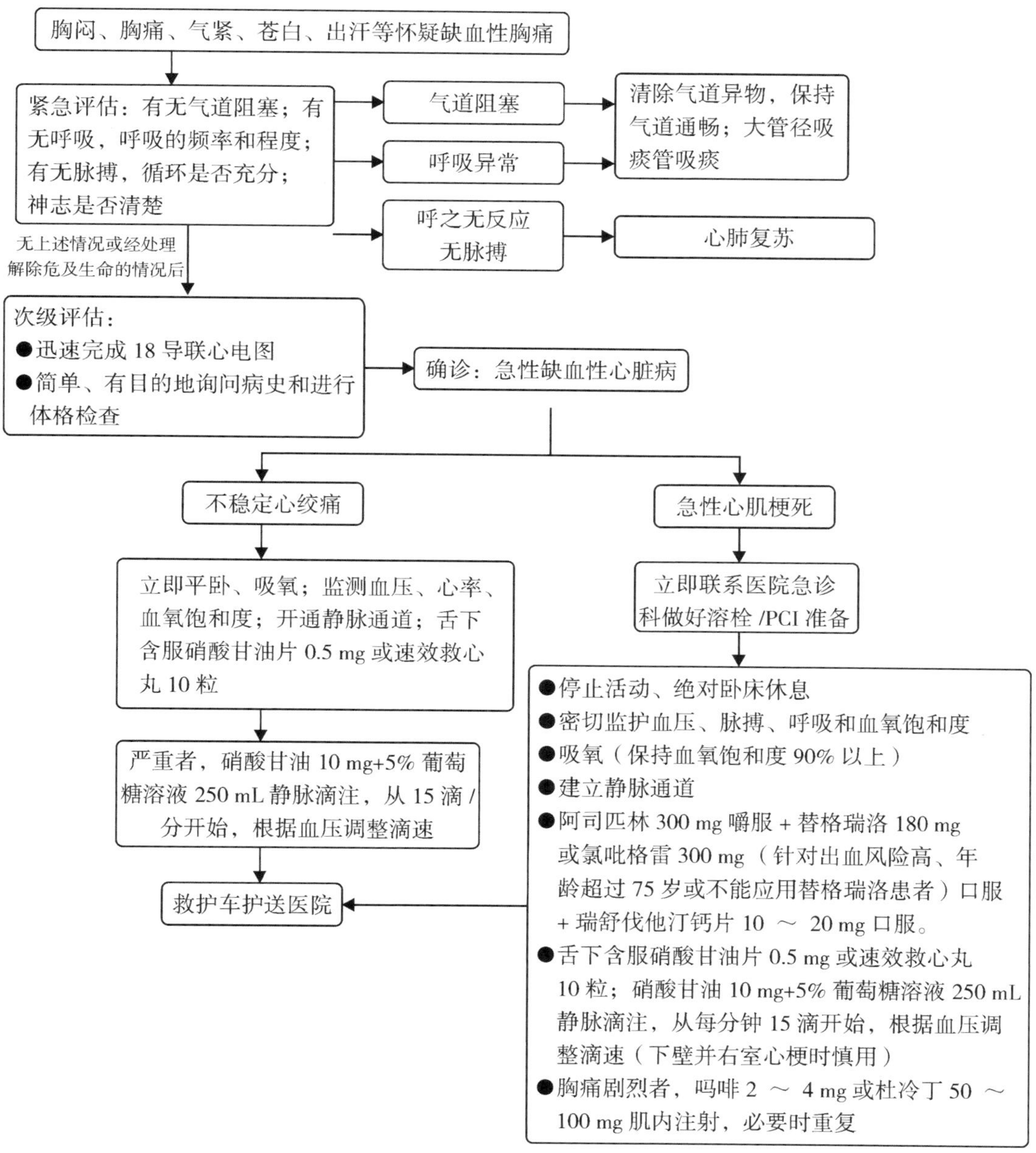

图 2－10　急性缺血性心脏病抢救流程

（马晓璇）

参考文献

[1] 陈灏珠，钟南山，陆再英. 内科学［M］. 9版. 北京：人民卫生出版社，2018.
[2] 罗乐宣. 深圳市社区常见病诊疗常规［M］. 深圳：深圳市卫生和计划生育委员会，2016.
[3] 朱华栋，刘业成. 协和急诊住院医师手册［M］. 北京：中国协和医科大学出版社，2021.
[4] 中华医学会，中华医学会杂志社，中华医学会全科医学分会，等. ST段抬高型心肌梗死基层诊疗指南（实践版·2019）［J］. 中华全科医师杂志，2020，19（12）：1092－1099.

二、急性脑卒中

急性脑卒中是一种发病率高、致残率高、病死率高、复发率高及并发症多的疾病，早期识别及治疗能有效减少致残率及病死率。

如何判断是否发生脑卒中？

判断时只需要想想“快”的单词“FAST”，每个字母都代表需要关注的一项内容：

面部（face）：面部是否不对称或向一侧下垂？

手臂（arm）：是否有一只或两只手臂无力或麻木？患者尝试伸出双臂时是否有一只会下垂？

言语（speech）：有无言语困难？说话声是否很奇怪？

时间（time）：发现上述任何表现时应立即拨打急救电话，患者需要迅速行动并尽快到达医院，越早开始治疗则越有可能康复。

部分专家建议改用“BE-FAST”一词，增加的两项症状是：

平衡（balance）：有无站立或行走困难？

眼（eyes）：有无视力问题？

怀疑是急性脑卒中应及时完善头颅CT或MRI检查，以进一步识别缺血性脑卒中与出血性脑卒中。

（一）急性缺血性脑卒中

1. 一般处理

（1）体位。有研究显示仰卧位有利于改善脑血流和脑灌注，对可以耐受平躺且无低氧的患者取仰卧位，对有心肺功能失代偿或氧饱和度下降、气道阻塞或误吸风险及怀疑颅内压增高的患者，建议头部侧位且抬高20°～30°以避免呕吐导致误吸。

（2）气道保护和呼吸支持。对脑卒中患者，须及时清除呼吸道分泌物，保持气道通畅。若有意识障碍或延髓麻痹影响呼吸功能或者发生误吸者，需要建立人工气道并给予呼吸支持，持续监测血氧饱和度，通常给予吸氧以保证血氧饱和度在94%以上，但不建议给无低氧血症者吸氧。

（3）液体管理。开放静脉通道，维持体液平衡。急性脑卒中患者常会出现血管内容量不足（尤其是年龄较大的患者），可能会使脑血流情况更差。对于大多数急性脑卒中伴容量不足的患者，不含葡萄糖的等张盐水是治疗血管内容量不足和维持液体治疗的首选。避免使用低张液体，因为低张液体可能加重急性脑卒中的脑水肿，并且其补充血管内容量的效果不及等张溶液。此外，最好避免使用含葡萄糖的液体，这类液体可加重高血糖。液体管理必须基于个体的心血管状态、电解质紊乱和其他可能干扰液体平衡的情况。

（4）血糖管理。对每一位疑似脑卒中的患者必须快速检测血糖，因为低血糖会导致类卒中样发病。若发生低血糖应尽快纠正，对于血糖低于3.3 mmol/L的患者给予葡萄糖口服或注射治疗。对无低血糖者进行过多葡萄糖输液可能加重脑组织损伤，因此，建立静脉通道补液时，应使用无糖的等渗溶液。《中国急性缺血性脑卒中诊疗指南2018》推荐，对血糖超过10 mmol/L的患者进行胰岛素降血糖治疗，可将糖尿病患者的血糖控制在7.8～10.0 mmol/L（欧洲脑卒中促进会指南推荐，对血糖超过10 mmol/L的患者应进行胰岛素降血糖治疗）。因为高血糖可能通过数种机制加重脑损伤，包括通过无氧代谢加重组织酸中毒、产生自由基及增加血脑屏障的通透性。

（5）血压管理。脑卒中早期是否应该立即降压及降压目标值等问题存在争议，降压治疗虽有长期益处，但并不意味着在急性缺血性脑卒中的初期处理阶段降低血压是有益的。在缺血性脑卒中患者中，阻塞血管远端的灌注压较低，远端血管是扩张的。因为脑自动调节功能受损，这些扩张血管中的血流量取决于体循环血压。对有低血压（指血压显著低于病前状态或收缩压低于120 mmHg）的疑似脑卒中患者，保持头位放平和使用等渗盐水可增加脑灌注。

对于未采用溶栓治疗的缺血性脑卒中患者，不应在急性期控制血压，除非患者血压极高（收缩压大于等于220 mmHg或舒张压大于120 mmHg）时，或者患者有急性冠脉综合征、心力衰竭、主动脉夹层、高血压性脑病、或先兆子痫/子痫时，建议在脑卒中发作后最初24小时期间谨慎降压，可将血压降低15%。

对于适合静脉溶栓治疗的患者，溶栓治疗之前和溶栓后最初24小时内严格控制血压非常重要。在溶栓治疗开始前，推荐进行治疗使收缩压不超过185 mmHg且舒张压不超过110 mmHg。溶栓治疗后，应稳定血压并维持血压小于等于180/105 mmHg至少24小时。

如果需要急性降压治疗，通常采用静脉用药物，建议首选静脉用拉贝洛尔、尼卡地平等药物。避免使用引起血压急剧下降的药物，如舌下含服短效硝苯地平。

（6）颅内压增高处理。①床头抬高20°～30°以促进脑静脉回流，避免头颈部过度扭曲、激动、发热、癫痫、呼吸道不通畅、咳嗽、便秘等可引起颅内压增高的因素。②使用20%甘露醇每次125～250 mL静脉滴注，每6～8小时1次。对于心、肾功能不全患者改用呋塞米20～40 mg静脉注射，每6～8小时1次。

2．特异性治疗

（1）静脉溶栓。①rt-PA静脉溶栓：在发病后3小时内尽快给药，考虑发病后给药时间窗可放宽至4.5小时。0.9 mg/kg静脉注射，第1分钟内将总剂量的10%静脉推注，其余90%继续静脉输注60分钟；最大总剂量为90 mg。②尿激酶静脉溶栓治疗：如果没有条件使用rt-PA，且发病时间在6小时内，对于没有禁忌证的可以使用尿激酶溶栓治疗。

（2）血管介入治疗。包括动脉溶栓、机械取栓、血管成形、支架术等治疗，可以作为rt-PA静脉溶栓无效补救治疗的手段。

(3) 抗血小板治疗。未进行溶栓治疗的患者应在发病后 48 小时内使用阿司匹林，不能使用阿司匹林的患者可以用氯吡格雷替代。溶栓治疗 24 小时后的患者也应开始服用阿司匹林治疗。

(4) 抗凝治疗。一般不推荐急性期应用抗凝药来预防脑卒中复发、阻止病情恶化或改善预后。对于有高凝状态、深静脉血栓和肺栓塞风险的高危患者可以使用预防剂量的抗凝治疗。合并心房颤动的患者，可在发病后 4 ～ 14 天开始服用抗凝药进行卒中二级预防治疗。

(5) 他汀类药物治疗。对于急性缺血性脑卒中患者，一旦可以安全使用口服药物时，则应开始或继续进行他汀类药物治疗。有明确证据表明，长期强化他汀类药物治疗可以降低复发性缺血性脑卒中和心血管事件的风险。

(二) 急性出血性脑卒中

脑内出血 (intracerebral hemorrhage，ICH) 是引起脑卒中的第二大原因，仅次于脑缺血。其并发症发生率和死亡率很高。治疗的初步目标包括预防出血扩大，以及预防和治疗继发性脑损伤及其他神经系统和内科并发症。

1. 临床表现

突发剧烈头痛，常伴呕吐，不同程度的意识障碍（嗜睡或昏迷），神经系统局灶体征，可能有脑膜刺激征，血压多升高。

2. 处理

(1) 基本生命支持。按照气道 (airway，A)、呼吸 (breathing，B)、循环 (circulation，C) 的原则进行生命支持，若有意识障碍或延髓麻痹影响呼吸功能或者发生误吸者，须建立人工气道并给予呼吸支持。

(2) 血压管理。应综合管理脑出血患者的血压，分析血压升高的原因，再根据血压升高的情况决定是否行降压治疗。对于收缩压为 150 ～ 220 mmHg 的患者，在没有急性降压禁忌证的情况下，在数小时内将其降至 130 ～ 140 mmHg 是安全的。对于收缩压大于 220 mmHg 的患者，建议通过持续静脉输注降压药来积极降低血压，并频繁（每 5 分钟 1 次）监测血压，收缩压目标为 160 mmHg。

(3) 血糖管理。血糖可控制在 7. 8 ～ 10. 0 mmol/L。应加强血糖监测。对于血糖低于 3. 3 mmol /L 的患者给予葡萄糖口服或注射治疗，目标是达到正常血糖水平。对于血糖超过 10 mmol/L 的患者进行胰岛素降血糖治疗。

(4) 颅内压管理。①床头抬高 30°。②必要时镇静、镇痛。③避免使用气管导管固定器和捆绑固定胶带/绑扎带、避免过紧包扎中心导管或扭转患者头部，这可能会影响颈静脉通畅。④脱水降低颅内压：予甘露醇和高渗盐水静脉滴注，用量及疗程依个体化而定。注意监测心、肾、电解质的情况。必要时也可用呋塞米、甘油果糖和白蛋白。

(5) 其他对症治疗。抗惊厥、抗高热、防误吸、防肺部感染等，意识障碍不能进食或有误吸可能者应鼻饲。

(6) 神经外科会诊，必要时手术或介入治疗。

（三）急性脑卒中处理流程

急性脑卒中处理流程见图2－11。

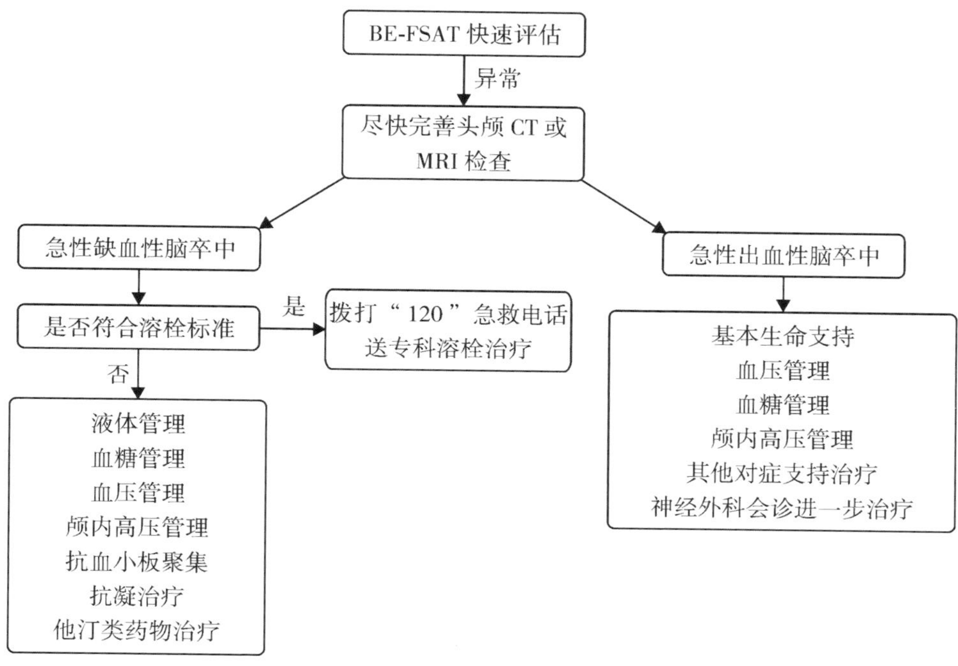

图2－11　急性脑卒中处理流程

（詹里成）

参考文献

[1] 贾建平，陈生弟．神经病学［M］．8版．北京：人民卫生出版社，2018.

[2] 马遂．协和急诊抢救手册［M］．北京：北京科学技术出版社，2005.

[3] 中国老年医学学会急诊医学分会，中华医学会急诊医学分会卒中学组，中国卒中学会急救医学分会．急性缺血性脑卒中急诊急救中国专家共识2018版（上）．[J]．心脑血管病防治．2019（6）：201－204.

[4] OLIVEIRA-FILHO J. 急性脑卒中的初始评估和处理［EB/OL］．刘俊艳，译．UpToDate临床顾问．https://www.uptodate.cn/contents/zh-Hans/initial-assessment-and-management-of-acute-stroke.

[5] RORDORF G，MCDONALD C．自发性脑内出血的治疗和预后［EB/OL］．王伊龙，译．UpToDate临床顾问．https://www.uptodate.cn/contents/zh-Hans/spontaneous-intracerebral-hemorrhage-acute-treatment-and-prognosis.

三、心脏骤停的急救技术（心肺复苏术）

（一）心脏骤停

心脏骤停（cardiac arrest，CA）是指心脏泵血功能机械活动的突然停止，造成全身血液循环中断、呼吸停止和意识丧失。心脏骤停是猝死的主要原因，因其具有突发性和不可预知性，所以心脏骤停的识别和救治应普及到所有基层医务人员、公共场所服务人员，甚至逐渐推广到全社会。

心脏骤停一旦发生，若得不到即刻及时的抢救复苏，4 ～ 6 分钟后会造成患者脑和人体其他重要器官组织的不可逆的损害，因此，心脏骤停后的心肺复苏（cardiopulmonary resuscitation，CPR）必须在现场立即进行，为进一步抢救直至挽回心脏骤停患者的生命而赢得最宝贵的时间。

（二）心肺复苏术

1. 判断环境及评估患者情况

（1）判断周围环境是否安全。环顾四周，保证现场环境安全。

（2）判断患者有无反应。如何识别心脏骤停？对于普通施救者，轻拍患者双肩，大喊“先生/女士，你还好吗?”若患者无反应，即可假定为心脏骤停并启动 CPR；对于医务人员，在判断患者无反应，合并呼吸状态异常或无呼吸的同时，可进行脉搏检查（不超过 10 秒），若未扪及脉搏即可假定为心脏骤停并启动 CPR。

（3）拨打急救电话。若患者无反应，而周围无他人，立即拨打“120”急救电话，并取来自动体外除颤仪（automated external defibrillator，AED），积极开展救护。如果周围有多人，可指定一人拨打急救电话，施救者立即启动 CPR。

上述一系列动作越快越好，争取在 1 ～ 2 分钟内完成。

2. 启动 CPR

与促进早期识别一样，在假定心搏骤停的同时应即刻启动 CPR。CPR 应首先开始进行胸外心脏按压，而非首先进行人工通气（即“CAB”模式）。

C：circulation，循环。建立有效的人工循环，操作即为胸外按压。胸外按压位置为两侧肋弓在中央交界点（也称剑突）上两横指处，如果是男性患者可简单选择两侧乳头连线中点处。将一只手的掌根部置于按压点，另一只手的掌根部置于前一只手的前掌之上，双手交叉。按压时注意肘关节固定，双臂伸直与患者胸壁成90°，垂直方向下压。按压深度为 5 ～ 6 cm，频率 100 ～ 120 次/分，并保证每次按压后胸廓回弹。若患者在床上，施救者可踩脚垫便于按压；若患者在地上，施救者应跪倒在患者身体右侧，左膝平其肩部，双膝分开与肩同宽，以此姿势实施 CPR（图 2 – 12）。

A：airway，气道。保持呼吸顺畅。开放气道，采用仰头抬颌法，即左手手掌放在患者前额部向下压，右手的食指和中指放在患者下颌正中向右侧旁开 2 cm 的下颌骨处，提起下颌，使患者头后仰 30°，下颌角与地面垂直，保持气道开通。

B：breath，呼吸，即救生呼吸。在保持气道开放情况下，实施口对口人工呼吸或使用简易呼吸器进行救生呼吸。使用面罩时，以 EC 手法按紧面罩，连续挤压球体气囊 2 次送气，每次送气时间为 1 秒，送气量约占气囊容积的 1/3，间隔 1 ～ 2 秒放气，然后再次送气，观察患者有无胸部起伏，注意避免过度通气。以 30 : 2 的比例进行胸外按压与救生呼吸，即迅速进行 30 次按压后紧接着 2 次救生呼吸。每进行 5 个循环周期（5 个 30 : 2，约持续 2 分钟）后进行评估，观察患者有无反应。建议每 2 分钟更换按压者，以免疲劳导致按压频率和深度不够。无条件采取救生呼吸：若无法行口对口救生呼吸或没有简易呼吸器也可仅做胸部按压。

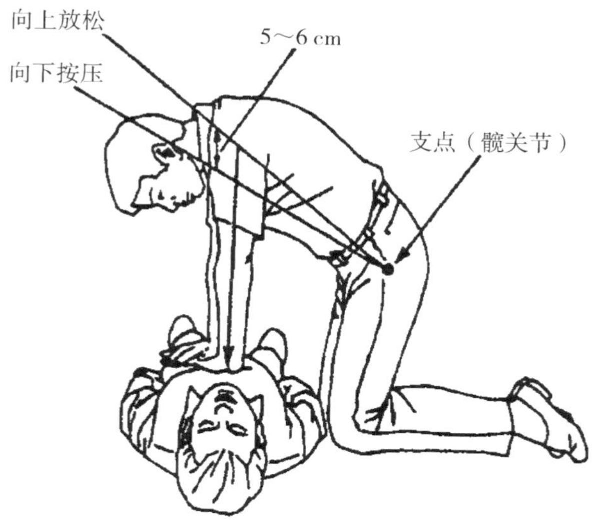

图2－12　胸外按压示意

3．除颤

当心脏骤停发生在医院内且有除颤器或发生在医院外有目击者且自动体外除颤器（automated external defibrillator，AED）可立即获得时，应以最快速度除颤。

（1）打开 AED 开关，将 2 个电极板置于患者胸前（心尖部和右心底部各 1 个），AED 自动分析心率，此时不要触碰患者。当发现为可除颤心律时（如室性心动过速、心室颤动），应立即予高能量电复律（如双向波 200 J）。若不能立即获取 AED，继续 CPR。

（2）不可除颤心律：若监测显示为不可除颤心律（如心脏停搏或电机械分离），建议持续 CPR，并尽早静脉推注肾上腺素 1 mg。

4．除颤后衔接 CPR

电复律后均应立即衔接 CPR。持续交替进行胸外按压与救生呼吸，直到医护人员到达现场，尽快转运至最近的上级医院进行高级生命支持。

成人心脏骤停处理流程如图 2－13 所示。

确认现场环境安全

患者无反应，无呼吸
呼叫帮忙并拨打“120”（同时取来AED）

启动CPR，“CAB”模式，30次胸外按压和2次救生呼吸

AED到达

自动分析是否为可电击心律

是　　否

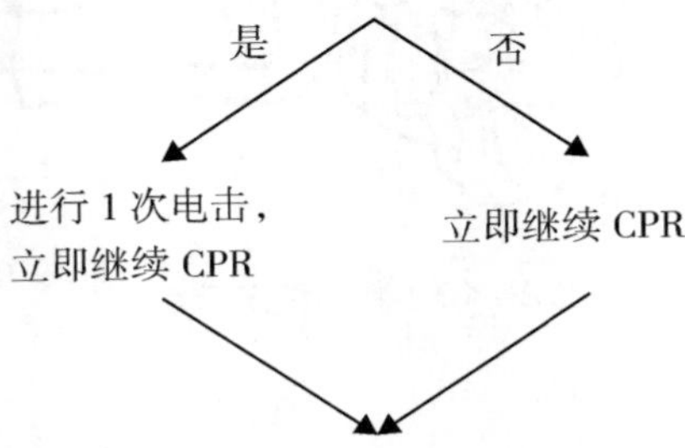

进行1次电击，立即继续CPR

立即继续CPR

直至“120”医护人员到达，尽快转运至医院进行高级生命支持

图2－13　成人心脏骤停处理流程

（林慧凡）

参考文献

［1］何庆，黄煜．2020 AHA心肺复苏指南解读（二）——成人基础和高级生命支持（上）［J］．心血管病学进展，2020，41（12）：1333－1337．

［2］中华医学会，中华医学会杂志社，中华医学会全科医学分会．心脏骤停基层诊疗指南（2019年）［J］．中华全科医师杂志，2019（11）：1034－1041．

四、噎食

由于生理及某些疾病的原因，老年人很容易出现噎食的情况，尤其是在75岁以上老年人中发生率较高，而且随着年龄的增加，噎食风险也会提高。噎食所引发的症状可轻可重，轻者可出现各种不适症状，如突然不能说话、面色涨红或发紫等；严重者可导致窒息，迅速危及生命。一旦发生噎食窒息，平均生存时间只有短短6分钟，即便是身强体健的年轻人，也不超过8分钟。因此，及早正确识别噎食症状，掌握正确居家急救技能极其重要。

（一）定义

噎食主要是指食物卡在食管、堵塞咽喉或者误入气管而引起的呼吸窒息。

（二）老年人容易出现噎食的原因

1. 生理因素

随着年龄的增长，老年人的咽黏膜和食管黏膜发生不同程度的萎缩和肌肉进行性的病变，会减弱防止异物进入气道的反射性动作，导致老年人容易出现吞咽功能失调，在吃饭或者饮水时容易发生呛咳，严重者会发生窒息；加之多数老年人牙齿脱落，咀嚼食物不充分，从而阻塞食管，引发噎食。

2. 病理因素

噎食常见于帕金森病、高血压及脑动脉硬化、脑卒中患者。脑血管病容易导致吞咽反射迟钝而引发呛咳。此外，曾有统计资料表明 100 例 70 岁以上老年人在做纤维胃镜检查时发现：约 70% 老年人食管都有比较明显的病变，老年人在进食时随时可能因发生食管痉挛造成吞咽困难从而导致噎食。

3. 药理因素

精神性疾病是老年人常见疾病，精神类药物的副作用发生率也相对升高。精神类药物不但可导致咽喉肌肉群发生功能失调，抑制吞咽反射；还会引发患者感到强烈的饥饿感，从而发生不知饥饱暴饮暴食甚至抢食的精神症状，引发急性食管阻塞，发生噎食。

4. 饮食因素及进食环境

对于老年人来讲，应尽量避免直接食用质硬、质黏、质韧、干燥、大块状食物，如年糕、果冻、白薯、大块肉、猪蹄、鸡爪、硬果糖、坚果、干果、汤圆、干面包等。这些食物在未经充分咀嚼且吞咽功能下降的情况下较易发生噎食。饮食时，注意力不集中也是诱发噎食的一大原因，如边吃饭边看电视，精神不集中，或者有时会随着电视剧情节引发情绪过悲过喜，都有可能会引起食物误入气管导致窒息。

5. 医护人员及家属认识度

医护人员及家属对于老年人噎食未给予充分的重视，护理人员在老年人进食时未能仔细看管并及时发现；健康宣教效果欠佳；家属未能很好配合护理人员工作，不遵守医院关于食物统一保存发放的制度，都会致使老年人发生噎食。

（三）噎食的临床表现

噎食症状主要与堵塞的部位密切相关。噎食临床表现根据综合症状轻重程度及堵塞部位大致分为三期。

（1）早期表现：进食过程中，发现老年人突然不能自主说话，表情痛苦伴紧张，目光恐惧发直，呼吸不畅并且面色涨红或青紫，提示食物积聚在口腔和咽喉部；老年人突然双手乱抓、抽搐或者手按住颈部或者胸部，并手指口腔，提示食物误入气管。

（2）中期表现：食物不小心堵在咽喉部或者误入气管，老年人会出现胸闷和窒息感，食物咳不出，呼吸不畅。

（3）晚期表现：老年人会出现大汗淋漓、面色苍白，严重者甚至会出现意识丧失，提示食物已经进入气管，必须及时采取急救措施，否则会出现大小便失禁、抽搐甚至死亡。

噎食一旦发生，应立即就地抢救，同时拨打“120”请求援助。

（四）噎食发生时的抢救

1）若仅仅是欲说无声、满脸涨红，对于有意识的老年人可以告诉他们尽力咳嗽，利用气压将食物冲出气管。

2）若发现阻塞物为馒头、面包等易碎食物，家属或护理人员可以在将看得见的食物抠出的同时，让患者头向下倒转并且用手拍打背部，使阻塞物滑出。

3）若发现老年人已经有胸闷、窒息感，可以采取美国学者海姆里斯发明的简便易行的海姆立克急救法（图2－14）进行急救。

(1) 立位急救法：施救者站在患者背后，双臂环抱患者，手握拳，使拇指掌关节突出点顶住患者腹部正中线脐上部位，另一只手的手掌压在拳头上连续快速向内向上推压，重复进行多次，利用膈肌向上形成的快速冲力将食物推出气管。注意不要伤及肋骨。

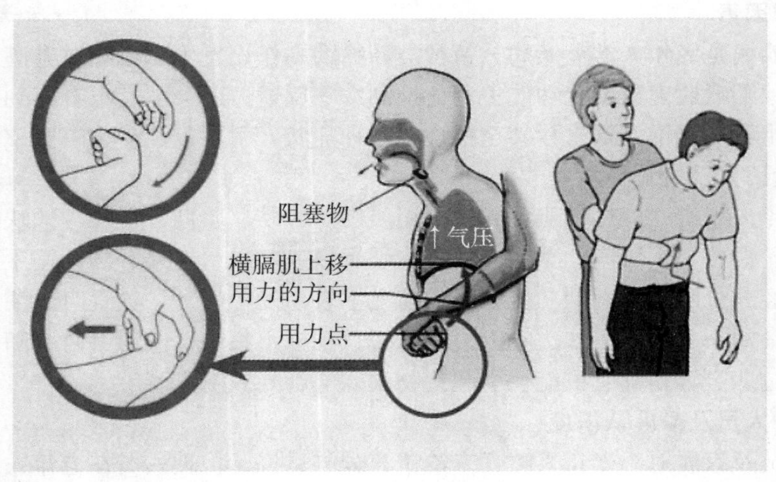

图2－14　海姆立克急救法

(2) 卧位急救法：适用于已经昏迷或者腰部过于肥胖的患者。患者处于仰卧位，抢救者位于患者髋部，按上述方法推压冲击肚脐上部位。利用冲击腹部形成的腹内高压，迅速加大气道压力，使阻塞的食物在气流冲击下排出。

4）无意识下噎食的急救：将患者采取平卧位，肩下垫软枕，协助患者颈部伸直，摸清环状软骨下缘和环状软骨上缘的中间部位，即环甲韧带，稳、准、快地将一个粗针头刺入气管内，可以暂时缓解缺氧状态，与此同时，抓紧时间进行给氧，改善呼吸道梗阻，必要时可行气管切开。

（五）噎食的防范

(1) 食物选择讲科学。尽量选择味美可口、松脆不黏的软食与半流质食物，要尽量避免直接进食质硬、质黏、质韧、干燥、体积较大的食物。对大块、质韧的肉类等，

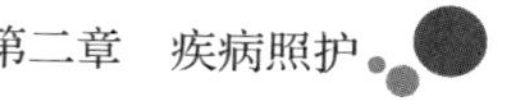

要切成小块并烧熟煮透；对坚果类食物，可研磨成粉再食；对质黏的食物要进行水煮；在进食干燥食物时，要同时饮用菜汤或饮料。

（2）进食环境重细节。宜选择安静、舒适、祥和、宽松的进食环境，不宜吵闹杂乱，不宜气氛紧张，不宜过分限定时间和催促进食；不宜有边说话边进食、边看电视边进食等有碍老年人注意力的行为。

（3）疾病诊疗抓“三早”。有的疾病会严重影响老年人的咀嚼和吞咽功能，如每个老年人都会有牙齿松动脱落的过程，随着年龄的增长，老年人咀嚼功能会逐渐下降；很多老年人会得帕金森病等震颤麻痹，严重影响吞咽肌的协调功能，较易发生噎食。对这些老年性疾病目前虽不能治愈，但早发现、早诊断、早治疗可以延缓疾病的发展，不失为防范的有效措施。

（4）高度关注抗精神病药物的不良反应。精神性疾病是老年人的常见病，很多抗精神病药物能使吞咽功能不协调而发生噎食。因此，家属要高度关注老年人使用抗精神病药物期间的饮食情况，做到食物宜软不宜硬、进食宜缓不宜急、环境宜静不宜闹、心情宜驰不宜张。

（陈凤桥）

参考文献

［1］孙炜．老人噎食的家庭防范与急救［J］．健康博览，2017（4）：42－43．
［2］孙燕．老年人噎食的原因与急救护理［J］．基层医学论坛，2019，23（24）：3523－3524．

第三章　药 物 管 理

有效性和安全性是药物治疗中最为关注的方面。《国家药品不良反应监测年度报告（2020年）》指出，从患者年龄分布看，药品不良反应发生在65岁及以上的人群占30.3%，仅次于45～64岁的35.4%。老年人群较易发生不良反应主要存在以下几个原因：①共病、多重用药。联合用药品种越多，不良的药物相互作用发生率越高，合用5种药物可使药物相互作用风险增加50%，合用8种药物可使风险增加100%；同时多重用药也增加了开具不合理处方的可能性，增加出现“处方瀑布”的可能。②老年人本身生理机能下降、肝肾功能下降，对药物处置能力下降。③老年人尤其是在疾病状态下的老年人，对药物反应发生改变。例如，对中枢神经系统药物、抗凝药（如华法林、利尿剂）的反应更敏感，而对肾上腺素、β受体阻滞剂反应降低。④补充药物使用。⑤认知障碍、运动障碍等老年综合征和依从性差等。

根据世界卫生组织（WHO）的数据，在发达国家，慢性疾病患者的持续治疗方案平均占50%。在疾病治疗方案设计中，药物方案占80%。但并不是所有治疗方案都正确合理且具较好依从性。不正确的治疗方案和药物方案会导致不好的健康结局和增加医疗费用。药学照护服务作为整合照护服务的一环，以团队为基础，主张个体化治疗，从药学视角关注不同侧重点。目前国内外已有许多研究证明了该服务在临床、人文和经济等方面的成效，提升了患者的生活和医疗质量。

第一节　老年人常用药物的服用方式及注意要点

一、降糖药物

（一）双胍类

二甲双胍

1）主要作用机制：减少肝脏葡萄糖的输出。

2）用法用量。

（1）普通剂型：推荐起始剂量为每次0.5 g，每天2次；或0.85 g，每天1次；以

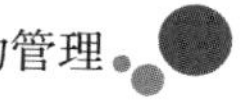

后根据疗效逐渐加量，一般每周增加 0.5 g，或每 2 周增加 0.85 g，逐渐加至每天 2 g，分次服用。（格华止说明书：推荐成人最大剂量为每天 2 550 mg，即每次 0.85 g，每天 3 次；每天剂量超过 2 g 时，为更好地耐受，药物最好随三餐分次服用。）

（2）缓释剂型：推荐起始剂量为每次 0.5 mg，每天 1 次。根据血糖和尿糖调整用量，一般维持剂量为 1.5 ～ 2.0 g，每天 1 次；最大日剂量为 2 g。

（3）肠溶剂型：推荐起始剂量每次 0.25 g，每天 2 ～ 3 次。根据血糖和尿糖调整用量，一般维持剂量为 1.0 ～ 1.5 g；最大日剂量为 2 g。

3）最佳服药方式：普通剂型随餐服用；缓释剂型晚餐时服用；肠溶片餐前 30 分钟服用。

4）常见不良反应。

（1）胃肠道反应：多出现在治疗的早期（绝大多数发生于治疗开始的前 10 周）。

（2）维生素 B_{12}吸收不良：长期服用二甲双胍可能减少维生素 B_{12} 的吸收。极少引起贫血。

（3）乳酸酸中毒：在服用二甲双胍的患者中十分罕见，在服用苯乙双胍的患者中相对多见。

5）注意事项。

（1）长期使用须注意维生素 B_{12}缺乏的可能性。

（2）禁用于肾功能不全［血肌酐水平在男性大于 132.6 μmol/L（1.5 mg/dL）、在女性大于 123.8 μmol/L（1.4 mg/dL）］或 eGFR < 45 mL/(min · 1.73 m^2)、肝功能不全、严重感染、缺氧或接受大手术的患者。

（3）应用于老年人群，在使用上没有具体年龄限制，但 65 岁以上患者须定期监测肾功能。

（4）胃肠道反应随着治疗时间的延长，大多数患者可以逐渐耐受或症状消失。小剂量起始，逐渐加量，适时调整剂量，非缓释制剂分次随餐服用，可减少胃肠道反应。

（二）磺脲类

1．格列吡嗪

1）主要作用机制：直接刺激胰岛 β 细胞分泌胰岛素。

2）用法用量。

（1）普通剂型：推荐起始剂量为每次 2.5 ～ 5.0 mg，每天 1 次。对易发生低血糖患者可从每天 1.25 mg 开始，根据血糖控制情况可每周增加 0.5 mg。维持剂量为每天 1.25 ～ 15.00 mg；最大日剂量为 15.00 mg。当日剂量超过 10 mg 时，应分次服用。

（2）缓释剂型：推荐起始剂量每次 1.5 ～ 3.0 mg，每天 1 次，对易发生低血糖患者可从每天 0.75 mg 开始，根据血糖控制情况可每周增加 1.5 mg。维持剂量为每天 0.75 ～ 12.00 mg；最大日剂量为 12 mg。

3）最佳服药方式及漏服处理。

（1）最佳服药方式：早餐前 30 分钟服用；日剂量高于 10 mg 的患者可于早餐及中餐前各服用 1 次，或三餐前各服用 1 次。

（2）漏服处理：应尽快补服，若已接近下次用药时间，则不用补服，更不可加倍用药。

4）常见不良反应：低血糖、胃肠道反应，少见皮疹、血象异常、肝功能损害、黄疸。

5）注意事项。

（1）老年患者如须联合磺脲类药物治疗，宜选择降糖作用温和、作用时间短、低血糖风险小的药物，避免使用格列本脲。

（2）磺脲类药物如果使用不当可导致低血糖，特别是在老年患者和肝功能、肾功能不全者中格列本脲导致低血糖的发生风险较高。

（3）磺脲类药物可引起患者体重增加，但超重或肥胖并不是其治疗的禁忌证。

（4）轻至中度肾功能不全患者可选用格列喹酮。

（5）对存在心血管疾病高危因素或既往心肌梗死病史者，宜选用格列吡嗪、格列齐特或格列美脲，而不宜选择格列本脲。

（6）禁用于重度肝损害［丙氨酸氨基转移酶（alanine aminotransferase，ALT）大于8.10倍参考值上限或ALT大于3倍参考值上限且总胆红素（total bilirubin，TBIL）大于2倍参考值上限］患者。

2．格列本脲

1）主要作用机制：直接刺激胰岛β细胞分泌胰岛素。

2）用法用量。

（1）普通剂型：推荐起始剂量为每次5 mg，每天1次，老年患者从2.5 mg开始。根据病情逐渐增加剂量，每次2.5～5.0 mg。维持剂量为每天2.5～20.0 mg，最大日剂量为30 mg。

（2）控释剂型：推荐起始剂量为每次5 mg，每天1次。根据血糖调整剂量，最大日剂量为20 mg。

3）最佳服药方式及漏服处理。

（1）最佳服药方式：早餐前30分钟；日剂量超过15 mg时，应分3次于餐前服用。

（2）漏服处理：应尽快补服，若已接近下次用药时间，则不用补服，更不可加倍用药。

4）常见不良反应：低血糖、胃肠道反应，少见皮疹、血象异常、肝功能损害、黄疸。

3．格列齐特

1）主要作用机制：直接刺激胰岛β细胞分泌胰岛素。

2）用法用量。

（1）普通剂型：推荐起始剂量为每次40～80 mg，每天1次。根据病情逐渐增加剂量，一般剂量范围为每天80～240 mg，最大日剂量为240 mg。当日剂量超过160 mg时，应分早、晚餐前服用。

（2）缓释剂型：推荐起始剂量每次30 mg，每天1次。根据血糖变化在2～4周内逐渐增加剂量，最大日剂量为120 mg。

3）最佳服药方式及漏服处理。

（1）最佳服药方式：普通剂型建议早、晚餐前30分钟服用；缓释剂型建议早餐时服用。

（2）漏服处理：应尽快补服，若已接近下次用药时间，则不用补服，更不可加倍用药。

4）常见不良反应：低血糖、胃肠道功能障碍。

4．格列喹酮

1）主要作用机制：直接刺激胰岛β细胞分泌胰岛素。

2）用法用量：推荐起始剂量为每次15 mg，每天1次。根据病情逐渐增加剂量，每次增加15 mg。维持剂量为每天45～60 mg，最大日剂量为180 mg。

3）最佳服药方式及漏服处理。

（1）最佳服药方式：每天1次时早餐前服用；每天剂量大于30 mg时，酌情分为早、晚或早、中、晚分次服用。

（2）漏服处理：应尽快补服，若已接近下次用药时间，则不用补服，更不可加倍用药。

4）常见不良反应：极少数患者有皮肤过敏反应、胃肠道反应、轻度低血糖反应。

5．格列美脲

1）主要作用机制：直接刺激胰岛β细胞分泌胰岛素。

2）用法用量。推荐起始剂量为每次1 mg，每天1次。根据病情逐渐增加剂量，每1～2周增加不超过2 mg。维持剂量为每天1～4 mg；最大日剂量为6 mg。

3）最佳服药方式及漏服处理。

（1）最佳服药方式：早餐前或早餐时服用。

（2）漏服处理：应尽快补服，若已接近下次用药时间，则不用补服，更不可加倍用药。

4）常见不良反应：偶见过敏反应。

（三）格列奈类

1．瑞格列奈

1）主要作用机制：直接刺激胰岛β细胞分泌胰岛素。

2）用法用量：推荐起始剂量为0.5 mg，接受其他口服降血糖药转用本品治疗的推荐起始剂量为1 mg。最大日剂量不应超过16 mg。

3）最佳服药方式及漏服处理。

（1）最佳服药方式：餐前0～30分钟内服用，患者误餐（或加餐）应针对此餐相应减少（或增加）1次服药。

（2）漏服处理：餐后，立即补服；两餐之间，根据监测血糖的结果决定是否减量补服；下一餐时间则无须补服，但需要测餐前血糖，若血糖升高不明显就无须改变用药和进餐量，若血糖升高明显可以适当减少下一餐的餐量，使血糖尽快恢复到正常范围，减少漏服药的影响。

4）常见不良反应：低血糖、体重增加、过敏反应［如药疹（不常见，较轻）］。

5）注意事项。

（1）禁用于严重肝功能不全、1 型糖尿病患者；C－肽阴性、伴随或不伴随昏迷的糖尿病酮症酸中毒患者；75 岁以上老年人、12 岁以下儿童。

（2）慎用于重度感染、外伤和重大手术等应激状态的患者。

（3）根据用餐次数服用，不进食时不可服用。

2. 那格列奈

1）主要作用机制：直接刺激胰岛 β 细胞分泌胰岛素。

2）用法用量：常用剂量为每次 120 mg，每天 3 次，餐前服用。每天最大推荐剂量为 180 mg。

3）最佳服药方式及漏服处理。

（1）最佳服药方式：餐前 30 分钟内服用。

（2）漏服处理：同“瑞格列奈”。

4）常见不良反应：低血糖、体重增加、过敏反应［如药疹（不常见，较轻）］。

5）注意事项。

（1）禁用于严重肝功能不全、1 型糖尿病患者；C－肽阴性、伴随或不伴随昏迷的糖尿病酮症酸中毒患者；75 岁以上老年人、12 岁以下儿童。

（2）慎用于重度感染、外伤和重大手术等应激状态的患者。

（3）根据用餐次数服用，不进食时不可服用。

（四）α－葡萄糖苷酶抑制剂

1. 阿卡波糖

1）主要作用机制：延缓碳水化合物在肠道内的消化和吸收。

2）用法用量：推荐起始剂量为每次 50 mg，每天 3 次。根据病情需要可在 4 ～ 8 周逐渐增加剂量。最大剂量为 1 次 200 mg，每天 3 次。

3）最佳服药方式及漏服处理。

（1）最佳服药方式：随第一口饭嚼服。

（2）漏服处理：餐中发现漏服，则立刻补服；进餐后半小时以内发现漏服，也应立即按原剂量进行补服，但药效会大打折扣（此类患者可在服药后进行适当的运动，以弥补药效的不足）；餐后发现漏服，不补服，加强运动控制血糖。测量餐前血糖，如果餐前血糖高，则下餐主食减量。

4）常见不良反应。

（1）胃肠道反应，如腹胀、排气等。

（2）个别患者发生与临床有关的肝功能检查异常，但呈一过性。

（3）单用不引起低血糖，但联合治疗可出现低血糖。

5）注意事项。

（1）本品可使蔗糖分解为果糖和葡萄糖的速度更加缓慢，因此，如果发生急性的低血糖，不宜使用蔗糖，而应该使用葡萄糖纠正低血糖反应。

（2）禁用于由于肠胀气而可能恶化的疾患（如严重的疝、胃溃疡和胃梗阻患者）；有明显消化和吸收障碍的慢性胃肠功能紊乱患者；严重肾功能损害（肌酐清除率

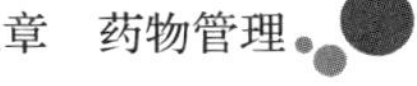

25 mL/min）的患者；18 岁以下的患者。

2．伏格列波糖

1）主要作用机制：延缓碳水化合物在肠道内的消化和吸收。

2）用法用量：推荐起始剂量为每次 0.2 mg，每天 3 次。可根据病情需要将每次增加至 0.3 mg。

3）最佳服药方式及漏服处理。

（1）最佳服药方式：每顿正餐开始时服用，整片吞服。

（2）漏服处理：同“阿卡波糖”。

4）常见不良反应。

（1）胃肠道反应，如腹胀、排气等。

（2）个别患者发生与临床有关的肝功能检查异常，但呈一过性。

（3）单用不引起低血糖，但联合治疗可出现低血糖。

5）注意事项。

（1）禁用于伴有严重酮症酸中毒、糖尿病昏迷或昏迷前的患者；伴有严重感染的 2 型糖尿病患者；手术前后或严重创伤的患者。

（2）慎用于严重肝功能损害的患者。

3．米格列醇

1）主要作用机制：延缓碳水化合物在肠道内的消化和吸收。

2）用法用量：推荐起始剂量为每次 25 mg，每天 3 次，维持剂量一般为每次 50 mg。根据病情需要可在 2 ～ 4 周逐渐增加剂量。最大剂量为每次 100 mg，每天 3 次。

3）最佳服药方式及漏服处理。

（1）最佳服药方式：每顿正餐开始时服用，整片吞服。

（2）漏服处理：同“阿卡波糖”。

4）常见不良反应：同“阿卡波糖”。

5）注意事项。

（1）低血糖：轻度低血糖通常采用口服葡萄糖法，严重低血糖须静脉滴注葡萄糖或注射胰高血糖素。

（2）禁用于炎性肠病，特别是伴有溃疡和胃肠道梗阻的患者；有明显消化和吸收障碍的慢性胃肠功能紊乱患者。

（五）噻吡烷二酮类

1．罗格列酮

1）主要作用机制：改善胰岛素抵抗。

2）用法用量：推荐起始剂量为每天 4 mg，分 1 ～ 2 次服用。根据病情需要可在用药 8 ～ 12 周后将剂量增加至每天 8 mg，分 1 ～ 2 次服用。最大日剂量为 8 mg。

3）最佳服药方式及漏服处理。

（1）最佳服药方式：一般早餐前服用，也可与餐同服，服药与进食无关。

（2）漏服处理：应尽快补服，若已接近下次用药时间，则不用补服，更不可加倍用药。

4）常见不良反应。

（1）可引起液体潴留，出现体重增加。

（2）绝经后妇女服用该类药物会增加骨折和患骨质疏松症风险。

5）注意事项。

（1）禁用于活动性肝病或肝酶 ALT 大于 2.5 倍正常值上限的患者；有心力衰竭病史或有心力衰竭危险因素的患者；严重血脂紊乱、骨质疏松症或发生过非外伤性骨折病史的患者；18 岁以下患者。

（2）进食对该药总吸收量无明显影响，但达峰时间延迟。

（3）对于心功能Ⅲ和Ⅳ级的患者，不宜使用本药。

2．吡格列酮

1）主要作用机制：改善胰岛素抵抗。

2）用法用量：推荐起始剂量为每次 15 ～ 30 mg，每天 1 次。根据病情需要可逐渐增加剂量。最大日剂量为 45 mg。

3）最佳服药方式及漏服处理。

（1）最佳服药方式：一般早餐前服用，也可与餐同服，服药与进食无关。本药与或不与食物同服应始终保持一致，如选择餐前服药，则始终餐前服用。

（2）漏服处理：同“罗格列酮”。

4）常见不良反应。

（1）可引起体液潴留，出现体重增加。

（2）绝经后妇女服用该类药物会增加骨折和患骨质疏松症风险。

5）注意事项。

（1）禁用于肝酶 ALT 大于 3 倍正常值上限或出现黄疸的患者；严重酮症，糖尿病性昏迷或昏迷前，或 1 型糖尿病患者；严重的感染症，手术前后，或严重创伤的患者；现有或既往有膀胱癌病史的患者，或存在不明原因的肉眼血尿的患者；18 岁以下患者。

（2）应指导患者在服用本品期间注意有无出现水肿、体重突然增加或症状改变等现象。

（六）DPP-4 抑制剂

1．西格列汀

1）主要作用机制：减少体内 GLP-1 的快速降解、增加内源性 GLP-1 浓度，从而促进胰岛 β 细胞分泌胰岛素，抑制胰岛 α 细胞不适当分泌胰高血糖素。

2）用法用量：单药或与二甲双胍联合治疗，或与磺脲类药物联合治疗（加用或不加用二甲双胍），或与胰岛素联合治疗（加用或不加用二甲双胍）的推荐剂量为 100 mg，每天 1 次。可与或不与食物同服。

3）最佳服药方式及漏服处理。

（1）最佳服药方式：本药与或不与食物同服均可。

（2）漏服处理：如果出现一次漏服，应在记起后立即服用。如果直到下一次服药时间才想起，应忽略已漏服的剂量，只服用当次剂量，无须加倍。

4）常见不良反应：鼻咽炎、头痛、上呼吸道感染、体重增加、外周水肿、胃食管反流性疾病腹泻、胃肠胀气等。

5）注意事项。

（1）禁用于1型糖尿病、糖尿病酮症酸中毒患者。

（2）慎用于胰腺炎、有心力衰竭病史者，中、重度肝功能不全的患者。

（3）与磺脲类药物联合使用时易发生低血糖，当西格列汀与已知可导致低血糖的磺脲类药物联合使用时，可以考虑减少磺脲类药物的剂量。

（4）不推荐18岁以下儿童使用。

（5）eGFR＜45 mL/（min·1.73 m^2）的患者须减量使用。

2. 沙格列汀

1）主要作用机制：减少体内GLP-1的快速降解、增加内源性GLP-1浓度，从而促进胰岛β细胞分泌胰岛素，抑制胰岛α细胞不适当分泌胰高血糖素。

2）用法用量。常用剂量为每次5 mg，每天1次。与强效CYP3A4/5抑制剂（如酮康唑、阿扎那韦、克拉霉素、茚地那韦、伊曲康唑、奈法唑酮、奈非那韦、沙奎那韦和泰利霉素）合用时，剂量为每次2.5 mg，每天1次。

3）最佳服药方式及漏服处理。

（1）最佳服药方式：本药与或不与食物同服均可，不可掰开服用。建议每天在同一时间服药。

（2）漏服处理：一旦发现漏服立即补服，如果到下一次服药时间才发现，继续按原来的剂量服药，无须加倍。

4）常见不良反应：鼻咽炎、头痛、上呼吸道感染、体重增加、外周水肿、胃食管反流性疾病腹泻、胃肠胀气等。

5）注意事项。

（1）若疑似出现胰腺炎、严重过敏反应、心力衰竭、严重关节痛、大疱性类天疱疮等症状，应停用本药，进行诊断并给予适当治疗。

（2）禁用于半乳糖不耐受遗传疾病、Lapp乳糖酶缺乏症或葡萄糖－半乳糖吸收不良患者。

3. 维格列汀

1）主要作用机制：减少体内GLP-1的快速降解、增加内源性GLP-1浓度，从而促进胰岛β细胞分泌胰岛素，抑制胰岛α细胞不适当分泌胰高血糖素。

2）用法用量：常用剂量为每次50 mg，早晚各1次。

3）最佳服药方式及漏服处理。

（1）最佳服药方式：可以餐时服用，也可以非餐时服用。

（2）漏服处理：尽快服用，无须在同一天服用双倍剂量。

4）常见不良反应：鼻咽炎、头痛、上呼吸道感染、体重增加、外周水肿、胃食管反流性疾病腹泻、胃肠胀气等。

5）注意事项。

（1）禁用于18岁以下儿童或对本品或本品中任一成分过敏者。

（2）慎用于中、重度肾功能不全者。

（3）不适用于1型糖尿病、糖尿病酮症酸中毒患者，心功能分级为Ⅳ级的患者。

（4）如果转氨酶超过正常值上限（ULN）3倍，或出现黄疸或其他肝功能障碍，应停止使用本品。

（5）应特别注意监测皮肤病变（如水疱或溃疡）。

（6）若出现重度持续性关节痛，应停药；若停药后症状消退，则给予其他类型的降糖药物；若停药1个月后症状仍未消退，应寻找其他原因。

（7）本药可能引发急性胰腺炎，若怀疑患者发生胰腺炎，应中断使用本药。有胰腺炎病史患者不应使用本药。

4. 利格列汀

1）主要作用机制：减少体内GLP-1的快速降解、增加内源性GLP-1浓度，从而促进胰岛β细胞分泌胰岛素，抑制胰岛α细胞不适当分泌胰高血糖素。

2）用法用量：推荐剂量为5 mg，每天1次。肝、肾功能不全患者无须调整剂量。

3）最佳服药方式及漏服处理。

（1）最佳服药方式：可在每天的任意时间服用，餐时或非餐时均可。

（2）漏服处理：如果漏服，12小时内发现，则立即补服；12小时后发现，则在下次服药时服用一次剂量。

4）常见不良反应：鼻咽炎、头痛、上呼吸道感染、体重增加、外周水肿、胃食管反流性疾病腹泻、胃肠胀气等。

5）注意事项。

（1）禁用于对利格列汀有过敏史，如全身过敏反应、荨麻疹、剥脱性皮肤病、血管性水肿或具有气道高反应性的患者。

（2）不能用于治疗1型糖尿病、糖尿病性酮症酸中毒、胰腺炎患者。

（3）与本品合用时须降低促胰岛素分泌药或胰岛素的剂量，从而减少低血糖的风险。

（4）若怀疑为大疱性类天疱疮患者，应立即停止服用本品。

（5）心力衰竭患者须评估风险和收益，治疗期间密切监测症状及体征，必要时考虑停止服用本品。

（6）不推荐18岁以下儿童使用。

（7）肝、肾功能不全患者无须调整剂量。

5. 阿格列汀

1）主要作用机制：减少体内GLP-1的快速降解、增加内源性GLP-1浓度，从而促进胰岛β细胞分泌胰岛素，抑制胰岛α细胞不适当分泌胰高血糖素。

2）用法用量：推荐剂量为25 mg，每天1次。

3）最佳服药方式及漏服处理。

（1）最佳服药方式：药物服用不受食物影响。

（2）漏服处理：如果漏服，于当日随后补服即可；如果漏服时间超过24小时，无须补服，在常规时间服用下一剂即可，勿在同一天服用双倍剂量药物。

4）常见不良反应：鼻咽炎、头痛、上呼吸道感染、体重增加、外周水肿、胃食管反流性疾病腹泻、胃肠胀气等。

5）注意事项。

（1）服药期间注意患者肝功能，以及是否出现关节疼痛；注意监测皮肤病变（如水疱或溃疡）。

（2）长期服用本药者应于早晨进行牙科治疗，以减少应激诱发低血糖的风险。

（3）本药可能增加心力衰竭发生风险，应尽量避免在合并心力衰竭的2型糖尿病患者中使用。

（4）肾功能损害［eGFR＜45 mL/（min·1.73 m^2）］的患者须减量使用。

（七）钠－葡萄糖共转运蛋白2抑制剂

达格列净

1）主要作用机制：减少肾小管对葡萄糖的重吸收，增加肾脏葡萄糖的排出。

2）用法用量：每次5 mg，每天1次。对于须加强血糖控制的患者，剂量可加至每次10 mg。

3）最佳服药方式及漏服处理。

（1）最佳服药方式：晨服，不受进食限制，可与或不与食物同服。

（2）漏服处理：随即按原剂量进行补服。

4）常见不良反应：泌尿生殖系感染，罕见的不良反应包括酮症酸中毒（主要见于1型糖尿病患者）。

5）注意事项。

（1）重度肝功能不全患者须减量。

（2）禁用于肾功能损害［eGFR＜45 mL/（min·1.73 m^2）］的患者；终末期肾病或需要透析的患者；活动性膀胱癌患者。

（3）不适用于治疗1型糖尿病或糖尿病酮症酸中毒的患者。

二、降压药物

（一）血管紧张素转换酶抑制剂

1．依那普利

1）主要作用机制：肾素－血管紧张素抑制剂。

2）用法用量：每次5～20 mg，每天1～2次。

3）最佳服药方式及漏服处理。

（1）最佳服药方式：本药可于餐前、餐中或餐后服用，但应避免随高盐饮食服用。

（2）漏服处理：如果漏服1次，漏服发生在2次用药间隔时间的1/2以内，应立刻按量补服，下次服药仍可按照原间隔时间。若漏服时间已超过用药间隔时间的1/2，则不必补服，继续按照平常的规律用药。切记不要一次使用双倍剂量。若漏服数天，需要重新开始用药。

4）常见不良反应：血钾水平升高、咳嗽、头晕。

5）注意事项。

（1）肾功能损害［eGFR＜30 mL/（min·1.73 m^2）］的儿童患者，不应使用本药。

(2) 肾透析患者，透析日初始剂量为每天 2.5 mg，非透析日剂量应根据血压反应进行调整。

(3) 服药期间注意监测血钾。

(4) 服药期间可能出现持续性干咳，停药后可消除。

(5) 本药可影响驾驶或操作机械的反应或能力，用药期间应严格限制驾驶或操作机械。

(6) 服本药期间饮酒可增加酒精的作用。

2. 培哚普利

1) 主要作用机制：肾素－血管紧张素抑制剂。

2) 用法用量：每次 4 ～ 8 mg，每天 1 次。

3) 最佳服药方式及漏服处理。

(1) 最佳服药方式：口服给药后转化为活性产物培哚普利特，食物会减少本药转化，故宜饭前服用。

(2) 漏服处理：同“依那普利”。

4) 常见不良反应：血钾水平升高、头痛、咳嗽。

5) 注意事项。

(1) 本药可影响驾驶或操作机械的反应或能力，用药期间应严格限制驾驶或操作机械。

(2) 服药期间注意监测血钾。

3. 贝那普利

1) 主要作用机制：肾素－血管紧张素抑制剂。

2) 用法用量：每次 10 ～ 20 mg，每天 1 次。最大剂量为 1 次 40 mg，每天1 ～ 2 次。

3) 最佳服药方式及漏服处理。

(1) 最佳服药方式：进食后服用本药可延迟本药的吸收，但不影响吸收量及本药向贝那普利拉的转化，可在餐中或两餐间服用。

(2) 漏服处理：同“依那普利”。

4) 常见不良反应：血钾水平升高、咳嗽、头痛、头晕。

5) 注意事项。

(1) 本药可影响驾驶或操作机械的反应或能力，用药期间应严格限制驾驶或操作机械。

(2) 服药期间注意监测血钾。

(3) 因接受大量利尿药、对饮食中钠摄入进行控制、接受透析治疗、发生腹泻或者呕吐而导致严重缺钠或血容量不足时，使用本药治疗可出现低血压。

4. 雷米普利

1) 主要作用机制：肾素－血管紧张素抑制剂。

2) 用法用量：每次 2.5 ～ 10.0 mg，每天 1 次。

3) 最佳服药方式及漏服处理。

(1) 最佳服药方式：本药于每天同一时间服用，可在餐前、餐中或餐后服用，不

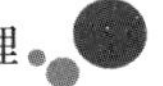

可咀嚼或碾碎。

（2）漏服处理：同“依那普利”。

4）常见不良反应：低血压、头痛、咳嗽、血钾水平升高。

5）注意事项。

（1）口服给药后转变为有活性的雷米普利拉，开始治疗时可能会出现血压骤降，首次给药最好在睡前。

（2）本药可影响驾驶或操作机械的反应或能力，用药期间应严格限制驾驶或操作机械。

（3）服药期间注意监测血钾。

（4）若出现血管神经性水肿，应停药，并立即进行紧急治疗，观察患者至少 12 ～ 24 小时，症状完全消失后方可出院。

5. 卡托普利

1）主要作用机制：肾素 - 血管紧张素抑制剂。

2）用法用量：每次 12.5 ～ 50.0 mg，每天2 ～ 3 次。

3）最佳服药方式及漏服处理。

（1）最佳服药方式：食物可使本药吸收减少 30% ～ 40%，宜餐前 1 小时服用。

（2）漏服处理：同“依那普利”。

4）常见不良反应：血钾水平升高、低血压、咳嗽。

5）注意事项。

（1）本药可影响驾驶或操作机械的反应或能力，用药期间应严格限制驾驶或操作机械。

（2）尽量避免使用保钾利尿剂、钾补充剂和含钾盐的药物，服药期间注意监测血钾。

（二）血管紧张素Ⅱ受体拮抗剂

1. 氯沙坦

1）主要作用机制：血管紧张素Ⅱ受体拮抗剂。

2）用法用量：每次 25 ～ 100 mg，每天 1 次。

3）最佳服药方式及漏服处理。

（1）最佳服药方式：本药可与或不与食物同服，建议每天同一时间用药。

（2）漏服方式：如果漏服 1 次，漏服发生在 2 次用药间隔时间的 1/2 以内，应立刻按量补服，下次服药仍可按照原间隔时间。若漏服时间已超过用药间隔时间的 1/2，则不必补服，继续按照平常的规律用药。切记不要一次使用双倍剂量。若漏服数天，需要重新开始用药。

4）常见不良反应：咳嗽、上呼吸道感染。

5）注意事项：应用大剂量利尿剂患者可能出现低血压，使用前应纠正血容量，且服药期间监测血钾水平。

2. 厄贝沙坦

1）主要作用机制：血管紧张素Ⅱ受体拮抗剂。

2）用法用量：每次 75 ～ 150 mg，每天 1 次。

3）最佳服药方式及漏服处理。

（1）最佳服药方式：本药可与或不与食物同服，建议每天同一时间用药。

（2）漏服方式：同“氯沙坦”。

4）常见不良反应：腹泻、头痛、上呼吸道感染。

5）注意事项。

（1）不宜突然停药。

（2）应用大剂量利尿剂患者可能出现低血压，使用前应纠正血容量，且服药期间监测血钾水平。

3. 缬沙坦

1）主要作用机制：血管紧张素Ⅱ受体拮抗剂。

2）用法用量：每次 80 ～ 320 mg，每天 1 次。

3）最佳服药方式及漏服处理。

（1）最佳服药方式：本药可与或不与食物同服，建议每天同一时间用药。

（2）漏服方式：同“氯沙坦”。

4）常见不良反应：低血压、头晕、咳嗽。

5）注意事项。

（1）轻中度肝损害者每天总剂量不能超过 80 mg。

（2）若出现血管神经性水肿，应立即停药，且不得再次使用。

（3）本药可影响驾驶或操作机械的反应或能力，用药期间应严格限制驾驶或操作机械。

（4）尽量避免使用保钾利尿剂、钾补充剂和含钾盐的药物，服药期间注意监测血钾。

4. 替米沙坦

1）主要作用机制：血管紧张素Ⅱ受体拮抗剂。

2）用法用量：每次 20 ～ 80 mg，每天 1 次。

3）最佳服药方式及漏服处理。

（1）最佳服药方式：本药可与或不与食物同服，建议每天同一时间用药。

（2）漏服处理：用“氯沙坦”。

4）常见不良反应：咳嗽、上呼吸道感染。

5）注意事项：虽然替米沙坦有很好的耐受性，但建议肝损害者减小剂量。

5. 坎地沙坦

1）主要作用机制：血管紧张素Ⅱ受体拮抗剂。

2）用法用量：每次 4 ～ 8 mg，每天 1 次。必要时每次 16 mg，每天 1 次。

3）最佳服药方式及漏服处理。

（1）最佳服药方式：本药可与或不与食物同服，建议每天同一时间用药。

（2）漏服处理：同“氯沙坦”。

4）常见不良反应：头晕、腹泻。

5）注意事项。

（1）若出现头晕或起立时头晕、蹒跚，应减量或停药，并进行适当处理。

（2）若出现血管神经性水肿、横纹肌溶解、粒细胞缺乏、肝功能障碍、黄疸、高钾血症、急性肾功能衰竭、间质性肺炎，应停药，并进行适当处理。

6. 奥美沙坦

1）主要作用机制：血管紧张素Ⅱ受体拮抗剂。

2）用法用量：每次20～40 mg，每天1次。

3）最佳服药方式及漏服处理。

（1）最佳服药方式：本药可与或不与食物同服，建议每天同一时间用药。

（2）漏服处理：同“氯沙坦”。

4）常见不良反应：咳嗽、上呼吸道感染。

5）注意事项。

（1）中度肝、肾损害者每天最大剂量为20 mg。

（2）若出现口炎性腹泻样肠病，应停药。

（三）钙通道阻滞剂

1. 非洛地平

1）主要作用机制：二氢吡啶类CCB。

2）用法用量：缓释制剂为每次2.5～10.0 mg，每天1次。

3）最佳服药方式及漏服处理。

（1）最佳服药方式：宜早晨（空腹或清淡早餐后）服用。缓释制剂应整粒或整片吞服，不能掰开、咀嚼或粉碎后服用。避免与西柚汁同时服用。

（2）漏服方式：如果漏服1次，漏服发生在2次用药间隔时间的1/2以内，应立刻按量补服，下次服药仍可按照原间隔时间。若漏服时间已超过用药间隔时间的1/2，则不必补服，继续按照平常的规律用药。切记不要一次使用双倍剂量。若漏服数天，需要重新开始用药。

4）常见不良反应：踝部水肿、面部潮红。

5）注意事项。

（1）心绞痛患者在开始用药或增加用量时可能出现心绞痛加重。

（2）保持良好的口腔卫生可降低齿龈增生发生率及其严重性。

2. 拉西地平

1）主要作用机制：二氢吡啶类CCB。

2）用法用量：每次4～8 mg，每天1次。

3）最佳服药方式及漏服处理。

（1）最佳服药方式：每天按时服药，最好是早晨，食物不影响药物吸收。

（2）漏服处理：同“非洛地平”。

4）常见不良反应：水肿、头痛。

5）注意事项：对于肾损害者或老年患者无须调整剂量。

3. 左旋氨氯地平

1）主要作用机制：二氢吡啶类 CCB。

2）用法用量：每次 2.5 ～ 5.0 mg，每天 1 次。

3）最佳服药方式及漏服处理。每天按时服药，最好是早晨，食物不影响吸收。漏服处理同“非洛地平”。

4）常见不良反应：水肿、头痛。

5）注意事项：合并心力衰竭的高血压患者须慎用。

4. 氨氯地平

1）主要作用机制：二氢吡啶类 CCB。

2）用法用量：每次 2.5 ～ 10.0 mg，每天 1 次。

3）最佳服药方式及漏服处理。

（1）最佳服药方式：每天按时服药，最好是早晨，食物不影响吸收。

（2）漏服处理：同“非洛地平”。

4）常见不良反应：水肿、头痛。

5）注意事项：重度肝功能不全者应缓慢增量；合并心力衰竭的高血压患者须慎用。

5. 硝苯地平

1）主要作用机制：二氢吡啶类 CCB。

2）用法用量。普通制剂：起始剂量为每次 10 mg，每天 3 次。缓释制剂：每次 10 ～ 20 mg，每天 2 次。控释制剂：每次 30 ～ 60 mg，每天 1 次。

3）最佳服药方式及漏服处理。

（1）最佳服药方式：整片用水吞服，服药时间不受就餐时间的限制和药物剂型决定。缓控释制剂不可咀嚼或掰断后服用。避免与西柚汁同时服用。

（2）漏服处理：同“非洛地平”。

4）常见不良反应：外周水肿、头痛、面部潮红。

5）注意事项。

（1）普通片一般不建议口含用于降压。

（2）缓释制剂：低血压者应谨慎使用，不用于成人急性降压，但可用于儿童急性降压。

（3）控释制剂：低血压及严重主动脉瓣狭窄患者，当血压很低时（收缩压小于等于 90 mmHg 的严重低血压）应慎用。

（4）本药控释片可能造成梗阻，故严重胃肠道狭窄患者慎用，KOCK 小囊患者禁用。进行钡餐可引起假阳性的结果。控释片有不可吸收的外壳，可在粪便中找到完整的空药片。

（四）β 受体阻滞剂

1. 普萘洛尔

1）主要作用机制：非选择性 β 受体阻滞剂。

2）用法用量：每次 10 mg，每天 3 ～ 4 次。

3）最佳服药方式及漏服处理。

（1）最佳服药方式：可空腹服用也可与食物同服。

（2）漏服处理：如果漏服 1 次，漏服发生在 2 次用药间隔时间的 1/2 以内，应立刻按量补服，下次服药仍可按照原间隔时间。若漏服时间已超过用药间隔时间的 1/2，则不必补服，继续按照平常的规律用药。切记不要一次使用双倍剂量。若漏服数天，需要重新开始用药。

4）常见不良反应：支气管痉挛、心功能抑制。

5）注意事项。

（1）长期服用本药的患者若需要停药，应在 3 天至 2 周内缓慢减量，直至停药。

（2）糖尿病患者出现低血糖症状时容易被本药药效掩盖，应当注意识别。

2. 酒石酸美托洛尔

1）主要作用机制：选择性 β_1 受体阻滞剂。

2）用法用量：每次 25 ～ 100 mg，每天 2 次。

3）最佳服药方式及漏服处理。

（1）最佳服药方式：手术后美托洛尔的口服生物利用度可能显著下降；应空腹给药，进餐时服药可使美托洛尔的生物利用度增加 40%。

（2）漏服处理：同“普萘洛尔”。

4）常见不良反应：疲劳、头晕、心动过缓、腹痛等。

5）注意事项。

（1）本药须长期使用，不可突然停药，建议 1 ～ 2 周内逐渐减量，直至停药。

（2）本药可能影响驾驶和操作机械的能力。

3. 琥珀酸美托洛尔

1）主要作用机制：选择性 β_1 受体阻滞剂。

2）用法用量：缓释制剂为每次 47.5 ～ 190.0 mg，每天 1 次。

3）最佳服药方式及漏服处理。

（1）最佳服药方式：不可嚼服，可掰片；药物释放不受周围液体 pH 影响；血药浓度平稳，作用维持时间超过 24 小时。

（2）漏服处理：同“普萘洛尔”。

4）常见不良反应：疲劳、头晕、心动过缓等。

5）注意事项。

（1）本药须长期使用，不可突然停药，建议 1 ～ 2 周内逐渐减量，直至停药。

（2）本药可能影响驾驶和操作机械的能力。

4. 比索洛尔

1）主要作用机制：选择性 β_1 受体阻滞剂。

2）用法用量：每次 2.5 ～ 10.0 mg，每天 1 次。

3）最佳服药方式及漏服处理。

（1）最佳服药方式：早晨用水整粒送服，不应咀嚼，可与食物同服；不可突然停药。

（2）漏服处理：漏服药物时间若超过 8 小时须尽快补服。

4）常见不良反应：头痛、腹泻。

5）注意事项。

（1）本药须长期使用，不可突然停药。

（2）警惕血糖降低，服药后勿从事驾驶等工作。

（3）同其他β受体阻滞剂一样，本药可能掩盖甲状腺功能亢进的症状。突然停药可能加重甲状腺功能亢进的症状或导致甲状腺危象。

（4）本药可能影响驾驶和操作机械的能力。

5．拉贝洛尔

1）主要作用机制：α、β受体阻滞剂。

2）用法用量。普通制剂：术前高血压控制，妊娠高血压（每次100 mg，每天2～3次，维持剂量为200～400 mg，每天2次，极量为每天2 400 mg）。

3）最佳服药方式及漏服处理。

（1）最佳服药方式：饭后服用，突然停药会引起血压反弹，应逐渐减量至2周后完全停药。

（2）漏服处理：同“普萘洛尔”。

4）常见不良反应：直立性低血压、头晕。

5）注意事项。

（1）本药须长期使用，不可突然停药，建议1～2周内逐渐减量，直至停药。

（2）同其他β受体阻滞剂一样，本药可能掩盖甲状腺功能亢进的症状。突然停药可能加重甲状腺功能亢进的症状或导致甲状腺危象。

6．卡维地洛

1）主要作用机制：α_1、β受体阻滞剂。

2）用法用量：每次6.25～25.00 mg，每天2次。

3）最佳服药方式及漏服处理。

（1）最佳服药方式：本药须与食物同服，以减缓吸收，降低直立性低血压的发生率。

（2）漏服处理：同“普萘洛尔”。

4）常见不良反应：心律失常、低血压、头晕。

5）注意事项。

（1）本药须长期使用，不可突然停药，建议1～2周内逐渐停药。

（2）同其他β受体阻滞剂一样，本药可能掩盖甲状腺功能亢进的症状。突然停药可能加重甲状腺功能亢进的症状或导致甲状腺危象。

（3）本药可能影响驾驶和操作机械的能力。

（五）利尿剂

1．氢氯噻嗪

1）主要作用机制：噻嗪类利尿剂。

2）用法用量：每次6.25～25.00 mg，每天1次。

3）最佳服药方式及漏服处理。

（1）最佳服药方式：宜早晨服用；餐中或餐后即服，或与食物同服可增加吸收。

（2）漏服处理：如果漏服1次，漏服发生在2次用药间隔时间的1/2以内，应立刻按量补服，下次服药仍可按照原间隔时间。若漏服时间已超过用药间隔时间的1/2，则不必补服，继续按照平常的规律用药。切记不要一次使用双倍剂量。若漏服数天，需要重新开始用药。

4）常见不良反应：低氯性碱中毒、高尿酸血症、低钾血症、低血压及胃肠功能紊乱。

5）注意事项。

（1）与磺胺类药物、呋塞米、布美他尼、碳酸酐酶抑制剂有交叉过敏反应。

（2）有低钾血症倾向的患者，应酌情补钾，与保钾利尿药合用。

2. 呋塞米

1）主要作用机制：袢利尿剂。

2）用法用量：起始剂量为每次20～80 mg，每天2次。

3）最佳服药方式及漏服处理。

（1）最佳服药方式：宜早晨服用，不与食物同服。

（2）漏服处理：同“氢氯噻嗪”。

4）常见不良反应：水和电解质紊乱（包括低钠、低钾、碱中毒）。

5）注意事项。

（1）与磺胺类药物、布美他尼、碳酸酐酶抑制剂有交叉过敏反应。

（2）可单独使用或联用其他抗高血压药治疗高血压。

（3）服药期间避免饮酒。

（4）存在低钾血症或低钾血症倾向时，应注意补钾。

3. 螺内酯

1）主要作用机制：醛固酮受体拮抗剂。

2）用法用量：每次20～80 mg，每天2次。

3）最佳服药方式及漏服处理。

（1）最佳服药方式：宜早晨服用，于进食时或餐后服药。

（2）漏服处理：同“氢氯噻嗪”。

4）常见不良反应：电解质紊乱、高钾血症、代谢性酸中毒、粒细胞缺乏症。

5）注意事项：本药起效慢，需要2～3天达到最大作用；服药期间避免饮酒；谨慎与含钾制剂联用。

4. 吲达帕胺

1）主要作用机制：吲哚环的磺胺衍生物。

2）用法用量。普通制剂：每次2.5 mg，每天1次；缓释制剂：每次1.5～2.5 mg，每天1次。

3）最佳服药方式及漏服处理。

（1）最佳服药方式：宜早晨服用；与食物或牛奶同时服用，可减少胃肠道不良反应。缓释制剂不能掰开或嚼碎服用。

（2）漏服处理：同“氢氯噻嗪”。

4）常见不良反应：肝功能衰竭患者可能引发肝性脑病、电解质紊乱。

5）注意事项。

（1）普通制剂：服药期间避免饮酒，不宜突然停药；缓释制剂宜早晨服用，整片吞服且不要嚼碎，加大剂量并不能提高吲达帕胺的抗高血压疗效，只能增强利尿作用。

（2）定期监测血钙、血钾、血钠等电解质水平，肾功能、尿酸等。

（3）若在治疗期间发生光敏反应，建议停药。

（六）α 受体阻滞剂

1．特拉唑嗪

1）主要作用机制：α 受体阻滞剂。

2）用法用量：对于轻度或中度高血压，首次剂量为每次 1 mg，每天 1 次，睡前服用；维持剂量为每次 1 ～ 4 mg，每天 1 次。

3）最佳服药方式及漏服处理。

（1）最佳服药方式：宜睡前服用。

（2）漏服处理：如果漏服 1 次，漏服发生在 2 次用药间隔时间的 1/2 以内，应立刻按量补服，下次服药仍可按照原间隔时间。若漏服时间已超过用药间隔时间的 1/2，则不必补服，继续按照平常的规律用药。切记不要一次使用双倍剂量。若漏服数天，需要重新开始用药。

4）常见不良反应：直立性低血压、头痛、头晕。

5）注意事项。

（1）服药期间避免饮酒。

（2）首次用药或停止用药、停药后重新给药会发生眩晕、轻度头痛或瞌睡，建议在给予初始剂量 12 小时内或剂量增加时应当避免从事驾驶或危险工作。

（3）如果用药中断数天，应当重新使用初始剂量方案进行治疗。

2．多沙唑嗪

1）主要作用机制：选择性 α_1 受体阻滞剂。

2）用法用量。普通制剂：起始剂量为每次 1 mg，每天 1 次，逐渐增加至每次 2 ～ 6 mg，每天 1 次。缓释制剂：4 ～ 8 mg，每天 1 次。

3）最佳服药方式及漏服处理。

（1）最佳服药方式：①普通制剂。首剂及调整剂量时宜睡前服用。②缓释制剂。整片吞服，不可咀嚼或掰开，不受进食与否的影响。

（2）漏服处理：同“特拉唑嗪”。

4）常见不良反应：低血压、头痛、头晕。

5）注意事项。

（1）普通制剂：避免高危作业；可引起阴茎异常勃起。

（2）缓释制剂：初期治疗可引起头晕和疲劳；若出现阴茎异常勃起和时间延长，可导致永久勃起功能丧失，须立即得到处理。

3. 哌唑嗪

1）主要作用机制：α 受体阻滞剂。

2）用法用量：每次 0.5 ～ 1.0 mg，每天2 ～ 3 次；首次剂量为 0.5 mg，睡前服用，逐渐调整剂量为 6 ～ 15 mg，每天2 ～ 3 次。

3）最佳服药方式及漏服处理。

（1）最佳服药方式：宜睡前服用，采取半卧位姿势；服药后不宜快速改变体位。

（2）漏服处理：同“特拉唑嗪”。

4）常见不良反应：直立性低血压、头痛、头晕。

5）注意事项。

（1）不宜突然停药，服药期间避免饮酒。

（2）肾功能不全或肝功能不全者应相应减少剂量。

（3）在治疗心力衰竭时可以出现耐药性，早期是由于降压后反射性交感兴奋，后期是由于水钠潴留。

三、降脂药物

（一）他汀类

1. 辛伐他汀

1）主要作用机制：减少胆固醇合成，加速血清 LDL 分解代谢，抑制 VLDL 合成。

2）用法用量。

（1）高胆固醇血症：一般起始剂量为每天10 mg，晚间顿服。对于胆固醇水平轻度至中度升高的患者，起始剂量为每天5 mg。若需要调整剂量，则应间隔 4 周以上。最大剂量为每天40 mg，晚间顿服。当 LDL 水平降至 1.94 mmol/L 以下或总胆固醇水平降至 3.6 mmol/L 以下时，应减量。

（2）冠心病：起始剂量为每天 20 mg，晚间顿服，剂量调整应间隔 4 周以上，最大剂量为每天40 mg。

3）最佳服药方式及漏服处理。

（1）最佳服药方式：本药宜睡前服用，单独应用或与胆酸螯合剂合用均有效。

（2）漏服处理：立即补服，但若已接近下一次服药时间，不用补服或加倍服药。

4）常见不良反应：腹痛、便秘、恶心、头痛、上呼吸道感染。

5）注意事项。

（1）禁用于对本药过敏者，不明原因的肝酶升高者，活动性肝病患者。

（2）在较大的外科手术前数日及发生较严重的急性内科或外科疾病时，应停止本药的治疗。

（3）轻、中度肾功能不全者无须调整剂量；严重肾功能不全者（肌酐清除率小于 30 mL/min），起始剂量为每天5 mg，当每天剂量超过 10 mg 时应严密监测。

（4）注意该药与其他药物相互作用，可能导致药物不良反应增加。

2. 阿托伐他汀

1）主要作用机制：减少胆固醇合成，加速血清 LDL 分解代谢，抑制 VLDL 合成。

2）用法用量。原发性高胆固醇血症、混合型高脂血症：每次 10 mg，每天 1 次。纯合子家族性高胆固醇血症：每天10 ～ 80 mg。

3）最佳服药方式及漏服处理。

（1）最佳服药方式：本药日剂量可于每天内任一时间顿服，且不受进餐影响。

（2）漏服处理：立即补服，但若已接近下一次服药时间，不用补服或加倍服药。

4）常见不良反应：腹泻、关节痛、肌痛、尿路感染性疾病、鼻咽炎、出血性脑梗死、肝酶升高、横纹肌溶解、肌腱断裂。

5）注意事项。

（1）禁用于对本药过敏者，活动性肝病或不明原因的天门冬氨酸氨基转移酶（aspartate aminotransforsse，AST）和（或）ALT 持续升高者。

（2）慎用于过量饮酒和（或）有肝脏疾病史者。

（3）出现弥散性肌痛、肌肉压痛、肌无力和（或）肌酸激酶（creatine kinase，CK）显著升高的患者，须考虑肌病的可能性。

（4）他汀类药可干扰胆固醇的合成，理论上可抑制肾上腺和（或）性腺类固醇物质的合成，故本药与可降低内源性类固醇激素水平或活性的药物（如酮康唑、螺内酯、西咪替丁）合用时应谨慎。

3. 瑞舒伐他汀

1）主要作用机制：减少胆固醇合成，加速血清 LDL 分解代谢，抑制极低密度脂蛋白（very-low-density lipoprotein，VLDL）合成。

2）用法用量。原发性高胆固醇血症（Ⅱa 型）、混合型高脂血症（Ⅱb 型）、纯合子家族性高胆固醇血症：初始剂量为 5 mg，每天 1 次。必要时初始剂量可增至 10 mg，每天 1 次。必要时，可在用药 4 周后增加剂量。最大日剂量为 20 mg。

3）最佳服药方式及漏服处理。

（1）最佳服药方式：本药可于每天任何时间给予，可与或不与食物同服。

（2）漏服处理：同“辛伐他汀”。

4）常见不良反应：腹痛、恶心、肌痛、无力、头痛、糖尿病、肝酶水平升高、血尿、蛋白尿、肌病、横纹肌溶解。

5）注意事项。

（1）禁用于对本药过敏者；肌病患者；重度肾功能损害（Ccr < 30 mL/min）者；活动性肝病患者（转氨酶高于正常值上限的 3 倍）。

（2）慎用于有肝病史者，过量饮酒者，有肌病或横纹肌溶解综合征易患因素者（如肾功能损害、甲状腺功能减退、遗传性肌病、有其他 HMG-CoA 还原酶抑制药或贝特类药的肌肉毒性史、年龄超过 70 岁、可能发生血药浓度升高的情况者）。

（3）用药期间可能出现头晕。

4. 氟伐他汀

1）主要作用机制：减少胆固醇合成，加速血清 LDL 分解代谢，抑制 VLDL 合成。

2）用法用量。原发性高胆固醇血症、原发性混合型血脂异常：推荐剂量为每次 20 mg 或 40 mg，每天 1 次。必要时可增至每天 80 mg（胶囊每次 40 mg，每天 2 次；缓

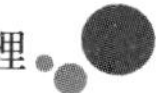

释片每次 80 mg，每天 1 次）。最大推荐日剂量为 80 mg。

3）最佳服药方式及漏服处理。

（1）最佳服药方式：应于晚餐时或临睡前服用。

（2）漏服处理：同“辛伐他汀”。

4）常见不良反应：失眠、头痛、腹痛、消化不良、恶心、血肌酸激酶（CK）升高、血氨基转移酶升高。

5）注意事项。

（1）禁用于对本药过敏者，活动性肝病患者，不明原因的血清氨基转移酶持续升高者，重度肾功能不全者。

（2）高龄患者（65 岁以上）发生肌病的风险增加，应注意监测患者肌酸激酶水平及有无明确原因的肌痛情况。老年人无须调整剂量。

（3）酗酒者使用本药可增加肝功能异常的风险，建议进行监测。

（4）当出现可导致横纹肌溶解并向继发性肾功能衰竭进展的情况时，建议暂时停药。

5. 洛伐他汀

1）主要作用机制：减少胆固醇合成，加速血清 LDL 分解代谢，抑制 VLDL 合成。

2）用法用量。高胆固醇血症：起始剂量为 20 mg，每天 1 次，晚餐时服用。服药至少 4 周后方可调整剂重，最大日剂量为 80 mg，按顿服或于早、晚餐分次服用。

3）最佳服药方式及漏服处理。

（1）最佳服药方式：宜与食物同服，以利于吸收。

（2）漏服处理：同“辛伐他汀”。

4）常见不良反应：恶心、消化不良、腹痛、胃肠胀气、腹泻、便秘、视力障碍、眩晕、头痛、肌痛、肌痉挛、皮疹、肝炎、过敏反应综合征、多形性红斑。可见血清转氨酶或磷酸肌酸激酶轻、中度升高。

5）注意事项。

（1）禁用于对本药过敏者，活动性肝病或不明原因的血清氨基转移酶升高患者。

（2）血清氨基转移酶持续升高并上升至正常值上限 3 倍以上时，或用药期间出现弥漫性肌痛、肌肉压痛或软弱等，应评估患者情况后停药。

（3）本药仅有中度降低甘油三酯作用，故不适用于以高甘油三酯为主要异常的患者。

（4）用药期间定期监测血胆固醇、磷酸肌酸激酶。

6. 匹伐他汀

1）主要作用机制：减少胆固醇合成，加速血清 LDL 分解代谢，抑制 VLDL 合成。

2）用法用量。高胆固醇血症、家族性高胆固醇血症：每次1 ～ 2 mg，每天 1 次，晚餐后服用。最大日剂量为 4 mg。

3）最佳服药方式及漏服处理。

（1）最佳服药方式：晚餐后口服。

（2）漏服处理：同“辛伐他汀”。

4）常见不良反应：便秘、腹泻、背痛、肌痛、四肢痛、横纹肌溶解。

5）注意事项。

（1）禁用于对本药过敏或有本药过敏史者，重症肝病或胆道闭塞患者。

（2）老年患者（年龄超过65岁）发生肌病的风险会升高。

（3）有下列情况时原则上禁止给药，但若有必要可慎用：肾功能相关的临床检查值异常的患者；需要合并使用本药物和贝特类药物时，仅限于治疗判断为不得已的情况下才能给药。

7．普伐他汀

1）主要作用机制：减少胆固醇合成，加速血清LDL分解代谢，抑制VLDL合成。

2）用法用量。高脂血症：初始剂量为每次10～20 mg，每天1次，临睡前服用。剂量应根据年龄及症状适度增减，最大日剂量为40 mg。

3）最佳服药方式及漏服处理。

（1）最佳服药方式：临睡前服用。

（2）漏服处理：同“辛伐他汀”。

4）常见不良反应：皮疹、腹泻、恶心和呕吐、肌肉骨骼痛、头痛、咳嗽、鼻炎、上呼吸道感染、横纹肌溶解症、肝功能异常。

5）注意事项。

（1）禁用于对本药过敏者，活动性肝病或不明原因的血清氨基转移酶持续升高者。

（2）酗酒患者宜从最小推荐剂量开始用药，逐步调整至有效治疗剂量，并密切监测肝功能。

（3）伴有可诱发继发性横纹肌溶解的肾衰竭时应暂时撤药或停药。

（4）老年患者（65岁以上）发生肌病、横纹肌溶解的风险增加。

（二）贝特类

1．非诺贝特

1）主要作用机制：激活过氧化物酶体增殖物激活受体（peroxisome proliferator-activated receptor α，PPARα）和脂蛋白脂肪酶（lipoprotein lipase，LPL），降低血清TG水平和升高HDL-C水平。

2）用法用量。高脂血症：普通片剂，1次100 mg，1日3次。维持剂量为每次100 mg，每天1～2次。

3）最佳服药方式：与餐同服。

4）常见不良反应：腹部不适、便秘、腹痛、腹泻、肝功能异常、头痛、眩晕、失眠；乏力、背痛、皮疹。

5）注意事项。

（1）禁用于对本药过敏者，已知使用本药或与之结构相似的药物（尤其是酮洛芬）会出现光毒性或光敏反应的患者，活动性肝病患者，胆囊疾病（如胆石症）患者，重度肾功能损害（包括接受透析、终末期肾病）者。

（2）雌激素或包含雌激素的药可能导致血脂水平升高，故应明确服用此类药物的患者的高脂血症是原发性的还是继发性的。

（3）本药某些制剂含有乳糖，先天性半乳糖血症、葡萄糖或半乳糖吸收障碍综合征、乳糖酶缺乏症患者禁用。

（4）老年人：肾功能正常的老年人通常不需要调整剂量，若有肾功能受损可以减少剂量。

（5）肾功能不全患者：轻、中度肾功能损害者应从较小剂量开始给药，随后根据药物对肾功能和血脂的影响调整剂量。本药微粉颗粒的初始剂量为每天67 mg。

2. 吉非贝齐

1）主要作用机制：激活 PPARα 和 LPL 而降低血清 TG 水平并升高 HDL-C 水平。

2）用法用量。Ⅳ型、Ⅴ型或Ⅱb 型高脂蛋白血症：口服给药，每天0.3 ～ 0.6 g，分2次于早餐、晚餐前30分钟服用，可根据情况增减剂量。

3）最佳服药方式及漏服处理。

（1）最佳服药方式：早、晚餐前30分钟服用。

（2）漏服处理：发现忘记服药时尽快补服；但若已很接近下次服药时间（指超过两次服药时间的中点），则在下次用药时间服药即可，不可为了补服而服用双倍剂量。

4）常见不良反应：恶心、呕吐、消化不良、厌食、饱胀感、胃部不适、头痛、头晕、乏力、皮疹、瘙痒等。

5）注意事项。

（1）禁用于对本药过敏者，严重肾功能不全者，肾病综合征引起血清蛋白减少的患者，肝功能不全者、原发性胆汁淤积性肝硬化患者（本药可促进胆固醇排泄，使原已较高的胆固醇水平升高），胆囊疾病或胆石症患者。

（2）慎用于轻、中度肾功能损害者。

（3）不适用于仅表现为 HDL 降低的血脂异常患者。

（4）停用本药后血胆固醇和甘油三酯可能反跳超过原来水平，故宜继续给予低脂饮食并监测血脂至正常水平。

（5）老年人若有肾功能不全，须适当减量。

（三）胆固醇吸收抑制剂

依折麦布

1）主要作用机制：抑制肠道内胆固醇的吸收。

2）用法用量。高胆固醇血症、纯合子家族性高胆固醇血症：每次 10 mg，每天 1 次，可单用或与他汀类药或非诺贝特合用。中、重度肝功能不全患者不推荐使用。

3）最佳服药方式及漏服处理。

（1）最佳服药方式：本药可空腹或进食时服用，可于每天中任何时间服用，但每天服药时间应相同。

（2）漏服处理：同“吉非贝齐”。

4）常见不良反应：腹泻、肌痛、鼻咽炎、鼻窦炎、上呼吸道感染。

5）注意事项。

（1）禁用于对本药过敏者，活动性肝病、原因不明的血清氨基转移酶持续升高者。

（2）慎用于重度肾功能不全者（肌酐清除率小于 30 mL/min）。

（3）与胆酸螯合药合用时，应在胆酸螯合药服用前至少 2 小时或服用后至少 4 小时服用本药。

（4）老年患者无须调整剂量。

四、抗血小板药物

（一）血栓素 A2 抑制剂

阿司匹林

1）主要作用机制：抑制凝血酶 A2，抑制血小板活性。

2）用法用量。

（1）降低急性心肌梗死疑似患者的发病风险：建议首次剂量为 300 mg，嚼碎后服用以便快速吸收，以后每天100 ～ 200 mg。

（2）预防心肌梗死复发：每天 100 ～ 300 mg。

（3）卒中的二级预防：每天 100 ～ 300 mg。

（4）降低短暂性脑缺血发作及其继发脑卒中的风险：每天100 ～ 300 mg。

（5）降低稳定型和不稳定型心绞痛患者的发病风险：每天100 ～ 300 mg。

（6）动脉外科手术或介入手术后，如经皮冠状动脉腔内成形术、CABG、颈动脉内膜剥离术、动静脉分流术后：每天 100 ～ 300 mg。

（7）预防大手术后深静脉血栓和肺栓塞：每天 100 ～ 200 mg。

（8）降低心血管危险因素（冠心病家族史、糖尿病、血脂异常、高血压、肥胖、吸烟史、年龄超过 50 岁）者心肌梗死发生风险：每天 100 mg。

3）最佳服药方式及漏服处理。

（1）最佳服药方式：口服，肠溶片应饭前半小时空腹用适量水送服。

（2）漏服处理：12 小时以内补服，超过 12 小时，第二天按照原来的时间、剂量服用即可。

4）常见不良反应：恶心、呕吐、上腹部不适或疼痛、牙龈出血、皮下瘀斑等出血。

5）注意事项。

（1）应避免长期使用超过每天 325 mg 的剂量。

（2）手术前 1 周应评估是否停用，避免凝血功能障碍，造成出血不止。

（3）饮酒后不宜用，防止胃出血。

（4）药片潮解后分解成水杨酸与醋酸，不可服用。

（5）对于严重葡萄糖 –6 – 磷酸脱氢酶（glucose-6-phosphate dehydrogenase，G6PD）缺乏症患者，可能诱导溶血和溶血性贫血的发生。

（6）可能导致支气管痉挛并引起哮喘发作或其他过敏反应。

（二）二磷酸腺苷 P2Y12 受体拮抗剂

1．氯吡格雷

1）主要作用机制：经过肝脏 P450 酶系统代谢产生活性物质，其活性代谢产物不可逆性抑制 P2Y12 受体，进而影响二磷酸腺苷（adenosine diphosphate，ADP）诱导的血小板聚集。

2）用法用量。

（1）急性冠脉综合征患者：负荷剂量为单次 300 mg，随后每次 75 mg，每天 1 次。

（2）预防近期心肌梗死（小于 35 天）、近期缺血性脑卒中（7 天至 6 个月）或确诊外周动脉疾病患者血栓的形成：每天 1 次，每次 75 mg。或根据情况每天 1 次，每次 50 mg。

3）最佳服药方式及漏服处理。

（1）最佳服药方式：口服。本药与或不与食物同服均可，每天固定时间服药。

（2）漏服处理：在常规服药时间的 12 小时内漏服，患者应立即补服；漏服超过 12 小时的，在下次服药时间内服用即可。

4）常见不良反应：皮肤瘀斑、血肿、鼻出血、胃肠出血、腹泻、腹部疼痛、消化不良等。

5）注意事项。

（1）须进行择期手术的患者，若抗血小板治疗并非必需，则应在术前停用 7 天以上。

（2）氯吡格雷部分由 CYP2C19 代谢为活性代谢物，使用抑制此酶活性的药物将导致氯吡格雷活性代谢物水平降低。

（3）用于治疗 75 岁以上老年患者的 ST 段抬高型急性冠脉综合征时，不使用负荷剂量。

（4）儿童用药尚不明确。

（5）妊娠期及哺乳期妇女应避免使用。

2. 替格瑞洛

1）主要作用机制：可逆性抑制 P2Y12 受体，进而影响 ADP 诱导的血小板聚集。

2）用法用量。

（1）ACS 患者：起始单次负荷剂量为 180 mg（一般由医生开具），随后维持剂量每次 90 mg，每天 2 次，推荐连用 12 个月。

（2）心肌梗死病史者：推荐剂量为每次 60 mg，每天 2 次。

（3）对伴有动脉粥样硬化血栓形成事件高风险的 ACS 患者，使用本药 90 mg 或其他 ADP 受体抑制剂治疗 1 年后，可立即开始给予本药每次60 mg，每天 2 次持续治疗；亦可在心肌梗死后 2 年或停用之前使用的 ADP 受体抑制剂后 1 年内开始本药治疗。

3）最佳服药方式及漏服处理。

（1）最佳服药方式：口服。本品可在饭前或饭后服用。如果将其他抗血小板药物更换为替格瑞洛，应在其他抗血小板药物最后一次给药后 24 小时给予首剂替格瑞洛。

（2）漏服处理：治疗中应尽量避免漏服。如果患者漏服了一次剂量，应在预定的下次服药时间服用下一个剂量。

4）常见不良反应：呼吸困难、挫伤和鼻出血，这些不良反应的发生率高于服用氯吡格雷后引起的；胃肠道出血、皮下或真皮出血、瘀斑及操作部位出血。

5）注意事项。

（1）应建议每位患者在将接受任何手术或服用任何新药之前，告知医师或牙医其正在使用替格瑞洛。

（2）若可能在行有重大出血风险的手术前5天完成止血，则重新开始用药。

（3）本药不可与其他口服P2Y12血小板抑制剂合用；与其他强效P－糖蛋白抑制剂和中效CYP3A4抑制剂（如维拉帕米、奎尼丁）合用时应谨慎。

（4）本药可引起头晕、意识模糊，故驾驶或操作机械时应谨慎。

（5）老年人无须调整剂量。

（6）儿童用药的安全性和有效性尚不明确。

（7）妊娠期及哺乳期妇女应避免使用。

五、抗凝药物

（一）香豆素类抗凝血药

华法林

1）主要作用机制：香豆素类抗凝血药。

2）用法用量。成人：第1～3天每天3～4 mg，3天后可给予维持剂量每天2.55 mg（可参考凝血时间调整剂量使INR值达2～3）。本药起效缓慢，治疗最初3日内，由于血浆抗凝蛋白被抑制，可能存在短暂高凝状态。若须立即产生抗凝作用，可在开始同时使用肝素，待本药充分发挥抗凝效果后再停用肝素。

3）最佳服药方式及漏服处理。

（1）最佳服药方式：口服。请固定在同一时间服药，服药时间浮动最好不超过2小时。晚上用药易养成习惯，不易漏服。

（2）漏服处理：漏服4小时内补服，超过4小时不补服，应在预定的下次服药时间服用下一个剂量。

4）常见不良反应：皮肤瘀斑、血肿、鼻出血、胃肠出血等，以及恶心、呕吐、腹泻等。

5）注意事项。

（1）建议有生育能力的妇女用药期间和停药后至少1个月内采取有效的避孕措施。

（2）由于本药为间接作用的抗凝药，半衰期长，给药5～7天后疗效方可稳定，故维持量足够与否必须观察5～7天后方可判断。

（3）年老体弱者第1～3天的剂量减半。

（二）直接凝血酶抑制药

达比加群酯

1）主要作用机制：直接凝血酶抑制药。

2）用法用量。成人推荐剂量为每天300 mg口服，即每次1粒150 mg的胶囊，每天2次。

3）最佳服药方式及漏服处理。

（1）最佳服药方式：餐时或餐后服用均可，高脂肪餐与本药同服可使本药达峰时间延迟约2小时，但对生物利用度无影响。

（2）漏服处理：若距下次用药时间大于6小时，仍可服用本品漏服的剂量；若距下次用药时间不足6小时，则应忽略漏服的剂量。不可为弥补漏服剂量而使用双倍剂量的

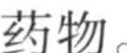

药物。

4）常见不良反应：消化不良、恶心、上腹部疼痛、腹泻、腹部不适、消化道出血和胃炎症状；血小板减少，其他严重出血，甚至致命性出血。

5）注意事项。

（1）肝功能损害：心房颤动相关性卒中和全身性栓塞（systemic embolism，SEE）预防的临床试验中排除了肝酶增高大于正常值上限（upper limit of normal）2 倍的患者，因对这一患者亚组无治疗经验，所以不推荐该人群使用本品。

（2）与其他所有抗凝药物一样，达比加群酯可增加出血风险。在接受达比加群酯治疗的期间可能发生出血。如果出现难以解释的血红蛋白和（或）血细胞比容或血压下降，应注意寻找出血部位。

（3）发生急性肾衰竭的患者应停用本品。

（4）若发生严重出血，应停止治疗，并调查出血来源。

（5）手术或有创操作会增加使用达比加群酯患者的出血风险。因此，接受外科手术时可能须暂时停用达比加群酯。

（6）80 岁及以上年龄的患者治疗剂量为每天 220 mg，即每次 1 粒 110 mg 的胶囊，每天 2 次。

（7）儿童不推荐使用。

（8）妊娠期妇女慎用，哺乳期妇女禁用。

（9）尚无数据支持在重度肾功能损害患者［肌酸酐清除率（creatinine clearance，CrCL）大于 30 mL/min］中用药。达比加群酯可经透析清除；临床试验中该方法应用于临床的经验有限。

（三）Xa 因子抑制剂

1．利伐沙班

1）主要作用机制：Xa 因子抑制剂。

2）用法用量。

（1）预防择期髋关节或膝关节置换手术成年患者的深静脉血栓形成：推荐剂量为每次10 mg，每天 1 次。若伤口已止血，首次用药时间应在手术后 6 ～ 10 小时。对于接受髋关节大手术的患者，推荐治疗疗程为 35 天。对于接受膝关节大手术的患者，推荐治疗疗程为 12 天。

（2）治疗深静脉血栓形成（deep venous thrombosis，DVT）和肺栓塞（pulmonary embolism，PE），降低 DVT 和 PE 复发的风险：前 21 天每次15 mg，每天 2 次，从 22 天起，每次 20 mg，每天 1 次。

（3）用于非瓣膜性心房颤动成年患者，降低卒中和体循环栓塞的风险：推荐剂量为每次 20 mg，每天 1 次，该剂量同时也是最大推荐剂量。对于低体重（不超过 50 kg）和高龄（75 岁及以上）的患者，根据患者的情况每天 1 次，每次 15 mg。

3）最佳服药方式及漏服处理。

（1）最佳服药方式：本药 10 mg 可与食物同服，也可以单独服用。本药 15 mg 或 20 mg 片剂应与食物同服。建议在每天的相同时间给药。对于不能整片吞服的患者，可在服药前将 10 mg、15 mg 或 20 mg 利伐沙班片压碎，与苹果酱或 50 mL 水混合后立即口服。在给予压碎的 15 mg 或 20 mg 片剂后，应当立即进食。

（2）漏服处理：如果在 10 mg、15 mg 或 20 mg 每天 1 次治疗期间发生漏服，应立即服用，并于次日继续每天服药 1 次。如果在 15 mg每天 2 次治疗期间发生漏服，应立即服用，以确保每天服用 30 mg 利伐沙班，之后，应继续接受常规的 15 mg 每天 2 次给药。

4）常见不良反应：出血，包括轻微出血（如鼻衄和牙龈出血、瘀斑、月经量增多等）、严重出血（如消化道出血、肉眼血尿等）及危及生命的出血（如颅内出血等）；出血并发症（如虚弱、苍白、原因不明的肿胀等）；γ－谷氨酰转移酶升高、氨基转移酶升高；恶心等。

5）注意事项。

（1）根据患者的肾功能情况适当调整给药剂量。不推荐肌酐清除率小于 15 mL/min 的患者使用本药。

（2）不推荐安装人工心脏瓣膜的患者使用本药。

（3）对于血流动力学不稳定或可能需要溶栓或肺动脉栓子切除术的 PE 患者，不推荐将本药作为普通肝素的替代治疗。

（4）由于不同的抗凝药物在作用机制和药代动力学方面的差异，当患者需要从一种抗凝药物转换为另一种时须兼顾疗效和安全性。

（5）在手术或有创性操作前应停用本药至少 24 小时，用药前应权衡患者的出血风险和操作的急迫性。手术或有创性操作完成后，若临床状况允许且已达到充分止血，应尽早重新开始本药治疗。

（6）脊柱、硬膜外麻醉或穿刺的患者，年轻患者末次给予本药至少 18 小时后，老年患者末次给予本药至少 26 小时后才能取出硬膜外导管，取出导管至少 6 小时后才能服用本药。若实施微创穿刺，须延迟 24 小时使用本药。

（7）老年人多数情况下无须调整剂量，建议根据患者肾功能情况调整给药剂量。

（8）不推荐 18 岁以下儿童使用本药。

（9）妊娠期及哺乳期妇女禁用本药；育龄妇女在接受本药治疗期间应避孕。

（10）轻度肾功能损害（肌酐清除率为50 ～ 80 mL/min）的患者，无须调整本药剂量；中度（肌酐清除率为30 ～ 49 mL/min）或重度肾功能损害（肌酐清除率为 15 ～ 29 mL/min）患者，应遵医嘱执行。

（11）肝功能损害的患者或有凝血异常和临床相关出血风险的肝病患者，包括达到 Child-Pugh B 级和 C 级的肝硬化患者，禁用本药。

2．阿哌沙班

1）主要作用机制：Xa 因子抑制剂。

2）用法用量。

（1）预防膝关节置换术术后深静脉血栓形成：每次 2.5 mg，每天 2 次，口服，术后 12 ～ 24 小时开始使用，连用 12 天。推荐疗程为 10 到 14 天。

（2）预防全髋关节置换术术后深静脉血栓形成：每次 2.5 mg，每天 2 次，口服，

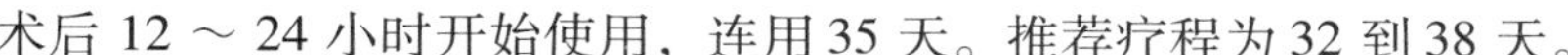

术后 12 ～ 24 小时开始使用，连用 35 天。推荐疗程为 32 到 38 天。

（3）预防非瓣膜性房颤引起的脑血管意外，预防栓塞：每次 5 mg，每天 2 次，口服（FDA 推荐用法）。缺血性脑卒中或短暂性脑缺血发作后 14 天内开始治疗是合理的，但存在出血性转换的高危患者，可能须推迟到发作后 14 天后开始治疗。

（4）深静脉血栓、肺栓塞形成：于治疗的最初 7 天给予 5 mg，每天 2 次口服；后 7 天每次 2.5 mg，每天 2 次口服。

（5）预防深静脉血栓、肺栓塞复发：治疗至少 6 个月后，给予每次 2.5 mg 口服，每天 2 次口服。

3）最佳服药方式及漏服处理。

（1）最佳服药方式：以水送服，不受进餐影响。如果患者不能吞下整片的药片，可以把本品压碎后混悬于水或 5% 葡萄糖溶液或苹果汁，或与苹果酱混合后及时口服。或者把本品压碎，混悬于 60 mL 的水或 5% 葡萄糖溶液中，及时通过鼻饲胃管给药。压碎的本品在水、5% 葡萄糖溶液、苹果汁和苹果酱中在 4 小时内保持稳定。

（2）漏服处理：如果发生 1 次漏服，患者应立即服用本品，随后继续每天服药 2 次。

4）常见不良反应：淤青、牙龈出血、血肿（深静脉血栓发生率为1.3% ～ 1.5%）、月经过多、鼻出血、咯血。

5）注意事项。

（1）有临床明显活动性出血；伴有凝血功能异常和临床相关出血风险的肝病患者禁用本药。

（2）老年人无须调整剂量。

（3）不推荐 18 岁以下儿童使用本药。

（4）目前尚无妊娠期妇女应用本药的资料，妊娠期间不推荐应用本药。

（5）尚不清楚阿哌沙班或其代谢产物是否可以进入人乳。可能存在药物向乳汁中主动转运的情况，其对新生儿及婴儿的风险不能被排除，必须决定究竟是停止母乳喂养还是停止/避免本药治疗。

第二节　特殊剂型的给药技巧

一、口服混悬液和口服干混悬剂的使用方法

（一）口服混悬液

（1）每次服药前，请先彻底摇匀悬浮液。

（2）取适当剂量的药液服用（用量杯或有刻度的吸管量取）。

（二）口服干混悬剂

（1）取一次剂量加适量的水（完全溶解即可）制成混悬液。

（2）摇匀后口服。

二、局部用软膏的使用方法

（一）使用方法

（1）在涂药前，将皮肤清洗擦干，再按说明涂药。

（2）涂药后，轻轻按摩给药部位使药物进入皮肤，直到乳剂消失为止（如果皮肤有破损，应用无菌棉签涂药）。

（二）注意事项

（1）应尽可能在皮肤上涂抹薄的一层药物。

（2）有分泌物的破损处禁止使用覆盖物。

三、滴眼剂和眼膏剂的使用方法

（一）滴眼剂

（1）在使用滴眼剂之前先洗净双手，坐下或躺下，头向后仰。

（2）用拇指和食指轻轻地将下眼睑向下拉，形成小囊。

（3）将滴眼剂接近眼睑，但不要触及，挤 1 ～ 2 滴的药液，然后轻轻闭上眼睛，尽量不要眨眼。

（4）用一个手指轻轻按压鼻侧眼角 1 ～ 2 分钟（这样可防止药液从眼睛表面通过鼻泪管流入鼻腔和口腔），然后用干净的纸巾将多余药液擦去。

（二）眼膏剂

（1）在使用眼药膏之前先洗净双手，坐下或躺下，头向后仰。

（2）用拇指和食指轻轻地将下眼睑向下拉，形成小囊。

（3）使用眼药膏的时候，挤出一定量眼膏使其成线状进入下眼睑（注意药膏管不要触及眼睛）。

（4）闭上眼睛，并转动眼球几次以使药膏分散。

（三）注意事项

（1）用药后，请再次洗净双手。

（2）眼药瓶口不可接触眼睛、手或其他污染源，可将瓶口朝上放置。

（3）滴眼剂开封以后保质期为 1 个月。

（4）若需要滴两种以上滴眼剂，清完第一种后须间隔 10 分钟，再滴第二种。

（5）若须同时使用滴眼剂及眼膏剂，先使用滴眼剂，间隔 10 分钟，再使用眼膏剂。

（6）先给症状轻的眼睛用药，再给症状重的眼睛用药。

四、滴耳剂的使用方法

（一）使用方法

（1）在使用须冷藏的滴耳剂之前，需要将药瓶放在手掌之间前后滚动以使药液达到身体温度。若为悬浮液，使用前先充分摇匀。

（2）用药时，采取坐位或卧位，将头侧向一边（或身体侧卧），患耳朝上。

（3）成人抓住耳垂轻轻拉向后上方使耳道变直。儿童轻轻地将耳垂向下后方拉。

（4）按规定剂量滴入滴耳剂。注意不要将滴耳剂触及耳道的壁或边缘，否则很容易被污染。

（5）用药后，保持原姿势 5 ～ 10 秒。用干净的药棉放在耳部，侧头将流出的药液擦净。左氧氟沙星滴耳液，成人每次 6 ～ 10 滴，需要进行 10 分钟的耳浴（患者身体侧卧位，外耳道口向上，往后上方轻轻牵拉外耳郭，将外耳道拉直。将 5 ～ 6 滴滴耳液滴入外耳道，并尽量充满外耳道，继续保持侧卧姿势 10 分钟，然后变换体位，将药液倒出来）。

（二）注意事项

（1）若需要，滴耳后 5 分钟（或按说明书中的时间）换另一耳朵，用药方法同上。

（2）须冷藏的药品请置于冰箱储存。使用前需要等药液温度接近体温后再使用，避免刺激引起眩晕等不适症状。

（3）不要将药瓶放入沸水中加热，否则药液会很烫，滴入耳中会引起疼痛，沸水还可能使药瓶标签松动或脱落，甚至会引起药液变质。

（4）若需要可拿灭菌棉花塞住耳朵以免药液渗出。

五、鼻喷雾剂的使用方法

（一）使用方法

（1）拔掉瓶盖，若有安全卡，须将控制板下面的安全卡取下，轻轻地振摇瓶子。

（2）食指和中指各位于喷嘴的一侧，拇指在瓶底。如果第一次使用或一周或更久未用，检查一下喷雾器喷雾是否正常。可将喷嘴远离身体，向下压几次，直到喷雾器喷雾正常为止。

（3）轻轻地用鼻呼吸，按住一个鼻孔，将喷嘴放入另一鼻孔，头稍前倾，保持瓶子直立，开始用鼻吸气，此时用手指压一下小瓶使其喷出 1 喷药液。

（4）用嘴呼气。如果需要再喷请重复步骤（3）。

（二）注意事项

（1）用纱布或手帕擦干，盖上瓶盖。

（2）使用喷雾剂前应先擤净鼻涕、清洁鼻腔，可辅助使用盐水冲洗清洁鼻腔，有利于药物均匀、充分作用于鼻腔黏膜。

（3）鼻喷雾剂喷出的药液呈弥散的雾状，有一定的辐射范围，不用将喷头完全伸进鼻腔，只须将其前端置入前鼻孔即可，太近距离的接触反而影响药物喷散的范围，甚至可能导致喷头抵住鼻腔黏膜阻碍药物的正常喷出、影响本次用药的剂量。

（4）喷药时应保证喷头指向鼻腔外侧鼻甲的方向，而非鼻中隔。建议左手持药瓶喷右侧鼻孔、右手持药瓶喷左侧鼻孔，这样交互操作有利于避免这种错误。

（5）喷药时鼻部轻吸气，避免剧烈吸气将药物吸入咽喉部。

六、肛门栓剂的使用方法

（一）使用方法

（1）从包装盒中取出装有栓剂的塑料板，撕下其中一枚。用双手的拇指及食指分别捏住塑料膜的尖端并撕开。

（2）在送药的手指（食指或中指）上佩戴包装盒内附赠的指套，取出栓剂。

（3）左侧卧位并弯曲右膝，将栓剂尖端朝前。将栓剂轻轻塞入肛门内约 2 cm 处，确保栓剂不会滑出即可。

（二）注意事项

（1）给药时应洗净双手或戴指套或手套。

（2）本品在高温环境可能出现轻微熔化现象，只需要放入阴凉环境或冰箱冷藏室中，恢复原状即可使用，对产品疗效无影响。

七、压力定量气雾吸入器的使用方法

（一）使用方法

（1）移开吸嘴的盖，检查附着在吸入器的内外侧包括吸嘴盖上的松散物质，并用力摇匀。

（2）轻轻地呼气直到不再有空气可以从肺内呼出，注意避免对着吸嘴呼气。

（3）立即将吸嘴放入口内，并合上嘴唇含着咬嘴。

（4）通过口部深深地、缓慢地吸气的同时，按下药罐将药物释出。

（5）尽量屏住呼吸 10 秒或在没有不适的感觉下尽量屏息久些。

（6）缓慢地呼气。

（7）若需要多吸 1 剂，应等待至少 1 分钟再重做步骤（2）～（5）。

（8）用后，将盖子套回吸嘴上。

（二）清洗

把药罐拔出，用温水彻底清洗吸入器，彻底晾干，然后把药罐放回原位。建议至少一周清洗一次吸入器。

（三）注意事项

（1）硫酸沙丁胺醇气雾剂在首次使用前或每次当气雾剂已超过一星期未被使用时，应先向空气中试喷。该药按需使用，但每 24 小时内的用药量不得超过 8 揿（或按说明书要求不要超过总剂量或吸入次数）。若须增加给药频率或突然增加用药量才能缓解症状，表明病情恶化或病情控制不当，宜及时与医生或药师联系。过量的药物会导致不良反应。

（2）吸入丙酸氟替卡松吸入气雾剂后一定要仰起头来深漱口。

八、带储雾罐气雾剂的使用方法

（一）使用方法

（1）打开定量压力气雾剂吸嘴的盖子。

（2）充分振摇气雾剂，确保去除所有异物，并使药液混合均匀。

（3）把气雾剂朝上，然后将气雾剂的吸嘴插入储雾罐的放置口。

（4）将面罩轻轻地覆盖住口鼻，并尽量避免有缝隙。按下气雾剂，药物喷出后，张口平静呼吸大约 30 秒［若须继续吸入第 2 吸，应等待至少半分钟后再重复此步骤吸入。

（5）用药后，将气雾剂从储雾罐上取下；将盖子放回气雾剂上盖紧。

（二）清洁储雾罐

（1）将底座和面罩摘掉。

（2）用流动的清水清洗干净。清洗时切忌用沸水或热水清洗，以免损坏。不要使用硬质丝毛物擦拭，避免造成划伤和产生静电。

（3）将多余的水分甩掉。

（4）将储雾罐直立晾干。

（5）当储雾罐完全晾干后，将底座和面罩安装好，以备下次使用。

（三）注意事项

用药（如使用激素）后漱口并洗脸。

九、沙美特罗替卡松粉吸入剂的使用方法

（一）使用方法

（1）打开：使窗口面朝上，平拿准纳器。打开准纳器，一手握住外壳，另一手的大拇指放在拇指柄上。向外推动拇指直至完全打开，这时会听到“嗒”声。

（2）推开：握住准纳器使吸嘴对着自己。向外推滑动杆，直至发出“咔哒”声。每次当滑动杆向后滑动时，会使一个剂量药物备好以供吸入，在剂量指示窗口有相应显示。不要随意拨动滑动杆以免造成药物的浪费。

（3）吸入：尽量往外呼气，将吸嘴放入口中，深深地、平稳地吸入药物，将准纳器从口中拿出，继续屏气约 10 秒，在没有不适的情况下尽量屏住呼吸，缓慢恢复呼气。

（4）关闭：将拇指放在拇指柄上，关闭准纳器，当关上准纳器时，发出“咔哒”声表明已关闭。滑动杆自动返回原有位置，并复位。

（5）漱口：吸药后一定要仰起头来深漱口。

（二）准纳器的结构

准纳器共有 60 吸，未启用前准纳器计数窗显示“60”，每向后拨动滑动杆 1 下即为 1 个剂量单位，在计数窗相应减 1 个数量。最后 5 个计量单位其字体为红色，红色出现即表示剩余 5 次剂量，提示应及时另配一个以备使用。当推动滑动杆时，密封带与药囊

自动分开，故不要随意拨动滑动杆以免造成药物的浪费。

（三）注意事项

（1）只供经口吸入使用。

（2）为了减少口咽部真菌感染的风险，每次吸药后应深漱口，不要吞咽。

（3）不要对着准纳器呼气。

十、布地奈德福莫特罗粉吸入剂的使用方法

（一）都保初始化

（1）旋松并拔出瓶盖，确保红色旋柄在下方。

（2）握住瓶身，使瓶身垂直竖立，握住底部红色部分和都保中间部分，向某一方向转到底；再向其反方向旋转到底。在此过程会听到一次"咔哒"声。

（3）重复步骤（2）一次，初始化即完成。

（二）都保的使用方法

（1）旋松盖子并拔出，确保红色旋柄在下方。

（2）握住吸入器使其直立，向某一方向旋转到底。

（3）再向反方向旋转到底，即完成一次装药，此过程中可听到"咔嗒"声。

（4）呼气，不可对着吸嘴呼气。

（5）轻轻地把吸嘴放在上下牙齿之间，双唇包住吸嘴，用力且深长地吸气。将吸入器移开嘴部，屏气5秒，在没有不适的情况下尽量屏住呼吸，然后呼气。

（6）需要吸多次剂量，重复步骤（2）～（5），吸入所需剂量后，用水深漱口，不要吞咽。

（三）都保装置结构

都保共有60个剂量药物，每20个剂量单位有一个数字标识，每10个剂量单位间隔会有一条指示线。最后10个剂量单位其背景色为红色，红色出现即表示剩余10次的剂量。

（四）注意事项

（1）吸嘴上若沾有口水，可用干纸巾或干布擦拭后再旋紧瓶盖。不要用水或液体擦洗吸嘴外部。

（2）由于药粉剂量很少，每次吸入时可能感觉不到它，然而，只要按照上述步骤操作，那么就可确保已吸入所需剂量。也可以通过黑布实验证明药物是否被吸入：在吸嘴口蒙一块深色布，按照上述操作步骤吸入，如果发现药粉粘在深色布上，说明吸入动作正确。

（3）摇动吸入器所听到的声音不是药物产生的，而是干燥剂产生的。

十一、噻托溴铵吸入剂的使用方法

（一）取出胶囊

沿着包装上的中间折痕将胶囊分为2板。取1板从箭头上方打开背面的铝箔（只在

使用前才打开）露出胶囊，每次只撕1个，注意不要撕到下一颗胶囊的位置，以免胶囊受潮，取出1粒胶囊。如果另1粒胶囊不慎暴露于空气，该胶囊必须丢弃。

（二）使用方法

（1）按下绿色刺孔按钮，向上拉防尘帽并打开，然后打开吸嘴。

（2）将胶囊放入中央室中，无论以何种方式放置胶囊均可。用力合上吸嘴直至听到一声“咔嗒”声，保持防尘帽敞开。

（3）手持装置使吸嘴向上，将绿色刺孔按钮完全按下1次，然后松开。

（4）完全呼气（先做一次深呼吸）。无论何时都应避免呼气到吸嘴中。用嘴唇紧紧含住吸嘴，保持头部垂直，缓慢地深吸气，其速率应足以能听到胶囊振动。从嘴中取出装置，尽可能长时间地屏住呼吸（屏气10秒），然后缓慢呼气。打开吸入器，检查胶囊中的药物是否已被完全吸出，若胶囊中仍有药物残留，请重复步骤（4）。

（5）再次打开吸嘴，倒出用过的胶囊并弃之。关闭吸嘴和防尘帽，将装置妥善保存起来。

（三）清洗

每月清洁一次吸入装置。打开防尘帽和吸嘴，然后向上推起刺孔按钮打开基托，用温水全面淋洗吸入器以除去粉末，将吸入装置用纸巾吸去水分，之后保持防尘帽、吸嘴和基托敞开，置空气中晾干。晾干吸入装置需要24小时，因此，应在刚用过之后进行清洁，这样可以保证下次正常使用。必要时吸嘴的外面可以用湿巾清洁。注意不要用吹风机吹吸入装置，也不要在还未晾干的情况下使用吸入装置。

（四）注意事项

（1）千万不要吞下胶囊。胶囊只能通过专用的吸入装置经嘴吸入。

（2）请不要用此吸入装置来吸入任何其他药物。

（3）此药不是急救药，因此，对于突发的呼吸困难无效。

十二、噻托溴铵吸入粉雾剂的使用方法

（一）装药

（1）向上拔开防尘罩。

（2）掰开侧面凹槽，打开胶囊槽盖板。

（3）将吸入装置放在干净的桌面上。

（4）取出胶囊。

（5）将胶囊放入胶囊槽，闭合盖板。

（二）按压

必须保持吸嘴口朝上时，按下绿色按钮2次，然后完全松开按钮。

（三）吸入

（1）向外吐气后，再用嘴唇紧密包合吸嘴，过程中禁止向内吹气。

（2）头部垂直，缓慢地长吸气，能听到胶囊旋转的声音。

(3) 吸完取出吸嘴，屏住呼吸（约5秒），然后正常吸气。

(4) 打开吸入器清空胶囊。用干纸巾擦拭吸嘴，吸入器应干燥保存。

(四) 注意事项

(1) 通常先用牙签或指甲小心划开胶囊覆盖铝膜。轻顶后背盖，并拨开膜，使胶囊突出，取出胶囊。

(2) 不可过分挤压胶囊导致胶囊凹瘪，影响吸入。

第三节　药物过敏的应急处理流程

一、过敏反应应急预案

(1) 询问是否有该药物过敏史，有过敏史者禁做该药物的过敏试验。

(2) 皮内注射剂量及试验结果判断要两人核对后方可确认，过敏试验结果阳性者禁用。

(3) 该药过敏试验结果阳性患者，在患者档案里注明过敏，并告知患者及其家属。

(4) 停用此药3天以上，应重新做过敏试验，方可再次用药。

(5) 抗生素类药物应现用现配，严格执行查对制度，出诊箱内应备有肾上腺素。

(6) 过敏试验结果阴性者，第一次注射后观察20～30分钟，观察有无过敏反应，以防发生迟发过敏反应。

二、过敏性休克应急预案

(1) 患者一旦发生过敏性休克，立即停药，就地抢救，并迅速报告医生。

(2) 立即平卧，遵医嘱深部肌内注射肾上腺素（1∶1 000），14岁及以上患者单次0.3～0.5 mL，14岁以下患者0.01 mL/kg（单次最大剂量0.3 mL），5～10分钟效果不理想可重复注射。注射最佳部位为大腿中部外侧。

(3) 保持气道畅通，给予氧气吸入，呼吸抑制时应遵医嘱给予人工呼吸，必要时配合施行气管切开。

(4) 发生心脏骤停，立即进行心脏复苏等抢救措施。

(5) 迅速建立静脉通路，补充血容量。

(6) 密切观察患者意识、生命体征、尿量及其他临床变化。

(7) 准确地记录抢救过程。

（周殷　叶陈丽　唐千益　许夏燕）

参考文献

[1] 国家卫生计生委合理用药专家委员会，中国药师协会．冠心病合理用药指南（第2版）[J]．中

国医学前沿杂志（电子版），2018，10（6）：1－130.
［2］国家卫生计生委合理用药专家委员会，中国医师协会高血压专业委员会．高血压合理用药指南（第2版）［J］．中国医学前沿杂志（电子版），2017，9（7）：28－126.
［3］黄从新，张澍，黄德嘉，等．心房颤动：目前的认识和治疗的建议－2018［J］．中国心脏起搏与心电生理杂志，2018，32（4）：315－365.
［4］中国高血压防治指南修订委员会，中国高血压联盟．中国高血压防治指南2018年修订版［J］．心脑血管病防治，2019，19（1）：1－44.
［5］中国老年学学会心脑血管病专业委员会．中国慢性疾病防治基层医生诊疗手册：药物治疗指导分册（2019年版）［M］．北京：北京大学医学出版社，2019.
［6］中华医学会内分泌学分会．中国成人2型糖尿病口服降糖药联合治疗专家共识［J］．中华内分泌代谢杂志，2019，35（3）：190－199.
［7］中华医学会糖尿病学分会．中国2型糖尿病防治指南（2017年版）［J］．中华糖尿病杂志，2018，10（1）：4－67.
［8］诸骏仁，高润霖，赵水平，等．中国成人血脂异常防治指南（2016年修订版）［J］．中华全科医师杂志，2017，16（1）：15－35.

第四章 康　　复

第一节 老年人的功能锻炼

老年人的康复是老年人整合性照护当中的重要组成部分，它是应用康复治疗技术和康复工程等手段，与社会康复、职能康复相互结合，改善因衰老、疾病、外伤而导致功能障碍的老年人的生理和心理的整体功能，达到全面康复，为实现老年人康乐目标创造条件。

老年人功能锻炼的对象不仅包括具有明确功能残障的老年人，还包括无明确残障但有慢性病或者因衰老引起功能障碍的老年人。功能锻炼的直接目的是恢复因衰老、疾病、外伤致残的老年人的各种功能，提高日常生活活动能力，减轻老年人照护者的负担，为老年人创造良好的生活环境，提高老年人生活质量。

一、肌肉力量和关节活动训练

肌肉增强训练是治疗各种原因引起的肌萎缩的有效办法，在康复医疗中被广泛应用；其既可用于防治肢体制动后的失用性肌萎缩，防治创伤、疼痛引起的反射性脊髓前角细胞抑制性肌萎缩，治疗神经损伤后的神经性肌萎缩，促进肌病造成的肌舒缩功能的恢复，还可用于防治脊柱疾病或手术后躯干肌的肌力减退、调整腹背肌肉的失衡、增强脊柱的稳定性，以治疗颈椎病和下腰痛等。关节活动范围的维持和改善是运动功能恢复的前提和关键，是恢复肌力、耐力、协调性、平衡等运动要素的基础，也是日常生活活动能力训练、职能训练，以及使用各种矫形器、步行辅助器和轮椅的必要条件。

二、有氧训练

有氧训练是指运动时体内代谢以有氧代谢为主的耐力性训练，能够增进心肺功能、提高身体耐力。有氧运动指任何有节律性的、中等或中等以下强度的运动；它不易使人感到疲劳，能持续较长时间，可使运动峰值摄氧量增加，调节改善人的呼吸功能、循环系统和自主神经系统，从而促进机体各组织器官的协调，使人体达到最佳状态。

三、平衡协调能力训练

平衡协调功能包括坐、立、行 3 种状态，即静态的稳定性和运动的协调性，同时还包括在这 3 种状态下抗干扰的能力。维持正常的平衡功能需要健全的骨骼系统、良好的肌张力、协调的肌力和正确的姿势反射系统等。人体可以通过主动训练获得平衡反应，提高平衡控制能力。

四、自我照顾性日常生活活动能力训练

对于有功能障碍的老年人来说，日常生活尽可能独立是恢复正常生活方式的首要步骤，也可使老年人在日常生活活动中减少对别人帮助的依赖，学会自我照顾，重新开始正常生活。该训练主要内容包括穿衣、修饰、进食、大小便管理和洗澡等。

（1）穿衣：包括穿脱不同样式的上衣、裤子和鞋袜等。

（2）修饰：包括刷牙、洗脸、梳头等。

（3）进食：包括使用餐具或改进后的餐具进食各种性状的食物。

（4）大小便管理：包括如厕转移、如厕、如厕后清洁等内容。

（5）洗澡：包括准备衣服、转移至浴室、清洗身体等。

五、转移活动训练

转移活动是指老年人从 1 个姿势转换成另 1 个姿势及身体移动到不同地方的位置变换，是 1 个人做到生活独立的基本前提。该训练主要包括床上翻身、卧坐转移、床椅转移、坐站转移等。

（1）床上翻身：是老年人最基本的日常活动，是完成其他日常生活活动的前提条件；其包括向两侧翻身。

（2）卧坐转移：是老年人独立进食、洗漱、排便等的前提条件，为下床活动做好准备；其包括从两侧坐起。

（3）床椅转移：包括床与扶手椅子，床与轮椅之间，轮椅到地面、浴室、浴缸、交通工具的转移。

（4）坐站转移：包括坐位站起和站位坐下的训练。

六、认知与知觉障碍训练

对于老年人的认知康复，目前还没有学科间或跨学科用作临床和研究目的的标准定义。传统意义上的认知康复训练是指使用一系列治疗技术来帮助改善受损的智力、知觉、精神运动及行为的技能。现代认知康复指系统地运用医学和治疗学专科手段，改善认知功能和因单一或多方面认知损害而受到影响的日常活动。所以，认知康复是一个干预系统，通过改善在处理和解释信息方面的障碍或改善环境来提高日常功能性能力。照护者要帮助老年人减少或克服认知与知觉障碍，帮助其重获日常生活所需要的技巧及能力，提高生活质量。一般的认知训练包含以下内容。

（1）认知活动刺激。认知活动刺激不是正规的认知训练，其主要目的是让老年人

参与一些日常活动，降低脑部退化程度。例如，玩纸牌、下棋、打麻将、玩拼图游戏、玩智力游戏、玩拼字游戏、读报纸和书本等。多参与有意义的活动是非常重要的。

（2）基本认知能力训练。基本认知能力训练的方法大多采用书面练习或计算机辅助训练。在此训练中，治疗师、家属和照护者的帮助及技巧、练习的时间和次数对训练效果非常重要。

（3）认知功能技巧训练。认知功能技巧训练分为内在和外在两种方法。内在方法包括通过不断复述、反复复习或将内容说出来；把文字图像化、透过情景的联想、配对联结数字等；把新事物和已有的习惯联系、对事件进行分组分类等。外在方法包括使用日记簿、日历、时间表及利用提示、活动时间指南等。

（4）环境改善。改善原有环境，从而配合老年人现有的能力及技巧。控制及改善原有的家居环境设施，或简化事件程序，使老年人适应简化的环境。

七、呼吸训练

呼吸训练有助于有呼吸系统疾病的老年人尽早地、最大限度地恢复肺功能，缩短康复时间。常见的呼吸训练包括以下内容。

（1）腹式呼吸：老年人处于舒适放松的姿势，斜躺坐姿位，照护者将手放于老年人肋骨下方的腹直肌上，让老年人用鼻子缓慢地深吸气，老年人的肩部和胸廓保持平静，只有腹部鼓起。然后让老年人有控制地呼气，将空气缓慢地排出体外。重复 3 ～ 4 次后休息。

（2）有效咳嗽：老年人处于放松舒适的姿势，坐位或身体前倾，颈部微微屈曲。照护者示范深呼吸、咳嗽及腹肌收缩。老年人双手置于腹部且在呼气时做 3 次哈气以感觉腹肌的收缩，然后练习发“ke”的声音以感觉声带绷紧、声门关闭及腹肌收缩。照护者先指导其做深而放松的吸气，紧接着做剧烈的双重咳嗽。

八、治疗性活动

治疗性活动指经过精心选择的、具有针对性的作业活动，其目的是维持和提高老年人的功能，预防功能性障碍或残疾的加重，提高老年人的生活质量。

（1）增强肌力和改善关节活动度的活动。例如，木工、飞镖、泥塑、投篮、通过特殊传感器控制的电子游戏（如 XBOX 360A 中部分游戏）、舞蹈、绘画、书法、编织等。

（2）改善平衡和协调性的活动。例如，篮球、舞蹈、足球、编织、套圈、园艺、飞镖、棋类游戏、纸牌游戏、折纸、镶嵌等。

（3）提高日常生活活动能力的活动。例如，日常生活生活活动能力训练、穿衣比赛、家务活动等。

第二节 老年人常见步行助行器和矫形器

一、老年人常见步行辅助器

步行障碍是下肢最常见的功能障碍。老年人常需要各种步行辅助器辅助步行。步行辅助器的主要作用是辅助身体在步行中保持平衡，减少下肢承重，缓解疼痛，改善步态，进而改善步行功能。手杖、拐杖小巧轻便，但支撑面小，稳定性差；助行架支撑面积大，稳定性好，但比较笨重。因此需要根据老年人的具体情况来选择步行辅助器。

（一）影响步行辅助器要考虑的因素

（1）平衡能力。老年人的平衡能力是否允许不用拐杖，或者用一根手杖即可，还是需要提高稳定性支持。

（2）下肢步态能力。老年人下肢是否可充分承重或者部分承重，还是完全不能承重，老年人下肢步态和步行功能状态如何。

（3）上肢抓握能力。老年人上肢力量是否能应用步行辅助器，抓握能力适用哪种器械。

（4）其他一般状况。其他一般状况包括老年人的身高，体重，年龄，疾病诊断，病情是否稳定、发展还是好转。以上因素决定了辅助器的大小规格、重量、耐用要求和应用时机。

（5）认知能力。老年人是否有正确学习步行辅助器的能力，在应用时若有危险是否知道如何调节。

（二）手杖和拐杖

（1）手杖和拐杖的长度：为合理用力和起到良好的支撑作用，手杖和拐杖应有合适的长度。对于站立无困难的老年人，让其站立，体重平均分布于两腿上，眼视前方，肩膀松弛，治疗师通过检查，确认其穿普通后跟高度的鞋时，身体没有向前、后、左、右倾倒。将手杖垂直靠在老年人身侧，在与其前臂尺骨茎突水平平齐处为手杖的适合高度。

对于站立困难的老年人，让其在仰卧位测定。此时让老年人呈直线地仰卧，双手放在身旁，测量自尺骨茎突到足跟的距离，然后增加 2.5 cm，这就是手杖应有的高度。

腋拐的长度测量与手杖相同，腋垫顶部与腋窝的距离应有 5 cm 或三横指，过高则有压迫臂丛神经的危险；若腋垫过低则不能抵住侧胸壁，难以稳定肩部起到平衡作用，且会造成走路姿势不良。

（2）选用重点：老年人用手杖时，其腕部肌力和握力必须能承担其体重。应教会老年人走路时眼视前方而不是看地面，而且要鼓励其用足跟先着地、足趾蹬地的正常步态。老年人使用三足或四足手杖时应注意走路时不要太靠近手杖，以免在利用它负重时靠在其上求得平衡。传统认为四足手杖比三足手杖更稳定，但如果四足手杖使用不当，如部分手杖在负重时仅两足承力，则老年人跌倒的风险更高于三足手杖，这点应予以注意。

（3）可能需要使用手杖的情况：①肌肉无力或肌张力异常时用于辅助支撑、稳定关节，如偏瘫单侧躯体障碍或脑瘫；②用于缓解疼痛，如在膝关节退行性关节炎或下肢骨折后；③用于保护脆弱的骨或受损的关节，如在骨质疏松或半月板切除术后；④用于代偿畸形，如在脊柱侧弯或肢体变短时；⑤用于社交层面的考虑，如用来提醒别人自己是走路不稳者，但有部分老年人对此会有强烈的心理抵触，如果照护者通过评估认为有必要，应该尽可能劝慰老年人接受使用这种提示性手杖。

（三）助行架

助行架是一类没有轮子，除了手柄，没有其他支撑装置的步行辅助用具，是双臂操作的步行辅助器具中最简单的形式。推荐使用交互式助行架，其带有铰链连接，因而可以左右侧先向前移动，然后对侧再向前移动。当老年人需要自己站立在地板上交互步行时，这种步行架是很有用的。尤其当老年人上肢也无力时，这种交互式助行架可使老年人不必提起整个架子，只需要先一侧后另一侧地将架子推向前即可。

（1）助行架的长度：与测量手杖长度的方法相同。

（2）选用重点：确保老年人迈步腿不要太靠近助行架，否则有躯干后倾、跌倒的风险。同样，步行时也不要把步行架放得离老年人太远，否则会扰乱平衡；而且如果助行架的四足不能牢固放在地板上承重，架子易于倾倒。

（3）可能应用助行架的情况：下肢单侧无力、广泛软弱和虚弱的老年人，其需要比手杖和拐杖等步行辅助器更大的支持。例如，老年性骨关节炎或下肢股骨骨折愈合后，全身或双下肢软弱或不协调者，需要独立、可靠地站立的帕金森病患者，需要广泛支持，以帮助活动或建立信心；长期卧床或患病的老年人。

二、老年人单侧躯体功能障碍矫形器

老年人单侧躯体功能障碍矫形器按照使用部位，可分为下肢矫形器、上肢矫形器和躯干矫形器。其中，下肢矫形器使用较多，上肢矫形器使用较少，而躯干矫形器几乎不使用。通常使用的下肢矫形器包括踝足矫形器（俗称短支具）、膝踝足矫形器（俗称长支具）。

（一）踝足矫形器

踝足矫形器是单侧躯体功能障碍的老年人最常用的下肢矫形器。通常使用的踝足矫形器是由低温热塑板材制成的。踝足矫形器适用于足下垂、内翻尖足等情况。

轻度足内翻可以使用重量轻的塑料踝足矫形器，重度足内翻尖足应使用硬性塑料踝足矫形器。

偏瘫伴有内翻尖足的老年人穿着踝足矫形器后，在步行周期中可以延长偏瘫侧下肢支撑时间和增加偏瘫侧踝关节稳定性，使得步态更为对称，同时也可减少胫骨前肌过度活动并增加股四头肌的活动。踝足矫形器可以提高偏瘫老年人步行速度、降低步行中的能量损耗。

（二）膝踝足矫形器

对重度偏瘫老年人使用膝踝足矫形器训练治疗，让其早期离床站立，可促进阳性支持反应，刺激本体感受器，重建平衡反应机制。重度偏瘫老年人使用膝踝足矫形器后，站立训练可防止健侧下肢失用性萎缩、改善心肺功能及提高其的康复信心。因此，使用膝踝足矫形器是早期离床、早期步行和早期日常生活活动能力自理康复的具体体现，尤其在重度单侧肢体功能障碍的康复中是一种促进下肢运动功能、步行功能、恢复和防止失用性萎缩的十分有效的治疗方法。

在早期康复中，使用膝踝足矫形器后的早期站立和起立训练会促进阳性支持反应，因此，必须考虑到其加重下肢伸肌痉挛而使得步态恶化的可能性。

第三节　帮助老年人训练站立、坐位及移动

一、老年人站立训练

坐站转移这种姿势变换可以增强老年人的主动意识，也是坐位到站立的必要条件。当躯体重心位于膝盖后方时，老年人无法安全站起，因此必须先训练躯干前倾。

（一）单侧躯体功能障碍老年人的站立训练

1. 躯干身体前倾训练

（1）老年人坐位，上肢肘关节伸展，肩关节屈曲，前臂置于照护者的双肩上，照护者用手控制老年人躯干使其保持伸展。

（2）老年人双侧上肢自然下垂，照护者保持老年人躯干前倾，根据老年人功能状况调整升降床的高度，增加训练难度，使得老年人掌握从坐位到站立的动作。

2. 双手支撑起立训练

（1）老年人坐位，双足全脚掌着地，与肩膀同宽，双手支撑在凳面上，头部向前伸出超过双足，重心向前移动。

（2）当老年人臀部抬起时，照护者一手扶持膝关节使其超过足尖，另一手扶持健侧大转子，协助老年人克服重力完成站立动作。

（3）双腿用力，伸髋、伸膝站起，躯干挺直，双手分开自然下垂置于体侧。

（4）当动作完成较好后，去掉双手交叉，再去掉前面的凳子，双手轻轻向前摆动，重心前移，躯干伸直，完成起立动作。

3. 起立训练的辅助方法

（1）照护者用双腿夹住老年人患侧膝关节，保持正常体位，提示老年人完成躯干前倾动作。

（2）照护者用上肢及躯干夹着老年人患侧上肢以保护肩关节，另一只手置于第 9 ～ 10 胸椎处，协助完成脊柱的伸展。

（3）当老年人的臀部可以充分抬起后，照护者一手置于老年人臀部，另一手置于其下腹部，使得骨盆后倾，双下肢固定老年人患侧膝关节，防止过度伸展，完成站立动作。

（二）双侧下肢功能障碍老年人的站立训练

（1）老年人佩戴长腿支具坐于床边，双足分开，与肩膀同宽，将脚跟移动到膝关节重力线的后方。

（2）双手撑住步行架的扶手，躯干向前倾斜。

（3）双手用力支撑，臀部抬离床面。

（4）双手突然发力，将躯干支撑起来站直，利用惯性把长腿支具锁定。

二、老年人坐位训练

老年人因为长期卧床，在坐起或者站立时容易出现直立性低血压，因此，应尽早使用靠架或摇床坐起，然后积极训练卧－坐转移和坐位平衡。

（一）靠物辅助坐起训练

（1）开始训练第一天坐起30°，上午、下午各训练5分钟。

（2）每隔一两天增加10°，维持5分钟，为防止腘绳肌疼痛，膝盖下可以放置毛毯。

（3）能坐起20分钟后，可以在坐位进食。

（二）长坐位平衡训练

（1）照护者在老年人身后，用身体和双手辅助老年人保持平衡。

（2）照护者在老年人身后，仅用双手辅助老年人保持平衡。

（3）照护者在老年人身前，双手拉着老年人保持平衡。

（4）老年人双手扶腿保持平衡。

（5）老年人单手扶腿保持平衡。

（6）老年人双上肢外展保持平衡。

（7）老年人双上肢前伸保持平衡。

（8）老年人双上肢上举保持平衡。

以上是保持长坐位平衡的常规训练方法。此外，还有在外力破坏的情况下保持长坐位平衡的训练，如照护者前、后、左、右变换位置并且力度不定地推动老年人，让其保持平衡，以及抛球、接球等训练。

（三）卧－坐转移训练

卧－坐转移训练是老年人下床活动的前提。对于单侧躯体功能障碍的老年人，从健侧卧位坐起时，先用健侧腿帮助患侧腿置于床边，然后把健侧肩膀和上肢移到身体下，通过外展和伸直健侧上肢从卧位撑起，最后移动躯干到直立坐位，在直立坐位下保持平衡；从患侧卧位坐起时，先用健侧腿帮助患侧腿将双小腿放于床边，然后用健侧手和上肢支持坐起，最后移动躯干到直立坐位，在直立坐位下保持平衡。

值得注意的是，即使老年人没有罹患单侧躯体功能障碍，仍旧推荐老年人在起床时先侧卧位，然后利用下肢垂下床边和上肢支撑从卧位转移到直立位。

三、老年人转移训练

（一）床－椅转移训练

床－椅转移活动适用于从床到椅子之间转移，也适用于高度相差不大的床和轮椅之间的转移，因此在转移前通过调节床的高度使得两者高度一致很有必要。

45°床－椅转移是老年人床椅转移最常用的方法，因为椅子或轮椅与床成45°时，老年人容易握住椅子或轮椅的外侧扶手，比较容易转移，但身体转动的角度比较大。通常这一方法适用于床与轮椅之间的相互转移。

45°床－椅转移的动作分析如下：

（1）轮椅或椅子与床成45°放置，老年人坐在床边，双足平放于地面上。轮椅或椅子置于老年人健侧，与床成45°，制动，卸下近床侧扶手，移开近床侧脚踏板。

（2）将健侧手支撑于轮椅或椅子远侧扶手，患侧足位于健侧足稍后方。

（3）移动身体，向前倾斜躯干，健侧手用力支撑，抬起臀部，以双足为支点旋转身体直至背靠轮椅或椅子。

（4）转动身体坐进轮椅或椅子，确定双腿后侧贴近轮椅或椅子后，正对轮椅或椅子坐下。

（二）对于双下肢功能障碍的老年人动作分析

（1）老年人坐于床边，双足平放于地面上。轮椅或椅子与床成45°，制动，移开近床侧扶手，移开近床侧脚踏板。

（2）先将臀部向前移动，一只手支撑床面，另一只手支撑轮椅或椅子远侧扶手。

（3）双手同时撑起臀部向轮椅或椅子方向移动。

（4）坐进轮椅或椅子，用双手支撑调整好姿势。

（三）注意事项

（1）开始训练时，要由照护者站在前方保护，根据老年人的运动水平逐渐减少帮助，直至独立完成。

（2）安全转移的关键：①轮椅或椅子与床的正确位置；②车闸要刹稳；③脚踏板要竖起来；④动作要规范，并且养成习惯。

第四节　偏瘫老年人穿脱的训练

偏瘫导致老年人日常生活活动能力受限。本节从偏瘫导致老年人穿脱障碍的动作分析入手，介绍一些日常生活活动能力训练中的活动分析内容与方法，以及如何利用活动分析对偏瘫老年人进行穿脱和其他日常生活活动能力训练。

一、穿脱上衣

偏瘫老年人坐在有靠背的椅子或者轮椅上，有自身平衡能力的老年人可以坐在床边完成。在穿衣训练之前，相关人员应该评估老年人的动态坐位平衡和认知功能。

（一）穿开襟上衣的动作分析

（1）放好上衣，将上衣里面朝外，衣领向上放于膝盖上。

（2）上肢和手穿进正确的衣袖，用健侧手帮助露出里面的袖口，把患侧手穿进相应的袖口。

（3）把衣领拉到一侧肩，将上衣沿着患侧上肢拉上并拉到健侧肩部和颈部。用健侧手把衣领从患侧拉到健侧时，也可用牙咬住衣领的另一端。

（4）穿上另一侧上肢衣袖，把健侧手和上肢穿进衣袖；用健侧手抓住上衣的后襟，将其拉开展平。

（5）系上纽扣，整理上衣使纽扣对准相应扣眼，稳定纽扣边缘，用健侧拇指撑开扣眼套上纽扣。

（二）脱开襟上衣的动作分析

（1）解开纽扣。

（2）把衣领脱到一侧肩膀，先将患侧上衣脱到患侧肩下，然后将健侧上衣脱到健侧肩膀下。

（3）脱下一侧上肢，将健侧上肢和手脱出衣袖。

（4）把另一侧上肢和手脱出袖管，当健侧手脱出后，老年人可容易地将患侧衣袖脱下，完成脱衣。

（三）穿套头衣的动作分析

（1）放好上衣，先解开套头衫纽扣，将套头衫的背面向上、衣领向下放于膝盖上，用健侧手将套头衫的后襟拉到一起直到里面的袖口露出。

（2）把上肢和手穿进正确的袖管，拉起患侧上肢并将其穿入相应的袖口，拉上衣袖直到它穿到患侧肘部以上。

（3）穿另一侧上肢，然后将健侧上肢穿入相应的袖口，并且一起穿到肘部以上。

（4）把头套入领口，将衣服后身部分收起并抓住，头从领口钻出。

（5）整理衣襟，最后拉衣襟整理好套头衫，并系上纽扣。

（四）脱套头衫的动作分析

（1）把身后的衣服往上拉，将衣服后身部分向上拉起。

（2）退出头部。

（3）把一侧上肢和手正确脱出袖管，用健侧手先将患侧上肢脱出衣袖。

（4）然后再摆动健侧上肢将衣袖也脱出。

（五）注意事项

（1）如果上衣太紧，建议选择宽松的开襟衫或者套头衫。

（2）如果老年人不能用一只手系纽扣，可以用魔术贴代替，必要时可选用大扣子或者按扣。

（3）用穿衣钩和扣钩可以帮助穿衣和系上纽扣，但要试着尽可能地不使用辅助设备。

（4）在老年人的后背和椅子背之间一定要留有一定空间，否则穿后襟会有困难。

（5）手工操作时，上肢应尽可能靠近身体，坐位平衡不稳定时应给予支持。

二、穿脱裤子

对于老年人而言，坐位下穿脱裤子适合大部分人，这种方法适用于有良好的坐位平衡能力、能独立完成卧－坐转移的老年人，其相对安全。

（一）坐位下穿裤子的动作分析

（1）摆好腿的位置，以便手能伸到其踝部并穿上相应裤腿，坐在稳定的平面上，把裤子放在身旁健侧手容易拿到的地方，教老年人通过抓住其患侧小腿使其交叉放置于健侧大腿上，将患侧裤腿穿到患侧脚踝，尽量拉到膝盖以上防止其滑下。

（2）将裤子拉到双腿的大腿部。先将交叉的患侧腿再次放到地板上，再把健侧腿的裤子穿上。

（3）将裤子拉上腰部。让老年人通过坐－卧转移，躺到床上，并尽可能地将患侧裤子拉到上臀部附近，通过桥式运动或者转身将臀部离开床面，把健侧裤子拉到臀部直到腰。

（二）坐位下脱裤子的动作分析

（1）将裤子脱下腰部，通过倾斜身体或将躯干从一侧向另一侧旋转使得臀部离开座位时，快速将裤子脱到臀部以下。

（2）将裤子脱到双腿的大腿部并脱出踝部，先脱健侧然后用健侧足蹬下患侧裤子。

三、穿脱鞋子

老年人坐在扶手椅上或者床边完成此动作，此动作的完成取决于老年人的坐位平衡能力。鞋子应该放到容易拿到的地方，若有必要，可采用长柄拾物器将鞋子从地面上捡起。

（一）穿脱鞋子的动作分析

（1）将一只脚放在另一只脚的大腿上，把患侧脚鞋子从地上拿起，鞋面向下放在床上或身体旁边的椅子上，将健侧腿放在身体的正中线，将患侧腿提起交叉放在健侧腿上。

（2）拉开鞋面部分，将患侧脚穿进鞋里（特别要当心脚趾），然后穿脚掌，再用健侧手指勾上鞋跟。

（3）用健侧手系上鞋带或粘上魔术贴，最后放下交叉的患侧腿。

（4）脱鞋子时，解开鞋带或拉开魔术贴，弯腰用健侧手帮助将患侧脚交叉于健侧腿上脱掉患侧脚上的鞋子；或用健侧足蹬掉患侧足鞋跟，然后再用健侧手脱下鞋子。

（二）注意事项

（1）若有必要，建议用松紧鞋代替普通的系带鞋。

（2）鞋不宜太重或太硬，鞋跟应为平底。

（3）建议穿用魔术贴扣住的运动鞋。

（张进杰）

参考文献

[1] 戴红. 康复医学［M］. 北京：北京大学医学出版社，2009：256.
[2] 窦祖林. 作业治疗学［M］. 北京：人民卫生出版社，2013：366.
[3] 纪树荣. 运动疗法技术学［M］. 北京：华夏出版社，2011：611.
[4] 倪朝民. 神经康复学［M］. 北京：人民卫生出版社，2016：306.
[5] 于兑生. 偏瘫康复治疗技术图解［M］. 北京：华夏出版社，2015：310.
[6] 张长杰. 肌肉骨骼治疗学［M］. 北京：人民卫生出版社，2008：316.
[7] 赵辉三. 假肢与矫形器学［M］. 北京：华夏出版社，2012：362.

第五章　营养照护

第一节　老年人的营养需要及膳食指南

一、老年人的生理代谢情况

（一）身体成分改变

随着年龄的增长，老年人体内脂肪组织增加，瘦体组织减少，肌肉组织的质量减少，使其出现肌肉萎缩，活动能力减退；身体水分减少，影响体温调节，对环境温度改变的适应能力降低；骨组织矿物质减少，尤其是钙减少，骨密度降低，易发生骨质疏松及骨折。

（二）代谢功能降低

与中年人相比，老年人的基础代谢率降低10%～20%。老年人合成代谢降低，分解代谢增高，合成与分解代谢失去平衡，可引起细胞功能下降；蛋白质的合成与分解速率明显低于年轻人。因此，老年人对能量的需求逐渐减少。

（三）器官功能下降

（1）消化系统：很多老年人因牙齿脱落而影响对食物的咀嚼和消化；其味觉和嗅觉功能减退、感觉阈限升高，容易给食物过度调味，尤其会多加盐；老年人胃黏膜功能下降导致胃部对溃疡、癌症、感染等损伤的抵抗能力下降；消化液、消化酶和胃酸分泌减少，导致消化功能降低；老年人胃肠扩张、蠕动能力减弱，易发生胃排空延迟和便秘。

（2）循环系统：老年人的心肌收缩力减弱，血管壁弹性蛋白缺乏，胶原组织增多，血管壁上类脂质、钙、镁、磷沉着，血管阻力增加，血流总循环时间增加，引起心率减慢，心排出量减少，收缩期延长，血压升高。

（3）呼吸系统：老年人的气管及支气管黏膜上皮和黏液腺有退行性变、纤毛运动减弱、防御能力降低的表现，易患老年性支气管炎；其细支气管管壁弹性减弱，周围肺组织弹性牵引力减弱，呼吸时阻力增高，分泌物不易排出，容易导致感染；其胸廓变硬，呼吸肌肌力减弱，导致肺活量减少、残气量增加。

（4）神经系统：神经系统的衰退进程与年龄显著相关。随着年龄的增长，老年人脑细胞减少，神经传导速度下降，易致精神活动能力减低、记忆力减退、易疲劳、动作缓慢。70 岁以上老年人中有 20% 存在轻微的认知损伤，可能对进食、咀嚼和吞咽造成影响，进而增加营养不良的风险。

（四）免疫功能降低

随着年龄的增长，老年人胸腺体积萎缩、质量减轻，T 淋巴细胞数目减少，导致免疫功能下降、免疫反应迟钝、免疫效力也更弱，因此老年人对外界的刺激及伤害更为敏感，增加其感染与肿瘤的发病率。

（五）体内氧化损伤加重

随着年龄的增长，老年人体内的自由基增多，对机体细胞膜尤其是亚细胞结构（如线粒体、微粒体和溶酶体膜）的损害增加。

二、老年人的营养需要

（一）能量

老年人由于基础代谢率下降、体力活动减少，能量的总消耗量下降，因此，能量供给也应相应地减少，以维持能量平衡，使其达到理想体重。中国营养学会建议能量的推荐摄入量为：65 岁以上到 80 岁以下的轻体力活动的老年人，男性每天摄入 2 050 kcal、女性每天摄入 1 700 kcal；65 岁以上到 80 岁以下的中体力活动的老年人，男性每天摄入 2 350 kcal、女性每天摄入 1 950 kcal；80 岁以上的轻体力活动老年人，男性每天摄入 1 900 kcal、女性每天摄入1 500 kcal；80 岁以上的中体力活动的老年人，男性每天摄入 2 200 kcal、女性每天摄入 1 750 kcal。

（二）蛋白质

由于体内细胞衰亡和各种代谢，蛋白质丢失不可避免，而且随着机体老化，老年人体内分解代谢增强、合成代谢下降，易造成负氮平衡。因此，老年人要摄入数量充足，且易于消化、吸收、利用的优质蛋白质，每天摄入量应达 1. 0 ～ 1. 2 g/kg。蛋白质供能占总能量的 12% ～ 14%，其中来源于鱼类、蛋类、瘦肉、奶类和豆类的优质蛋白质应占蛋白质总量的 1/3 以上。但是老年人肝、肾功能和胃肠功能因年龄增长有不同程度的下降，蛋白质的摄入量不宜过多，维持氮平衡即可，蛋白质供能比以不超过 14% 为宜，以免加重肝、肾负担。

（三）脂肪

老年人胆汁酸减少，酯酶活性降低，消化脂肪的能力下降，因此摄入的脂肪以供能占总能量的 20% ～ 30% 为宜。老年人应控制猪油、牛油、羊油与奶油的摄入，植物油尤其是菜籽油、玉米油、大豆油及花生油都含有不饱和脂肪酸，可以在规定总量中食用。胆固醇摄入量应低于 300 mg/d，少吃富含胆固醇的食物，如动物脑、鱼子、蟹黄、动物肝肾等。

（四）碳水化合物

老年人糖耐量降低，胰岛素分泌减少，血糖调节作用减弱，易发生血糖升高。而且

过多的碳水化合物在体内还可以转变为脂肪，导致高脂血症，因此碳水化合物的摄入量以供能占总能量的50%～60%为宜。老年人应选择含复合碳水化合物的淀粉类为主食，多选择粗杂粮，减少单糖、双糖的摄入，多吃富含膳食纤维的蔬菜、豆类、水果等食物，以增加肠道蠕动，防止便秘，并可预防结肠癌、降低胆固醇。

（五）矿物质

（1）钙：由于老年人胃肠功能降低、胃酸分泌少、肝肾功能衰退，活化维生素D的功能下降，加上老年人户外活动减少，缺乏日照，使皮下7－脱氢胆固醇转化为维生素D减少，以致对钙的吸收、利用能力下降，易出现钙的负平衡。老年男性平均每10年丢失骨质4%，老年女性丢失3%～10%，因此易发生骨质疏松与骨折。中国营养学会建议老年男性和女性钙的推荐摄入量（recommended nutrient intake，RNI）均为1 000 mg/d。补钙以天然食物来源的钙为主，牛奶及奶制品是最好的来源，其次为大豆及豆制品、深绿色蔬菜、海带、虾皮等。钙的补充也不宜过多，每天摄入钙的总量以不超过2 000 mg为宜。

（2）钠：因老年人味觉差，减少咸味更影响食欲，若无高血压、冠心病等既往病史，不必过度限盐，每天以摄入2 200 mg钠（相当于食盐5.5 g）为宜；有高血压、冠心病者，钠盐摄入量应少于5 g/d。

（3）钾：老年人经常体内钾含量低，每天应满足3～5 g钾的需要量，宜多食用豆类、蔬菜等含钾多、钠少的食物。

（4）铁：老年人胃酸量少，食物中三价铁还原为二价铁的能力受限，影响铁的吸收；而且蛋白质合成功能降低，造血功能减退，血红蛋白含量少；膳食中铁、维生素C、维生素B_{12}、叶酸的不足，均易导致缺铁性贫血。中国营养学会建议老年男性和老年女性铁的RNI均为12 mg/d，应选择血红素铁含量高的食物，如动物肝脏、瘦肉等，同时还应多摄入富含维生素C的蔬菜、水果，以利于铁的吸收。

（5）锌：锌有维持和调节免疫功能的作用，其缺乏可致巨噬细胞、自然杀伤细胞功能降低，使脾细胞数降低，因此膳食中应有适量的供给。中国营养学会建议锌的RNI在老年男性为12.5 mg/d，老年女性为7.5 mg/d。

（6）硒：硒有提高机体抗氧化能力，清除自由基的作用，常食用富含硒的食物可预防心血管病。中国营养学会建议老年男性和老年女性硒的RNI均为60 μg/d。

（7）铬：膳食中足量的铬可以使胰岛素充分发挥作用，并可降低低密度脂蛋白胆固醇水平，升高高密度脂蛋白胆固醇水平，有利于防止动脉粥样硬化。老年人体内铬含量比成人的少，应摄入足量的铬。中国营养学会建议老年男性和老年女性铬的适宜摄入量（adequate intake，AI）均为30 μg/d。

（六）维生素

（1）维生素A：老年人进食量少，尤其是牙齿不好的老年人，摄入的蔬菜更少，易出现维生素A缺乏。维生素A与视力、上皮组织健康、血红蛋白合成及运铁蛋白合成有关。因此，老年人应注意多食用富含维生素A的食物，如黄绿色蔬菜、水果等。中国营养学会建议维生素A的RNI在老年男性为800 μg RAE/d，老年女性为700 μg RAE/d。

（2）维生素 D：老年人户外活动减少，皮肤合成的维生素 D 含量低，且由于肝肾功能减退，转化为活性 1，25 –（OH）$_2$ 维生素 D 的能力下降，易致维生素 D 缺乏而影响钙、磷的吸收及骨骼矿化，出现骨质疏松。中国营养学会建议老年男性和老年女性维生素 D 的 RNI 均为 15 μg/d，高于中年人和青年人。

（3）维生素 E：维生素 E 具有抗氧化性，可减少体内脂质过氧化物、降低血胆固醇浓度、消除脂褐质、改善皮肤弹性，有抗衰老及防癌的作用。中国营养学会建议老年男性和老年女性维生素 E 的 AI 均为 14 mgα-TE/d，当多不饱和脂肪酸摄入量增加时，应相应增加维生素 E 的摄入量。

（4）维生素 B_1：老年人对维生素 B_1 的利用率降低，中国营养学会建议维生素 B_1 的 RNI 在老年男性为 1.4 mg/d，老年女性为 1.2 mg/d。富含维生素 B_1 的食物有肉类、豆类及粗粮。

（5）维生素 B_2：老年人膳食中容易缺乏维生素 B_2，中国营养学会建议维生素 B_2 的 RNI 在老年男性为 1.4 mg/d，老年女性为 1.2 mg/d，应适当增加富含维生素 B_2 的食物，如奶类、蛋类、鱼、瘦肉、阔叶绿色蔬菜等。

（6）维生素 C：可促进胶原蛋白的合成，保持毛细血管的弹性，减少脆性，防止血管硬化，并可增强免疫力、降低胆固醇、抗氧化、抗衰老。中国营养学会建议老年男性和女性维生素 C 的 RNI 均为 100 mg/d。

（7）维生素 B_{12}、叶酸、维生素 B_6：高同型半胱氨酸血症是动脉粥样硬化的独立危险因素，维生素 B_{12}、叶酸、维生素 B_6 的不足可引起高同型半胱氨酸血症，因此老年人应及时补充这三种 B 族维生素，有助于降低动脉粥样硬化的危险。中国营养学会建议老年男性和女性维生素 B_{12} 的 RNI 为 2.4 μg/d，叶酸的 RNI 为 400 μg/d，维生素 B_6 的 RNI 为 1.6 mg/d。

三、老年人的膳食指南

人体衰老是不可逆转的过程。随着年龄的增加，老年人身体功能可出现不同程度的衰退，容易发生代谢紊乱，导致患营养缺乏病和慢性非传染性疾病的风险增加。合理膳食是身体健康的物质基础，对改善老年人的营养状况、增强抵抗力、预防疾病、提高生活质量、延年益寿有重要作用。因此，中国营养学会针对我国老年人的生理特点和营养需要，在一般人群膳食指南 6 条推荐的基础上补充以下 4 条内容。

（一）少量多餐细软，预防营养缺乏

不少老年人牙齿缺损、消化液分泌减少、胃肠蠕动减弱，容易出现食欲下降和早饱，正餐摄入量有限，造成食物摄入不足、营养缺乏。因此，老年人应特别注意增加餐次，可采用三餐两点制或三餐三点制。每次正餐的能量占全天总能量的 20% ～ 25%，每次加餐的能量占 5% ～ 10%。老年人用餐时间应相对固定，睡前 1 小时内不建议用餐、喝水，以免影响睡眠。

高龄和咀嚼能力严重下降的老年人，饭菜应煮软烧烂，可选择软食、半流质或糊状食物。烹调时可把蔬菜切细；肉类食物可以切成肉丝，也可剁碎成肉糜制作成肉丸、肉饼食用；鱼虾类可做成鱼片、鱼丸、鱼羹、虾仁等；坚果、杂粮等坚硬食物可磨碎成粉

末或细小颗粒食用，如核桃粉、玉米粉等；质地较硬的水果和蔬菜可榨汁食用，如胡萝卜汁、橙汁等。老年人吃饭时应细嚼慢咽，通过牙齿细嚼，既能促进唾液分泌，又能使食物与唾液充分接触，促进食物更好消化，减轻胃肠道负担，还可以使咀嚼肌得到更多锻炼，有助于刺激胃肠道消化液的分泌。

老年人因生理功能减退及食物摄入不足，易出现矿物质和某些维生素的缺乏。常见的有钙、维生素 D、维生素 A 缺乏及贫血、体重过低等问题。合理利用营养强化食品或营养素补充剂是弥补膳食摄入不足、改善营养状况的重要措施。

强化食品的选择应看食品标签，如强化维生素和矿物质的奶粉、强化钙的麦片等。营养素补充剂包括单一或多种维生素和矿物质。老年人可根据身体情况和膳食状况，在营养师的指导下，选择适合的强化食品或营养素补充剂，预防营养缺乏。

（二）主动足量饮水，积极户外活动

老年人身体对缺水的耐受性下降，饮水不足会对老年人的健康造成影响，因此要足量饮水。正确的饮水方式是主动、少量、多次饮水，清晨 1 杯温开水，睡前 1 ～ 2 小时 1 杯水，每次 50 ～ 100 mL，养成定时和主动饮水的习惯，不应在感到口渴时才饮水。老年人每天的饮水量以 1 500 ～ 1 700 mL 为宜，首选温热的白开水，也可选择淡茶水。

户外活动能更好地接受紫外线照射，有利于体内维生素 D 的合成，延缓骨质疏松和肌肉衰减。因此，老年人应摒弃闭门不出的生活习惯，因根据自身身体状况，积极进行户外活动，多参加群体活动，如跳健身操或健身舞、搭伴旅游等。

（三）延缓肌肉衰减，维持适宜体重

骨骼肌是身体的重要组成部分。肌肉衰减综合征是与年龄增加相关的骨骼肌量减少并伴有肌肉力量和（或）肌肉功能减退的综合征。延缓肌肉衰减对维持老年人活动能力和健康状况很重要。吃动结合、保持健康体重是延缓老年人肌肉衰减的重要方法，具体包括以下几个方面：

（1）常吃富含优质蛋白质的食物，如瘦肉、奶类、大豆制品等。

（2）多吃富含 n-3 多不饱和脂肪酸的海产品，如海鱼和海藻等。

（3）增加户外活动、多晒太阳、适当增加维生素 D 含量丰富的食物的摄入，如动物肝脏、蛋黄等。

（4）若身体条件许可，可进行抗阻运动，如拉弹力绳、举沙袋等，每次 20 ～ 30 分钟，每周不少于 3 次。

（5）增加日常身体活动量，减少静坐或卧床。活动时应注意量力而行，动作舒缓，避免跌倒的发生。

老年人体重应维持正常稳定的水平，体重过高或过低都会影响健康。在未主动采取减重措施的情况下，与自身前段时间的正常体重相比，体重在 1 个月内降低 5% 以上，或 6 个月内降低 10% 以上时，应引起高度注意，及时到医院进行必要的检查。有研究表明，老年人体重过低会增加营养不良风险和死亡风险，因此老年人的体质指数（body mass index，BMI）应不低于 20 kg/m^2，最高不超过 26.9 kg/m^2。另外，需要结合体脂和老年人具体健康状况来综合判断。鼓励通过营养师的个体化营养评价来判断体重是过低还是过高，并制订营养干预措施，改善营养状况。

（四）摄入充足食物，鼓励陪伴进餐

老年人膳食应多样化，每天应至少摄入 12 种及以上的食物，保证食物摄入量充足。早餐宜有 1 ～ 2 种主食、1 个鸡蛋、1 杯牛奶、1 种蔬菜或水果；中餐和晚餐宜有 2 种以上主食、1 ～ 2 个荤菜、1 ～ 2 种蔬菜、1 种豆制品。饭菜应色香味美。

鱼、虾、禽肉、猪肉、牛肉、羊肉等动物性食物含有优质蛋白及多种微量营养素，对维持老年人肌肉合成十分重要，老年人应摄入足量的肉类。牛奶中的乳清蛋白能促进肌肉合成、预防肌肉衰减，同时牛奶中的钙的吸收利用率高，因此建议老年人多喝低脂奶，乳糖不耐受的老年人可以饮用低乳糖奶或酸奶。老年人每天应进食一次大豆及豆制品，以增加蛋白质的摄入。

饮食中注意摄入含钙高的食物，要保证每天摄入 300 mL 鲜奶或相当量的奶制品，并可适当增加豆制品（如豆腐、豆腐干）、海产品（如海带、虾、螺、贝）、高钙低草酸蔬菜（如芹菜、油菜、紫皮洋葱）等天然含钙高的食物。

老年人贫血比较常见，应帮助老年人积极进食，增加主食和各种副食的摄入，保证能量和蛋白质、铁、维生素 B_{12}、叶酸、维生素 C 等人体造血原料的供给。浓茶、咖啡会干扰食物中铁的吸收，因此在饭前、饭后 1 小时内不宜饮用。

老年人应积极主动与家人或朋友一起进餐，适当参与食物的准备与烹饪，通过变换烹饪方法和食物的花色品种，烹制自己和家人喜爱的食物，提升进餐的乐趣，享受家庭喜悦和亲情的快乐。对于孤寡、独居老年人，建议多结交朋友，或去社区老年食堂或托老所用餐，以增进交流，促进食欲，摄入营养丰富的食物。对于生活自理有困难的老年人，家人应多陪伴，采用辅助用餐、送餐上门等方法，保障食物摄入和良好的营养状况。

第二节　老年人营养不良的营养管理

一、老年人营养筛查与评估

营养不良是指营养物质摄入不足、过量或比例异常，与机体的营养需求不协调，从而对机体形态学和功能及临床结局造成不良影响的综合征。营养不良包括营养不足和营养过剩。老年人常罹患多种慢性病，而慢性病和营养状况可相互影响。由于进食量减少、代谢紊乱、长期服药、反复入院等多种因素作用，慢病老年人群和高龄老年人群的营养不良多属于营养不足，其营养风险及营养不良发生率常较健康老年人群高。而存在营养风险或营养不良的老年患者在感染发生率、病死率及医疗费用方面均较营养正常的老年患者高。

（一）营养筛查对象

所有年龄 65 岁及以上、预计生存期 3 个月以上的老年人均应接受营养筛查。

（二）快速简易筛查

下列问题符合任意1条，就需要用微型营养评定法（mini nutritional assessment short form，MNA-SF）或营养风险筛查2002（nutritional risk screening 2002，NRS 2002）进行筛查。

（1）非自主性体重下降。与平日体重相比，6个月内体重下降大于等于10%或3个月内体重下降大于等于5%。

（2）与日常进食相比，经口摄入减少。

（三）营养筛查

营养筛查是快速判断老年人是否需要进一步全面营养评估和营养治疗的方法。目前常用MNA-SF或NRS 2002进行规范化的营养筛查，见表5-1和表5-2。

表5-1　MNA-SF

	筛查内容	分值
A	既往3个月内，是否因食欲下降、消化不良、咀嚼或吞咽困难而减少食量？ 0=食量严重减少　1=食量中度减少　2=食量没有减少	
B	最近3个月内体重是否下降？ 0=体重下降超过3 kg　1=不清楚　2=体重下降1～3 kg　3=无体重下降	
C	活动情况如何？ 0=需要长期卧床或坐轮椅　1=能离床或轮椅，但不能外出　2=能独立外出	
D	在过去3个月内是否受过心理创伤或罹患急性疾病？ 0=是　2=否	
E	是否有精神心理问题？ 0=严重痴呆或抑郁　1=轻度痴呆　2=无心理问题	
F	BMI（kg/m^2）是多少？ 0=小于19　1=19～21　2=21～23　3=大于或等于23 如果无法得到BMI，用小腿围：0=低于31 cm　3=大于或等于31 cm	
	总分（满分14分）	

结果判定：12～14分，营养正常；8～11分，存在营养不良的风险；0～7分，存在营养不良。

表 5－2 NRS 2002

筛查内容		分值
疾病评分	评分 1 分：髋骨骨折□ 慢性疾病急性发作或有并发症者□ COPD□ 血液透析□ 肝硬化□ 一般恶性肿瘤患者□ 糖尿病□	
	评分 2 分：腹部大手术□ 脑卒中□ 重度肺炎□ 血液恶性肿瘤□	
	评分 3 分：颅脑损伤□ 骨髓移植□ 大于急性生理学及慢性健康状况评分系统 10 分的 ICU 患者□	
营养状况受损评分	1. 现体重：__（kg）；身高：__（cm）；BMI：__（kg/m^2） BMI＜18.5（3 分）□	
	2. 体重下降＞5% 无□ 有□： 是在 3 个月内（1 分）□ 2 个月内（2 分）□ 1 个月内（3 分）□	
	3. 1 周内进食量较从前减少 □无 □有： 25%～50%（1 分）□ 51%～75%（2 分）□ 76%～100%（3 分）□	
年龄评分	年龄≥70 岁及以上（1 分）□ 年龄＜70 岁（0 分）□	
营养风险筛查总评分：		

结果判定：总分值≥3 分，患者存在营养风险，需要制订营养支持计划；总分值＜3 分，定期复查营养风险筛查。

（四）营养评估

营养评估是营养治疗的基础，不是由某一项指标或量表决定，而是通过对患者营养状态的多种指标进行综合评估，需要营养医师了解目标人群的饮食史、病史、临床状况、人体测量数据、实验室数据、物理评估信息、日常功能等，进行综合评估，发现营养不良（营养不足）引起的并发症，估计营养需求量，制定个体化营养治疗方案，评估营养治疗疗效等。

（1）膳食调查：常用膳食回顾法了解老年人每天主食、副食摄入量，以及日常饮食习惯、饮酒情况、营养补充剂、食物过敏史、购买和制作食物的能力。

（2）疾病和用药史及营养相关临床症状：了解与营养相关的既往史，如 2 型糖尿病、卒中、胃大部切除、骨髓移植及近期大手术等；用药史，如华法林、质子泵抑制剂、维生素制剂等；营养相关临床症状，包括消化道症状、咀嚼功能、吞咽功能、义齿适应度等。

（3）人体测量：既可评价营养状态，又能对干预效果进行监测。其包括身高、体重、体质指数（BMI）、近期体重变化、上臂围、小腿围、皮褶厚度等。人体测量是非创伤性的，容易获得，但准确性受到水肿、肥胖和皮肤弹性的影响。也可行人体成分分析评价营养状态，监测营养干预效果。人体成分分析包括分析瘦组织、脂肪组织、身体水分及其分布等，主要方法有生物电阻抗法、双能 X 射线吸收法和核磁共振法。

（4）营养缺乏病的临床体征检查：除临床常规体格检查外，还应注意营养缺乏病的相关体征，如蛋白质与能量营养不良导致的干瘦病（干瘦型）和恶性营养不良（浮肿型）、维生素 B_1 缺乏症（如脚气病）、维生素 B_2 缺乏症（如口角炎、唇炎）及烟酸缺乏症（如癞皮病）等的相应表现。

（5）实验室检查：临床上常用于评价营养状况的指标包括血浆白蛋白（35 ～ 45 g/L，半衰期为 16 ～ 20 天，小于 35 g/L 为低于正常范围）、转铁蛋白（2.0 ～ 4.0 g/L，半衰期为 8 ～ 10 天）、前白蛋白（250 ～ 400 mg/L，半衰期为 2 ～ 3 天，小于 180 mg/L 为低于正常范围）和视黄醇结合蛋白（26 ～ 76 mg/L，半衰期为 10 ～ 12 小时）。当处于感染和炎症期时，建议同时检测 C 反应蛋白（C-reactive protein，CRP）。由于住院患者在应激状况下分解代谢亢进，短时间内即可出现血浆蛋白浓度降低，半衰期较长的白蛋白和转铁蛋白可反映人体内蛋白质的亏损。而半衰期短、代谢量少的前白蛋白和视黄醇结合蛋白则能更敏锐地反映蛋白质的营养状况，因而可反映短期营养支持的效果。

（6）其他指标：包括握力、生活质量及营养相关因素等。握力可反映上肢肌肉的力量和功能，与骨骼肌增长和减少有密切关系，可用于监测老年人手术前后肌力的变化或长期随访。生活质量可以反映营养功能的变化。老年人的营养相关因素是综合评估老年人病理、心理和生理情况的重要指标。

（五）评估结果判断

凡存在以下 1 项以上的患者可采取营养支持：

（1）预计 3 ～ 5 天不能经口进食或无法达到推荐目标量的 60% 以上。

（2）6 个月内体重丢失大于 10% 或 3 个月内体重下降大于等于 5% 。

（3）BMI 低于 20 kg/m^2。

（4）已确定存在营养不良的指征或表现。

（六）定期再筛查评估

老年人经筛查和评估后确认无营养支持指征者，需要定期（3 ～ 6 个月）再筛查评估，内容与营养评估一致，随后可根据患者病情决定再筛查评估时间。

二、老年人营养不良的营养治疗

（一）营养治疗时机

老年人在接受营养治疗前，应纠正低血容量及酸中毒、低钠、低钾等水、电解质及酸碱平衡紊乱等情况，调理各器官功能，保证血流动力学基本稳定。根据年龄，是否禁食，膳食摄入量，吞咽功能，误吸风险，营养状况，原发病及病程，是否伴随心、肺、肝、肾疾病等，选择适宜的能量和营养物质、配方制剂，合适的营养支持途径和给予方法，制订个体化营养治疗方案。

（二）营养治疗目标量

（1）能量：老年患者能量需求因疾病种类和病程不同而不同。推荐目标量为每天

20～30 kcal/kg，急性期适当减少，康复期适当增加。低体重老年人按实际体重的120%计算，肥胖老年人按理想体重计算。对已有严重营养不良者，尤其长期饥饿或禁食者，应严格控制起始喂养目标量，逐渐增加营养素摄入（包括肠内和肠外途径）。对长期营养不良者，营养支持应遵循先少后多、先慢后快、逐步过渡的原则，预防再喂养综合征。

（2）蛋白质：至少每天1.0 g/kg，可根据其营养状态、体力活动量、疾病状态及耐受性进行个体化调整。健康老年人推荐蛋白质摄入量为每天1.0～1.2 g/kg；患有慢性疾病、衰弱和进行透析的老年人摄入量为1.5 g/kg；患有严重疾病、损伤或营养不良的老年人则建议蛋白质的摄入量最多可达到每天2.0 g/kg；重度慢性肾病患者非替代治疗期摄入蛋白质的目标量为0.6～0.8 g/kg。强调补充优质蛋白质。

（3）碳水化合物：碳水化合物是人体能量的重要来源。中国居民膳食营养素参考摄入量（2013版）推荐健康人摄入碳水化合物的供能占总能量的50%～60%，疾病状态时可适当增减。

（4）脂肪：摄入脂肪的供能占总能量的20%～30%为宜，且饱和脂肪酸的供能应小于总能量的10%，多不饱和脂肪酸可以提供必需脂肪酸，应占总能量的6%～11%，尽可能增加单不饱和脂肪酸比例。

（5）膳食纤维：膳食纤维可改善长期接受管饲（tube feeding，TF）的老年患者的肠道功能，减少腹泻和便秘发生；长期足量膳食纤维的摄入可改善临床结局。中国营养学会膳食指南推荐膳食纤维摄入量为每天25 g。

（6）微量营养素：如萎缩性胃炎伴随维生素 B_{12}、钙和铁的吸收障碍，应及时补充这些微量营养素。

（三）营养制剂的选择

（1）标准整蛋白配方适合胃肠道耐受且无严重代谢异常的老年患者。

（2）氨基酸和短肽类肠内营养（enteral nutrition，EN）制剂适合有消化吸收功能障碍的老年患者。

（3）高能量密度的整蛋白配方适合需要限制液体入量的老年患者。

（4）对特殊疾病老年人可选择专用医学营养配方制剂。例如，糖尿病患者适用糖尿病专用型配方，肝胆疾病患者宜选用含中链甘油三酯的配方，慢性肾脏病患者可选用优质蛋白配方，乳糖不耐受的患者可选用不含乳糖的配方等。

（5）富含混合膳食纤维的配方制剂尤其适合老年患者，有利于改善肠道功能。

（6）优化脂肪酸配方，如富含单不饱和脂肪酸的配方，长期应用可降低心血管事件发生率。

（7）匀浆膳适用于胃肠功能正常，仅咀嚼、吞咽功能障碍的患者。

（四）途径和方法

营养支持途径有EN支持、肠外营养（parenteral nutrition，PN）支持和肠内联合肠外营养支持，EN支持又包括口服营养补充（oral nutritional supplements，ONS）和TF。尽管对部分老年人ONS可能比较困难或耗费时间，但它更符合患者的生理和心理，不推荐单纯为了操作方便、省时省力而对老年患者一开始就用TF的方法。营养教育、

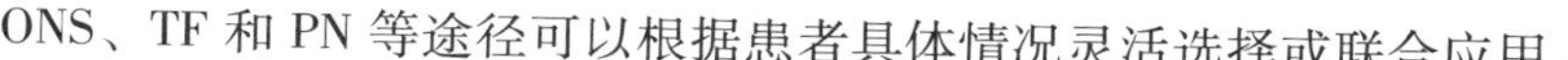

ONS、TF 和 PN 等途径可以根据患者具体情况灵活选择或联合应用。

1. 口服营养补充

ONS 是存在营养风险或营养不足、常规饮食不能满足机体需求（不足目标量的 80%）的老年人首选的营养干预方式。ONS 具有简单、方便、价格较低的特点，能满足老年患者口服进食的心理愿望。多数情况下，建议 ONS 使用全营养制剂，包括肠内营养制剂或特殊医学用途配方食品。ONS 应在两餐间作为加餐使用，摄入量为 400 ～ 600 kcal/d，蛋白质至少为 30 g/d，这样既可以达到营养补充目的，又不影响日常进餐。对不能摄入普通食物者，建议啜饮（50 ～ 100 mL/h），且需要在清醒状态进行，以不影响睡眠为准。当口服摄入不足目标量的 60% 时，继续 ONS，密切观察病情，必要时可考虑 TF。

2. 管饲

TF 可保证老年患者的能量和营养素的供给，改善营养状态。

1）适应证：昏迷、吞咽障碍经口摄入不能或不足者；经口摄入量小于目标量 60% 者。

2）TF 类别：鼻胃管是最常用的肠内营养管饲途径，一般用于患者不耐受口服或严重呛咳或需要完全 EN 者。鼻胃管有定时推入法和持续滴注法，可部分或全量补充 EN。谵妄期患者应慎用，以免加重谵妄。鼻胃管具有无创、简便、经济等优点，缺点是可刺激鼻咽部溃疡形成、易脱出和引起吸入性肺炎等。对那些带管大于 4 周或需要长期置管进行营养支持，尤其需要入住长期照料机构，且预计寿命大于 3 个月的老年患者，推荐使用经皮内镜下胃造瘘术。严重胃食道反流、胃潴留或胃瘫者则考虑空肠喂养。

3）投给方法。

（1）分次注入：每天 4 ～ 6 次，每次 250 ～ 400 mL。主要用于非危重患者，经鼻胃管或胃造瘘管喂养者。优点是操作方便、费用低。缺点是较易引起恶心、呕吐、腹胀、腹泻等胃肠道症状和误吸。

（2）间歇重力滴注：经输注管缓慢重力滴注，每天 4 ～ 6 次，每次 250 ～ 400 mL，每次输注 30 ～ 60 分钟，多数患者可耐受。

（3）连续滴注：在 12 ～ 24 小时持续滴入或用输注泵保持恒定滴速，尤其适用于危重患者或胃肠不耐受者。

4）输注速度：考虑个体差异、肠道耐受性及需求量。对速度敏感型患者（输注初期）推荐使用输注泵。建议输注量从 10 ～ 20 mL/h 开始，根据肠道耐受情况逐步增加。

5）体位：建议置患者于 30°～ 45°半卧位，为减少吸入性肺炎发生，输注后至少 30 分钟方可平卧。

3. 肠外营养支持

尽管 EN 是老年患者首选的营养支持途径，但当胃肠道不耐受、因各种原因不能进行 EN（消化道大出血、严重消化吸收障碍、顽固性呕吐、严重应激状态等）或 EN 不能达到目标量的 60% 时，可考虑选用 PN。短期（1 周内）PN 可通过外周静脉输注。若需要长期输注或需要全肠外营养支持时，则建议采用经外周静脉穿刺的中心静脉导管（peripherally inserted central venous catheter，PICC）或经皮穿刺中心静脉置管（central venous catheter，CVC）或输液港，其中，CVC 是较长时间 PN 的输注途径。

三、老年人营养管理的监测

临床营养支持强调个体化治疗，这样才能获得最佳疗效。而且在营养支持过程中需要随时监测，评价治疗效果及脏器功能状态，及时处理并发症，监测是否达到治疗目标，并科学调整营养支持方案。

（一）监测指标

与干预前的营养评估尽量相对应，包括以下几方面。

（1）临床症状与体征：①了解患者反应与情绪，如有无饥饿感；对于 ONS 患者，还应询问口感。②观察生命体征，有无水肿或脱水。③评估胃肠道耐受性，包括观察是否有腹痛、腹胀、腹泻、恶心、呕吐及胃潴留等。

（2）营养指标：①能量供给是否达到目标量。每天基础补水量应为 30 mL/kg，若出现腹泻、多尿及发热等导致体液丢失增加时，则需要额外补充。②记录体重、BMI 的变化。条件允许时应定期测量小腿围、三头肌皮褶厚度及握力等。③定期检测血浆前白蛋白、白蛋白及 CRP 等。

（3）实验室指标：①定期检测电解质、血糖、血脂（尤其是使用 PN 的患者）；密切观察神经系统的症状、体征，早期识别再喂养综合征。②心肺功能障碍者需要密切监测液体平衡，防止加重心脏负荷。③常规监测肝、肾功能，注意心、肺功能变化，有神经系统疾病者要注意评估吞咽功能。

（二）并发症及其防治方法

1. 管饲并发症

尽管 EN 对大多数老年患者具有良好的安全性，但是，仍可能出现一些并发症，需要进行防范并及时处理。

（1）堵管：堵管是 TF 最常见的并发症之一。每次喂养前后用温开水或生理盐水 20 ～ 30 mL冲管。对持续输注者，则每隔 4 小时用 30 mL 温开水脉冲式冲管 1 次。饲管喂药避免与营养液同时输注，以防发生化学反应，沉积物阻塞管腔；营养液使用前摇匀。一旦发现堵管，及时用 20 mL 注射器抽温开水或 5% 碳酸氢钠溶液反复低压冲洗管道，也可用胰酶溶液 10 mL 注入管腔内保留 30 分钟，待沉淀物溶解后，再用温开水反复低压冲洗管道。其他疏通方法：导丝疏通，使用加温器，应用营养泵，避免捏、拧及钳夹导管等。

（2）腹泻：注意 EN 的温度、速度和浓度。营养液温度维持在 38 ～ 42 ℃为宜，必要时使用自动恒温增温仪。输注速度根据患者耐受情况逐渐增加，对速度敏感或病情较重者，建议使用输注泵。注意无菌操作，做到现配现用，营养液配置后如果暂时不用，可放冰箱冷藏保存，但冷藏超过 24 小时后应弃去不再使用。因肠道菌群失调引起的腹泻，推荐用含膳食纤维或益生菌的肠内营养制剂。乳糖不耐受者推荐采用不含乳糖的配方。避免使用引起腹泻的药物。低蛋白血症患者应及时纠正低蛋白血症。

（3）误吸：卧床者管饲采取 30°～ 45°半卧位，并保持此体位至管饲结束后 0.5 小时。检查有无腹胀，必要时测腹围。监测肠道动力，每 4 ～ 6 小时听诊 1 次肠鸣音。意

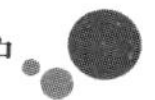

识障碍者TF前先翻身调整好体位，并吸净呼吸道分泌物后再TF。选择适宜管径的胃管，成年人可选择14号，管径过粗易刺激膈肌，诱发呕吐。人工气道者须定期吸痰并加强口腔护理。监测胃残余量，对胃动力不足或胃瘫患者建议常规监测胃残余量，尤其在管饲48小时内，应每4～6小时监测1次。顿服者每次喂养前抽吸胃残余量。疑有胃轻瘫或胃潴留量大于200 mL者，可先用促胃肠动力药，避免不恰当终止EN。若胃残余量大于250 mL，且伴有恶心、呕吐或腹胀时，应减慢输注速度，必要时从10 mL/h起始。胃残余量大于400 mL者，应慎用或暂停EN。如果胃瘫严重，预计短期内无法纠正者，可选用空肠喂养，同时行胃肠减压。腹腔高压患者须定时测定腹腔压力，无条件的可用简易膀胱测压法替代。TF超过4周者，建议有条件的机构采用经皮内镜下胃造瘘置管或空肠造瘘置管。

（4）上消化道出血：每次TF前应回抽检查胃内容物颜色，判断有无消化道出血。回抽力量不宜过大，防止过度用力造成胃黏膜机械性损伤，重症患者可考虑预防性使用制酸剂。若出血量小，可继续TF，并密切观察胃液、潜血试验及大便颜色。若出血量较大则应暂时禁食，并按常规消化道出血处理方法处理。

（5）造口管理：保持导管周围皮肤清洁干燥，定期消毒。行经皮内镜下胃造瘘时，内外固定垫片勿过松或过紧；每天将外垫片松开1次，转动导管。当切口渗漏或感染时，按常规伤口处理方法，必要时切开引流。导管移位者可盲插重置或在内镜下重置。

2. 再喂养综合征

再喂养综合征是指机体经过长期饥饿或营养不良后提供营养（包括经口摄食、EN或PN），发生以低磷血症为特征的严重电解质代谢紊乱、葡萄糖耐受性下降和维生素缺乏，以及由此产生的一系列症状。通常在喂养开始1周内发生，主要症状为心律失常、心力衰竭、休克、呼吸困难；神经系统可出现瘫痪、震颤及幻觉等；胃肠道则表现为腹泻、便秘及肝功能异常。再喂养综合征易发生于营养不良，尤其数月内体重下降超过10%的患者，此外，长期饥饿或禁食（绝食）、长期嗜酒及消耗性疾病后亦是高危人群。对有风险的患者，给予EN期间应密切监测其代谢指标变化，营养补充应遵循先少后多、先慢后快、先盐后糖、多菜少饭、逐步过渡的原则，及时纠正机体水电解质紊乱及补充维生素B_1，1周后再逐渐达到目标量。

四、老年人营养不良的营养管理流程

老年人营养不良的营养管理流程包括预初筛（简易询问2个问题）、营养筛查与营养评估、营养干预、监测和随访（图5－1）。

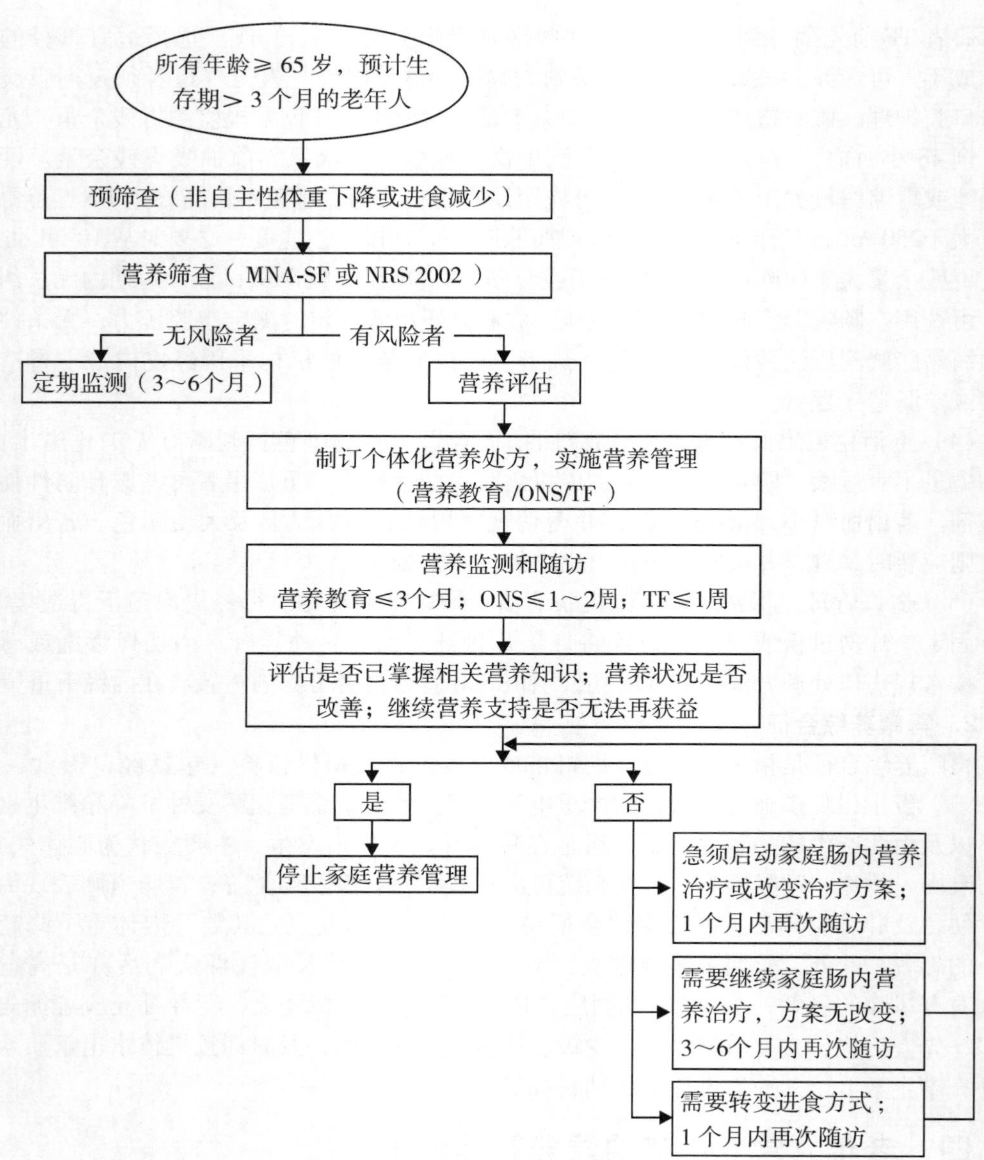

图 5－1　老年人营养不良的营养管理流程

第三节　老年人常见疾病的营养照护

一、高血压的营养照护

高血压是一种以体循环动脉收缩期和（或）舒张期血压持续升高为主要特点的心血管疾病。1999 年，世界卫生组织/国际高血压联盟指南中将高血压定义为：未服抗高血压药的情况下，收缩压大于等于 140 mmHg 和（或）舒张压大于等于 90 mmHg。

（一）高血压的危险因素

体重增加是血压升高的重要危险因素之一。一般来说，超重使发生高血压的危险性增加 2 ～ 6 倍，当高血压患者体重下降后，其血压也常随之下降。体脂分布同样重要，腹型肥胖者更易发生高血压。遗传、膳食、精神应激、吸烟、药物等也与高血压的发病密切相关。影响血压的膳食因素有钠盐、酒精、钙、镁、膳食纤维、脂肪、蛋白质和某些碳水化合物等。

（二）高血压的营养治疗原则

在限制能量摄入的平衡膳食基础上，减少食盐的摄入并增加含无机盐与维生素的蔬菜、水果、干豆类、鲜豆类、奶类和鱼类等食物的摄入。

（三）高血压的营养照护

（1）控制膳食总能量。控制能量的摄入有利于控制体重。在饮食方面要遵循平衡膳食的原则，避免过量摄入高碳水化合物和高脂肪食物。

（2）限制钠盐的摄入量。我国人均食盐的摄入量颇高，钠盐的摄入量与高血压发病呈正相关。从预防角度来看，应从儿童乃至婴儿开始，养成少盐、清淡的饮食习惯。高血压患者可根据病情给予不同程度的限钠饮食，建议食盐控制在每天 2 ～ 5 g。可通过使用定量的盐勺，减少味精、酱油等含钠盐的调味品用量，少吃榨菜、咸菜和酱制食品，减少含钠盐量较高的各类加工食物（如咸菜、火腿、咸鱼、腊肉、香肠等）的摄入以达到减少钠盐摄入的目的。

（3）增加矿物质钾、钙、镁的摄入量。高钾有利于钠的排出，高钙可促进钠的排泄。高血压患者宜适当多进食含钾丰富的食物。其中，新鲜蔬菜和水果及杂豆类、薯类是钾最好的来源，如黄豆、扁豆、冬菇、紫菜、土豆、牛油果、香蕉等。提倡多摄入富含钙的食物（如奶和奶制品、虾皮等）及富含镁的食物（如各种干豆、鲜豆、蘑菇、桂圆、豆芽等）。

（4）减少膳食脂肪摄入量。脂肪摄入量应控制在总能量的 25% 以下，保持良好的脂肪酸比例，减少饱和脂肪酸的摄入量，增加和补充不饱和脂肪酸。应多吃鱼类，尤其是深海鱼类，其脂肪含量低，且富含不饱和脂肪酸。少吃高脂肪食物，如肥肉、烧鹅、腊肠、油炸食品、黄油、奶油蛋糕等。食物制作时可选用蒸、煮、拌等少油的烹调方法；烹调时可选用大豆油、玉米油、茶油、花生油、芝麻油等植物油。

（5）供给充足的蛋白质。低脂肪的动物性蛋白质能有效改善一些危险因素。可每天给予老年高血压患者 1 g/（kg·d）蛋白质。推荐食用牛奶、鸡蛋、瘦肉类、去皮禽类、鱼虾类及大豆、豆制品等富含优质蛋白的食物。

（6）限制饮酒。酒精是高血压的独立危险因素，过量饮酒会增加高血压、脑卒中等疾病的危险，限制饮酒量可显著降低高血压发病风险。高血压患者应限制饮酒，每天酒精摄入量男性不应超过 25 g，女性不应超过 15 g。由于酒精对血压的不利影响，高血压患者最好戒酒。

（7）多吃保护性食物。高血压患者应在日常的饮食中多吃一些保护性食物，如酸奶、大蒜、绿茶、山楂、绿豆、洋葱、香菇、平菇、金针菇、木耳、银耳、猴头菇、苜蓿、海带、紫菜等。茶叶除含多种维生素和微量元素外，还含有具有抗氧化作用的茶多酚。流行病学和动物实验证明茶叶具有降血压的作用，因此也可适量饮用淡茶。

（8）增加体力活动。体力活动有助于控制体重，规律的有氧运动可以预防高血压的发生，两者结合更有利于血压降低。老年人应进行定期的体育锻炼，要根据自己的身体状况，选择运动种类、强度、频率和持续运动时间。可选择步行、慢跑、太极拳、门球、跳舞等项目。一般建议运动频率为每周 3 ～ 5 次，每次持续 20 ～ 60 分钟。

二、高脂血症的营养照护

血浆中的脂类包括胆固醇、胆固醇酯、甘油三酯、磷脂和游离脂肪酸等。高脂血症是指机体血浆中胆固醇或（和）甘油三酯水平升高，表现为高胆固醇血症、高甘油三酯血症，或两者兼有（混合型高脂血症）。另外，高密度脂蛋白胆固醇对心血管是有益的。高密度脂蛋白胆固醇水平降低属于血脂代谢紊乱，多与胆固醇和甘油三酯水平升高同时存在，称其为血脂异常更能准确、全面反映血脂代谢紊乱状态。血脂异常是动脉粥样硬化性心血管疾病的重要危险因素。

（一）高脂血症的危险因素

高脂血症是一类较为常见的疾病，其发病除了人类自身遗传基因缺陷外，主要与饮食、肥胖、年龄、性别等因素有关。进食过多的饱和脂肪酸，将明显升高血清总胆固醇和低密度脂蛋白胆固醇；摄入过多的胆固醇可升高血胆固醇；摄入过多的碳水化合物会在体内转变为甘油三酯。

（二）高脂血症的营养治疗原则

以平衡膳食为基础，维持正常体重，控制总能量的摄入，低脂肪、低胆固醇饮食，摄入足量高膳食纤维、充足蛋白质、适量碳水化合物。

（三）高脂血症的营养照护

（1）选用低脂肪的食物。高脂肪膳食易导致血浆胆固醇水平升高，因此，膳食中要控制脂肪的摄入，脂肪供能以占总能量的 20% ～ 25% 为宜。可选择低脂肪的食物，如谷薯类及其制品、豆类及其制品、低脂或脱脂奶、禽畜类瘦肉、鱼肉等。饱和脂肪酸的摄入量是影响血浆低密度脂蛋白胆固醇最强的决定因子，膳食成分中应减少饱和脂肪酸，增加和补充不饱和脂肪酸，可多吃鱼类，尤其是深海鱼类，建议每周进食 2 次以上。少吃高脂肪食物。食物制作时可选用蒸、煮、拌等少油的烹调方法；烹调可选用大豆油、玉米油、茶油、花生油、芝麻油等植物油；食用植物油应限制在每天 25 g 以内。避免老火汤。剔除禽类的皮后再食用。

（2）限制胆固醇的摄入。膳食胆固醇可影响血液中胆固醇水平、升高低密度脂蛋白胆固醇，因此膳食中应控制胆固醇的摄入，胆固醇的摄入量每天应少于300 mg，高胆固醇血症患者或合并患有冠心病时，胆固醇的摄入量每天应少于 200 mg。动物内脏、脑、鱼子的胆固醇含量较高，尽量不吃；蛋黄的胆固醇含量也较高，建议每天半个鸡蛋或每两天 1 个鸡蛋。

（3）控制碳水化合物的摄入。碳水化合物尤其是单糖、双糖摄入过多，除引起肥胖外，会促进肝脏利用多余的碳水化合物合成甘油三酯，故应尽量避免摄入蔗糖、果糖、蜂蜜、含糖点心和罐头等食物，同时要注意避免摄入生活中的添加糖，如非鲜榨果汁、奶茶、乳饮料等饮品。

（4）供给充足的蛋白质。蛋白质的构型和氨基酸组成均可影响血脂代谢。推荐食用牛奶、鸡蛋、瘦肉类、去皮禽类、鱼虾类，以及大豆、豆制品等富含优质蛋白的食物。

（5）多吃富含维生素的食物。维生素 C 可促进胆固醇降解，降低血浆胆固醇水平，防止动脉粥样硬化，增加血管弹性；其主要来源是新鲜水果、蔬菜，水果有猕猴桃、山楂、柑橘、柠檬、青枣等，蔬菜有柿子椒、番茄、菜花、各种深色叶菜。维生素 E 能防止多不饱和脂肪酸和磷脂的氧化、抗凝血、增强免疫力、改善外周循环，有利于胆固醇转运和排泄，进而起到调节胆固醇的作用。富含维生素 E 的食物有植物油、麦胚、种子类和坚果等。

（6）多吃高膳食纤维食物。膳食纤维可与胆汁酸相结合，增加胆盐在粪便中的排泄，降低血清胆固醇浓度；同时可减少胆固醇的吸收，延缓胃内容物的排空，增加饱腹感，防止肥胖，对脂质代谢、糖代谢和预防动脉粥样硬化都具有良好的作用。富含膳食纤维的食物主要有粗粮、杂粮、干豆类、蔬菜、水果等。

（7）供给充足的无机盐和微量元素。应注意多吃含镁、铬、锌、钙、硒等元素的食物。镁可以影响血脂代谢和血栓形成，促进纤维蛋白溶解，对血小板起稳定作用，防止血小板凝聚；含镁丰富的食物有小米、玉米、豆类及豆制品、枸杞子、桂圆等。铬能够增加胆固醇的分解和排泄，提高高密度脂蛋白胆固醇浓度，降低血清胆固醇的含量；含铬丰富的食物有酵母、牛肉、全谷类、干酪、红糖等。

（8）戒烟禁酒。吸烟可升高血浆胆固醇和甘油三酯水平，降低高密度脂蛋白胆固醇水平。停止吸烟 1 年，血浆高密度脂蛋白胆固醇可上升至不吸烟者的水平，冠心病的危险程度可降低 50%，甚至接近于不吸烟者，故老年人应戒烟。过量饮酒可引起甘油三酯升高，若长期、频繁饮酒或饮用含酒精饮料，且进食较多脂肪，血清甘油三酯会持续增高。因此，对老年高脂血症患者限制饮酒是降低甘油三酯尤其是降低极低密度脂蛋白胆固醇的首要措施。

（9）适量饮茶，吃清淡少盐的食物。茶叶中含有茶多酚、多种维生素和微量元素，可减少胆固醇在动脉壁上沉积，防止动脉粥样硬化，因此，可适量饮茶。合并高血压患者还需要低盐饮食，烹调时，控制食盐每天摄入量在 2 ～ 5 g；减少味精、酱油等含钠盐的调味品用量；少吃榨菜、咸菜和酱制食品；减少含钠盐量较高的各类加工食物（如咸菜、火腿、咸鱼、腊肉、香肠等）的摄入以达到控盐的目的。

三、冠心病的营养照护

冠状动脉粥样硬化性心脏病简称冠心病，是由冠状动脉血管发生动脉粥样硬化病变引起的血管腔壁狭窄或阻塞，造成心肌缺血、缺氧或坏死而导致的心脏病。冠心病是动脉粥样硬化所致器官病变的最常见的类型，也是危害老年人健康的常见病。

（一）冠心病的危险因素

冠心病的危险因素有高胆固醇血症、高甘油三酯血症、高血压、肥胖、糖尿病、吸烟、遗传、体力活动减少、饮酒、精神紧张等，还包括不合理的膳食结构、不良饮食习惯和生活方式等。因此，合理营养膳食是防治冠心病的重要措施之一。

（二）冠心病的营养治疗原则

在平衡膳食的基础上控制总能量和总脂肪的摄入，限制饮食中饱和脂肪酸和胆固醇的含量，保证充足的膳食纤维和多种维生素，补充适量的矿物质和抗氧化营养素。

（三）冠心病的营养照护

（1）限制总能量的摄入，保持理想体重。能量摄入过多是肥胖的重要原因，而肥胖又是动脉粥样硬化的重要危险因素。因此，应保持能量摄入与消耗平衡，适当增加运动，保持理想体重，预防超重与肥胖。对于已经超重者应通过控制能量摄入以达到减重目的。

（2）限制脂肪和胆固醇摄入。脂肪摄入的数量和质量影响冠心病的发病。膳食脂肪总量是影响胆固醇浓度的主要因素。饮食中应限制饱和脂肪酸的摄入，增加不饱和脂肪酸的摄入，多不饱和脂肪酸和饱和脂肪酸的比值（*P/S*）以大于 1 为宜；对未合并高脂血症的患者不宜限制过严。鱼类富含 n-3 系列多不饱和脂肪酸，其对心血管有保护作用，可适当增加摄入；少吃高脂肪食物如肥肉、烧鹅、油煎油炸食物、黄油、奶油蛋糕等。食物制作时可选用蒸、煮、拌等少油的烹调方法；烹调时不要用猪油、棕榈油、黄油等，可选用大豆油、玉米油、茶油、花生油等植物油，食用植物油应限制在每天 25 g 以内。减少摄入富含胆固醇的食物，胆固醇的摄入量每天应少于 300 mg，冠心病合并高胆固醇血症者，胆固醇的摄入量每天应少于 200 mg。

（3）提高植物性蛋白质的摄入。摄入蛋白质的供能应占总能量的 15% 左右，且应提高植物性蛋白质的摄入，如大豆及其制品。大豆蛋白富含多种生物活性物质和膳食纤维，适量进食大豆蛋白有利于调节血脂，从而达到防治动脉粥样硬化的目的。

（4）适量摄入碳水化合物，少吃甜食。谷薯类是碳水化合物的主要来源，主食宜粗细搭配，多吃粗粮、杂粮，以及含淀粉多的根茎类食物。膳食中还应限制单糖和双糖的摄入，少吃甜食，控制含糖饮料的摄入。

（5）摄入充足的膳食纤维。膳食纤维可在肠道与胆酸结合，减少脂类的吸收，从而降低血胆固醇的水平，预防动脉粥样硬化的发生。同时，增加膳食纤维的摄入，还可以改善大肠功能，缩短排便时间，降低冠心病患者的便秘风险。而用力排便也是导致冠心病患者出现心脑血管意外的诱因。故而推荐多摄入膳食纤维丰富的食物，如燕麦、玉米、蔬菜等。

（6）保证充足的维生素和微量元素的摄入。在进食蔬菜的时候，注意增加深色或绿色蔬菜比例。多吃一些富含维生素 C 的食物，如蔬菜、水果。维生素 C 能增加血管弹性，有保护动脉血管内皮细胞免遭体内有害物质损害、维持血管壁的完整性的作用。天然维生素 E 有很强的抗氧化能力，能阻止脂肪的过度氧化，保护细胞膜不受氧化破坏，维持组织正常的新陈代谢。微量元素镁可影响血脂代谢和血栓形成，促进纤维蛋白溶解，抑制凝血或对血小板起稳定作用，防止血小板凝聚；硒能够抗动脉粥样硬化，降低全血黏度、血浆黏度，增加冠脉血流量，减少心肌的损伤程度；充足的锌能够保护血管内皮细胞的完整性；铬是葡萄糖耐量因子的组成成分，缺铬可引起糖代谢和脂肪代谢紊乱，增加动脉硬化的危险性。膳食中应注意多吃含镁、铬、锌、钙、硒等元素的食物。含镁丰富的食物有小米、玉米、豆类及豆制品、枸杞子、桂圆等；含硒较多的食物有牡蛎、鲜贝、虾皮、海虾等。

（7）选择合适的奶制品和豆制品。冠心病患者宜选择低脂高钙的纯牛奶，可选择奶粉，也可选择液状牛奶。年老体弱者不宜直接食用冷牛奶，可将牛奶加热后食用。对牛奶乳糖不耐受或不喜欢喝牛奶者，可选择常温酸奶，在补充营养的同时还可调节肠胃功能。豆浆也是营养丰富、适宜冠心病患者的饮品。

（8）清淡少盐，少食多餐。食盐主要成分是钠和氯，其中，钠离子可导致人体内的水分潴留，增加血容量，导致血压升高，进而加重心脏负担。因此，冠心病患者要遵循膳食清淡的准则，一般每天食盐的摄入量应控制在 5 g 以下。同时，用食盐腌制的榨菜、咸菜、酱豆腐等食物以少吃、不吃为宜。此外，冠心病患者还应养成少食多餐、饮食规律的习惯，避免暴饮暴食增加心脏负担，尤其晚餐不宜太饱，不宜进食不易消化的高热量食物。

（9）忌脱水。冠心病患者的血液黏度通常有所增高，脱水导致血液浓度升高，可导致缺血或心脑血管堵塞，严重时可引起心肌梗死或脑卒中。因此，冠心病患者平时要养成定时喝水的好习惯，不要等到口渴时才喝水。建议睡前半小时或半夜醒来及清晨起床后喝一些温开水。

四、糖尿病的营养照护

糖尿病是由多种病因引起的、以慢性高血糖为特征的代谢紊乱性疾病。营养治疗是糖尿病整个治疗过程的重要组成部分，一般轻症患者单纯通过营养治疗即可达到控制病情或延缓疾病发展的目的。

（一）糖尿病的危险因素

一般认为糖尿病与遗传和环境等多种因素有关。危险因素有糖尿病家族史、肥胖、不合理饮食、缺乏体力活动、年龄增长、吸烟等。

（二）糖尿病的营养治疗原则

在平衡膳食的基础上，合理安排能量和营养素的供给量，维持理想体重，限制饮食中的脂肪和胆固醇的含量，保证充足的膳食纤维和多种维生素，合理分配餐次，做到定时、定量。

（三）糖尿病的营养照护

（1）维持理想体重，保证合理的总能量供给。不同人由于身高、体重和劳动强度不同，每天所需能量也有很大差别。老年人可根据自身的具体情况，在营养科医生的指导下制订每天需要的能量指标。一般来说，消瘦者、重体力劳动者维持理想体重所需的能量应高一些；反之，肥胖者、轻体力劳动者维持理想体重所需的能量应低一些。能量供给以能维持理想体重为宜。

（2）保证足够的碳水化合物的摄取。碳水化合物是膳食结构中最主要的组成部分，其主要功用是提供能量，由碳水化合物提供的能量应占总能量的50%～60%。粮谷类食物中的主要成分是碳水化合物，有些老年人认为粮食吃得越少越好，甚至不吃主食，这是不对的。粮谷类应该是糖尿病患者能量的主要来源，若供给充足，可以减少体内脂肪和蛋白质的分解，预防酮症酸中毒的发生。在以碳水化合物为主要成分的各种粮谷类中，应选用玉米面、荞麦面、莜麦面等对糖尿病患者有益的食物，或选用血糖指数较低的食物，例如，粗细粮搭配的三合饭（黄豆、绿豆、大米）、三合面（玉米面、黄豆面、白面）等。老年糖尿病患者要严格限制蜂蜜、蔗糖、麦芽糖、果糖等纯糖制品的摄入；甜点心、高糖分水果尽量不食用，若一定要吃甜食，可用甜叶菊、木糖醇、阿斯巴甜等甜味剂代替蔗糖。若食用水果，应适当减掉部分主食，进食时间要妥善安排，最好放在两餐之间。

（3）限制脂肪和胆固醇的摄入。脂肪摄入不当或过多，易引发或加重高脂血症，进一步发展会导致血管病变，这是糖尿病常见的并发症。因此，糖尿病患者应尽量食用低脂的食物，少食富含胆固醇、脂类的食物，如动物内脏、蛋黄、鱼子、肥肉、奶油、黄油、鸡鸭皮、猪油、牛油等；改善烹调方法，少用油炸、油煎等烹调方法，提倡应用炖、煮、蒸、拌等烹调方法。食用油应选用含单不饱和脂肪酸和多不饱和脂肪酸较多的植物油，如粟米油、橄榄油等。每天由脂肪提供的能量占每天总能量的20%～30%。胆固醇摄入量每天应少于300 mg，合并高胆固醇血症者，每天应低于200 mg/d。

（4）足量的蛋白质供给。无并发症的糖尿病患者需要的蛋白质提供的能量占每天总能量的15%～20%，鸡、鸭、鱼、肉、蛋、奶类等优质动物蛋白应为食物中蛋白质的主要来源，这些蛋白与主食混合食用时，可使餐后血糖平稳。

（5）提供充足的维生素、矿物质和微量元素。维生素与糖尿病关系密切，尤其是维生素 B_1、维生素 C、维生素 B_{12} 和维生素 A 等，应注意补充。应适当限制钠盐摄入，以防止和减轻高血压、冠心病、高脂血症及肾功能不全等并发症；应适当增加补充钾、镁、钙、铬、锌等元素。

（6）增加膳食纤维的摄入。膳食纤维具有较好的防治糖尿病的作用，能有效地降低空腹血糖和餐后血糖、降血压、降血脂、防止便秘。但膳食纤维过多也会影响矿物质的吸收，膳食纤维的摄入量应为20～35 g/d，豆类、蔬菜、水果和全麦食物均为膳食纤维的良好来源。

（7）饮食宜定时、定量、少吃多餐。糖尿病患者膳食应因人而异，强调个体化，要根据血糖尿糖升高的时间、用药时间和病情是否稳定等情况，并结合患者的饮食习惯合理分配餐次，定时、定量。在全天主食量不变的前提下，全天主食量至少分 3 次进餐，按 1/5、2/5、2/5 或 1/3、1/3、1/3 的比例分配到三餐。使用胰岛素或某种口服降糖药的患者，在药物作用最强的时候应安排加餐，加餐的时间可安排在上午 10：00 、下午 4：00 和晚上 9：30，加餐的食物可以从正餐中匀出 25 ～ 50 g 主食。睡前加餐可以增加少量含蛋白质高的食物，如牛奶、鸡蛋等，因蛋白质转变为葡萄糖的速度较慢，有利于防止夜间低血糖。另外，老年糖尿病患者运动量较大或体力劳动较重时可以适当增加一定热量的食物摄入。

（张慧）

参考文献

[1] 陈怀红，陈伟，董碧蓉，等. 老年医学（病）科临床营养管理指导意见 [J]. 中华老年医学杂志，2015，34（12）：1388－1395.

[2] 顾景范，杜寿玢，郭长江. 现代临床营养学 [M]. 2 版. 北京：科学出版社，2009：402－597.

[3] 何志谦. 疾病营养学 [M]. 北京：人民卫生出版社，1997：160－181.

[4] 焦广宇，蒋卓勤. 临床营养学 [M]. 3 版. 北京：人民卫生出版社，2010：136－324.

[5] 杨月欣. 食物营养宝典 [M]. 北京：科学出版社，2009：35－81.

[6] 中国营养学会. 中国居民膳食指南（2016）[M]. 北京：人民卫生出版社，2016：244－254.

[7] 中国营养学会. 中国居民膳食营养素参考摄入量（2013 版）[M]. 北京：科学出版社，2014：31－363.

[8] 中国老年医学学会营养与食品安全分会，中国循证医学中心，《中国循证医学杂志》编辑委员会等. 老年患者家庭营养管理中国专家共识（2017 版）[J]. 中国循证医学杂志，2017，17（11）：1251－1259.

[9] 中华医学会肠外肠内营养学分会老年营养支持学组. 中国老年患者肠外肠内营养应用指南（2020）[J]. 中华老年医学杂志，2020（2）：119－132.

[10] MAHAN L K，ESCOTT-STUMP S，RAYMOND J. Krause 营养诊疗学 [M]. 13 版. 杜寿玢，陈伟，主译. 北京：人民卫生出版社，2016：404－416.

第六章　心 理 照 护

第一节　老年人的心理发展概述

伴随着我国逐步步入老年人社会，老年人的健康越来越受到重视，老年人的疾病预防、营养保健等成为人们关注的焦点，老年人的心理健康也逐渐进入人们的视野。

关于老年期的心理，传统的观点认为人自出生到机体成熟，直到成年期，其心理活动的变化属于发展期，成年以后先有一段稳定的时期，然后便开始衰退，年龄越老，心理活动的衰退越明显。这种传统观点的主要理论根据有三点：其一，把人生要看作一个生物有机体，其心理活动随着机体的发展而发展，随着机体的衰老而衰退；其二，心理发展是单向前进、不可逆转的；其三，认为年龄和时间是心理发展或衰退的根据，而且是普遍适用的。

以德国的巴尔特斯（P. Baltes）为代表的毕生发展心理学对于心理发展的基本观点是：个体的发展是贯穿一生的，发展中的心理和行为变化可以在人生中的任何一个时候发生，亦即从胚胎形成到死亡的整个人生都在发展，发展不仅仅限于儿童和青少年、中年，老年也在发展。年龄不同，心理和行为发展的种类不同，且在同一个年龄阶段内，不同的心理能力可以处于不同的发展方向，有些可能处于功能增长的发展方向，有些则在衰落。总的来说，整个发展是由获得和丧失结合组成的。同时，毕生发展观也认为，心理发展有很大的个体内可塑性和个体内部的可变性，由于个体生活条件和经验的变化，发展可采取多种形式。年龄只是影响人的心理变化的重要因素之一，不是唯一的影响因素。衰老在一定程度上是可以延缓的，并可采取某些干预策略或措施来改善成年晚期的心理状态或预防心理衰退。

传统的观点过于偏重生物机体的变化和年龄对心理变化的影响，把心理发展看作单向和不可逆转的，这种观点虽然看到了人到成年期，尤其是成年晚期后心理变化的总体衰退或下降的趋势，但认为人只能被动地接受，并且忽略了社会环境、生活状况及个体自身主动的部分对心理发展的影响。毕生发展观从生物、心理、社会的角度看到心理发展的多种可能性，并提供了对老年期心理健康进行促进的角度。对于老年阶段的个体来说，增龄过程中生理系统衰退是个必然且自然的过程。而心理系统受外界条件限制较小，更具有干预性，更易被改变。依据心身互动理论，可塑的心理系统可以有效减缓老年阶段生理衰退的进程。从个体心理系统出发，对心理资源进行“统筹”安排和调适，可以帮助老年人更积极地面对增龄过程的生理心理变化，更充分地应对由增龄带来的潜在风险和问题，从而实现高生命质量的晚年生活。因此，积极正确地认识老年阶段个体的生理及心理特点是十分必要的。

第二节 老年人心理发展的特点及趋势

一、感知觉发生显著的退行性变化

在老年期的各种心理活动中，感知觉的变化最明显。人们对70岁或80岁的老年人外在形象的典型描述，往往是耳聋眼花、反应迟钝。老年期中，主要感觉衰退的一般趋势是，在各种感觉中受老化影响最明显的是听觉和视觉，味觉的衰退和视觉相似，在60岁之前还相当稳定，但随后对咸、甜、苦、酸等物质的感受性便陡然下降。

二、记忆随着年龄的增长而减退

在日常生活中，时常听到一些老年人说自己老了，记性不好，经常丢三落四。我国的研究材料指出，人的记忆在40岁以后有一个较为明显的衰退阶段，然后维持在一个相对稳定的水平上，直到70岁以后，又出现一个较明显的衰退阶段。就大多数老年人来说，记忆变化的总趋势是随着年龄增长而减退，但同时也要看到，个人记忆衰退的速度和程度并不相同，存在很大的个体差异。概括来说，老年期的记忆有以下特点：①机械识记减退，对自己所理解的材料的记忆，老年人与青年人相比，并没有太大区别；对于自己不理解的材料或者无意义联系的材料的记忆，远远不如年轻人；②老年人在规定时间内的速度记忆会减退；③再认能力和回忆能力随着年龄的增长，也会减退。

三、思维的年龄变化

人到老年期，对于概念的学习及问题解决等思维能力会有所衰退，但是思维的其他特点如思维的广阔性、深刻性，老年人却并不比儿童和青少年差，尤其是一些知识经验比较丰富的老年人更是如此。一个人的思维在老年期衰退，衰退程度一方面有生理上的原因，但另一方面，研究发现其与人的生活方式、生活态度也有十分密切的关系。如果老年人不把自己封闭起来，而是坚持参加力所能及的、有益身心健康的活动，经常关心思考或研究某些问题，便能保持较高的思维水平。

四、老年期的情绪情感变化

人到成年晚期也即老年期，无论是情绪情感的两极性——积极和消极，还是情感体验的强度、持久性及激发情绪反应的因素方面，与儿童、青少年乃至成年前期、成年中期相比，均呈现出不同的特点。总的来说，老年期情绪情感的两极性变小，更关注积极情感，情感体验的强度不如年轻的时候，但情绪情感体验的持久性增加，且老年期的情绪情感体验主要都跟这一时期的各种丧失有关。研究表明，在影响老年期情绪体验的各种因素中，包括社会、政治、经济地位等，其中，专业、健康，容貌、配偶等的丧失是最重要的。具体来说，激发老年期情绪情感反应的因素主要有以下几个方面。

（1）生理上的变化带来的影响。人到老年体力受到限制，感觉的机能反应日渐迟钝，生活适应能力逐渐降低，因此心理上容易产生一种老朽感。自然生命规律带来的老年期在视、听、触、味、嗅觉和本体感觉方面的衰退，会影响信息输入的准确性，这一方面会让老年人因在决策判断时出现误差而感到受挫；另一方面也会造成老年人人际沟通障碍，进而导致情绪问题。例如，听觉丧失的老年人很容易变得孤独、冷漠、脾气暴躁，这很大程度上是由人际交往缺失引起的。

（2）社会角色地位的改变带来的影响。离退休的老年人，集体生活减少，生活节奏改变，在工作上由参与者变成旁观者，原来处于决策岗位的人，现在却只能袖手旁观，从被关注的中心，变成无足轻重的角色，容易感受到被冷落、疏远。另外，生活由原来的有工作充实，有时间、任务要求的集体生活状态转向局限于家庭的自由松懈状态，思想上容易变得消极，精神上无所寄托，从而产生一种孤独、寂寞的感觉。

（3）家庭环境因素的变化带来的影响。研究者指出，生活环境的改变会增加老年人的孤独感。在中国，许多老年人为照顾孙辈来到子女居住的城市，离开他们生活多年的熟悉的环境和朋友邻里，成为“老漂一族”，其社会文化环境的改变会让他们感到孤独，且在大城市中更为明显；“空巢老年人”有着更强烈的孤独感。到了老年期，子女成年成家，拥有自己独立的生活，老年人没有生活的寄托，又不愿成为子女的牵绊，更容易感到孤独。婚姻家庭生活中，配偶之间的相互扶持是老年人晚年社会支持的重要来源。丧偶、离异或有消极、低质量婚姻关系的老年人更容易感到孤独。“失独”老年人也是非常需要得到关注的群体，失去独生子女的老年人由于社会支持的减少，以及遭受创伤后应激障碍（post-traumatic stress disorder，PTSD）的可能，在包括孤独感在内的许多心理健康维度上都表现出更高的风险。财产管理也是老年人经常要面对的困扰。

（4）疾病带来的影响。对于老年人来说，人们往往重视疾病对生理健康的影响，但疾病对老年人心理健康的影响却常常被忽视。一些慢性疾病不能完全治愈，只能控制和缓解症状，需要长期服用药物，给老年人带来诸多生活上的不便（如活动范围、活动能力的受限），以及经济上的压力和心理上的负荷。这种长期持续的压力和负担，深刻地影响了老年人的日常生活和情绪体验，给老年人带来生理和心理上的痛苦，使老年人容易产生焦虑、抑郁、偏执等负面情绪，甚至发展成心理障碍。研究表明，有慢性疾病的老年人，其抑郁障碍的发生率极高。

（5）生命终期面临的“死亡”议题带来的影响。随着老年期的到来，亲人或同龄人的过世，会引发老年人对死亡的焦虑和恐惧。当个体经历人生的风风雨雨，到达人生的老年阶段，但是却无法从其中找到价值和意义的时候，容易出现抑郁情绪。近年来，癌症罹患率不断攀升，罹患年龄逐步下降，当癌症患者无法期待身体上的疾病可以得到治愈，同时又要承受身体和心灵的双重痛苦，以及对死亡的恐惧时，也容易产生孤独、抑郁，甚至绝望的情绪。

第三节　老年人的心理健康促进

有效的心理健康促进，需要根据每位老年人的心理健康状态，结合知识宣教、团体互动和长期训练，帮助其在认知、体力活动、饮食、情绪、社交和慢性疾病风险管理等各方面做出针对性调整，以更好地应对老年期的认知和情绪问题的挑战。

一、社会层面

（1）提升社会对老年人的积极态度。社会心理学理论认为，社会刻板印象是个人态度的重要来源，如果社会充斥着对老年人的排斥、否定，认为他们是脆弱无能的，这个社会中的老年人对自我会呈现比较消极的态度；反之，如果社会对老年人有正性的看法，他们对自己的态度也会变得积极。而积极的自我信念对于情绪、认知及疾病的康复等都有促进作用。

（2）提升老年人在社会生活中的参与感。2002 年，WHO 发布了《积极老龄化：从论证到行动》一书，对积极老龄化的概念进行了阐释。相较之前的成功老龄化和健康老龄化，这个概念在“健康”和“保障”两个维度以外增加了“参与”维度，即让老年人提高生活质量的同时，使参与和保障的机会尽可能获得最大。“参与”包括经济、社会、文化、体育、公共事务等多方面，目的是使所有人包括残疾、虚弱和需要照料的人都能提高健康的预期寿命和生活质量。“参与”的范围不仅包括参与国家建设的高级人才，也包括仅仅参与自己生活的老百姓。社区可以创造一些适合老年人参与的岗位，让老年人以义工、志愿者、顾问等角色参与到社区的建设中来。

（3）组织开展一些适合老年人的活动，创设一个老有所养、老有所依，同时还老有所乐的社会氛围。通过组织一些有益身心的老年人活动和社团，如庆国庆老年歌舞活动、太极拳社团、象棋社团、围棋社团等，促进老年人之间的沟通交流，增加老年人的社会支持，促进其身心健康发展。

（4）针对老年人的特点，加强信息建设，服务老年人，使其能够方便使用电子网络软件产品，提高生活质量。

二、家庭层面

（1）多沟通交流。与其他生命的互动和连接，尤其是与家人的沟通，会增加老年人的安全感，是其重要的社会支持方式。简单的嘘寒问暖就可以减轻老年人的孤独感，聆听他们的人生故事，了解他们的生命历程，有助于帮助老年人获得人生的意义感和价值感。

（2）帮助老年人适应社会。和老年人分享有趣的新鲜事物，帮助老年人学习时下的新技能，如普遍使用智能手机的时代，教会老年人智能手机的使用方法，有助于提高老年人的社会适应性，强化老年人的学习兴趣，充实他们的时间，让他们感到他们并没有被时代抛弃。

(3) 耐心引导。有些老年人由于认知偏于保守及过去经验固化，会表现得比较固执。当他们做一些事情的时候，家人会感到其中存在的明显的问题，却难以改变他们的决定。这时要试着了解老年人这样做背后的动机和想法，从理解他们的愿望和目的的角度参与到他们的决定中来。

(4) 让老年人有自主感。让老年人感到有能力为自己的生活做主，能够自主进行决策。拥有自主感的人会感到更有效能，更有价值。有些家庭在照顾老年人的时候会事无巨细，按照自己认为的好的方式一一安排妥当，但这样并非适合老年人，应根据老年人的具体状况，适当让其参与决策，表达自己的想法，自主做一些安排和选择，让老年人在被照顾的同时，能感受到尊严。

三、个人层面

老年人应学会自我照料和自我调适，积极地应对老年期带来的各种生理和心理的变化，帮助自己度过一个健康、愉快、充实的晚年。

(1) 规律作息，合理安排生活，追求内心充实。保持正常的作息，吃好三餐，多喝水，避免吸烟、饮酒、熬夜等不利于健康的生活方式；适量运动，选择合适的身体锻炼方式。

(2) 多与家人朋友保持联系，建立自己的生活节奏，每天学一点新东西；培养一些兴趣爱好，和一些有相同兴趣爱好的人成为朋友；主动表达自己的需求，遇到困难主动向他人求助。

(3) 服用药物应遵医嘱。如果有服用药物，应听从医生的嘱咐，并定期复诊；避免自行使用药物，亦避免加量、减量或自行停用药物。

(4) 学会寻求专业帮助。如果出现躯体或心理方面的健康问题，应向专业机构寻求帮助，寻求专业的医学诊疗。

(5) 安全使用网络。不传播未经证实的信息，尽量通过政府、权威机构的网站了解可靠信息，不传谣、不造谣。

第四节　常见的老年人异常心理

进入老年期后，老年人的生理、心理均发生改变，常见的异常心理现象也与其他年龄段的人群有所差异，以下为老年期常见的睡眠障碍、抑郁、焦虑、谵妄和遗忘综合征的介绍。

一、老年人睡眠障碍

老年人群的睡眠特点：进入老年期，老年人睡眠的时间和质量发生变化。老年人夜

间保持睡眠和日间保持觉醒的难度增加；24 小时总的睡眠时间减少，但日间的小睡可以弥补夜间睡眠时间的减少。目前仍不明确老年人夜间睡眠时间的减少，是否意味着睡眠需求的减少。老年人睡眠的明显特征是睡眠效率（睡眠时间与卧床时间的比值）下降。这主要是由于老年人夜间觉醒次数增加，有些还存在觉醒时间延长的情况。多次觉醒是老年人就诊的常见主诉。

（一）失眠

失眠主要表现：在适当的睡眠机会和环境的情况下，个体对睡眠质量的不满，主要是入睡困难和（或）睡眠维持障碍，且对白天功能有显著影响。老年人常常抱怨睡眠差，是安眠药的主要处方人群之一。

老年人常见的失眠原因见表 6－1。

表 6－1　老年人常见的失眠原因

问题性质	举例
行为方面	退休后作息时间被打乱
	小睡
躯体疾病	慢性心脏或肺部疾病
	慢性疼痛如关节炎
	慢性肾功能衰竭
药物方面	利尿药：夜间觉醒增加
精神疾病	抑郁症、焦虑症等
原发性睡眠疾病	呼吸性睡眠疾病
	周期性腿动

（二）睡眠呼吸障碍

睡眠呼吸障碍广义上是指仅仅或主要在睡眠中发生的呼吸型态紊乱。可以把它看作一个谱系，包括打鼾、呼吸功能降低（与呼吸气流幅度下降相关的觉醒和氧饱和度下降）和呼吸暂停（呼吸气流完全暂停）。其他的睡眠型态紊乱包括潮式呼吸和中枢性肺泡换气不足。对于有夜间打鼾和日间嗜睡的患者，要考虑到睡眠呼吸障碍。特别是睡眠时间正常的患者，睡眠呼吸障碍是日间嗜睡的最常见原因。

睡眠呼吸暂停是指睡眠过程中反复发作性的上呼吸道阻塞，患者呼吸气流暂停时存在胸壁和腹壁的持续运动，而这可以引起患者血氧饱和度下降和从睡眠中觉醒。睡眠呼吸暂停患者的床伴多描述其存在令人讨厌的响亮呼噜声。大多数患者表现一定程度的日间困倦，少部分患者抱怨频繁的夜间觉醒和失眠。

大多数睡眠呼吸暂停患者存在严重的打鼾现象，多数在体检时存在超重和上呼吸道狭窄。打鼾在老年人非常普遍，但大多数研究并不认为它是其他疾病或死亡率的独立风险因素。

（三）睡眠周期性肢体运动

睡眠周期性肢体运动（periodic limb movements of sleep，PLMS）是指睡眠中反复发作性的、周期性的、非常刻板的肢体运动，在老年人睡眠障碍中常见。它与睡眠觉醒有关，可以引起睡眠发动和维持困难，也可以只是在多导睡眠监测时有表现，而没有临床症状。多导睡眠监测所显示的PLMS对老年人的意义仍不明确。有些患者的失眠明确是由于肢体运动引起的。许多药物和疾病可以使PLMS恶化，而且PLMS与外周性神经病变、风湿性疾病、缺铁性贫血和慢性肾功能衰竭有关。

（四）快速眼动睡眠行为障碍

在快速眼动睡眠（rapid eye movement sleep，REM）行为障碍中，由于肌张力不能正常抑制，患者可以执行梦中的行为。由于梦境内容的不可预测性，这可以导致极端暴力行为的发生，如常见的睡行症发生在慢波睡眠（很深）过程中。REM行为障碍患者可以记住生动的梦境内容并很容易从睡眠中醒转。这个疾病主要见于老年男性患者，平均发病年龄在50岁左右。大约60%的REM行为障碍病例为特发性，其余的病例中已经确认的病因有神经损伤。有些患者可能与痴呆相关。

二、老年抑郁

（一）概述

老年抑郁是指65岁以上老年人出现的抑郁综合征，并达到DSM-IV或ICD-10所规定的诊断标准，必须出现下列症状之一：①情绪低落，兴趣下降或快感缺失；②常伴有明显的焦虑激越、躯体症状、疑病症状和认知损害。抑郁是老年人最常见的症状之一，是老年人致残的第二位精神疾病（第一位是记忆障碍）。不合并其他躯体和（或）精神障碍的晚发抑郁症与年轻时发病的抑郁症相似，有一些显著的特征。老年人有抑郁的情绪，但不自发表述。

（二）病因与发病机制

（1）社会心理因素。长期以来，对抑郁症的生物学研究较多，而近年来，社会心理因素在抑郁症的发生、发展、预防和治疗中的作用越来越引起人们的重视。这得益于医学由纯生物模式转变为生物—心理—社会模式。生活事件，一般指重大负性事件，即不愉快，有“丧失感”，令人失望的事件。老年人常见重大生活事件有躯体疾病、外伤、活动受限、失明、失聪、退休、经济困窘、生活环境恶化、社交隔绝、配偶故去和遭到子女的遗弃等。调查表明，应激性生活事件与抑郁障碍关系密切。然而，并非每个人遭受应激生活事件都患病，也不一定患抑郁症。“丧失”仅作为一种心理因素起扳机作用，诱发疾病发作。死亡或退休是可预见的，不一定导致疾病。

（2）躯体疾病共病。老年抑郁综合征常见于躯体疾病和神经系统疾病的患者。心肌梗死或接受心导管术患者中，约25%患者出现重度抑郁表现，另有25%出现轻度抑郁。医疗负担越重，抑郁发生的风险越高。有理论认为，应激、重度抑郁和躯体疾病互相联系——应激激活应变稳态。如果应激反应的中介没有得到及时抑制，就会损害免疫系统，从而出现动脉硬化、肥胖、骨密度下降和脑细胞萎缩。重度抑郁的稳态负荷主要表现为肾上腺皮质活动增加、胰岛素样生长因子－1浓度升高和炎症反应激活。抑郁综合征或抑郁症状也出现于痴呆患者。阿尔茨海默病患者的抑郁症患病率约为17%，高于皮层下痴呆患者的抑郁症患病率。抑郁症状和抑郁综合征可以进一步促进认知的下降或痴呆的进展。

（3）遗传因素。遗传因素可以增加老年抑郁症的患病风险，但是相对于年轻的抑郁患者，老年抑郁的遗传负荷较小。对于卒中后抑郁的发生风险，抑郁的既往发作史或家族史的影响与血管损伤的部位同等重要。

（4）生化代谢异常。老年人的生物学改变可能产生与年龄相关的抑郁易感性。中枢神经系统生物胺的含量随年龄增加而降低，代谢单胺的血清单胺氧化酶（monoamine oxidase，MAO）的活性增加。20世纪60年代初期就有学者注意到单胺类神经递质受老化过程的影响有增龄性改变。在老年人的某些脑区，尤其是扣带回，5－羟色胺（5-hydroxytryptamine，5-HT）含量明显下降，脑脊液5－羟吲哚乙酸水平亦明显下降。近年来，人们更多地注意到突触后受体的敏感性，Segal首先提出受体假说，认为抑郁症是脑内NE、5-HT受体超敏所致，受体超敏可能是抑郁患者大脑突触部位可利用的单胺减少的适应性反应，抗抑郁药物通过降低受体敏感性达到治疗作用。受体假说只是对单胺假说进行了补充，而没有简单否定。单胺假说强调药物对突触前摄取的急性效应，受体假说侧重突触后受体对药物的慢性适应性变化。目前普遍认为抗抑郁药对受体的慢性作用较突触部位单胺的急性升高更为重要。

（5）神经内分泌。正常老年人和有抑郁性障碍的患者其神经内分泌改变较为常见。躯体疾病和社会、心理应激都可以刺激皮质醇的分泌。抑郁症患者的血浆、脑脊液和尿中的皮质醇升高。既往研究认为，地塞米松抑制试验（dexamethasone suppression test，DST）异常结果对诊断抑郁特异性较高，正常人的假阳性率仅4%～10%。下丘脑－垂体－肾上腺轴（hypothalamic-pituitary-adrenalaxis，HPA）和下丘脑－垂体－甲状腺轴（hypothalamus-pituitary-thyroid axis，HPT）都是高度复杂且高度整合的内分泌系统。促甲状腺激素（thyroid stimulating hormone，TSH）由垂体前叶释放，受下丘脑促甲状腺激素释放激素（thyrotropin-releasing hormone，TRH）调节；此外，神经递质去甲肾上腺素（noradrenaline，NE）和多巴胺（dopamine，DA）能兴奋TRH，抑制5-HT释放。TSH调节三碘甲状腺原氨酸（triiodothyronine，T_3）和游离甲状腺素（thyroxine，T_4）生成，T_3、T_4负反馈调节HPT轴。在垂体，升高的皮质醇能抑制TSH对TRH的反应性，抑郁症患者的TRH/TSH试验反应迟钝率可达40%～50%。年龄因素本身（60岁以上男性）即可造成迟钝的TH反应。神经内分泌改变的病理生理意义尚不明确，确切机理有待进一步阐明。

（6）其他因素。物质引起的抑郁，一般在1个月内出现物质中毒、戒断或药物使用相关的广泛持续的情绪低落、兴趣下降或愉快感缺失。例如，止痛剂、洋地黄、利血平、左旋多巴、镇静剂等引起的抑郁。

（三）临床表现

（1）抑郁心境。抑郁心境是抑郁障碍（depressive disorder）的特征性症状，情感基调是低沉、灰暗的，可从轻度的心境不佳、心烦意乱、苦恼、忧伤到悲伤、绝望。患者常体验到与过去有明显不同的感受，主诉对生活没有兴趣，提不起精神，高兴不起来。患者整日忧心忡忡、郁郁寡欢、度日如年、苦不堪言。老年患者对忧伤的情绪往往不能很好表达，常说“没有意思，心里难受”或表现对外界事物无动于衷，常否认或掩饰心情不佳，甚至强装笑脸。其家属也可能意识不到患者患有严重情感疾病，而以为只是躯体的“不舒服”。70%以上的老年抑郁患者在抑郁的基础上有焦虑和激越。患者表情紧张、局促不安、惶惶不可终日，不停地来回踱步、揪头发、扯衣角，见到医生就抓住医生双手不停地诉说自己躯体不适，有时躯体焦虑完全掩盖了抑郁。也有的患者无故报怨人们对自己不好，使人无所适从。

（2）丧失兴趣。患者不能体验到乐趣的特点较常见并具有特征性。患者不但丧失以往对生活的热情和乐趣，而且越来越不愿意参加正常活动，如就餐、社交、娱乐，甚至闭门独居、疏远亲友。有的患者能说、能笑、能娱乐，但就是不能体验到快乐。有的患者经治疗好转，家人聚会时见到久违的亲人能流出眼泪反而体验到快乐。

（3）精力丧失。患者主观上感到精力不足、疲乏无力，以致越来越无精打采、精疲力竭，日常洗盥、进餐、更衣都力不从心。轻者丧失工作主动性，办事拖拉；重者终日卧床，时时、事事需要扶持。老年患者常被认为患有严重躯体疾病而被送到综合医院接受医学检查，有些则因延误治疗造成遗憾。

（4）自我评价低。自我评价低是患者受抑郁心境的影响，对过去和将来歪曲的认知，是具有特征性的症状。老年患者总以批判的眼光、消极的态度，看待自己的过去、现在和将来，把自己说成一无是处，甚至几十年前的小事，也认为是自己的罪恶而感到内疚。甚至坚信自己罪恶深重，将会被遗弃或受到惩罚。有时候可伴有幻觉。

（5）精神运动迟滞。精神运动迟滞是抑郁的典型症状之一，患者整个精神活动受到显著且持续、普遍的抑制。患者感到注意力困难、记忆力减退、脑子迟钝、联想困难、言语少、语调低、语速慢、活动缓慢。重者不语、不动、不食，达到木僵状态。这些表现在老年患者身上相对较少。

（6）自杀观念和行为。自杀观念和行为是抑郁症最危险的症状。老年人常不明确地表达，例如，说过“打一针让我死吧”，却否认有自杀的念头。老年抑郁有慢性化趋势，也有不堪忍受抑郁的折磨而自杀的念头日趋强烈、以死求解脱的情况。长期追踪发现，抑郁性障碍总体的自杀死亡率为15%～25%。

（7）心境昼夜节律改变。患者心境昼重夜轻的节律变化常作为内源性抑郁的诊断指征之一，特别是伴有早醒的患者。病情轻的老年人，入睡前感到轻松，说“一天可过来了”，或在晚上电灯打开后心情会平稳些。

（8）躯体或生物学症状。情绪反应不仅表现在心境上，而且还伴有机体的某些改变，食欲减退是最常见的症状。患者无饥饿感，勉强进食也是食之无味，多伴有体重下降。也有食欲亢进的病例。口干、便秘也是常见的症状。约80%的患者有睡眠障碍，主要是中段和末段睡眠差。可伴有入睡困难和噩梦，少数者睡眠增多。典型症状是早醒，凌晨二三点醒后，即陷入不知如何度过今天的痛苦绝望之中。躯体不适可涉及各个脏器，出现心慌、心跳、出汗、恶心、呕吐等不适，老年患者可因此多次被送到急救中心。

（9）性欲障碍。性欲障碍在老年人中较常见。男性为阳痿，女性为性感缺乏，且恢复较慢。也有的老年患者出现与其身份不符的行为，如挥霍无度及下流猥亵行为。此时，应进一步排除脑器质疾病的可能。

（10）认知功能障碍。认知功能障碍也是老年抑郁常见的症状。约 80% 的患者有记忆力减退的主诉，存在比较明显的认知障碍且类似痴呆表现的占 10% ～ 15%，如计算力、记忆力、理解和判断力下降，简易智力状态检查量表（mini-mental state examination，MMSE）筛选可呈假阳性，其他智力检查也能发现轻至中度异常。国外研究者称此种抑郁为抑郁性假性痴呆，其中一部分患者会出现不可逆痴呆。

三、老年焦虑状态

（一）概述

焦虑是对应激的一种正常反应，适当的焦虑能够让人鼓起勇气去应对即将发生的危机。每个人在一生中都会有焦虑的情绪，但是，有焦虑的情绪并不等于患上了焦虑症；有过分或过度的焦虑情绪才是患上了焦虑症。焦虑症患者自己也知道没有什么值得紧张的事情，说不清楚自己在担心什么，但还是每天陷入惶恐紧张之中；或者患者现实生活中存在某些问题，但其担心或烦恼明显过度，周围人感觉患者在“小题大做”。焦虑情绪明显妨碍患者的正常生活，每天深陷紧张情绪，苦恼、不能自拔，有时家人也跟着苦恼。另有一种急性焦虑症，也称惊恐障碍，表现为患者突然出现极度强烈的恐惧、担心和濒死感，常感到心悸、胸闷、胸痛、胸部压迫感、呼吸困难及窒息感。这种极度紧张焦虑的感觉历时不长，在 5 ～ 20 分钟后多能自行平复下来，很少超过 1 小时。患者担心疾病再次发作，害怕发病时得不到帮助，不敢独自出门，或要人陪同。

（二）病因与发病机制

（1）老年焦虑症发生的原因很多，包括基因、环境、躯体等方面。

遗传方面。一般来说，老年期起病的焦虑症与遗传的关系不明显。老年期首次焦虑症更多地与现实环境或躯体方面的因素有关。

个性与认知方面，临床观察发现有部分老年人病前个性为急躁、担忧、易兴奋型，其焦虑表现似乎是其性格的夸张表现。还有部分老年患者为依赖个性或内向性格，多见于女性患者。年老体弱者遭遇各种生活事件，会使老年人处在惶恐无助中，产生对环境的无力感和失控感。另外，对事情的认知或看法与情绪是相互影响的。例如，有些老年人倾向于把一些两可的事情或可能是良性的事件解释成危机的先兆，认为坏事情会落在他们头上，灾难在等着自己，低估自己处理事件的能力。有这样看法的老年人更容易诱发焦虑症。

环境的变化也往往会诱发老年人的焦虑情绪。随着儿女的逐渐独立，如求学、工作，有些老年人的家庭日渐空荡，若伴侣住院或先行离世，老年人原来习惯的热闹的家庭气氛渐被孤寂取代，这就是目前受到关注的“空巢家庭”现象。再加上退休后社会关系的改变、耳闻目睹亲友住院或离世，老年人心里的失落感与无助感会与日俱增。最后因某一生活事件而触发焦虑症，如儿女出国、子女婚姻不顺、孙子上学，或做了有违自己道德观念的事情等。

躯体因素在老年焦虑症的病因中占很重要的地位。老年人的躯体疾病日渐增多，健康在老年人的心中渐渐成了最大的问题，健康成为老年人最关心、最重要的事情。老年焦虑症可以由于一场较重的躯体病症引起，就像扣动“扳机”一样诱发了焦虑症。也有些老年人并没有严重的躯体疾病，但在参加亲友的葬礼后，就联想到自己也会生病而亡，由此忧心忡忡。患焦虑症的老年人往往对便秘或小便不畅表现敏感，对自己每天大小便的情况十分关注。但由于种种原因（如药物、感染、前列腺病症），老年人发生便秘或小便不畅很常见，因此，一个焦虑的恶性循环也就产生了。另外，要注意的是，躯体疾病伴发的焦虑症也很常见，如甲状腺功能亢进可直接引起患者烦躁、易怒、坐立不安。女性在更年期，雌激素急剧减少也可能直接引起焦虑。

（2）对焦虑的神经生物学研究已有较为悠久的历史，Cannon 从对猫的研究中发现，惊恐和焦虑起源于中枢的丘脑活动，而非外周的内脏活动。之后的研究又表明焦虑与中脑的蓝斑有关，其中包含着近半数的去甲肾上腺素能神经元，恐惧和惊恐与此类神经元的激活相关。去甲肾上腺素在蓝斑的作用和 5 - 羟色胺在中缝核的活动，以及中脑皮层的多巴胺系统和 γ - 氨基丁酸在亚细胞水平加以整合，从而产生惊恐发作的表现。β 肾上腺素能受体大量兴奋会引起惊恐发作时出现与自主神经系统相似的表现，苯二氮䓬类受体与 γ - 氨基丁酸受体结合可促进后者的功能，使神经传导显著减慢，惊恐障碍可能因这类受体功能不足或缺乏所致。脑干，尤其是蓝斑与惊恐发作有关；边缘系统的功能损害与预期焦虑有关；而恐惧性回避可能与脑皮层的认知和意识活动有关。另外，脑电图 α 活动增多、血管警觉性增高和皮肤电阻灵活性降低都与惊恐障碍有关。

（三）临床表现

老年焦虑状态的临床表现可以分为两个方面：①心理症状，表现为紧张、惶惶不安、提心吊胆、心烦意乱、静不下心，常感到时间过得特别慢，预感有不好的事情发生，脑子一片空白，敏感，易受惊吓。②躯体症状，表现为坐立不安、手脚发抖、皮肤苍白或潮红、多汗、尿频，严重时觉得胸闷、心慌、气急、入睡困难、易惊醒等。

焦虑是老年人常见的症状，常继发于躯体疾病（如甲状腺功能亢进），也常伴随其他精神疾病（如抑郁症）出现，也可以作为广泛性焦虑的一级症状出现。但是很多焦虑障碍在老年人中都较为少见。虽然恐惧障碍可以在任何年龄发病，但较为严重的恐惧障碍（如广场恐怖和社交恐怖），通常在年轻时发病，在儿童和青年较为常见。广泛性焦虑在任何年龄段患病率都很高，但是经常和抑郁症共病。惊恐障碍在年轻人中较为常见并且较为严重，在老年人中很少见。

四、谵妄

（一）概述

谵妄（delirium）也称急性脑病综合征，是病因非特异的综合征，为一种意识异常状态，一般特征认知功能普遍受损，尤其是注意力和定向力受损，通常有知觉、思维、记忆、精神运动、情绪和睡眠—觉醒周期的功能紊乱。大多急性起病（数小时或数天），病程呈波动性（一天之中病情可有波动），通常夜间恶化。在校正年龄、性别、躯体疾病严重度等影响因素后，谵妄显著增加死亡风险。术后伴有谵妄的老年人在出院30天后仍有较显著的认知功能损害。谵妄中症状不能完全缓解的相关因素为既往存在认知损害，纵向研究也发现谵妄症状的持续和进展更多归因于潜在的痴呆，痴呆与谵妄共病也很常见。总之，谵妄可发生于任何年龄，常见于老年人和伴有严重躯体疾病的患者，谵妄可能带来死亡率的升高、住院时间延长、医疗消耗增加及更加持续严重的认知功能损害。谵妄状态是老年人需要急诊处理并要防范意外发生（如跌倒骨折、出走、毁物）的特别情形。

（二）病因与发病机制

谵妄是在非特异性病因作用下出现的脑功能活动紊乱，多因素综合作用构成谵妄的病因学基础，目前较为公认的是“应激—易感模型”。其认为谵妄的发生涉及来自患者自身的易感因素和外界的促发因素的相互作用。在一种或多种易感因素存在的情况下，大脑储备下降，功能削弱。如果有促发因素影响大脑内环境，导致脑内神经递质、神经内分泌和神经免疫水平的急性变化就可能引起谵妄。当患者易感性低时，即使明显暴露于促发因素中也很难发生谵妄；反之，患者易感性高时，即使促发因素很微弱，也会导致谵妄出现。

谵妄的易感因素包括高龄、认知功能损害、严重躯体疾病或脏器功能失代偿（如感染、心力衰竭、癌症、脑血管病）、抑郁症、视听障碍、营养不良、水电解质失衡、药物/酒精依赖等。也有研究提出，ApoE基因多态性与谵妄发生有关，但研究结果并不一致。谵妄的促发因素包括手术、外伤、严重生活事件、疲劳、睡眠不足、外界刺激过少或过多、环境恐怖陌生单调等，在痴呆患者中单纯环境因素也会成为促发谵妄的因素，如更换住所或照料者改变。药物也是影响谵妄发生的重要因素，如镇痛药、抗生素、抗胆碱能药、抗惊厥药、抗帕金森药、镇静催眠药、抗精神病药、抗抑郁药、中枢兴奋剂、皮质醇激素、抗肿瘤药等。

老年人谵妄的常见原因见表6－2。

表6－2　老年人谵妄的常见原因

因素分类	具体情况
药物使用	药物（如抗胆碱能药物、抗帕金森药物、皮质醇激素等）、使用新的药物、调整药物剂量、药物相互作用
电解质紊乱	低血糖症、利尿剂使用、甲状腺功能下降、外伤或手术后
药物停用	长期服用助眠药物、镇静剂突然停用
感染	呼吸道感染、尿路感染、软组织感染
颅内疾病	颅内出血、脑梗死、颅内肿瘤
躯体疾病	心律失常、心力衰竭、低血压、低氧血症
其他	更换住所、突发生活事件、睡眠不足、营养缺乏、尿潴留、便秘、维生素缺乏、戒酒

谵妄的发病机制假说包括神经递质改变、中毒、应激、信息输入障碍等。有较多证据支持的是胆碱能低下—多巴胺能过度活动假说。该假说支持多种病理生理因素转化为神经环路的功能活动异常，进而引发一系列临床症状。具有抗胆碱能活性的药物可导致谵妄，缺氧、维生素 B 族缺乏、电解质紊乱、低血糖等都可以影响氧化代谢过程使乙酰胆碱合成减少，与年龄相关的胆碱功能降低也会增加患谵妄的可能性，多巴胺的过度活动、γ－氨基丁酸和 5－羟色胺的水平变化也与谵妄发生有关。其他病理机制可能直接或间接地影响脑功能改变，如脓毒血症可能会产生神经炎性反应症，可以导致小胶质细胞活化及神经元损伤；内皮细胞损伤又会破坏血－脑屏障；等等。

（三）临床表现

谵妄尽管在病理生理学上差异很大，但其在现象学表达却类似。目前对谵妄症状特征的认识更倾向于认为谵妄是在注意障碍和意识改变基础上表现为广泛的认知过程受损。

（1）注意和意识障碍。注意和意识障碍是谵妄的核心症状，患者对环境的感知清晰度下降，可以从轻度混浊到浅昏迷状态，注意的指向、集中、维持、转换困难，检查时可以发现患者有注意涣散或注意唤起困难，数字广度测验、划销测验等注意测查明显受损。

（2）记忆损害。记忆损害累及短时和长期记忆，可因谵妄程度不同有差异，一般即刻和短时记忆与注意损害关系更为密切。

（3）定向障碍。定向障碍是指患者不能辨识周围环境、人物甚至自我。轻度谵妄时，时间、地点定向损害较人物和自我定向损害更突出。

（4）语言障碍。语言障碍包括命名性失语、言语错乱、理解力受损、书写和找词困难等。极端病例中会出现言语流畅性困难，言语不连贯。

（5）思维过程异常。思维过程异常包括接触性离题、病理性赘述和思维破裂等。

（6）睡眠觉醒周期紊乱。睡眠觉醒周期紊乱非常常见，包括白天打盹、夜间失眠和 24 小时睡眠觉醒周期的瓦解。

（7）运动异常。运动异常可以表现为活动减少或明显的紊乱性兴奋。

（8）感知觉障碍。感知觉障碍可有大量的、生动逼真的、鲜明的、形象性的错觉及幻觉，以视觉障碍为主，患者有恐惧、紧张、兴奋冲动等反应。少数患者错觉及幻觉不明显。

（9）妄想。被害妄想是谵妄中最常见的妄想类型，相对不系统，呈片段性多变，可与幻觉等有关联。

（10）情感改变。情绪稳定性差，可以有焦虑、淡漠、愤怒、烦躁不安、恐惧等多种情绪反应。情绪转换没有明显关联性，不能自控。

五、柯萨可夫综合征

柯萨可夫综合征（Korsakoff's syndrome）主要表现为近事遗忘、错构、虚构和严重的定向障碍、执行功能损害、情感平淡、冷漠和缺乏疾病自知力。其谈话内容贫乏，对周围新发生的变化缺乏兴趣。大多数不可逆，它主要见于严重的营养维生素 B_1 缺乏、尼克（Wernicke）脑病的不完全恢复，以及慢性酒精使用障碍和营养不良，也可见于脑外伤、感染、脑血管病、脑肿瘤等所致的精神障碍。

（洪晓虹　王志英　孔凡芝）

参考文献

[1] 郝伟，陆林. 精神病学［M］. 8 版. 北京：人民卫生出版社，2018.
[2] 林崇德. 发展心理学［M］. 北京：人民教育出版社出版，2018.
[3] 陆林，沈渔邨. 精神病学［M］. 6 版. 北京：人民卫生出版社，2018.
[4] ALEXOPOULOS G S. Depression in the elderly［J］. Inpharma weekly，1999，365（9475）：1961－1970.
[5] FEINSILVER S H. Sleep in the elderly. What is normal?［J］. Clinics in geriatric medicine，2003，19（1）：177－188.

第七章　安 宁 疗 护

第一节　安宁疗护的相关知识

一、绪论

医学发展为人们带来了健康、长寿，但是临床上仍有治疗无望的疾病，导致患者饱受疾病的磨难，最终还是难逃死神之手。随着人口老龄化、少子化及疾病谱与死因谱变化等，人们对追求优逝及获得善终更加重视，使得安宁疗护（hospice care）服务变得越来越迫切和重要。联合国倡议享有安宁疗护服务是人们的基本权利，这种权利得到保障更是国家和社会进步的标志。WHO 也建议各国应将安宁疗护服务融入国家健康政策，使得人人有权享受。截至 2014 年 5 月，全球有 194 个国家承诺，将临终关怀服务列为卫生重点工作。中国也将安宁疗护列入《中国护理事业发展规划纲要（2011—2015年)》的发展目标之一。

二、安宁疗护概述

（一）安宁疗护定义

安宁疗护在各国家、地区有不同的护理名称，例如，英国、美国等国是“终末期护理”（terminal care）或“肿瘤护理”（cancer care)，加拿大是“姑息护理”（palliative care)，中国台湾地区用“安宁照顾”，中国香港地区则是“善终服务”等。虽然对安宁疗护称呼不尽相同，侧重点也不完全一样，但其根本目的都是帮助各种治疗无望的临终患者能够平静、安宁地度过生命的最后阶段。

WHO 对安宁疗护的定义是：运用早期确认、准确评估临终病患之生理、心理、灵性和社会等方面之问题，提供人性化、个别化、整体性的支持和照护，使临终患者痛苦得以缓解，以尊重生命的态度，使患者及其家属逐渐接纳死亡是一种自然过程，并以正向的态度面对疾病的威胁，避免患者接受不适当的、有创伤的无效治疗，进而提高临终患者及其家属的生活质量。安宁疗护注重减轻患者的痛苦症状，给予满足患者需求、维护其尊严的照护方法；为患者尽可能地积极生活直至生命最后一刻提供支持；减轻家属的医疗经济负担、提供居丧帮助和哀伤辅导。因此，安宁疗护是一门结合医学、伦理

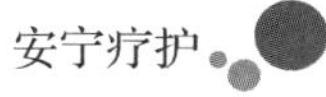

学、护理学、心理学与行为科学的学科，由安宁疗护团队针对终末期患者（如晚期肿瘤患者）、治疗不再有效或不能治愈和延长生命的临终患者及其家属，提供生理、心理、社会等方面的全面性的照护。

（二）安宁疗护的目的及原则

（1）安宁疗护提供的是一种姑息性照护与非治疗性照护。

（2）协助终末期患者了解死亡，进而接纳死亡的事实。

（3）维护患者的尊严，使患者个人的尊严不因生命活力的下降而降低，个人权利也不因身体的衰竭而丧失。临终患者有权对自己的生活方式、医疗护理措施等提出要求并做出选择，也有权得知病情真相，有权选择死亡的方式。

（4）照护的对象包含患者全家。在患者临终阶段，要将患者及其家属视为一体，指导和帮助家属正视患者的疾病和死亡，与患者及其家属一起讨论患者的病情及护理、治疗和照顾方案，给予他们承受所有事实的力量，进而坦然地接受即将面对的问题，减轻心理压力。

（三）安宁疗护的宗旨

以患者及其家庭成员为中心，通过预测、预防和减轻患者的病痛及其他不适症状，鼓励家庭护理，减轻或消除患者心理负担和消极情绪，以舒适和有尊严的方式度过自己生命最后的时光。为患者及其家属提供“五全”服务：①全人的照顾。全面照顾患者的身心状况，而非只针对其病况或某一器官进行照护。②全家的照顾。帮助患者家属学习照顾技巧，并协助家人一起面对患者即将离去的悲伤。甚至在患者离世后，给予家属心灵辅导。③全程的照顾。除了陪伴患者到生命的最后一刻，乃至患者离世后，辅导家属度过低潮期也是安宁疗护的范围。④全队的照顾。结合医师、护师、药师、营养师、物理治疗师、心理师、社会工作者等成员，提供最完整的身心疗护。⑤全社区的照顾。深入全小区进行居家安宁的照顾。建立特色社会化的安宁疗护体系，使患者不仅在医疗机构可获得安宁疗护，而且返回社会后在社区和家里都可得到持续照护。

安宁疗护不同于安乐死，既不加速也不延缓死亡的时间，且贯穿于疾病治疗始终，重视患者生理、智力、情感、精神及社会需求，以帮助患者保持自主性，获取信息并自主选择。

（四）常见的安宁疗护机构类型

1. 独立安宁疗护机构

独立安宁疗护机构（free-standing hospice）不隶属于任何医疗卫生服务机构，如安宁疗护院、宁养院等。其优点是患者能得到较好的服务，缺点是运作成本昂贵。英国的临终服务大多采用独立安宁疗护机构这种模式，如圣・克里斯多弗安宁院，其他如美国的新港安宁院、中国香港的白普理宁养中心等也采用这种模式。2016 年 11 月，国家卫生和计划生育委员会关于修改《医疗机构管理条例实施细则》的决定明确提出，安宁疗护中心被认可为独立的医疗机构。独立安宁疗护机构是国内最早发展的安宁疗护类型，类似的有上海市退休职工南汇护理院、北京市松堂关怀院等。

2. 附属安宁疗护机构

附属安宁疗护机构（hospital hospice）是指在医疗卫生服务机构内设置病区或病房，

用以收住临终患者，如安宁疗护病房、宁养病房。医院利用现有的物力、财力，对现有的医护人员进行培训后，能够依据安宁疗护的服务宗旨与精神，为终末期患者及其家属提供较好的关怀与照料。附属安宁疗护机构有中国台湾马偕医院淡水分院 1990 年开设的安宁病房、加拿大蒙特利尔市的皇家维多利亚医院 1975 年将外科病房改建成的安宁疗护病房 。附属安宁疗护机构是国内目前主要发展的安宁疗护类型。

3. 居家式安宁疗护

居家式安宁疗护（hospice home care）通常是以社区为基础，以家庭为单位开展安宁疗护服务工作。临终患者居住在自己家中，由家属承担生活照护任务，社区医务人员定期或按需进行家庭访视并提供必需的医疗指导和护理服务。居家式安宁疗护一般由安宁疗护基金会、防癌协会等联合医院、社区卫生保健机构、社区保健网络和各家医院的安宁疗护组织共同协作进行居家服务，如加拿大的渥太华卡尔顿社区健康协会的家庭安息护理项目和爱伯塔市的卡尔加里家庭安息护理项目、中国香港善终服务会设立的家庭照护小组、中国台湾忠孝医院癌症病患家庭辅导项目、美国的新港安宁疗护机构 24 小时居家服务。居家式安宁疗护是国内目前积极开展的安宁疗护类型。

居家安宁疗护的基本原则如下。

（1）家庭中的沟通。

（2）患者/家属教育。

（3）家庭护理指导。

（4）家庭医疗护理有效性、安全性的评估与随访。

（5）做好家庭缓和医疗的文件管理。

（6）对居家离世的患者进行丧葬事项的指导。

（7）做好家属的哀伤辅导。

（五）安宁疗护服务对象

（1）由有安宁疗护资质的医师证明患者的预期寿命不超过6 个月，其病情目前没有治愈可能或病情出现不可逆转的恶化；不以患者的年龄和疾病类型作为区分条件。

（2）晚期患者或其代理人及家属选择安宁疗护，并且同意由安宁疗护项目组制订与终末期疾病有关的保健计划。

（六）安宁疗护团队

安宁疗护团队应包括以下几方面的人员。

（1）安宁疗护医师。

（2）安宁疗护护士。

（3）安宁疗护心理卫生工作者。

（4）安宁疗护社会工作者。

（5）安宁疗护药师。

（6）安宁疗护营养师。

（7）安宁疗护理疗师。

（8）安宁疗护志愿者。

（9）宗教人士（西方国家比较普遍）。

(10) 患者家属（既是晚期患者的主要关怀者，又是临终关怀的服务对象）。

（七）安宁疗护转介条件

1. 获得安宁疗护的条件

根据病情进展、患者及其家属需求，经安宁疗护会谈后，符合以下条件即可获得安宁疗护服务。

(1) 疾病终末期［卡诺夫斯凯计分（Karnofsky performance score，KPS）≤50 分］，出现症状。

(2) 拒绝原发疾病的检查、诊断和治疗。

(3) 接受安宁疗护的理念，患者及其家属具有安宁疗护的需求和意愿。

2. 居家和住院安宁疗护互转方案

(1) KPS≤50 分，且预期生存期不超过 3 个月的临终患者，可由居家安宁疗护转为住院安宁疗护。

(2) 住院安宁疗护患者急性症状得到控制，经患者及其家属同意，可再次转为居家安宁疗护。

3. 安宁疗护典型的疾病入选条件

1) 肿瘤。

(1) 有肿瘤广泛转移、侵袭或进展的证据，如临床症状加重、实验室指标持续恶化及（或）具有疾病转移的证据。

(2) 功能分级评分不超过 70%，提示功能状态受损［姑息功能评价量表（palliative performance scale，PPS）］。

(3) 患者拒绝进一步的治疗或治疗后临床症状持续恶化。

2) 痴呆。

(1) FAST 评分为第 7 级（不能说话，运动、意识丧失）。

(2) 合并疾病或继发疾病使患者脏器或功能受损，预期寿命≤6 个月。

(3) 濒临死亡，BMI＜22 kg/m^2。

(4) PPS＜40%。

3) 终末期心脏疾病。

(1) 经利尿剂及血管扩张药（包括 ACEI 或联合应用肼屈嗪和硝酸酯类药物）治疗后好转，或静息状态下出现心绞痛，对标准的硝酸酯类治疗无效，且放弃或不适宜行有创操作。

(2) 在静息状态下反复出现心力衰竭症状，纽约心功能分级（New York Heart Association，NYHA）心功能Ⅳ级（如任何日常活动时均有症状，静息状态下也有症状，任何日常活动后都会使症状加重）。

(3) 需要进行辅助治疗：药物治疗无效的室上性或室性心律失常、心脏骤停史、复苏或不明原因的晕厥、心源性脑栓塞、合并 HIV 感染、射血分数小于等于 20%。

4) 终末期肺病。

(1) 静息状态下出现呼吸困难，对支气管扩张剂反应差或无反应，活动能力下降。例如，不能从床上坐到椅子上、疲劳、咳嗽（使用支气管扩张剂后 FEV1 变化小于预计值的30%是失功能性呼吸困难的客观证据，不是所有病患需要测定这个值）。

（2）终末期肺病进展期，证据为因为肺部感染和（或）呼吸衰竭入急诊的次数增加或住院的频率增加（疾病进展的客观证据为FEV1持续下降每年大于40 mL，不是所有病患一定要测定这个值），以及呼吸室内空气时存在低氧血症（$PO_2 \leqslant 55$ mmHg或$SaO_2 \leqslant 88\%$）或高碳酸血症（$PCO_2 \geqslant 55$ mmHg）。

（3）需要对肺心病及继发的右心心力衰竭进行辅助治疗，6个月内体重下降（≥10%），静息状态下心动过速（>100次/分）。

5）急、慢性肾功能不全。

（1）不再进行透析或肾脏移植。

（2）GFR<10 mL/(min·1.73 m^2)。

（3）血清肌酐大于707.3 μmol/L（8 mg/dL），糖尿病患者的血清肌酐>530.5 μmol/L（6 mg/dL）。根据肾衰竭的症状和体征进行其他支持治疗，如尿毒症、顽固性高钾血症（血钾>7 mmol/L）、对治疗无反应、尿毒症性心包炎、肝肾综合征。

（八）安宁疗护服务的具体内容

1）执业医师、执业护士等制订诊疗、护理计划，其中居家安宁疗护服务应结合家庭病床服务制订出诊计划。

2）照护内容，包括基础照护、舒适照护、心理支持和人文关怀。

（1）基础照护。在具备常见晚期恶性肿瘤疾病诊疗照护技术及设备基础上，开展病室环境管理、床单位管理、口腔护理、肠内营养护理、肠外营养护理、静脉导管维护、留置导尿管护理、会阴护理、协助沐浴和床上擦浴、床上洗头、协助进食和饮水、排尿异常护理、排便异常护理、卧位护理、体位转换、轮椅与平车使用等照护措施。

（2）舒适照护。提供具有整体性与连续性的临终症状照护、临终护理指导及临终护理咨询服务等。开展支持治疗技术，三阶梯镇痛、镇静、抗惊厥、止呕吐、通便、利尿等服务项目，控制疼痛、呼吸困难、咳嗽、咳痰、咯血、恶心、呕吐、呕血、便血、腹胀、水肿、厌食/恶病质、口干、睡眠/觉醒障碍、谵妄等症状的舒适照护。

（3）心理支持和人文关怀。开展心理、社会等多层面评估，做好医患沟通，帮助患者和家属舒缓情绪反应。尊重患者权利，做好死亡教育、生命回顾、哀伤辅导、公共服务资源链接等服务，鼓励患者及其家属参与服务计划，引导患者保持顺应的态度度过生命终末期，促进患者舒适、安详、有尊严地离世。

3）药物。使用麻醉药品和第一类精神药品的，应按《麻醉药品和精神药品管理条例》（国务院令第442号），由家属签署《麻醉药品、第一类精神药品使用知情同意书》，医疗机构应做好麻醉药品和第一类精神药品的采购、验收、储存、调配、使用、回收等环节的全过程管理。

4）综合疗法。各相关医疗机构应发挥中医药特色优势，提供中药内服、中医外治、食疗药膳等服务；开展中医药适宜技术项目，减轻患者疼痛、便秘、失眠、水肿、呃逆等疾病终末期症状。鼓励各类机构综合运用音乐治疗、芳香治疗、水疗等方法，以提高患者生命质量。

第二节　临终患者及其家属的精神安慰及支持

临终患者面临生理和心理双重的压力和折磨，其中心理问题是亟须解决的重要问题。重视临终患者及其家属的心理护理，应以临终患者及其家属为中心，积极给予精神关怀、心灵呵护和心理专业疗护，使其脱离痛苦，获得安宁。

一、临终患者心理发展理论

面对死亡，临终患者有着强烈和复杂的心理反应。自 20 世纪 60 年代末，社会学、心理学及精神病学学者已对其进行深入的研究。其中，以美国医学博士伊丽莎白·库伯勒－罗斯（Elisabeth Kubler-Ross）的临终患者心理发展的 5 个阶段和帕蒂森（Pattison）的临终患者心理过程的理论最为著名。

（一）库伯勒－罗斯临终心理发展理论

1969 年，伊丽莎白·库伯勒－罗斯在《论死亡与濒死》（*Death and Dying*）一书中提出，当 1 个人得知自己患了不治之症，或在疾病终末期面临死亡的时候，其心理将经历下述 5 个阶段。

（1）否认阶段。多数患者在得知自己患了不治之症时，最初多持否认的态度。他们会说："不，这不是我的诊断，这一切不会是真的。"他们认为是医生把诊断弄错了，便怀着侥幸的心理，四处求医，希望先前的诊断是误诊，即便经过复查证明最初的诊断是对的，仍希望找到更有力的证据以否定最初的诊断。因为患者还没有接受罹患严重性疾病或病情恶化的心理准备，对即将来临的死亡感到恐惧和震惊，无法听取有关疾病的解释，不能理智地处理与疾病相关的问题。这一阶段是一个应对时期，是一种暂时的心理防卫反应。否认阶段一般持续时间不长，但也有极少数患者一直持否认态度。如果患者一直持否认态度而影响正常的治疗，就需要心理医生的介入来帮助患者面对现实。对疾病和死亡的否定，通常只是一种暂时的心理防御反应，是个体得到坏消息的心理缓冲。

（2）愤怒阶段（焦虑）。当临终患者知道自己的病情和预后的事实时，往往很沮丧，由于病情加重，随之而来的心理反应是愤怒、暴躁、怨天尤人，遇到不顺心的事会大发脾气，或迁怒于医护人员和家属，经常无缘无故地摔打东西，抱怨饭菜不好，抱怨人们对他照顾不周，甚至无端地指责或辱骂别人。有些人固执己见，不能很好地配合治疗，有时甚至拒绝治疗，或者对诊断和治疗过程吹毛求疵，往往迁怒于家属和医护人员，无法控制情绪，对家属或医护人员挑剔抱怨，甚至恶语相向。

（3）协议阶段。一段时间后，患者心理逐渐适应，由愤怒转为妥协，求生的欲望使得他们愿意配合治疗，心理上表现平静，逐渐开始接受事实，以求延长生命。协议阶段持续时间一般很短，较前两个阶段不明显，又称为讨价还价阶段。心理反应实际上是一种延缓死亡的企图，是人的生命本能和生存欲望的体现。很多晚期患者在这一阶段突出地表现为希望能延长生命以完成未竟事业，为家人或社会再做贡献。

（4）抑郁阶段。进入临终期，患者积极配合治疗，但疗效仍不令人满意，临终患者身心承受着巨大的打击，疾病的恶化、身体功能的丧失、频繁的治疗、经济负担的加重、地位的失去、亲人的厌烦等，使得患者情绪极为低落，产生强烈的失落感，陷入深深的悲哀之中，出现对周围事物的淡漠、语言减少、退缩、沉默、哭泣等反应。临终患者的抑郁和沮丧心理对实现在安详和宁静中死去是必不可少的，同时也是有益的，因为只有经历过内心剧痛和抑郁的人，才能达到“接纳死亡”的境界。

（5）接纳阶段。患者在经历了一切努力与挣扎之后，不再心灰意冷，也不再抱怨命运，表现得从容平静，面对死亡已有所准备，患者常常处于疲倦、虚弱、嗜睡或昏迷状态。这种“接纳”与“无可奈何”的无助心理，有着本质的区别，因为它代表了人的心理发展过程最后一次对自我的超越，是生命的升华。

患者的文化背景、人生观、价值观、社会地位、疾病种类、病情长短、年龄及性格等的不同，可影响其心理发展和行为的反应，所以并不是所有晚期患者都要经历以上5个阶段，或者经历了这5个阶段，而顺序可能不尽相同，甚至有的患者心理发展会停留在某阶段，一直到生命的终点，但安宁疗护的工作人员必须清楚地认识库伯勒－罗斯的临终心理发展理论。

中国学者宋岳涛等人研究发现，中国临终患者的心理反应分期与库伯勒－罗斯的划分有所不同，被调查的近80%的临终患者在否认期之前存在着明显的回避期或以回避期代替了否认期。此期，患者与家属均知晓真实的病情，但互相隐瞒，故意回避，家属与患者为了不伤害对方，彼此很少谈论病情和预后，更不谈论死亡，尽力掩饰各自内心的痛苦。产生回避期的原因可能与中国人的传统习俗、文化历史等有关。

（二）帕蒂森临终心理发展理论

帕蒂森在威斯曼（A. D. Weisman）临终患者心理发展理论基础上，将临终患者心理发展的理论简化为3期，叙述如下：

（1）急性危机期（acute crisis phase）。在急性危机期，患者已经觉察到自己将面临死亡，其心理反应以焦虑为主，焦虑水平会迅速达到峰值。此期焦虑具有5个特征：①情境压力和危机无法解决；②遇到的问题超越了个人所能应对的范围；③死亡威胁着自我实现的目标；④危机的发展随着心理防御机制的形成出现先上升后下降的趋势；⑤危机引发了未解决的其他心理冲突，危机具有复合性。

（2）慢性生存期（chronic living-dying phase）。慢性生存期的划分是从个体意识到将要到来的死亡威胁，再到死亡的发生这一阶段。此期的患者，焦虑已逐渐降低，并且学习面对各种恐惧，渐渐接受死亡的事实。

（3）临终期。在临终期（terminal phase），患者已准备好面对死亡，接受死亡，告别人生。帕蒂森称上述临终心理发展过程为“死亡之轨”或“死亡抛物线”（death trajectory）。在此过程中，患者最初的恐惧心理可因平静地对待死亡和正视死亡而减弱，最终接受死亡。

二、对临终患者的心理护理

面临死亡，大部分终末期患者都会出现程度不同的心理问题，如痛苦、失去尊严、对生命和世界的不舍与不甘心、对以往生活的遗憾悔恨、对家人不放心、对死亡情景及死亡世界未知的恐惧等。护理人员必须给予高度的重视和充分的理解，以同理心关爱终末期患者，以专业心理技术疏导和慰藉患者，使其获得舒适和安宁。

（一）常见的心理问题

（1）恐惧。面对死亡的到来，很多终末期患者心理上都会出现恐惧，表现为心慌、气短、眩晕、失眠、噩梦连连、惊恐万状等。台湾安宁疗护之母赵可式教授认为，人们对死亡的恐惧大致可以从“6W”角度来探讨：①Why：害怕死亡的原因，是久病缠绵病榻，还是突然意外死亡？②When：死亡在何年何月何天来临？③Where：死亡的地点是在安稳的自家床上、医院中，还是在马路上或飞机上发生意外？死后又会到哪里去呢？④How：死亡时的各种情境如何？⑤What：死亡时自己的身体、心理、灵性到底会发生什么变化？⑥Who：临终及死亡时谁会在我身边？他们在做些什么？

（2）焦虑。由于终末期患者遭受疾病折磨，社会角色和生活环境发生变化，担心家庭、事业，并往往处于渴望生存与面临死亡的矛盾之中等，所以终末期患者都会有中度以上的焦虑，表现为头痛、心慌、气短、咽喉发紧、注意力不集中、失眠、坐立不安等。

（3）愤怒、抑郁。随着病情进一步恶化，患者预感到自己病情严重、时日不多，表现为情绪焦躁，无故发脾气；有的表现为情绪低落、悲哀、少语、情感淡漠等。

（4）自责自罪。此类患者多属于内向性格，人生观念淡漠。身体状况恶化带来的痛苦，长期检查与治疗造成的经济困难，感到自己对家庭和社会造成一种负担而内心自责。

（5）孤独。患者一般情感丰富，长时间住院，远离正常人的生活、远离亲人，其内心感到孤独，渴望亲人朋友的陪伴。

（6）悲伤。患者能感受到即将来临的死亡，将要永远地离开自己的亲人、朋友和所有身边熟悉的人，情绪陷入低沉，悲伤不已，甚至悲观绝望。

天津医科大学史宝欣等人根据收治的晚期肿瘤患者在临终阶段的心理行为，归纳总结为以下4种表现：①易怒。晚期患者常无端向家属和医护人员发泄内心的不满和愤怒情绪，表现为不积极配合治疗和护理，并常迁怒于家属和医护人员，对身边的人挑剔、抱怨，甚至恶语相向。②易恐惧。晚期患者对医护人员和家属的语言、神态和举止十分敏感，稍有感觉异常就胡思乱想，精神高度紧张，可表现为衰弱、疼痛、厌食等，这给患者造成很大痛苦。③易焦虑。晚期患者常常处于失望和期待的矛盾之中。他们既想清楚地了解自己真实的病情，又顾虑疾病被证实后自己无法接受现实；既期待或幻想新的治疗方案和技术将会出现奇迹，又对这种期待和幻想不断地推翻和否定，内心充满矛盾和焦虑。④易悲伤。晚期患者能感受到将要永远地离开自己的亲人、朋友和所有身边熟悉的人，情绪陷入低沉，悲伤不已，甚至悲观绝望。

（二）心理护理目标和策略

（1）临终阶段的心理护理是指在照护终末期患者的过程中，通过安宁疗护团队的态度、表情、姿势、言语和行为等影响和改变终末期患者的心理状态与行为，使之平稳度过临终阶段的一系列措施。终末期患者由于躯体疾病的折磨，加之其对生的渴求和对死的恐惧，从而会产生一系列强烈而复杂的心理变化。

（2）通过心理护理解除终末期患者的苦闷和恐惧。终末期患者苦闷情绪很大，并时常陷于对即将来临的死亡的恐惧之中。医护人员通过安慰、开导及支持性的语言和技术帮助患者从困境中解脱出来，消除其烦闷、萎靡、厌世等不良心理。

（3）通过心理护理帮助终末期患者正视死亡。医护人员与患者沟通交流，了解患者的心理需求和愿望，适时进行死亡教育，使之平静地度过临终阶段，安然地接受死亡。

（4）通过心理护理促进患者和家属间的沟通。患者的某些错误认识或患者与家属间的误解，常常是其心理痛苦的重要方面。护理人员是促进患者和家属沟通的主要成员，引导患者讲出压抑在心中的误解，并帮助其缓解情感上的不安、恐惧，以适应临终这个突发的事件。

（5）通过心理护理缓解患者的症状。患者在临终阶段产生的焦虑、抑郁等心理问题，可以引起或加重患者的某些症状。例如，焦虑可引起痛觉加重，增加对身体健康的威胁及延长疼痛体验过程，甚至可降低疼痛阈值以致患者对任何刺激都会产生疼痛；抑郁状态能改变疼痛信号的传递，降低患者应付疼痛的能力。因此，恰当的心理干预可以与症状控制相互作用，以提高患者临终阶段的生活质量。

（三）常见心理治疗方法

1. 常见心理治疗方法分类

终末期患者出现的心理问题常需要专业的心理医生介入，为患者提供专业的心理治疗，以改善他们的情绪，纠正某些异常行为、思维方式，减缓疾病因素所致的身心症状。常见的终末期患者心理治疗方法，大致可分为以下几类：

（1）根据心理治疗所依据的理论可分为精神分析疗法、行为主义疗法、人本主义疗法、中医疗法和宗教心理疗法等。

（2）根据治疗的主要目标可分为支持患者脆弱情感的精神支持疗法、提高患者自信心的自信心训练法、纠正错误认知和非理性思维的认知疗法、改善人际交往能力的人际关系疗法等。

（3）根据治疗运用的工具和形式可分为催眠疗法、诗文阅读疗法、绘画疗法、雕塑疗法、音乐疗法、舞蹈疗法、体育治疗、游戏疗法、工作疗法、森田疗法、旅游疗法、生物反馈治疗及厌恶疗法等。

2. 常见有效的心理治疗方法

1）尊严疗法。

（1）尊严疗法又称概念尊严疗法，是一种针对终末期患者的个体化、简短的新型心理干预疗法，由加拿大的心理医生、心理精神学专家 Harvey Max Chochinov 创立。该疗法旨在降低终末期患者的心理悲伤情绪，提高患者尊严水平，增强患者生存意愿，进而提高患者生活质量，使患者有尊严地度过生命的最后历程。尊严疗法已成为近几年国外护理研究的热点，我国已迈入此阶段。

（2）特点：①对终末期患者及其家属均有积极作用。②重点强调实施此疗法过程本身的意义所在，不注重对研究结果的解释、叙述及报告。③综合多种传统心理学疗法的优点，如借鉴支持疗法中的“移情”和“连通性”、存在主义心理疗法中的“人生意义”“希望”及汲取人生回顾法和人生叙事法的优点。④简单易行，可在患者床边进行。

（3）核心：①为患者提供可以敞开心扉、表达内心感受的机会。②让患者在生命末期回顾并体验自己的一生，回忆自己最自豪、最有意义和最想被后人记住的事情，并将人生智慧或感悟等精神财富留给自己爱的人，从而使患者感受到自己生命存在的价值、目的和意义，激发其对生活的热情。③让患者感受来自家庭和社会的关爱及支持，进而增强生存意愿，有尊严地度过生命的最后时光。

（4）实施：采用访谈形式，由接受过尊严疗法培训的医护人员、心理治疗师或精神学家实施。访谈依据访谈提纲进行，在访谈过程中访谈者可根据被访者情况调整访谈提纲，具体内容包括：①请回顾您的人生经历，到今天为止，哪部分经历您记忆最深刻，或者您认为最重要？您觉得何时活得最充实？那个经历在您的脑海里代表什么？②您有哪些事想让家人了解或记住吗？分别是什么？③您人生中担任过的最重要的角色是什么？例如，家庭、生活、社会、工作角色。为什么您觉得这是最重要的？在这些角色中您实现了什么？取得了哪些成就？④您这一生中最大的成就是什么？最令您自豪的事是什么？⑤您有什么想要告诉您爱的人吗？有哪些事情想再跟他们说一次？⑥您对您爱的人有什么期望或梦想吗？⑦您有哪些宝贵的人生经验或人生建议想要告诉您的子女、配偶、父母或其他您关心的人？⑧您对家人有什么需要特殊叮嘱的吗？或者您对家人有什么特殊的教导或者想传达的？⑨还有什么其他的是您想记录在这份文件里的？

2）支持疗法。支持疗法又称支持心理疗法或一般心理疗法，最早出现于20世纪初。其特点是医护人员利用建议、忠告、鼓励等方式来维护患者的自尊，并尽可能地提高患者的适应能力，从而防止其产生更严重的心理疾病，帮助其逐渐摆脱困境，减少或预防心身疾病的发生，恢复心身健康。支持疗法取得疗效的关键在于治疗者和患者之间建立良好的信任关系。支持疗法的干预方法主要有倾听和疏导情绪、说明与解释、赞扬、给予保证鼓励、合理化和重构、建议和教育、预期性指导、扩展患者意识及应对压力和挫折等。支持疗法可以引导患者发现人生的意义，不断调整和适应现状，预防和减少心理困扰。

3）生命回顾疗法。生命回顾简言之即回想当年。Bulter 于 1936 年首先使用该疗法，最初是基于老年人爱回忆的特性，协助老年人从懊悔或不满意的经历中，重新以较正面的角度去诠释经历，发现生命新的意义。后来由 Marshall 于 1980 年又用于终末期患者的安宁疗护上。生命回顾疗法可以让患者重新思考以往的人际关系与喜怒哀乐，不论是负面的或是正面的，它可以让患者重新整理自己的人生观，进而促成爱、宽恕并寻求和解，最后达到自我肯定及心理平静。赵可式教授整理出生命回顾疗法具有重整秩序、发现或重新诠释意义、释放冲突及不满的作用。进行该疗法的方法有：①回顾以前所写的日记、信件、相簿或纪念品，以勾起生活相关的回忆。②建立家谱。在家谱建立的过程中，回想儿时生活并确认自己在家庭的地位及贡献。③家庭聚会分享、回忆往日共同的生活点滴。④撰写自传或录音录影。⑤回顾之旅。重返出生地或儿时居住地、就读学校或工作地点。⑥生命贡献的总评，回顾自己一生对家庭、社会或他人所做的贡献，提升对自己的生命意义的认同。

（四）终末期患者心理分期护理

1. 否认期

否认阶段患者心理的反应是不承认死亡即将到来的现实，对处于否认期的患者，到底说还是不说事实真相呢？正如伊丽莎白·库伯勒-罗斯的观察，大部分的患者都能预感他们即将去世，他们从亲属的泪水、家人紧绷着的脸，意识到自己已日薄西山。然而，大部分临终者却依然希望自己信任的人（包括医生和家属）来告诉他们真相，并帮助他们一起度过艰难的时刻。患者知道实情是很重要的，至少他/她有权知道。不要欺骗患者，也不要轻易揭露患者的防卫机制，以坦诚温和的语气回答患者的询问，注意医护人员对病情回答的一致性。对此期患者，不可将病情一次性全部揭露。与患者交谈时，要认真倾听，表示热心、支持和理解。家属应该经常出现在患者的身边，让他/她感到自己没有被抛弃，且时刻受到人们的关怀。同时，也要预防少数患者心理失衡，使其以扭曲方式对抗此期的负重感。病情告知因人而异，需要灵活掌握，以下5点可供参考。

（1）何时告知？此期患者可能已经知道自己的病情，但不愿从别人的口中加以证实，自己也对之回避。因此，医护人员应将实情告诉患者，以达到不破坏患者的防御心理的目的，但也不要有意欺骗患者。根据患者的接受程度，应用不同的方法，可以试着让患者抱有一丝生存的希望，或可以用“渗透”的方法慢慢地告诉患者实情，必要时让患者回避到最后。

（2）何人告知？病情告知可分为主动与被动，主动告知常是医护人员尊重患者的知情权而为之，被动告知则是因患者询问，医生和家属不得以为之。病情告知者必须具备2个条件，即信任和亲善。

（3）何地告知？告知病情的地点，应选择具有隐蔽性、不被干扰、患者感觉舒适安全的环境，如四下无人的花园草地或单人病房是最理想的地点。告知者应用心布置四周环境，尽量营造温馨气氛，使得患者在与告知者沟通时能身心专注、畅所欲言、尽情表达内心想法。

（4）告知什么？病情告知并非宣判死刑，切忌将一堆实情塞给患者，必须依照患者个性、具体需要，留意患者的反应，适当告知。告知者应仔细聆听患者的提问，针对他的问题给予必要的作答。

（5）如何告知？告知病情时，应态度中肯、语气温和、神情自然，坐下来与患者保持大约一手臂的距离，在其身侧约45°位置，高度比他稍低，使他眼睛可轻微向下，不至于太疲累。当患者静默时，告知者不要急着讲话，而应等他做出反应后，再接着下一个话题。在告知过程中要根据患者的反应适时采用肢体语言。

2. 愤怒期

在愤怒阶段，源自终末期患者内心的恐惧和悲伤（对即将失去的恐惧，对身心缺如的恐惧，对预期分离的恐惧，对未知世界的恐惧等），使得照护者越亲近终末期患者，他越会把照护者当作愤怒和责备的对象，但不要认为这些愤怒是真的针对照护者。处理方法可参考以下 4 点：

（1）终末期患者的这种愤怒是正常的适应性反应，是一种求生无望的表现。要谅解、宽容、安抚、疏导患者，让其倾诉内心的忧虑和恐惧，不要对患者采取任何个人攻击性或指责性行为。

（2）通过建立高度信任关系，使患者认同不论自己感觉如何，不论有什么挫折和愤怒，这都是正常的心理应激反应。当终末期患者被压抑的情绪影响时，尽量提供发泄机会，帮助患者学会倾诉，表达并发泄其情感。当痛苦和悲伤的情绪爆发时，要与他们共同承担。接受、耐心地了解和时间的推移，会让情绪反应慢慢退去，让终末期患者回到真正属于他们的尊严、宁静和理智。

（3）应用治疗性的沟通技巧，适时地聆听、沉默、触摸，以缓解患者的怒气。建议使用角色置换的方法与患者进行交谈，如对患者说“我很理解你，我要是得了癌症肯定心情也不好，也会发脾气的”。护理人员和家人应尽量多陪伴患者，做一个忠实的倾听者和体谅者，这样有利于与患者建立起“患难之交”。

（4）对有过激行为的患者，应采取安全措施，保护患者免受伤害。

3. 协议期

当患者意识到怨恨和发泄对自己的疾病并无益处时，其心理就会转换为妥协和讨价还价，突出地表现为“求生尽责”，期望争取一些时间来实现自己的愿望，如住进新居或孩子考上大学等。处于此期的患者追求“是否会有奇迹出现”的答案，我们会回答：“已发生过很多这样的案例，有些人被诊断为绝症末期，通过规范安宁疗护照护，在仅剩的几个月中，他们直面自己即将死亡的事实，改变原有的生活轨迹，重新制订人生目标，在不知不觉中延长了生命时限甚至痊愈，因此，奇迹是可能发生的。”应看到这种情绪对患者是有益的，患者能主动配合治疗，延缓死亡进程。因此，要尽可能满足患者的需求，即使难以实现，也要做出积极努力的姿态，鼓励患者积极配合治疗，减轻病痛。

4. 抑郁期

对于此期患者，应创造一个安静的环境，鼓励患者及时表达自己的哀伤与抑郁，并耐心倾听，使患者能顺利度过自己的死亡心理适应期。家属应多探望和陪伴患者，让他们按自己的需要去表达感情，而不应加以非难和阻拦。不离不弃的陪伴本身就是一种强大的力量，相依相偎的倾听更是一种巨大的安慰。在患者情绪平复的间歇鼓励他们说出最终的愿望，并尽量满足患者的需要。

当终末期患者敞开心扉诉说，释放心灵的时候，身为照护者包括亲友应学会倾听。终末期患者在诉说中整理人生，当他清醒认识到自己的生命中充满了感恩、真诚、尊重、信任、勇气、自由、富足并乐于分享时，即使离开，也将心安。

5. 接受期

在患者临终前准备工作已经做完，恐惧、焦虑和最大的痛苦已经过去，从心态上转向接受阶段，少数患者对死亡做好了准备，能理智地正视死亡，但此期患者极度疲劳衰弱，常处于嗜睡状态，表情淡漠，却很平静。此时应做到以下 3 点：

（1）尊重患者的信仰，延长护理时间。在征得终末期患者及其家属同意后，停止一切侵入性的治疗，避免任何附加的刺激及痛苦。因为让终末期患者在死前尽可能保持宁静，是非常重要的。

（2）允许患者保持冷静、安静及孤立的态度，不要强求患者与其他人接触。照护者继续陪伴患者，并给予适当的支持，以维持患者安静、祥和的心境。

（3）帮助患者做好工作、家庭的安排，协助患者完成未了的心愿，使患者平静地度过生命的最后时光。

三、对终末期患者家属的心理护理

当终末期患者家属得知亲人已面临死亡，往往比患者本人更难接受死亡的事实，会产生不同程度的心理反应。这些反应常因家属自身的文化程度、应对方式、个性特征、价值观、宗教信仰、家庭经济状况、与终末期患者的亲密程度，以及患者的病程长短、年龄等不同而有所差异。在实际工作中，护理人员容易将工作重心放在终末期患者身上，从而忽略患者家属。加强对终末期患者家属的心理关怀和护理，可帮助其解决心理问题，有效减少其患病率和死亡率，并有利于终末期患者的病情控制和生活质量的提高。

（一）终末期患者家属的常见心理问题

（1）焦虑：在患者临终期间，很多因素均可成为终末期患者家属焦虑的来源，如担心患者的病情恶化；缺乏照顾终末期患者的技能和知识，尤其是居家终末期患者的家属；经济负担过重；担心无法应对失去患者后的生活等。终末期患者对家属的影响越大，家属就越容易产生焦虑情绪。在生理方面可表现为心慌、出汗、血压升高、失眠、头痛、疲乏等；在情感方面可表现为易怒、退缩、自卑或自责等。在认知方面可表现为健忘、不能面对现实等。

（2）愤怒：当家属及患者经历四处奔波求医，患者经过治疗和护理后病情得不到控制，症状难以缓解，甚至日益加重，无法达到期望值，加之临终医疗及护理费用的不断增加，临终患者的家属可能产生愤怒的情绪。多表现为迁怒医护人员，向医护人员提出无理要求，甚至发生过激的行为。或者抱怨命运不公，难以承受患者即将临终的事实。在生理方面可表现为血压升高、心慌、出汗、肌肉紧张、血流加速等；在情绪方面可表现为兴奋、激动、情绪不稳定、暴躁不安等；在认知方面可表现为行为反常、采取报复态度、拒绝帮助等。

（3）恐惧：患者对于死亡的恐惧也会传递给家属，特别是当家属也有类似疾病的时候。与患者诀别的惧怕、照顾患者时产生的孤独无助、与患者诀别后感觉生活无价值感等都可成为其恐惧感的来源。另外，部分患者家属由于长期照顾患者，脱离正常生活，产生与社会的脱离感也可成为恐惧感的来源。在生理上可表现为失眠、出汗、厌食等；在心理方面可表现为恐怖不安；在认知方面有逃避或失去控制的行为。

（4）孤独：终末期患者与其家属相互依赖、依恋的情形越重，家属在面临患者临终时产生的孤独感就越严重，尤其是性格内向、缺乏社会支持的家属。在生理上可表现为厌食、失眠、疲倦、消瘦等；在心理上可表现为无用感、沮丧、抑郁、情绪低落等；在认知上可表现为无法与人沟通，缺乏心理支持系统，社会互动减少。

（5）悲伤：家属得知患者不能被治愈到患者死亡后一年甚至两年，家属往往沉浸在悲伤、自责、负罪中，觉得没能照顾好患者。在生理上可表现为头晕、哭泣、厌食、失眠、疲倦、动作迟缓等；在心理上由于预感患者即将离去，家属表现出对预期丧失的悲伤心情，表现为郁闷、沮丧、自责自罪、悲观等；在认知上可表现为注意力不集中、迟钝、幻觉等。

（6）绝望：如果终末期患者承担着重要家庭角色，是家属生活、心理的主要支持时，面对患者的预期丧失，家属可产生绝望的心理，如中年丧夫、丧妻的家属，其绝望情绪更甚。在生理上表现为厌食、消瘦；在心理上表现为缺乏兴趣感、悲观、情绪低落、焦虑、无动力等；在认知上表现为记忆减退、社交退缩等。

（二）对终末期患者家属的心理护理措施

1. 终末期患者家属的心理反应

（1）个人需要的推迟或放弃。

（2）家庭中角色、职务的调整与适应。

（3）压力增加，社会交往减少。

2. 对终末期患者家属的心理护理

（1）满足家庭照顾终末期患者的需要。协助家属了解终末期患者的病情，参与终末期患者的日常照顾，帮助患者家属了解其亲人死亡后相关事宜。

（2）鼓励患者家属表达感情。积极沟通，建立良好的关系，鼓励患者家属说出内心感受。

（3）指导患者家属对患者进行生活照料。指导、解释、示范护理技术，使患者家属在生活照料中获得心理慰藉。

（4）协助维护家庭的完整性。在安宁疗护病房环境中，安排日常的家庭活动，增进患者心理调适。

（5）满足患者家属自身的生理需求。关心体贴。

（6）生死教育。帮助患者家属理解死亡是生命活动的必然表现，是不可避免和无法抗拒的必然过程。

（7）鼓励患者家属倾诉。

（8）帮助患者家属建立支持小组。

第三节　遗体护理、终末消毒

一、遗体护理

遗体护理（postmortem care）是临终整体护理的最后步骤，也是安宁疗护的重要内容之一，是对逝者人格的尊重，也是对逝者家属的心理安慰，有着深刻的社会意义。遗体护理不仅是一种必要的护理学操作手段，也涉及逝者、逝者家属、家庭、医院，以及心理学、社会学、宗教学、民俗学等多方面的问题。护理人员要尊重逝者及其家属的民族习惯及要求，尽心尽力地以人道主义精神做好遗体护理工作。

（一）目的

（1）使遗体清洁、五官端详、四肢舒展、无渗液，姿势良好，易于辨认。

（2）对生者的支持和安慰。护士要以高尚的道德观念和深切的同情心认真做好遗体料理，这是对死者的尊重与负责，也是对逝者家属最大的心理安抚，以减轻家属哀痛。

（二）准备

（1）用物准备：血管钳、剪刀、遗体识别卡、松节油、绷带、棉球、梳子、尸单、衣裤鞋、袜、药棉、擦洗用具、伤口换药敷料，必要时准备隔离衣、手套。

（2）备齐用物：护理人员接到医生开出的死亡通知后，再次核对，确认患者死亡及时间，停止一切治疗及维持生命的护理。通知及安慰逝者家属并向其解释遗体护理的目的、方法、注意事项和配合要点。准备过程中，应鼓励家属参与，协助护理人员料理遗体，可以缓解家属的悲伤，体现对患者的关爱。穿好隔离衣，用屏风遮挡，放平遗体，撤去棉胎，头下垫一枕头。

（三）操作步骤

（1）医生开具死亡诊断书。填写遗体识别卡 3 张，分别放于遗体的右手腕部、腰部、太平间的停尸屉外。

（2）携用物至床旁，屏风遮挡遗体，维护遗体隐私。

（3）请家属暂时离开病房，或共同参与进行遗体护理。护理人员撤去一切治疗护理用品，包括输液管、氧气管、引流管等。将床放平，遗体仰卧，头下放置一软枕（防止面部淤血变色）。双臂放于遗体两侧，留一层大单遮盖遗体。

（4）清洁面部，整理遗容。洗脸，协助闭上眼睑，不能闭合者，可用毛巾湿敷或于上眼睑下垫少许棉花。嘴不能闭合者，轻柔下颌，用四头带或绷带托起下颌。

（5）填塞孔道。用血管钳将棉花塞于口、鼻、耳、肛门、阴道等孔道。

（6）清洁全身。脱去衣裤，擦净全身，擦洗顺序依次为上肢、胸部、腹部、背、臀及下肢。如果有胶布痕迹，应用松节油擦净；有伤口者更换敷料；有引流管者应该拔出引流管后缝合伤口或用蝶形胶布封闭并包扎。

（7）包裹遗体。为逝者穿上衣裤，梳理头发，将一张遗体识别卡系在遗体右手手腕部，便于遗体识别。用尸单包裹遗体，须用绷带在胸部、腰部、踝部固定牢固，将第二张遗体识别卡放置遗体腰前尸单上。

（8）运送遗体。运送遗体于平车上，盖上大单，送太平间，置于停尸屉内，放第三张遗体识别卡于停尸屉外。取回大单、枕套、被套、床单，一并清洗、消毒。

（9）脱手套、脱隔离衣，洗手，在当日体温单上用红笔纵向书写死亡时间，停止一切医嘱，办理出院手续结账。

（10）填写死亡通知书，按出院患者处理床单位和相关医疗文件，清点遗物交给逝者家属。若家属不在，应由两名工作人员共同清点，列出物品清单，交护理人员长保管，以后交给逝者家属。

（四）注意事项

（1）医生开具死亡诊断书后，护士方可进行遗体护理。

（2）遗体识别卡应正确放置，以便于识别遗体。

（3）遗体护理时严肃认真，一丝不苟。安宁疗护医护人员应始终保持尊重逝者的态度，不随意暴露遗体，严肃认真地按照操作规程进行护理。动作敏捷果断，抓紧时间，以防遗体僵硬造成护理困难。

（4）注意减少对邻里的叨扰。患者在病房即将死亡或刚刚死亡，为避免惊扰其他患者，条件许可的话可将逝者移至单间，以便去世后在此处进行遗体护理。若条件不允许，可用屏风隔离遮挡。

（5）对社会负责。对于逝者的穿戴用物等，应给予彻底的消毒再做其他处理。特别是患有传染病的逝者，其遗体护理更应该按照严格的隔离消毒常规进行，防止传染病的传播，以免给社会带来危害。

（6）妥善处理遗嘱和遗物。患者去世后，医护人员应该妥善地清点和保管好逝者的遗物、遗嘱，并及时交给逝者法定家属或所在单位领导。

（7）做好家属的安抚工作。在患者濒死到死亡的过程中，家属始终处于忧伤和焦虑中，当患者死亡后家属的心情会达到悲痛的高峰。护士应做好家属的安抚工作，尽可能提供家属发泄内心痛苦的机会，针对家属心理反应给予关怀和支持，充分征求家属意见，给予他们与亲人最后道别的机会。

二、遗体整容

遗体整容作为一门正在兴起的专业操作技术，日益受到人们的重视。对逝者进行遗体整容，可以确保逝者以美好的形象，安详、有尊严地离去，使家属得到心灵的安慰，减轻家属失去亲人的痛苦。

（1）物品准备。化妆用品：化妆水、润肤霜、底色霜、定妆粉（化妆盒）、口红、腮红、眼影、眉笔、梳子、毛刷等。缝合包用品：治疗盘、治疗巾、缝合包、纱布、绷带、棉花、止血钳、剪刀、酒精等。遗体准备：化妆前，遗体要先做好遗体护理，即先清洁护理、消毒处理、填塞管道等。

（2）操作步骤：①对破相的遗体进行修补缝合，使之尽量恢复原状；将遗体平卧、双臂置于身体两侧。②将治疗巾铺在胸前或颈部。③用化妆水、润肤露擦于面部、颈部暴露的部分；用底色霜、定妆粉擦面部、颈部暴露的部分；画眉形及眼线，根据年龄对眼周围进行配色打眼影；扑上腮红，尽量均匀；画出唇线，涂口红；最后扑粉定妆。

（3）注意事项。给遗体化妆最好不要超过 4 小时，一般在去世 2 ～ 4 小时内完成。时间太久，遗体过于僵硬，会给化妆带来困难。若是从冰柜中取出遗体，应先在室温 20 ℃左右下放置 2 ～ 4 小时再进行整容化妆，尤其要注意先对面部皮肤按摩，使其水分渗出，待其松弛后方可进行化妆。

三、终末消毒

（1）非传染病逝者按一般出院患者方法处理。

（2）若为传染病逝者，应用消毒液清洁遗体，并用浸有 1% 氯胺溶液的棉球填塞孔道；包裹遗体使用一次性的尸单或尸袍，并放入不透水的袋子中，袋子外面放置传染性标记。

（王立）

参考文献

[1] 程云主．老年人的安宁疗护［M］．上海：复旦大学出版社，2015.

[2] 邸淑珍．安宁疗护护理学［M］．北京：中国中医药出版社，2017.

[3] 樊子双．基础护理学理论研究与应用［M］．长春：吉林科学技术出版社，2019.

[4] 侯金荣．老年病护理管理学［M］．长春：吉林科学技术出版社，2019.

[5] 李向东．护理与安宁疗护［M］．北京：北京医科大学和中国协和医科大学联合出版社，1998.

[6] 宁晓红，曲璇，刘容吉，等．安宁缓和医疗症状处理手册［M］．北京：中国协和医科大学出版社，2017.

[7] 上海市卫生健康委员会．上海市安宁疗护服务规范［EB/OL］．（2020 - 8 - 5）．http://wsjkw.sh.gov.cn/jcws2/20200812/4653c9a4830b46e08b883f01fa5e0aab.html.

[8] 上海市医学会全科医学分会．家庭健康的守护人：全科医生［M］．上海：上海科学技术出版社，2017.

[9] 施永兴．安宁疗护学概论［M］．上海：复旦大学出版社，2015.

[10] 王永斌．高龄老人照护手册［M］．上海：上海科学普及出版社，2017.

[11] 吴仕英，肖洪松．老年综合健康评估［M］．成都：四川大学出版社，2015.

[12] 杨青敏．家庭舒适护理指南［M］．上海：上海交通大学出版社，2017.

[13] 张玲娟，张雅丽，皮红英．实用老年护理全书［M］．上海：上海科学技术出版社，2019.

[14] 张群．社区护理学［M］．成都：四川大学出版社，2016.

[15] 赵玲，陈海英．安宁疗护［M］．北京：中国社会出版社，2006.

第八章　环境安全及养老环境

第一节　老年人居家安全隐患及装修设计

一、把手

（1）冷热水分开控制可能导致误开热水烫伤，宜采用单控的混水龙头，水温适宜。
（2）家具橱柜把手点式或内凹的隐形设计，宜选择简单、容易抓握的形式。

二、开关

（1）老年人视力和操作能力减弱，开关面板按键过小或过多都容易使老年人辨认不清或按不准。按键大、数量少的开关面板（单开或双开）方便老年人识别、按准，轻松完成日常的开关操作。

（2）老年人手部力量下降，球部、旋钮式开关对腕力要求高，老年人开关不便。宜选用便于操作的杆式或抬起式开关。

三、高差

卫生间、阳台门口处常存在小高差，很容易造成老年人磕绊或摔倒。应安装小缓坡或三角坡垫，过渡高差。室内至阳台、平台等出入口之高低差应在 16 cm 以下。

四、插座

家装中，常为了美观将插座设置在较低的位置，但对老年人来说，弯腰插拔插头十分不便。建议将老年人常用的插座设置在书桌、橱柜、电视柜等台面之上，如距地面 60 ～ 90 cm，减少老年人弯腰，便于老年人插拔插头。

五、水池

老年人洗菜、洗碗时往往需要长时间在水池旁操作，久站易引起腰腿疲劳。当水池下方设地柜时，老年人腿部无法插入，难以坐着操作。厨房和卫生间的水池下方柜板可以退后 20 ～ 30 cm，方便老年人坐着进行洗菜、洗衣等需要花费长时间的家务劳动。

六、窗户

（1）许多老年人喜欢利用窗台摆放花盆等物品，如果窗户下方未设固定扇，开关窗时容易打翻这些物品。在安装窗户时可选择下方配有固定扇的窗户，既不影响老年人开窗，也方便老年人摆放东西。如果飘窗窗台过低，老年人开关窗时突出的窗台容易磕到膝盖，导致老年人中心前倾、摔倒。飘窗窗台高度在 50 ～ 60 cm 时，窗下墙体能够对老年人身体起一定支撑作用，避免开关窗时磕碰、摔倒。

（2）飘窗进深若大于 60 cm，会导致老年人开关窗时不便，或者由于动作幅度过大抻到腰。一般来说，飘窗进深宜控制在 45 ～ 60 cm，且窗扇宜为内开式，便于老年人操作。

第二节　老年人居家生活质量的环境需要

一、门厅（鞋柜）

（1）鞋柜的摆放位置应与门结合考虑，避免开门时碰撞到鞋柜一侧正在换鞋的老年人。

（2）老年人腿部力量较弱，常需要坐姿换鞋，换鞋凳与鞋柜距离较远时，老年人取放鞋子较为费力。有条件时，将鞋柜与穿鞋凳垂直摆放，老年人伸手就能取放鞋子，十分方便。

（3）一些鞋柜柜腿约 10 cm，老年人常会将鞋不小心踢进去，难以取出。建议将鞋柜柜腿提高到 30 cm 左右。鞋柜较深时，内侧可放置鞋盒，外侧摆放常用鞋子，老年人站着就可以看到鞋子，并可撑扶鞋柜上台面稳定地完成换鞋动作。

二、起居室

（1）起居室进入一侧尽量不要布置长沙发，避免形成空间阻隔，对乘坐轮椅的老年人出入起居室造成不便。

（2）老年人的视力、听力均可能有所衰退，起居室的空间过大时，沙发与电视的距离过大，老年人坐在沙发上可能看不清或听不清电视节目内容。电视与坐在沙发上老年人的距离应为 2 ～ 3 m，保证老年人能看清、听清电视节目内容。

（3）空调室外机位设计安装不当时，会造成室内机送风方向直吹沙发区，易引发老年人体感不适。布置空调室内机时，需要结合电视、沙发摆放关系，尽量将空调室内机与沙发同侧布置，避免风口直吹老年人。

（4）台面过低（坐面高度以下）且材质较沉重的茶几，老年人在起身时容易磕碰到小腿和膝盖，老年人拿取茶几上的物品时也需要前倾弯腰，较为费力。可选择高度为 55 ～ 60 cm 的茶几，使台面略高于沙发坐面，老年人坐在沙发上不必弯腰就能拿取东

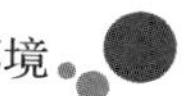

西。同时，可购买重量较轻的小型茶几，老年人可根据需求变换位置、灵活组合。

（5）老年人视力有所衰退，日常生活中剪指甲、吃药、阅读小字单据等情况下，需要更大的亮度，仅有起居室的顶灯，往往看不清。可以在沙发座椅旁增加台灯、落地灯等形式的局部照明，有需要时就近打开，方便老年人看清东西。

三、厨房

（1）厨房往往面积有限，空间十分宝贵，应尽量争取更多地布置储物空间。例如，可以利用门后的空间设置冰箱、柜子，还可以选用推拉门，避免开门占用使用面积。

（2）不宜采用水池、炉灶两边布置的厨房操作台面，老年人在操作过程中需要频繁转身、搬动碗碟等各类物品，较为不便。建议使用“L”形或“U”形的连续台面，将水池、炉灶靠近布置，中间适当留出台面，便于老年人连续操作。

（3）老年人使用或整理冰箱时，常需要拿出、放入多件东西。此时，如果冰箱旁边没有台面，老年人一次拿很多物品容易掉落，容易发生危险，多次往返取放也较为麻烦。冰箱附近最好设置一定台面，便于老年人摆放待冷藏的物品，或者一次性取出多件物品，减少老年人来回取放的麻烦。

（4）一些家庭在装修时为了节约空间，将微波炉和烤箱等电器布置在吊柜或地柜中，老年人需要弯腰或者踮脚才能够到，十分不便。食物温度过高时易泼洒烫伤，也存在安全隐患。微波炉、烤箱、电饭煲、电热水壶等常用电器宜放在操作台面或置物架上，距地 75 ～ 120 cm，便于老年人取放食物、开关操作。如果老年人使用轮椅，操作台高度以 79 cm 为佳，操作台下建议不设置厨柜、不放置物品，深度须在 66 cm 以上。

（5）厨房中如果炉灶紧挨墙面。烹饪操作时靠墙一侧的胳膊可能会受到阻碍，活动不便。炉灶两侧最好能够留出宽度为 20 cm 以上的操作台，与墙体保持距离，既不阻碍炒菜等烹饪操作，也便于就近摆放常用调味品、碗碟等物品。

（6）厨房布置中，若将炉灶紧挨着洗涤池摆放，当一边炒菜、一边用水时，洗涤池的水滴可能溅进油锅里，发生迸溅而烫伤老年人。洗涤池与炉灶间宜间隔 45 cm 以上的距离，最好有 60 ～ 80 cm 宽的台面，既能防止迸溅的危险，也方便操作，便于摆放碗碟、洗菜盆等物品。水槽水龙头建议使用压把式，方便老年人开关。

（7）老年人经常忘记把东西放在什么位置，或者忘记自己买过什么东西，特别是当物品放在不透明的柜子里时，往往不容易找到。在老年人视线高度范围 1.2 ～ 1.8 m 的位置可设置开敞的中部柜及吊柜，用来摆放一些比较常用的物品，方便老年人看到和拿取。

（8）一些家庭装修时为了增大储存量，安装了进深大、底面低的吊柜，老年人在吊柜下方操作时很容易磕碰到头，存在安全隐患。可在距地 1.6 m 以上设置吊柜，在距地 1.2 ～ 1.6 m 高度范围内设置开敞式中部柜，厚度为 20 ～ 25 cm，小于吊柜，便于老年人取放碗碟、调味品等常用物品。

四、餐厅

（1）一些老年人喜欢边吃饭边看电视。但若户型是餐厅和客厅相连时，可以考虑把餐桌摆放到能看到客厅电视的位置，使老年人在餐桌边和沙发上都能看到电视。

（2）如果厨房门离餐桌过远，老年人饭前饭后需要端着碗碟频繁往返于厨房、餐厅间，较为费力，也容易倾洒。当厨房、餐厅临近时，可以在厨房墙面上开设一个窗口，方便老年人将菜品和餐具递出、送回。

五、卧室

（1）卧室中安装空调室内机时，需要注意送风方向不能正对床，宜安装在床尾的侧墙面上，以避免风直吹造成老年人不适。

（2）当床头靠近窗户摆放时，从窗户吹入的冷风容易使老年人受凉生病，床头摆放的书桌、床头柜也会给开关窗带来不便。有条件时，最好将床长边与窗户所在的墙面平行摆放，既能使门窗之间的气流不会直吹老年人，也便于老年人开关窗户。

（3）当卧室顶灯只有一处开关时，老年人就寝前需要到卧室门侧关灯再摸黑到床边，容易磕碰摔倒，较为危险。卧室顶灯最好设置双控开关，门侧和床头各有一个，方便老年人在躺下后关灯。

（4）老年人由于视力衰退，对眩光十分敏感。水晶灯等形式的灯具的光线较为刺眼，会给老年人眼睛带来不适。顶灯宜采用磨砂灯具或设置灯带，为老年人提供良好的照明。一般建议使用 60 W 或 100 W 灯泡，避免老年人跌倒。

六、卫生间

（1）老年人洗浴、如厕时可能出现一些突发情况，需要他人援助。此时，如果卫生间门为内开门，可能被倒地的老年人挡住无法开启，难以为老年人提供救助。卫生间门最好为平开的推拉门或外开门，保证发生紧急情况时，可以从外部开门及时援助。厕位、浴位边宜设置呼叫器及拉绳，便于老年人及时求助。

（2）当盥洗台位于墙角，且台面较窄时，会使老年人一侧手臂伸展不开，洗漱不便。盥洗台水龙头距墙距离需要大于 45 cm，保证老年人的手臂有充足的活动空间。盥洗台宜选择带有台面的形式，长度最好在 80 cm 以上，便于老年人摆放、拿取物品。

（3）老年人腰部和腿部力量不够，使用坐便器时，如果两侧未设置扶手，老年人坐下或者起身都会较为吃力。为便于老年人如厕前后坐下及起身，保持身体平衡，坐便器两侧应设置扶手。临墙时墙面宜设置“L”形扶手，竖向扶手位置应距离坐便器前端 20 ～ 25 cm，离地面高度为 85 cm。

（4）一些老年人如厕时间较长，长时间保持坐姿时，容易感到腰酸背痛。可以在坐便器前侧方安装能够折叠的小桌板，老年人如厕时间长时，可以前倾趴在小桌板上，减轻腰背受力。同时，还可以安装小靠背，便于老年人背部获得支撑。

（5）卫生间的顶灯常居中布置，而坐便器有时会被布置在角落，一些老年人想在排便后检查排泄物状况时，很可能由于背光而无法看清。可在坐便器上方单独设灯，方便老年人在检查自己的排泄物状况时获得充足的局部照明。

（6）整体式淋浴房内部空间较小，只能容纳一个人，当老年人需要护理时，他人无法进入帮助，挡水坎也容易绊倒老年人。淋浴空间宜以浴帘分隔，使空间更加灵活、

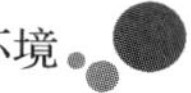

开敞，便于老年人摆放淋浴坐凳，也便于他人护理老年人洗浴。

（7）老年人淋浴时可能会脚底打滑，需要就近抓握扶手保持平衡，如果淋浴区尺寸过大，可能导致老年人难以伸手抓握到扶手，滑倒摔伤。淋浴空间长度宜为1.2～1.5 m，宽度宜为0.9～1.2 m，这样的尺寸既能使老年人伸手即可抓握周边的扶手，也能容纳护理者帮助老年人洗浴。

（8）家装中，为了简洁有时仅设置一个单点式花洒墙座，老年人无法根据需要调节高度，坐姿洗浴时也很不方便。老年人用的淋浴间建议布置淋浴座椅，选用可以抓握的竖向滑竿，便于老年人根据需要调节淋浴头的高度。侧墙还应安装扶手，便于老年人撑扶起身、保持身体平衡。

（9）一些老年人喜欢泡澡，但当浴缸长边过长时，老年人躺下后没有支撑，可能会滑入水中，很容易发生溺水危险。浴缸的适宜长度为110～120 cm，这样可以保证老年人稳定地坐在浴缸里泡澡，而不必担心下滑带来危险。

（10）浴缸边缘过高时（如高于60 cm），老年人跨入、跨出时较为困难，还可能出现绊倒的风险。浴缸边缘距地高度宜为40～45 cm，在浴缸边缘墙面还需要配合设置扶手，使老年人在跨入、跨出浴缸时保持身体平衡。

（11）为保证老年人进出浴缸、坐下、起身的过程中可以随时扶握，保持身体平衡，应在浴缸周围设置连续扶手。

第三节　辅具设备

辅具可为老年人在执行日常生活活动时提供较高的稳定性与安全性，借由辅具的使用，可以保护身体、维护安全、减少意外伤害的发生，还可以减少照顾的人力、降低医疗支出的花费。

一、日常生活类辅具

日常生活类辅具包括进食、穿衣、个人清洁、如厕、洗澡等每天都必须执行的日常生活活动的辅具。这些辅具对老年人非常重要，有了它们，老年人可以自行处理大部分的日常生活事宜，不需要他人协助，这些辅具大概有以下几类：

（1）饮食类。特制餐具，例如，弧形、易舀餐盘，餐具防滑垫，缺口杯，可调式加重易握餐具，助食筷，左右手刀叉，单向吸管等。

（2）穿衣修饰类。穿袜辅助器、鞋带固定器、拖鞋辅助器、穿扣辅助器、拉链辅助器、穿衣杆等。

（3）个人清洁类。马桶增高器、洗澡椅、浴缸扶手、洗头槽等。

二、个人移动类辅具

个人移动类辅具可以让老年人自由移动到想要去的地方，减少体力上的负担及疲劳的产生，对增强老年人的自信心及增加社会互动很有帮助，也成了移行辅具。其常见的有手杖、拐杖、助行器、四脚拐、手推车、轮椅、电动代步车、电动轮椅等。

三、环境安全的提醒

提醒并改善环境可能出现的障碍，防止可能发生的危险。如浴室的防滑条、各式安全扶手、自动照明系统、语音警告系统、高反差地面等。

四、节省体力的辅具

节省体力的辅具可节省体力的消耗，如电动代步车、遥控开关、无线电叫人铃、省力把手、易站起坐垫等。

椅子可加上椅垫或是具有吸盘功能以增加稳定性，应有稳固的扶手以利于位置转换。若有膝关节活动障碍，可加高椅子坐垫或在椅子的椅角垫高 13 ～ 20 cm 以利于坐站。

五、沟通辅具

在视觉上，可以使用老花眼镜、放大镜、多用途看书架、放大字体的扩视机、可以躺着阅读的反光镜等；听觉上，可使用助听器及将声音转换为灯光的视觉呼叫器等；还有键盘语音输入辅助器、沟通册等。

六、足部辅具

老年人常见的足部问题包括糖尿病足、足部变形等，可使用设计合适的足部辅具（如鞋垫）以减少疼痛，增加行走能力。

七、休闲辅具

除了一般日常生活外，休闲活动也是不可或缺的一部分。常见的休闲辅具有大型扑克牌、持牌器、大型麻将、自动洗牌机、室内投篮器、枕头音响、握力球等。

八、复健治疗辅具

复健治疗辅具通常用于关节变形的一级预防，增加肢体动作的稳定性，减少疼痛的发生等，如坐姿摆位辅具、手支架、足托板、支架鞋、矫正鞋等。

九、其他

无障碍设施的空间改造，让老年人得以更顺利地从事日常生活活动。

第四节 室外环境

宜居环境是一个可持续发展的，社会成本最优化的，叠合了人文环境、自然环境、社会治理环境的巨系统。自然环境、人工环境、设施环境构成了老年宜居环境系统的硬件系统；经济环境、社会环境、文化环境构成了老年宜居环境系统的软件系统。

在宜居社区建设中，利用现代智能信息技术，为居家老年人提供更为便捷的一体化服务，其覆盖生活照料、健康照护、旅行服务、购物休闲、金融咨询等多方面内容。这些科技创新服务有助于提升老年人使用资源的便捷程度，有效改善老年人生活质量。

根据创新理念，老年宜居环境规划和建设应考虑以下标准。

（1）以人性化为原则。将老年人的生理、心理特点等因素反馈到适老化设施的设置、适老化环境的设施和服务的提供上。

（2）以多元差异化为手段。充分考虑不同社会阶层的老年人口，在满足低收入和弱势老年人口的常规适老宜居环境需求基础上，发挥市场的资源配置，提供多样化的老年人口环境和设施服务。

（3）以本土化为特色。在我国传统文化中，养老以居家养老为主，因此，需要着重开展社区适老宜居环境、设施和服务便利设计，以适老化建筑和内部空间设计为重点的环境建设，与居家可达性、健康服务可达性、设计精细化等相结合。

根据《上海市老年友好型城市建设导则（试行）》的相关信息整理参考如表8－1。

表8－1 《上海市老年友好型城市建设导则（试行）》相关信息整理

项目	分类	具体内容
户外环境设施	环境和绿地	公共绿地符合无障碍设计，设防滑设施、扶手、踏座椅等
	公共休息区	公共场所设休息区，满足老年人享受阳光、遮风挡雨的要求
	步行通道	人行绿灯时长保证安全过街，符合条件安装听觉信号装置
	公共设施	商场、超市、展馆、剧场、医院等公共场所出入通道配备平缓坡道
公共交通和出行	交通人行道	市区的6车道及以上道路，在人行横道中央设二次过街安全岛
	交通出行布局	新建住宅户外步行通道实施人车分流，保障老年人出行安全
	公共交通设施	轨道交通站台应设无障碍通道，至少1个出入口设轮椅升降机
	社会保障和援助	公共厕所配呼救电铃，以备发生意外时求救
	公共交通信息	显示标牌色彩明亮、字体显著并有语音播报提醒

续表 8－1

项目	分类	具体内容
住房建设和安全	住宅适老功能建设	电梯按钮、座椅休息、饮水处高度设计考虑坐轮椅老年人
	既有住房适老性改造	建筑物内外设醒目的通行指示牌，大片玻璃门窗处有警示标志

对老年人来说，常见的户外交通环境问题包括步行距离远、公共台阶高、乘车上下困难、人行道步行时间等；常见的购物环境问题包括缺少休憩空间、开门方式不便等；常见的公共休闲环境问题包括缺乏开放空间、无休憩座椅、休闲散步路线复杂、道路铺装易滑等。因此有以下几点建议。

1）打造生态绿色养老。重视适老社区自然生态环境的建设和改造，为老年人提供一种“采菊东篱下，悠然见南山”的怡然恬淡的生活方式和环境。

2）户外环境的适老化设计。满足老年人出行、购物、就医、社交等一系列户外活动需求，包括整体交通环境、购物环境、公共休闲环境的宜居。因此，在社区建设中，应充分考虑老年人生理、心理及生活特点，在空间布局、道路交通、景观绿地、配套设施等方面融入适老化设计。采取人车分流的道路系统，社区景观避免重复出现，路标指示牌相对色彩明亮、字体偏大，道路两边设有座椅提供休憩设施空间，城市交通便捷。

3）构建以“整合照护、休闲养老、适老配套、亲老服务”为理念的适老化公共服务体系。

(1) 以“整合照护”为基础。老年人随着年龄增长，身体机能逐渐下降，老化、生病、看病为常态，医疗护理逐渐成为生活中重要的一部分。因此，构建以适宜老年人出行和就医方便为参考标准的医疗、护理、康复等服务设施是老年宜居室外环境的基础组成部分。

(2) 以“休闲养老”为核心。国际上兴起的“积极老龄化”概念，强调老年人退休之后，除了可以追求个人的健康长寿、身心愉悦外，还应该积极参与更广泛的社会活动，对社区和周围群体产生积极的影响。在社区构建娱乐、学习、社交等相关的活动设施及配套，如棋牌室、健身康复室、中医养生室、阅览室、茶室、多功能室、老年大学等，将功能空间与公共医疗服务融为一体，可极大地满足老年人的健康居住、休闲生活和精神需求，实现老有所养、老有所乐、老有所为。

(3) 以“适老配套”为保障。老年人身体功能下降，但又面临各种生活需要，建设适合老年人需求的配套设施是很重要的。例如，在 500 m 范围内有菜市场、便利店、餐饮店、银行网点、公共交通等便民设施，为老年人提供一站式便捷服务。

(4) 以“亲老服务”为宗旨。统筹机构养老、社区养老、居家养老的规划布局，支持家政服务、养老护理员的统一培训上岗，促进人员队伍、技术稳定。确立养老保险、医疗保险、长期照护保险等保障老年人无后顾之忧的生活、心理和社会需求，致力形成政府推动、社会参与、多方合作的社会养老服务保障体系的实施。

总之，老年人的宜居环境建设，需要全社会各方力量共同关注和参与，实现人工、

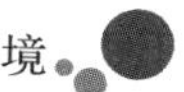

智能设施环境与自然、社会、文化环境有机融合，最终营造可持续发展的老年宜居环境。

（王箭）

参考文献

［1］刘雅文，何立博. 检视长照 2.0 对于高龄身心障碍者之规划［J］. 福祉科技与服务管理学刊，2017，5（4）：373－388.

［2］周燕珉. 漫画老年家装［M］. 北京：中国建筑工业出版社，2019.

第九章　生 活 照 护

第一节　清 洁 照 护

一、洗脸、洗手、洗头、梳头、剃胡须、洗脚、修剪指（趾）甲的基本知识和方法

（一）洗脸

1. 目的

（1）清理脸上的油污，保持脸部皮肤清洁。

（2）使脸部不容易干燥，让人打起精神。

（3）促进身心舒适，增进健康。

2. 操作准备

（1）用物准备：脸盆 1 个、小毛巾 1 条、温水约 1 000 mL（水温 41 ～ 43 ℃）、润肤乳。

（2）环境准备：关闭门窗，环境宽敞明亮，室温调至 22 ～ 26 ℃。

（3）护理对象准备：老年人一般情况良好，睡眠充足；向老年人解释洗脸的重要性，保证其配合。

（4）操作者准备：修剪指甲，清洁双手。

3. 步骤

（1）将毛巾浸湿后拧干并对折成四层。

（2）利用毛巾的 4 个角，由内角往外擦拭眼睛。

（3）利用毛巾的正面擦拭脸部（依次为眼睛→鼻子→脸颊→前额→耳后→颈部），再次用温水清洁毛巾、拧干毛巾。

（4）利用毛巾的 4 个角清洁鼻孔及耳朵。

（5）整理用物并归位，洗手。

4. 注意事项

（1）注意检查水的温度和清洁度。

（2）注意脸盆与毛巾的卫生，不要共用脸盆和毛巾，洗脸和洗澡的毛巾分开。

（3）注意观察老年人脸部皮肤有无破溃及干燥，特别是秋冬季，洗脸后要涂抹适量的护肤乳，防止皮肤皲裂。

（二）洗手

1. 目的

（1）去除手部皮肤污垢、碎屑和部分致病菌。

（2）促进手部血液循环，舒适手关节。

（3）促进身心舒适感，有利健康。

2. 操作准备

（1）用物准备：脸盆1个、毛巾1条、大毛巾1条、洗手液1瓶、护手霜1瓶、温水约2 000 mL（水温41～43 ℃）。

（2）环境准备：关闭门窗，环境宽敞明亮，室温调至22～26 ℃。

（3）护理对象准备：老年人一般情况良好。问候老年人；向老年人解释洗手的重要性，保证其配合。

（4）操作者准备：修剪指甲，清洁并温暖双手。

3. 步骤

（1）将盛有温水的脸盆放于床旁椅上，把毛巾浸泡水中，用手试水温，摆好用物。

（2）协助老年人仰卧、卷起衣袖、暴露近侧手，手旁床上铺上大毛巾，将脸盆放于大毛巾上。

（3）先洗近侧手，把毛巾拧干，擦洗前臂、手腕。

（4）开始洗手，尽量先把老年人的手浸入水中温热，挤出少许洗手液在老年人手上揉搓，再放入盆中清洗。

（5）用毛巾轻轻擦干每个指缝，同时观察老年人指甲是否过长。

（6）洗完近侧手再洗远侧手，按同样的步骤进行。洗完后移走脸盆，撤去大毛巾。

（7）涂护手霜，放下衣袖，整理床单位，为老年人调整舒适体位。

（8）整理用物并归位，洗手。

4. 注意事项

（1）手蜷缩紧握的老年人，手心容易积汗液或污垢，要把手浸泡在水里温热后一个个地展开手指，擦洗指缝和手心。

（2）注意观察手部皮肤有无破损，关节有无僵硬变形。

（3）擦手时特别注意擦干指缝。有条件的可以在手心和指缝间放置软垫。

（三）洗头

1. 目的

（1）去除头皮屑和污垢，保持头发清洁和整齐，减少感染机会。

（2）按摩头皮，促进头部血液循环及头发的生长和代谢。

（3）促进老年人舒适，增进身心健康，建立良好关系。

2. 操作准备

（1）用物准备：洗头车、塑料袋、梳子、洗发液、干毛巾2条、大毛巾1条、冲洗壶1个、吹风机1个、温水约4 000 mL（水温41～43 ℃）、空水桶1个、干净棉球2

个、别针。

（2）环境准备：宽敞，光线充足，关闭门窗，室温调至 22 ～ 26 ℃。

（3）护理对象准备：洗头前询问老年人是否需要排便；解释洗头的目的、方法及配合要点；老年人采取平卧位。

（4）操作者准备：修剪指甲，洗手。

3. 步骤

（1）移去枕头，将塑料袋及大毛巾垫于老年人的头和肩下。松开老年人的衣领向内反折，将毛巾围于颈部，用别针固定。

（2）将老年人姿势调整成平卧位，肩下垫枕头，可在两膝下垫枕头，使老年人在洗头过程中保持舒适体位。

（3）将橡胶气垫置于床头侧边，橡胶气垫的开口下放一空水桶接污水。将棉球塞入老年人耳内，梳理头发。

（4）调节水温，并询问老年人感受，确认水温合适后，用温水充分湿润头发。倒洗发液适量于掌心，搓出泡沫后涂遍头发，避免将洗发液直接涂在头皮上而对头皮造成刺激。以指腹按摩头皮，揉搓头发，数分钟后以温水冲洗干净，拧干头发。

（5）解下颈部毛巾，包住头发，一手托起老年人的头部，一手撤去橡胶气垫，除去耳内棉球，擦干脸部。

（6）协助老年人卧于床正中，将枕头、塑料袋、大毛巾一起自肩下移至头部，用包头的毛巾揉搓头发、用大毛巾擦干，然后用吹风机吹干头发，梳理整齐。

（7）整理用物并归位，洗手。

4. 注意事项

（1）为老年人洗头时，身体尽量靠近床旁，保持良好姿势，避免劳累。

（2）病情危重和极度虚弱老年人不宜洗头。

（3）洗头时间不宜过久，避免引起老年人头部充血或疲劳不适。

（4）操作过程中注意控制室温、水温，避免打湿衣物及床铺，防止水流入耳、眼。注意观察老年人是否舒适，保护伤口及各种管道。

（四）梳头

1. 目的

（1）去除头皮屑和污垢，保持头发清洁和整齐，减少感染机会。

（2）按摩头皮，促进头部血液循环及头发的生长和代谢。

（3）维护老年人尊严，增加老年人自信，使老年人清洁、舒适、美观。

2. 操作准备

（1）用物准备：梳子 1 把、治疗巾 1 块、纸 1 张（包脱落头发用），必要时备发夹、橡皮圈、30% 酒精。

（2）环境准备：宽敞、光线充足或有足够的照明。

（3）护理对象准备：了解梳头的目的、方法、注意事项及配合要点；根据病情采取卧位、坐位或半卧位。

（4）操作者准备：修剪指甲，洗手。

3．步骤

（1）向老年人做好解释，协助老年人抬头，将治疗巾铺于枕头上，将头转向一侧。

（2）取下发夹，将头发从中间分为两股，一手握住一股头发，一手持梳，由发根梳向发梢，长发或遇有发结时，可将头发绕在手指上，也可用30%酒精湿润打结处，再慢慢梳理开；避免过度牵拉，使老年人感到疼痛。

（3）一侧梳好再梳对侧。长发可编成发辫，用橡皮圈结扎。

（4）取下治疗巾，将脱落的头发缠紧包于纸中。

（5）整理用物并归位，洗手。

4．注意事项

（1）头发梳理等过程中，注意老年人的个人喜好，尊重老年人的习惯。

（2）对于将头发编成辫的老年人，每天至少将发辫松开一次，经梳理后再编好。

（3）头发梳理过程中，可用指腹按摩头皮，促进头部血液循环。

（4）注意观察老年人的头皮有无破损，头发有无头虱。

（五）剃胡须

1．目的

（1）保持脸部皮肤清洁。

（2）有效维护男性老年人的形象，促进舒适，维护自尊。

（3）促进人际的交往。

2．操作准备

（1）用物准备：剃须刀1把、剃须膏（或肥皂）、镜子1面、毛巾1条、治疗巾1块、盛有温水的脸盆1个。

（2）环境准备：宽敞、光线充足或有足够的照明。

（3）护理对象准备：老年人一般情况良好；向老年人解释剃胡须的重要性，取得老年人配合。

（4）操作者准备：修剪指甲，洗手。

3．步骤

（1）把物品摆放床旁，协助老年人坐起，将治疗巾围于颈部。若为卧床老年人，则将头偏向一侧。

（2）清洁脸部皮肤，然后用热毛巾湿敷胡须处5～10分钟，然后涂上适量剃须膏或肥皂泡沫，润滑剃须部位的皮肤。

（3）一手绷紧皮肤，另一手用剃须刀剃去胡须。剃须时须注意动作轻柔，避免剃须刀刮伤皮肤。

（4）剃须完毕后，用毛巾擦拭老年人的口唇部。

（5）撤去围在颈部的治疗巾，协助老年人取舒适卧位，整理床铺。

（6）整理用物并归位，洗手。

4．注意事项

（1）剃胡须过程中，密切观察老年人情况，如面色、呼吸等。若有异常，立即停止操作。

（2）注意保护老年人皮肤，避免刮伤。

（3）操作时身体尽量靠近老年人，保持良好身体姿势，避免劳累。

（六）洗脚

1. 目的

（1）为卧床老年人清洁双足，去除臭味。

（2）促进足部血液循环。

（3）增进舒适，促进睡眠。

2. 操作准备

（1）用物准备：护理垫（或塑料袋）、水盆、温水约 3 000 mL（水温 41 ～ 43 ℃）、大毛巾 1 条、毛巾 1 条、润肤霜、香皂。

（2）环境准备：宽敞，光线充足，关闭门窗，室温调至 22 ～ 26 ℃。

（3）护理对象准备：老年人一般情况良好；向老年人解释洗脚的重要性，取得老年人配合。

（4）操作者准备：修剪指甲，清洁双手，戴好橡胶手套。

3. 步骤

（1）备好用物于床旁，用手掌内侧测量水温。

（2）协助老年人取仰卧位，把盖被对折置于腹部，协助老年人屈膝，取一软枕垫在老年人膝下，将护理垫（或塑料袋）和大毛巾依次铺于足下。

（3）裤管卷至膝部，放水盆于大毛巾上，先放一足于盆内，询问老年人水温是否合适，再放入双足，浸泡数分钟。

（4）用毛巾擦洗足部，顺序依次为踝部→足背→足底→趾缝。必要时用香皂先清洁，再用清水洗净，擦干足部放于大毛巾上。

（5）撤去水盆，涂润肤霜，再撤去大毛巾和护理垫。

（6）整理好裤管、整理床单位，协助老年人调整舒适体位。

（7）整理用物并归位，洗手。

4. 注意事项

（1）水温要适宜，防止烫伤。

（2）洗脚时（特别是患有糖尿病的老年人），需要观察老年人足部皮肤颜色，有无破溃、损伤等。

（七）修剪指甲

1. 目的

（1）避免指甲藏污纳垢，滋生细菌，提升手部卫生。

（2）避免老年人抓伤皮肤，降低感染的风险，并促进末梢循环。

（3）提升个人仪容仪表。

2. 操作准备

（1）用物准备：盛有约 1 000 mL 温水（水温 41 ～ 43 ℃）的脸盆、纸巾、浴巾 2 条、毛巾 2 条、指甲剪 1 把、指甲锉刀 1 把。

（2）环境准备：宽敞，光线充足或有足够的照明，安静、舒适、安全。

（3）护理对象准备：老年人一般情况良好。向老年人解释修剪指甲的目的，取得老年人配合。

（4）操作者准备：修剪指甲，清洁双手，戴好橡胶手套。

3. 步骤

（1）床边或床上放置盛有温水的脸盆，下面铺纸巾。

（2）将老年人双手浸泡于温水中 10 ～ 20 分钟（软化指甲），并用毛巾擦干双手。

（3）用指甲剪将指甲修剪成圆弧形，并用指甲锉刀将指甲缘磨平。

（4）手部涂上乳液，保持皮肤湿润。

（5）用双手握住老年人一只手（双手轮替），在手背处从手指向手臂方向推进按摩，以促进血液循环。

（6）整理用物并归位，洗手。

4. 注意事项

（1）修剪指甲时应在光线明亮处进行，注意不可伤及皮肉。

（2）若不慎剪到皮肤导致流血，可用 0.5% 的安尔碘消毒；不宜修剪得太短，防止发炎。

（3）若无法浸泡手，可用温热毛巾包住指甲，约 10 分钟后再修剪。

（4）若有灰指甲的情形，宜用专用指甲剪修剪以免霉菌感染下一个使用者。

（八）修剪趾甲

1. 目的

（1）避免趾甲藏污纳垢，滋生细菌，提升脚部卫生。

（2）避免老年人抓伤皮肤，降低感染的风险，并促进末梢循环。

（3）提升个人仪容仪表。

2. 操作准备

（1）用物准备：盛有约 1 000 mL 温水（水温 41 ～ 43 ℃）的脸盆、纸巾、浴巾 2 条、毛巾 2 条、指甲剪 1 把、指甲锉刀 1 把。

（2）环境准备：宽敞，光线充足或有足够的照明，安静、舒适、安全。

（3）护理对象准备：老年人一般情况良好；向老年人解释修剪趾甲的目的，取得老年人配合。

（4）操作者准备：修剪指甲，清洁双手，戴好橡胶手套。

3. 步骤

（1）床边或床上放置盛有温水的脸盆，下面铺纸巾。

（2）将老年人双脚浸泡于温水中 10 ～ 20 分钟（软化趾甲）。

（3）用肥皂搓洗脚背、脚底、脚踝及每 1 个脚趾及趾缝，将双脚洗净擦干，尤其是趾缝。

（4）用指甲剪将趾甲修剪成平形，必要时用指甲锉刀将趾甲缘磨平。

（5）脚部涂上乳液，保持皮肤湿润。

（6）用双手握住老年人一只脚（双脚轮替），在足背处从脚趾向脚踝方向推进按摩，以促进血液循环。

(7) 整理用物并归位，洗手。

4. **注意事项**

(1) 修剪趾甲时应在光线明亮处进行，注意不可伤及皮肉。

(2) 若不慎剪到皮肤导致流血，可用0.5%的安尔碘消毒；不宜修剪得太短，防止发炎。

(3) 若无法浸泡脚，可用温热毛巾包住趾甲，约10分钟后再修剪。

二、口腔清洁

(一) 口腔清洁

1. **目的**

(1) 帮助老年人去除口腔内食物残渣，保持口腔清洁、无异味。

(2) 保持口腔清洁，促进老年人食欲。

(3) 预防老年人口腔感染的发生。

2. **操作准备**

(1) 用物准备：牙刷或替代品（海绵牙刷或口腔棉棒）、牙膏、纸巾、漱口杯、塑胶围兜、小脸盆、漱口水、防水塑胶布、弯盘、压舌板或扁平汤匙、纱布、橡胶手套。

(2) 环境准备：宽敞，光线充足或有足够的照明，安静、舒适、安全。

(3) 护理对象准备：老年人一般情况良好；使老年人了解口腔清洁的目的、方法、注意事项及配合要点；帮助老年人取舒适、安全且易操作体位。

(4) 操作者准备：修剪指甲，清洁双手，戴好橡胶手套。

3. **步骤**

(1) 协助老年人取坐位或半坐卧位，头偏向一侧，保持舒适体位。

(2) 将塑胶布置于颈部，小脸盆置于脸颊侧边。

(3) 有活动性义齿的，应先将活动性义齿置于容器内。

(4) 将口腔棉棒或海绵牙刷沾湿，依牙齿→牙肉→上颚→舌→口腔内面的顺序擦拭干净。

(5) 每次只刷2～3颗牙齿，一次约刷洗10下。

(6) 针对不能配合开口的老年人，将压舌板一端或扁平汤匙端包住纱布，用其协助老年人张开嘴巴，舌苔及双颊内部黏膜处应加强清洁。

(7) 协助老年人取舒适体位。

(8) 用物洗净晾干，整理归位，洗手。

4. **注意事项**

(1) 若发现口腔疼痛、牙龈或牙缝处有分泌物、牙龈肿胀或出血不止等，应立即就医。

(2) 观察口腔有无感染的情况。

(3) 漱口水避免误吸。

（二）义齿的摘戴和清洁

1. 目的

协助老年人做好义齿的摘戴，可使老年人正常进食，并起到形象美观的作用。做好义齿清洁，可增加义齿的使用寿命，提高老年人的生活质量。

2. 操作准备

（1）用物准备：牙膏、牙刷、盛有冷水的杯子、橡胶手套等。

（2）环境准备：宽敞，光线充足或有足够的照明，保持安静、舒适、安全。

（3）护理对象准备：老年人一般情况良好；向老年人解释义齿清洁的重要意义，确保老年人能配合取下义齿。

（4）操作者准备：修剪指甲，清洁双手，戴好橡胶手套。

3. 步骤

（1）摘义齿时，用指甲核准位置推拉卡环，沿就位相反方向。

（2）先帮助老年人取下上颚部分的义齿，再取下颚义齿；取下的义齿应放在冷水杯中。

（3）用牙刷刷洗义齿的各面，并用冷水冲洗干净。暂时不用的义齿，可泡于冷水杯中加盖保存，每天更换 1 次清水。

（4）协助老年人漱口及戴义齿，佩戴时要核准位置，用手指轻压人工牙合面，轻缓就位，不能用牙咬合就位，以免损坏义齿。

（5）协助老年人取舒适体位。

（6）整理用物并归位，洗手。

4. 注意事项

（1）在戴义齿过程中，若黏膜组织发生疼痛，义齿经常松脱，咬腮、咀嚼不得力时要及时复诊修复。

（2）应在每次进食后及晚睡前取下清洗。

（3）摘取、佩戴时，均不可用力太猛。

（4）义齿一定要用冷水清洗或浸泡。

（5）上、下颚均有义齿时，一定要先摘上面的，再摘下面的。

三、洗澡

（一）淋浴

1. 目的

（1）去除皮肤污垢，保持皮肤清洁，促进身心舒适，增进健康。

（2）促进皮肤血液循环，增强皮肤排泄功能，预防感染和压疮等并发症的发生。

（3）促进老年人身体放松，增加老年人活动机会。

2. 操作准备

（1）用物准备：脸盆、毛巾、浴巾、沐浴露、清洁衣裤、拖鞋等。

（2）环境准备：关好门窗，室温调至 22 ～ 26 ℃，水温调至 41 ～ 45 ℃。

（3）护理对象准备：老年人一般情况良好，饭后 1 小时才可以淋浴；使老年人了解淋浴的目的、方法、注意事项。根据需要协助老年人排大小便。

（4）操作者准备：修剪指甲，清洁双手。

3．步骤

（1）携带用物至浴室，送老年人入浴室，调节好水温。

（2）协助老年人洗浴，注意观察老年人淋浴过程中的反应。注意淋浴的时间不宜过长。

（3）老年人淋浴后，应再次观察老年人的一般情况。

（4）协助老年人用大毛巾擦干皮肤、穿好干净衣裤和拖鞋。

（5）协助老年人回到房间，取舒适卧位。

（6）整理用物并归位，洗手。

4．注意事项

（1）淋浴应在进食 1 小时后进行，以免影响消化功能。

（2）若淋浴过程中发现老年人虚弱无力、眩晕，应立即呼救。

（3）淋浴应从上往下清洁，应特别注意腋窝、腹股沟处、会阴部的清洁；注意观察老年人有无皮肤问题。

（二）盆浴

1．目的

（1）去除皮肤污垢，保持皮肤清洁，促进身心舒适，增进健康。

（2）促进皮肤血液循环，增强皮肤排泄功能，预防感染和压疮等并发症的发生。

（3）促进老年人身体放松，增加老年人活动机会。

2．操作准备

（1）用物准备：浴盆、毛巾、浴巾、沐浴露、清洁衣裤、拖鞋等。

（2）环境准备：关好门窗，室温调至 22 ～ 26 ℃，水温调至 41 ～ 45 ℃。

（3）护理对象准备：老年人一般情况良好，饭后 1 小时才可以盆浴；使老年人了解盆浴的目的、方法、注意事项。根据需要协助老年人排大小便。

（4）操作者准备：修剪指甲，清洁双手。

3．步骤

（1）携带用物至浴室，调节好水温，扶老年人入浴盆。

（2）协助老年人洗浴，注意观察老年人洗浴过程中的反应。注意盆浴的时间不宜超过 20 分钟。

（3）老年人洗浴后，应再次观察老年人的一般情况。

（4）协助老年人出浴盆，用大毛巾擦干皮肤、穿好干净衣裤和拖鞋。

（5）协助老年人回到房间，取舒适卧位。

（6）整理用物并归位，洗手。

4．注意事项

（1）盆浴应在进食后 1 小时进行，以免影响消化功能。

（2）若盆浴过程中发现老年人虚弱无力、眩晕，应立即呼救。盆浴时间不超 20 分钟。

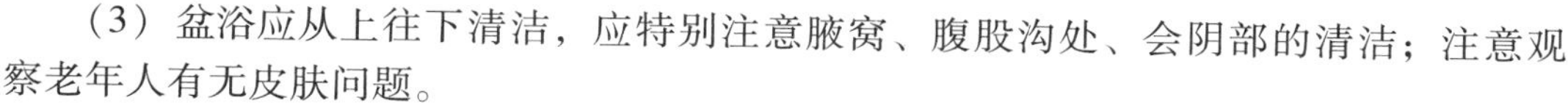

（3）盆浴应从上往下清洁，应特别注意腋窝、腹股沟处、会阴部的清洁；注意观察老年人有无皮肤问题。

（三）床上擦浴

1. 目的

（1）去除皮肤污垢，保持皮肤清洁，促进身心舒适，增进健康。

（2）促进皮肤血液循环，增强皮肤排泄功能，预防感染和压疮等并发症的发生。

（3）促进老年人身体放松，增加老年人活动机会。

（4）观察老年人的一般情况，活动肢体，防止肌肉痉挛和关节僵硬的发生。

2. 操作准备

（1）用物准备：脸盆 2 个、干毛巾 2 条、湿巾（清洁会阴部用）、沐浴露、清洁衣裤、浴巾、水桶 2 个（一个盛热水，水温 50 ～ 52 ℃；另一个盛污水）、便器（必要时），酌情准备梳子、指甲剪等。

（2）环境准备：关好门窗，室温调至 22 ～ 26 ℃。

（3）护理对象准备：老年人一般情况良好，饭后 1 小时才可以擦浴；使老年人了解床上擦浴的目的、方法、注意事项及配合要点。根据需要协助老年人排大小便。

（4）操作者准备：修剪指甲，清洁双手。

3. 步骤

（1）携带用物至床旁，协助老年人取舒适卧位。倒入热水至脸盆的 2/3，测试水温。

（2）将微湿毛巾包在右手上，左手扶托老年人头颈部，擦洗顺序为前额→面颊→鼻翼，用沐浴露擦洗人中→耳后→下颌→颈部，用较干毛巾再擦洗一遍。注意洗净耳郭、耳后等处。

（3）按更衣方法协助老年人脱下衣服，擦洗对侧手臂。在擦洗部位下铺浴巾，将毛巾包在手上，擦洗顺序为手→手臂→腋下→肩部。各部位先涂沐浴露擦洗一遍，再用湿毛巾擦去沐浴露，清洗毛巾后再擦洗，最后用浴巾擦干。

（4）同法擦近侧的手臂。根据情况及时添加热水，保持水温；注意及时给老年人的暴露部位进行遮盖，保护隐私并防止受凉。

（5）擦洗胸腹部。将盖被向下折叠，用浴巾盖住胸腹部。一手略掀开浴巾，一手裹湿毛巾，分别用沐浴露及清水擦洗胸部。同法擦洗腹部。最后用浴巾擦干胸腹部，盖上被子。注意洗净老年女性乳房下褶皱处及脐部。

（6）擦洗背部。协助老年人侧卧，背向操作者，背部盖被向上翻折，露出背部及臀部。铺浴巾于背部及臀部下。一手裹湿毛巾，分别用沐浴露及清水擦洗后颈部→背部→臀部。最后用浴巾擦干。协助老年人穿上干净衣服。

（7）擦洗会阴部。换盆、换水、换毛巾，协助老年人把裤子脱至臀部以下，将浴巾垫至臀部，用湿毛巾（或湿巾）按照会阴部护理的方法帮助老年人清洗会阴部。

（8）按更衣方法协助老年人脱下裤子，在远侧腿下铺浴巾，将湿毛巾裹在手上，擦洗顺序为髋部→大腿→小腿。各部位先用沐浴露擦洗一遍，再用湿毛巾擦去沐浴露，清洗毛巾后再擦洗，最后用浴巾擦干。同法擦洗近侧下肢。注意洗净腹股沟。

(9) 清洗足部。将脚盆放在脚下，盆下垫一干布。将双足浸泡于脚盆中，洗净脚掌、脚趾、趾缝。用浴巾擦干。

(10) 协助老年人穿上干净裤子。调整舒适卧位。酌情帮老年人梳头、修剪指甲。协助老年人喝水，必要时更换床单、被套。

(11) 整理用物并归位，洗手。

4. 注意事项

(1) 在整个擦浴过程中要经常与老年人沟通，观察其面色，若出现寒战、面色苍白等不适要立即停止擦浴。

(2) 擦浴过程中要根据情况及时更换清水或添加热水，保持水温，防止受凉。

(3) 及时遮盖老年人暴露部位，保护隐私并防止受凉。

(4) 操作者应动作轻柔、敏捷，避免过多翻动老年人，引起皮肤擦伤。

(5) 操作者要注意节力，减少体力消耗。

四、会阴清洁

1. 目的

(1) 去除会阴部异味，预防和减少感染。

(2) 防止皮肤破损，促进伤口愈合。

(3) 增进舒适，保持会阴部清洁。

2. 操作准备

(1) 用物准备：脸盆（或水壶）、毛巾、浴巾、温水（水温 50 ～ 52 ℃）或者专用会阴部护理液、便器、一次性尿垫（或塑料布）、薄膜手套、屏风等。

(2) 环境准备：关好门窗，室温调至 22 ～ 26 ℃，用屏风遮挡老年人。

(3) 护理对象准备：老年人一般情况良好，能够理解并配合会阴部护理；向老年人解释会阴部清洁的重要性。根据需要协助老年人排大小便。

(4) 操作者准备：修剪指甲，清洁双手，戴手套。

3. 步骤

1) 擦拭法。

(1) 携物品至床旁，用屏风遮挡老年人。帮助老年人脱去对侧裤腿，盖在近侧腿部，气温较低时可盖上浴巾。对侧腿用盖被遮盖。取仰卧屈膝位，两腿略外展，暴露会阴部。

(2) 将一次性尿垫垫于老年人臀下，将毛巾用温水浸湿，拧至半干擦拭会阴部。对于老年女性，按照由上往下、由外到内的顺序，从会阴部上部向下至肛门部擦洗干净。对于老年男性，操作员戴好手套，一手提起阴茎，一手取湿毛巾从上往下、环行擦洗阴茎头部、下部和阴囊。

(3) 撤去一次性尿垫，帮助老年人穿上裤子，协助取舒适卧位，整理床铺。

(4) 整理用物并归位，洗手。

2) 冲洗法。

(1) 携物品至床旁，用屏风遮挡老年人。帮助老年人脱去对侧裤腿，盖在近侧腿部，气温较低时可盖上浴巾。对侧腿用盖被遮盖。取仰卧屈膝位，两腿略外展，暴露会阴部。

（2）将一次性尿垫垫于老年人臀下。一手拿便器，一手托起老年人臀部，将便器置于臀下。对于无法配合的老年人，先帮助其取侧卧位，放置便盆后一手扶住便盆，另一只手帮助老年人恢复平卧位，或两人协助抬起臀部放置便盆。

（3）一手持水壶，一手拿毛巾边冲洗边擦拭会阴部。对于老年女性，按照由上往下、由外到内的顺序，从会阴部上部向下至肛门部擦洗干净。对于老年男性，操作员戴好手套，一手提起阴茎，一手取湿毛巾从上往下、环行擦洗阴茎头部、下部和阴囊。

（4）撤去一次性尿垫、便盆，帮助老年人穿上裤子，协助取舒适卧位，整理床铺。

（5）整理用物并归位，洗手。

4．注意事项

（1）注意保暖，防止受凉。

（2）注意遮挡，尊重老年人隐私。

（3）使用冲洗法时，注意先测量水温，先倒少量水，征求老年人意见。避免烫伤会阴部，或水温过低引起老年人不适。

（4）会阴部护理的毛巾要单独使用，清洗后在太阳下暴晒，定期更换。

（5）操作员使用便器时要注意避免动作粗鲁，不可硬塞后硬拉便器，以免损伤臀部皮肤。

（谢桂萍）

参考文献

［1］陈亮恭，王劲慧，吴孟嫔，等. 居家长期照护全书［M］. 台湾：原水文化，2019.

［2］李小寒，尚少梅. 基础护理学［M］. 6版. 北京：人民卫生出版社，2017.

［3］人力资源和社会保障部教材办公室. 养老护理员医疗照护五级［M］. 北京：中国劳动社会保障出版社，2017.

第二节　排泄照护

一、大小便常规标本采集

大小便常规标本采集的目的是利用其检验结果有帮助评估老年人的代谢和排泄功能状况，协助诊断疾病。为确保检验结果的准确性，照护者应采用正确的方法收集老年人的大小便标本。

（一）大便标本的采集

1．准备

（1）环境：照护者尊重老年人，保持环境的隐私性，必要时用屏风遮蔽，冬天要注意保暖。

（2）照护者：核对床号、姓名、化验单。

（3）用物：①大便常规标本。检便盒（内附棉签或检便匙）、不透水的蜡纸盒或塑料盒、竹签，贴好标签，清洁便盆。②寄生虫标本。带盖容器或便器、竹签，贴好标签。③隐血标本。蜡纸盒、竹签，贴好标签。

（4）老年人：照护者要向老年人解释，以取得合作；协助排便，避免尿液混入标本。

2．操作

（1）大便常规标本：用棉签取粪便中央部分或带有脓血部分的表面及粪端，多处取材，约蚕豆大小。

（2）寄生虫标本：嘱排便于便盆内，在粪便不同部位取带脓血或黏液部分，约蚕豆大小。照护者检查有无阿米巴原虫粪便。标本在排便后 30 分钟内送检。

（3）检查蛲虫时，因蛲虫常在午夜或清晨时爬到肛门处排卵，为保证检验结果的准确性，应在老年人睡前或清晨刚清醒解便前，将透明胶带贴在肛门周围处，将粘有虫卵的透明胶带面粘贴在载玻片上后立即送检。

（4）隐血标本：应采用隐血饮食，3 天后按常规采集。

（5）若为腹泻老年人采集大便标本时应取脓、血、黏液等异常部分；若是水样便，可将标本盛于大口玻璃瓶中送检。

3．注意事项

（1）盛粪便标本的容器必须有盖，且有明显标记。

（2）不应从尿壶或混有尿液的便盆中留取粪便标本。粪便标本中不可混入植物、泥土、污水等异物。不应从卫生纸或衣裤、纸尿裤等物品上留取标本。

（3）采集寄生虫标本时，若患者服用驱虫药或做血吸虫孵化检查，应取黏液、脓、血部分；若需要孵化毛蚴应留取不少于 30 g 的粪便，并尽快送检，必要时留取整份粪便送检。

（4）检查痢疾阿米巴滋养体时，在采集标本前几天，不应给患者服用钡剂、油质或含金属的泻剂，以免金属制剂影响阿米巴虫卵或胞囊的显露。同时，应在床边留取新排出的粪便，从脓血和稀软部分取材，并立即保温送实验室检查。

（5）采集培养标本，全部过程无菌操作并将标本收集于灭菌封口的容器内。若难以获得粪便或排便困难者可采取直肠拭子法，即将拭子或无菌棉签前端用无菌甘油或生理盐水湿润，然后插入肛门 4 ～ 5 cm，轻轻在直肠内旋转，擦取直肠表面黏液后取出，盛于无菌试管中或保存液中送检。

4．健康教育

（1）留取标本前根据检验目的不同向患者介绍粪便标本留取的方法及注意事项。

（2）向患者说明正确留取标本对检验结果的重要性。

（3）教会患者留取标本的正确方法，确保检验结果的准确性。

（二）尿标本的采集

1. 准备

（1）环境：照护者在尊重老年人的情况下，保持环境的隐私性，必要时用屏风遮挡，冬天注意保暖。

（2）照护者：核对床号、姓名、化验单。

（3）用物：①尿常规标本。50 ～ 100 mL 的标本容器，贴好标签。②12 小时或 24 小时尿标本。带盖便器、防腐剂。

（4）老年人：向老年人解释并征得老年人的同意；避免粪便混入标本。

2. 操作

（1）尿常规标本要留取清晨第一次尿，照护者取老年人 30 mL 左右的尿液放入容器中，及时送检（留取的尿液不得超过 30 分钟）。需要测尿比重者应留 100 mL 的尿液。

（2）12 小时或 24 小时尿标本于晚上至次日早晨 7 时留取。老年人晚上排空膀胱后开始留取尿液在便器中，至第二天早晨 7 时留取最后一次尿，将 12 小时或 24 小时尿液连同容器及时送检。注意根据医嘱加防腐剂。

二、老年人大小便的观察及护理

（一）排便的观察

1. 量与次数

正常人每天排便 1 ～2 次，平均量为 150 ～200 g。正常粪便的多少与食物有关，素食者量较多，食肉及蛋白者量较少。

2. 性状

正常人大便为成形软便。当老年人消化不良或患急性肠炎时，表现为大便不成形；当老年人便秘时大便干结，有时呈栗子样；当老年人直肠、肛门狭窄或有部分肠梗阻时，大便可呈扁条形或带状。

3. 颜色

正常人大便呈黄褐色，由于摄入的食物和药物种类不同，大便颜色可发生不同的变化。黄色粪便与摄入牛奶、谷物或药物大黄有关；绿色粪便与摄入蔬菜有关；灰白色或陶土色大便常在钡剂检查后或患阻塞性黄疸时出现；酱色或柏油色粪便常见于摄入咖啡、血、铁剂，服用地榆、藕节炭等药物，以及上消化道出血后；鲜红色的血便常见于肠下段出血，如痔疮、肛裂、肠息肉或肠癌等。

4. 气味

大便气味与食物种类、肠道疾病有关。特殊腐臭味大便常见于坏死性肠炎、直肠溃疡、肠癌等。

5. 黏液和脓

正常粪便含有极少量混匀的黏液；大量的黏液则常见于肠道炎症，兼有血液者常见于痢疾、肠套叠等。脓则常见于痢疾、肛门周围脓疡及直肠癌等。

（二）排便异常的护理

1．便秘患者的护理

1）提供适当的排便环境。为老年人提供单独隐蔽的环境及充裕的排便时间。例如，拉上围帘或用屏风遮挡，避开治疗护理和进餐时间，以消除紧张情绪，保持心情舒畅，利于排便。

2）选取适宜的排便姿势。床上使用便盆时，除非有特别禁忌，最好采取坐姿或抬高床头，利用重力作用增加腹内压促进排便。病情允许时让老年人下床如厕排便。

3）腹部环形按摩。排便时用手沿结肠解剖位置自右向左环行按摩，可促使降结肠的内容物向下移动，并可增加腹内压，促进排便。指端轻压肛门后端也可促进排便。

4）遵医嘱给予口服缓泻药物。缓泻剂可使粪便中的水分含量增加，加快肠蠕动，加速肠内容物的运行，从而起到导泻的作用。但缓泻剂应根据患者的特点及病情选用。对于老年慢性便秘的患者可选用蓖麻油、番泻叶、酚酞、大黄等接触性泻剂。

5）使用简易通便剂。常用的简易通便剂有开塞露、甘油栓等。其作用机制是软化粪便，润滑肠壁，刺激肠蠕动促进排便。

6）灌肠。以上方法均无效时，遵医嘱给予灌肠。

7）健康教育。帮助老年人及其家属正确认识维持正常排便习惯的意义，并获得有关排便的知识。内容包括：

（1）帮助老年人重建正常的排便习惯。指导老年人选择一个适合自身排便的时间，理想的排便时间是晨起或餐后 2 小时内，每天固定时间排便，即使无便意，亦可稍等，以形成条件反射；排便时应全心全意，不宜分散注意力如看手机、看书等；不随意使用缓泻剂及灌肠等方法。

（2）合理安排膳食。多摄取可促进排便的食物和饮料。多食蔬菜、水果、豆类、粗粮等高纤维食物，如芹菜、香蕉等；少食辛辣刺激食物；多饮水，病情允许时每天液体摄入量应不少于 2 000 mL，尤其是每天晨起或餐前饮一杯温开水，可促进肠蠕动，刺激排便反射；此外，可食用一些具有润肠通便作用的食物，如黑芝麻、蜂蜜、香蕉、梅子汁等。

（3）鼓励老年人适当运动。鼓励老年人参加力所能及的运动，按个人需要拟订规律的活动计划并协助其进行，如散步、做操、打太极拳等。或每天双手按摩腹部，以肚脐为中心顺时针方向转圈按摩腹部，力度适中，每次不少于 30 圈，以增强胃肠蠕动能力。对长期卧床老年人应勤翻身，并进行环形按摩腹部或热敷。此外，还应指导老年人进行增强腹肌和盆底部肌肉的运动，以增加肠蠕动和肌张力，促进排便。

2．粪便嵌塞患者的护理

（1）润肠。早期可使用栓剂、口服缓泻剂来润肠通便。

（2）灌肠。必要时先行油类保留灌肠，2 ～ 3 小时后再做清洁灌肠。

（3）人工取便。通常在清洁灌肠无效后按医嘱执行。具体方法为：照护者戴上手套，将涂润滑剂的食指慢慢插入患者直肠内，触到硬物时注意其大小、硬度，然后机械地破碎粪块，一块一块地取出。操作时应注意动作轻柔，避免损伤直肠黏膜。人工取便易刺激迷走神经，故心脏病、脊椎受损者须慎重使用。操作中，若老年人出现心悸、头昏，须立刻停止操作。

（4）健康教育。向老年人及其家属讲解有关排便的知识，建立合理的膳食结构。协助老年人建立并维持正常的排便习惯，防止便秘的发生。

3．腹泻老年人的护理

（1）去除原因。例如，肠道感染者，应遵医嘱给予抗生素治疗。

（2）卧床休息，减少肠蠕动，注意腹部保暖。对不能自理的老年人应及时给予便盆。消除患者焦虑不安的情绪，使之达到身心充分休息的目的。

（3）膳食调理。鼓励老年人多饮水，少量多次，可酌情给予淡盐水，饮食以清淡的流质或半流质食物为宜，避免油腻、辛辣、高纤维食物。严重腹泻时可暂禁食。

（4）防治水和电解质紊乱。按医嘱给予止泻剂、口服补盐液或静脉输液。

（5）维持皮肤完整性。特别是老年人、身体衰弱者，每次便后应用软纸轻擦肛门，温水清洗肛门，并在肛门周围涂油膏以保护局部皮肤。

（6）密切观察病情。记录排便的性质、次数、量等，注意有无脱水指征，必要时留取标本送检。病情危重者，注意生命体征变化。若疑为传染病，则按肠道隔离原则护理。

（7）心理支持。因粪便异味及被粪便玷污的衣裤、床单、被套、便盆等均会给患者带来不适，因此要协助老年人更换衣裤、床单、被套，清洗沐浴，使老年人感到舒适。便盆清洗干净后，置于易取处，以方便老年人取用。

（8）健康教育。向患者讲解有关腹泻的知识，指导患者注意饮食卫生、家居卫生，养成良好的卫生习惯。

4．排便失禁老年人的护理

（1）心理护理。排便失禁的老年人心情紧张而窘迫，常感到自卑和忧郁，期望得到理解和帮助。应尊重和理解老年人，给予心理安慰与支持，帮助其树立信心，使其配合治疗和护理。

（2）保护皮肤。床上铺橡胶（或塑料）单和中单或一次性尿布，每次便后用温水洗净肛门周围及臀部皮肤，保持皮肤清洁干燥。必要时，在肛门周围涂搽软膏以保护皮肤，避免破损感染。注意观察骶尾部皮肤变化，定时按摩受压部位，预防压疮的发生。

（3）帮助老年人重建控制排便的能力。了解患者排便时间，掌握排便规律，定时给予便盆，促使老年人按时自己排便；与医生协调定时应用导泻栓剂或灌肠，以刺激定时排便；教会老年人进行肛门括约肌及盆底部肌肉收缩锻炼。指导老年人取立、坐或卧位，试做排便动作，先慢慢收缩肌肉，然后再慢慢放松，每次 10 秒左右，连续 10 次，每次锻炼 20 ～ 30 分钟，每天数次，以老年人感觉不疲乏为宜。

（4）若无禁忌，保证老年人每天摄入足量的液体。

（5）保持床褥、衣服清洁，室内空气清新，及时更换玷污的衣裤、被单，定时开窗通风，除去不良气味。

（三）排尿的观察

1．尿量变化

（1）正常老年人 24 小时排出尿量 1 000 ～ 2 000 mL。尿量的多少与饮水、饮食、气温、运动、精神因素有关。老年人白天排尿3～5次，夜间0～1次，每次尿量大约200～400 mL。

（2）异常尿量。24小时尿量超过2 500 mL为多尿，24小时尿量少于400 mL为少尿，24小时尿量少于100 mL或12小时内完全无尿者为无尿（尿闭）。

膀胱刺激征表现为每次尿量少，而且伴有尿频、尿急、尿痛等症状，常见于膀胱炎的老年人。

2. 尿液颜色

（1）正常尿液颜色呈淡黄色，澄清、透明。尿色与饮水量和出汗多少有关。

（2）异常红色或棕色尿液表示混有血液，白色混浊状尿液表示含有脓细胞。

（四）排尿异常的护理

1. 尿潴留老年人的护理

（1）提供隐蔽的排尿环境。关闭门窗，用屏风遮挡，请无关人员回避。适当调整治疗和护理时间，使患者安心排尿。

（2）调整体位和姿势。酌情协助卧床老年人取适当体位，如扶卧床老年人略抬高上身或坐起，尽可能使老年人以习惯姿势排尿。

（3）诱导排尿。利用条件反射（如听流水声或用温水冲洗会阴）诱导排尿；亦可采用针刺中极、曲骨、三阴交穴或艾灸关元、中极穴等方法，刺激排尿。

（4）热敷、按摩。热敷、按摩可放松肌肉，促进排尿。如果老年人病情允许，可用手按压膀胱协助排尿。切记不可强力按压，以防膀胱破裂。

（5）心理护理。与老年人加强沟通，建立良好护患关系，及时发现老年人心理变化，安慰老年人，消除其焦虑和紧张情绪。

（6）健康教育。讲解尿潴留有关知识，指导老年人养成定时排尿的习惯。

（7）必要时根据医嘱实施导尿术。

2. 尿失禁患者的护理

1）皮肤护理。注意保持皮肤清洁干燥。床上铺橡胶单和中单，也可使用尿垫或一次性纸尿裤。经常用温水清洗会阴部皮肤，勤换衣裤、床单、尿垫。根据皮肤情况，定时按摩受压部位，防止压疮的发生。

2）外部引流。必要时应用接尿装置引流尿液。老年女性可用女式尿壶紧贴外阴部接取尿液；老年男性可用尿壶接尿，也可用阴茎套连接集尿袋接取尿液，但此方法不宜长时间使用，每天要定时取下阴茎套和尿壶，清洗会阴部和阴茎，并将局部暴露于空气中。

3）重建正常的排尿功能。

（1）如果病情允许，指导老年人每天白天摄入液体2 000～3 000 mL。因多饮水可以促进排尿反射，还可预防泌尿系统的感染。入睡前限制饮水，减少夜间尿量，以免影响患者休息。

（2）观察排尿反应，定时使用便器，建立规则的排尿习惯，刚开始时每1～2小时使用便器1次，以后间隔时间可以逐渐延长，以促进排尿功能的恢复。使用便器时，用手按压膀胱，协助排尿，注意用力要适度。

（3）指导老年人进行骨盆底部肌肉的锻炼，以增强控制排尿的能力。具体方法：老年人取立、坐或卧位，试做排尿（排便）动作，先慢慢收紧盆底肌肉，再缓缓放松，每次 10 秒左右，连续做 10 次，每天进行数次，以不感觉疲乏为宜。

4）对长期尿失禁的老年人，可行导尿术留置导尿，避免尿液浸渍皮肤，发生皮肤破溃。根据老年人的情况定时夹闭和引流尿液，锻炼膀胱壁肌肉张力，重建膀胱储存尿液的功能。

5）心理护理。无论什么原因引起的尿失禁，都会给老年人造成很大的心理压力，如精神苦闷、忧郁、丧失自尊等，他们期望得到他人的理解和帮助；同时，尿失禁也给患者的生活带来许多不便。应尊重和理解老年人，给予安慰、开导和鼓励，使其树立恢复健康的信心，积极配合治疗和护理。

三、协助老年人排便

（一）协助老年人正常如厕

1. 准备工作

（1）照护者：衣帽整洁，洗净双手。

（2）物品：卫生间有坐便器及扶手设施、卫生纸，必要时床旁备坐便椅。

（3）环境：温湿度适宜，关闭门窗，无对流风。

2. 操作程序

（1）解释并取得同意。询问老年人是否需要如厕，根据老年人自理程度采取轮椅推行或搀扶方式，并取得老年人同意。

（2）协助如厕。照护者使用轮椅推行或搀扶老年人进入卫生间，协助其转身面对照护者，老年人臀部对准坐便器，双手扶住坐便器旁的扶手。照护者一手搂抱老年人腋下（或腰部），另一手协助老年人（或老年人自己）脱下裤子；然后，双手环抱老年人腋下，协助老年人缓慢坐于坐便器上，使其双手扶稳扶手进行排便。老年人便后自己擦净肛门或身体前倾由照护者协助用手纸擦净肛门。老年人自己借助卫生间扶手支撑身体（或由照护者协助老年人）起身，老年人自己（或由照护者协助）穿好裤子。按压坐便器开关冲水。

（3）能采取坐位但行走不便的老年人，照护者可协助其在床旁使用坐便椅排便，方法同上。

（4）照护者使用轮椅推行或搀扶老年人回房间休息，卫生间开窗通风或开启抽风设备清除异味，之后将其关闭。老年人使用坐便椅排便后，照护者要及时倾倒污物，清洗、消毒便盆，晾干备用。

（5）洗手，记录。洗净双手，记录老年人排便情况。

3. 注意事项

（1）老年人居住房间应靠近卫生间，方便老年人如厕。

（2）卫生间设有坐便器并安装扶手，方便老年人坐下和站起。

（3）卫生用品放在老年人伸手可以拿取的位置。

（4）保持卫生间地面整洁、无水渍，以免老年人滑倒。

（二）床上便盆的使用

1. 准备工作

（1）照护者：衣帽整洁，洗净并温暖双手。必要时戴口罩。

（2）物品：便盆、一次性护理垫、卫生纸，必要时备温水、水盆、毛巾。

（3）环境：整洁，温湿度适宜。关闭门窗，必要时用屏风遮挡。

2. 操作程序

1）解释并取得同意。询问老年人是否有便意，提醒老年人定时排便，并取得老年人同意。

2）放置便盆。

（1）仰卧位放置便盆法。照护者协助老年人取仰卧位，掀开下身盖被折向远侧，协助其脱下裤子至膝部。叮嘱老年人配合屈膝抬高臀部，同时一只手托起老年人的臀部，另一只手将一次性护理垫垫于老年人臀下。再次要求老年人配合屈膝抬高臀部，同时一只手托起老年人的臀部，另一只手将便盆放置于老年人的臀下（便盆窄口朝向足部）。为防止老年人排尿溅湿盖被，可在会阴上部覆盖一张一次性护理垫，再为老年人盖好盖被。

（2）侧卧位放置便盆法。照护者将老年人裤子脱至膝部，双手扶住老年人的肩部及髋部翻转其身体，使老年人面向自己呈侧卧位，掀开下身盖被折向自己一侧，暴露老年人臀部，将一次性护理垫垫于老年人腰及臀下，再将便盆扣于老年人臀部（便盆窄口朝向足部），协助老年人恢复平卧位。在会阴上部覆盖一张一次性护理垫，并为老年人盖好盖被。

3）撤去便盆。老年人排便后，照护者一只手扶稳便盆一侧，另一只手协助老年人侧卧，取出便盆放于地上。取卫生纸为老年人擦净肛门，必要时用温水清洗肛门及会阴部并擦干。撤去一次性护理垫。

4）整理。协助老年人取舒适卧位，穿好裤子，整理床单位。必要时协助老年人洗手。开窗通风。观察、倾倒粪便。冲洗、消毒便盆，晾干备用。

5）洗手，记录。洗净双手，记录老年人排便情况。

3. 注意事项

（1）使用便盆前检查便盆是否洁净完好。

（2）协助老年人排便，避免长时间暴露老年人身体，导致老年人受凉。

（3）便盆及时倾倒并清洗、消毒，避免污渍附着。

（4）为老年人放置便盆时不可硬塞，以免损伤其皮肤。

（三）尿壶的使用

1. 准备工作

（1）照护者：衣帽整洁，洗净并温暖双手。必要时戴口罩。

（2）物品：尿壶（男、女）、一次性护理垫、卫生纸，必要时备温水、水盆、毛巾。

（3）环境：整洁，温湿度适宜。关闭门窗，必要时用屏风遮挡。

2. 操作程序

1）解释并取得同意。询问老年人是否有尿意，并取得老年人同意。

2）放置尿壶。

（1）老年女性。照护者协助老年女性取仰卧位，掀开下身盖被折向远侧，协助其脱下裤子至膝部。叮嘱老年人配合屈膝抬高臀部，同时一只手托起老年人的臀部，另一只手将一次性护理垫垫于老年人臀下。叮嘱老年人屈膝，双腿呈“八”字分开，照护者手持尿壶，将开口边缘贴紧会阴部，为老年人盖好盖被。

（2）老年男性。照护者协助老年男性面向照护者取侧卧位，双膝并拢，将阴茎插入尿壶接尿口，用手握住尿壶把手固定，为老年人盖好被子。

3）撤去尿壶。老年人排尿后，照护者撤下尿壶。用卫生纸擦干老年人会阴部，必要时，照护者为老年人清洗或擦拭会阴部。撤去一次性护理垫。

4）整理。协助老年人穿好裤子，取舒适卧位，整理床单位，必要时协助老年人洗手。开窗通风。观察、倾倒尿液，冲洗尿壶，晾干备用。

5）洗手，记录。洗净双手，记录老年人排尿情况。

3. 注意事项

（1）老年女性使用尿壶时，应注意确定贴紧会阴部，以免漏尿打湿床单位。

（2）接尿时避免长时间暴露老年人身体，导致受凉。

（3）尿壶及时倾倒并清洗、消毒，减少异味及尿渍附着。

（四）尿垫（尿布）的使用

1. 准备工作

（1）照护者：衣帽整洁，洗净并温暖双手。必要时戴口罩。

（2）物品：一次性尿垫（尿布）、水盆、温热毛巾。

（3）环境：整洁，温湿度适宜。关闭门窗，必要时用屏风遮挡。

2. 操作程序

（1）解释并取得同意。查看并向老年人解释需要更换一次性尿垫（尿布），以取得合作。

（2）更换尿垫。照护者将水盆、毛巾放在床旁座椅上。掀开老年人下身盖被，双手分别扶住老年人的肩部、髋部，翻转其身体呈侧卧位，将身下污染的一次性尿垫（尿布）向侧卧方向折叠，取温湿毛巾擦拭会阴部；观察老年人会阴部及臀部皮肤情况。将清洁的一次性尿垫（尿布）一半平铺，一半卷折，翻转老年人身体呈平卧位，撤下污染的一次性尿垫（尿布）放入专用污物桶，整理拉平清洁的一次性尿垫（尿布）。

（3）整理。帮老年人盖好盖被，取舒适卧位，整理床单位。开窗通风。清洗毛巾，刷洗水盆。尿布需要集中清洗、消毒、晾干，备用。

（4）洗手，记录。洗净双手，记录老年人排尿、会阴部及臀部皮肤情况。

3. 注意事项

（1）定时查看尿垫浸湿情况，根据尿垫吸水、锁水的能力进行更换，防止发生尿布疹及压疮。

（2）更换一次性尿垫（尿布）时，动作轻稳，避免老年人受凉。

（3）为老年人更换一次性尿垫（尿布）时应使用温热毛巾擦拭或清洗会阴部，减轻异味，保持局部清洁干燥。

（4）当老年人患有传染性疾病时，应将一次性尿垫放入医用黄色垃圾袋，作为医用垃圾集中回收处理。

（五）纸尿裤的使用

1．准备工作

（1）照护者：衣帽整洁，洗净并温暖双手。必要时戴口罩。

（2）物品：成人纸尿裤、卫生纸、水盆、温热毛巾。

（3）环境：整洁，温湿度适宜。关闭门窗，必要时用屏风遮挡。

2．操作程序

（1）解释并取得同意。查看并向老年人解释需要更换纸尿裤，以取得合作。

（2）更换纸尿裤。照护者将水盆、毛巾放在床旁座椅上。掀开老年人下身盖被，协助老年人取平卧位，解开纸尿裤粘扣，将前片从两腿间后撤。双手分别扶住老年人的肩部、髋部，翻转老年人身体呈侧卧位，将污染纸尿裤内面对折于臀下，取温湿毛巾擦拭会阴部；观察老年人会阴部及臀部皮肤情况。将清洁纸尿裤前后对折的两片（紧贴皮肤面朝内）平铺于老年人臀下，向下展开上片。协助老年人翻转身体至平卧位，从一侧扯下污染纸尿裤放入污物桶，并拉平身下清洁纸尿裤，从两腿间向上兜起纸尿裤前片；整理纸尿裤大腿内侧边缘至服帖，将前片两翼向两侧拉紧，后片粘扣粘贴于纸尿裤前片粘贴区。

（3）整理。帮老年人盖好盖被，取舒适卧位，整理床单位。开窗通风。清洗毛巾，刷洗水盆。

（4）洗手，记录。洗净双手，记录老年人排尿、会阴部及臀部皮肤情况。

3．注意事项

（1）更换纸尿裤时，将纸尿裤大腿内、外侧边缘展平，防止侧漏。

（2）根据老年人胖瘦情况选择适宜尺寸的纸尿裤。

（3）为老年人更换纸尿裤，每次更换时或排便后应使用温热毛巾擦拭或清洗会阴部，减轻异味，保持局部清洁干燥。

（4）当老年人患有传染性疾病时，应将纸尿裤放入医用黄色垃圾袋，作为医用垃圾集中回收处理。

（5）至少每2小时需要检查1次纸尿裤浸湿程度，勤更换，减少尿疹及泌尿道感染、压疮发生机会。

（六）留置导尿的护理

留置导尿是在导尿后将导尿管保留在膀胱内引流出尿液的方法。

1．目的

（1）需要严格记录每小时尿量以严密观察老年人的病情变化，如休克等。

（2）某些手术前准备和手术后便于引流冲洗，促进切口的愈合。

（3）为尿失禁或会阴部有伤口的老年人引流尿液，以保持其会阴部清洁干燥。

（4）为尿失禁老年人行膀胱功能训练。

2. 适用对象

对于不能自行排尿而又无其他治疗方法的老年人，须长期留置导尿管。

3. 留置导尿的老年人的护理要点

1）向老年人及其家属解释留置导尿管的护理方法，使他们认识到预防泌尿道感染的重要性，并主动参与护理。

2）鼓励老年人每天摄入足够的液体，使尿量维持在 2 000 mL 以上，达到自然冲洗尿路的目的，以减少尿路感染和结石的发生。

3）保持引流通畅，避免导尿管受压、扭曲、堵塞。

4）防止泌尿系统逆行感染。

（1）保持尿道口清洁。女性用消毒棉球擦拭外阴及尿道口，男性用消毒棉球擦拭尿道口、龟头及包皮，每天 1 ～ 2 次。

（2）每周更换集尿袋 1 ～ 2 次。若有尿液性状、颜色改变，须及时更换，定时排空集尿袋，并记录尿量。

（3）定期更换导尿管。导尿管的更换频率通常根据导尿管的材质决定，一般 1 ～ 4 周更换 1 次。

5）老年人下床活动时，应用胶布将导尿管远端固定在大腿上，集尿袋不得超过膀胱高度，防止尿液逆流。

6）采用间歇性夹管方式，训练膀胱反射功能。夹闭导尿管，每 3 ～ 4 小时开放 1 次，使膀胱定时充盈和排空，促进膀胱功能的恢复。

7）倾听老年人主诉，并观察尿液，若发现尿液混浊、沉淀、有结晶，应做膀胱冲洗，每周 1 次尿常规检查。

（1）照护者发现老年人尿量少时，应首先确保导尿管通畅，没有反折。

（2）照护者发现老年人尿量异常时，应结合老年人的饮食、饮水状况、输液量等进行分析。

（3）服用某些食物和特殊药物时，尿液颜色会出现异常变化，照护者在观察时应结合药物说明书或咨询医护人员，加强分辨。

（4）如果不是上述因素引起的尿量、颜色的改变，则应立即记录并报告相关人员，并留取标本，以备送检。

（5）长期留置导尿的老年人，尤其是老年女性，有时会出现尿液渗漏的现象，照护者应加以辨别。

（七）留置导尿集尿袋的更换

1. 准备工作

（1）照护者：衣帽整洁，洗净双手，戴口罩。

（2）物品：尿袋、碘附、棉签、一次性手套、一次性护理垫、别针或系带、止血钳、笔、记录单。

（3）环境：整洁，温湿度适宜。关闭门窗，必要时用屏风遮挡。

2. 操作程序

1）解释并取得同意。照护者应向老年人解释操作目的，以取得老年人的配合。

2）更换尿袋。

（1）照护者应仔细观察尿液颜色、性状、量。照护者视线与尿袋中尿液液面平齐，读取液面所对刻度即为尿量，必要时用量杯测量尿量。将尿袋平对白色或无色背景，观察尿液颜色、性状等。

（2）打开尿袋放尿端口排空尿袋内余尿，关闭放尿端口。夹闭尿袋引流管上的开关。

（3）撕开备好的尿袋外包袋，内面朝上（或用一次性护理垫）平铺在留置尿管和尿袋连接处下面。

（4）戴手套，用止血钳夹住留置尿管开口上端 5 ～ 7 cm 处，分离留置尿管与尿袋。取下尿袋，将连接尿管口端置于尿袋上卷起，放置一旁。

（5）用碘附消毒尿管端口及外周约 5 cm。检查并旋紧待更换尿袋的放尿端口。取下新尿袋引流管端口盖帽，将引流管端口插入导尿管内。

（6）松开止血钳，观察尿液引流情况。保持引流通畅，夹闭尿袋引流管上的开关，每 2 小时放尿 1 次。用别针将尿袋固定在床旁。

（7）整理。棉签、手套、更换下来的尿袋及可能被尿液污染的用物，将其置于医用黄色垃圾袋中，按医用垃圾处理；脱去手套，整理老年人床单位。

（8）洗手、记录。做好更换记录，发现异常情况应及时报告医护人员。

3. 注意事项

（1）尿袋应定期更换，更换的周期可参照不同种类尿袋的使用说明。

（2）更换尿袋时应注意观察尿液的性状、颜色和量。

（3）保持导尿管通畅，避免受压、扭曲、反折、阻塞而导致引流不畅。

（4）妥善固定尿袋，随时观察尿管有无脱出、漏尿等情况。一旦发现问题，应及时报告医护人员。

（5）更换尿袋时应避免污染，引流管末端高度要始终低于老年人会阴的高度，避免尿液逆流造成感染。

（6）注意观察留置尿管接触部位的皮肤，若发现皮肤局部有红肿、破溃等情况应及时报告医护人员。

（八）简易通便

1. 使用开塞露辅助老年人排便

1）准备工作。

（1）照护者：衣帽整洁，洗净双手，戴口罩。

（2）物品：开塞露、卫生纸、便盆、一次性护理垫、一次性手套，必要时备剪刀。

（3）环境：整洁，温湿度适宜。关闭门窗，必要时用屏风遮挡。

2）操作程序。

（1）解释并取得同意。照护者向老年人说明操作方法、目的，消除其紧张、恐惧心理，以取得老年人的配合。

（2）摆放体位。照护者协助老年人将裤子脱至膝部，取左侧卧位，臀部靠近床边，臀下垫一次性护理垫。

（3）注入药液。照护者戴手套、拧开开塞露的盖帽，左手分开老年人臀部，右手持开塞露塑料壳球部，挤出少量药液润滑开塞露前端及肛门口，再将开塞露细管部分沿直肠壁插入肛门内，叮嘱老年人深吸气，用力挤压开塞露塑料壳球部，将药液全部挤入肛门内。退出开塞露塑料壳，同时左手取用卫生纸按压肛门 5 分钟。

（4）交代、整理。叮嘱老年人保持体位 10 分钟后再行排便。老年人主诉有便意时，指导其深呼吸，提肛（收紧肛门），10 分钟后照护者协助老年人排便，整理床单位。

（5）洗手与记录。洗净双手，记录使用开塞露的量及排便情况（量及次数）。

3）注意事项。

（1）使用开塞露前，检查开塞露前端是否圆润光滑，以免损伤肛门周围组织。

（2）患有痔疮的老年人使用开塞露时，操作应轻缓并充分润滑肛门。

（3）对本品过敏者禁用，过敏体质者慎用。

（4）开塞露不可长期使用，以免引起耐受而失去作用。

2. 其他常用的简易通便法

（1）甘油栓通便法。甘油栓是由甘油和明胶制成的呈圆锥形的栓剂。使用时，老年人取左侧卧位，照护者可戴一次性手套将甘油栓包装纸剥去，一手将老年人臀部分开，一手垫卫生纸捏住栓剂较粗的一端，将尖端部分插入肛门，同时叮嘱老年人张口呼吸。照护者用卫生纸抵住肛门轻轻按揉数分钟，使甘油栓完全融化后，让老年人再行排便，以保证通便效果。

（2）肥皂条通便法。肥皂条通便法是将普通肥皂削成圆锥形（底部直径约 1 cm，长约 3 cm）。使用时，照护者可戴一次性手套捏住肥皂条较粗的一端，肥皂条蘸温水后，将尖端插入肛门内 6 ～ 7 cm。照护者用卫生纸抵住肛门口轻揉 3 ～ 4 分钟，肥皂的化学性质和机械性刺激作用可引起自主排便。此方法禁用于肛门黏膜溃疡、肛裂及肛门有剧痛者。

（3）手法按摩通便法。老年人取仰卧屈膝位，照护者洗净并温暖双手，将双手重叠置于老年人腹部。自上向下依结肠走行方向（由升结肠起始部开始，向横结肠、降结肠至乙状结肠）顺时针做环形按摩 5 ～ 10 分钟，可刺激肠蠕动，嘱咐老年人休息片刻后排便。

3. 使用人工取便的方法辅助老年人排便

若老年人身体虚弱，腹肌无力，粪便淤积、嵌顿在直肠内，并表示其肛门疼痛，肛门外有少量液化的粪便渗出时，可采用人工取便法。这种方法可以解除老年人痛苦，避免老年人肛周损伤及便血。

1）准备工作。

（1）照护者：衣帽整洁，洗净双手，戴口罩。

（2）物品：一次性手套、一次性护理垫、润滑液（肥皂液或开塞露）、卫生纸、便盆、水盆、温热毛巾。

（3）环境：整洁，温湿度适宜。关闭门窗，必要时用屏风遮挡。

2）操作程序。

（1）解释并取得同意。照护者向老年人说明操作的目的，告诉老年人在进行取便时会有异物感，消除老年人的紧张、恐惧心理，以取得老年人的配合。

（2）摆放体位。照护者协助老年人取左侧卧位，将裤子脱至大腿部，暴露臀部，臀下垫一次性护理垫。

（3）人工取便。照护者右手戴手套，左手分开老年人臀部，右手食指涂肥皂液润滑后，嘱咐老年人深呼吸以放松腹肌，待肛门松弛时，食指沿直肠一侧轻轻插入老年人直肠内，慢慢地由浅入深地将粪便一块一块地掏出，并放于便盆内。

（4）清洁、整理。照护者帮助老年人取便完毕后，用卫生纸为其擦净肛门，给予热水坐浴或使用温热毛巾按摩肛门处，以促进血液循环，减轻疼痛。之后，整理床单位。

（5）洗手，记录。洗净双手，做好排便情况记录，发现异常情况时及时报告医护人员。

3）注意事项。

（1）人工取便时勿使用器械，动作要轻柔，避免损伤肠黏膜或引起肛门周围水肿。

（2）人工取便操作过程中，照护者应注意观察老年人的情况。若老年人出现面色苍白、呼吸急促、全身大汗等症状时应立即停止操作，必要时应及时报告医护人员。

四、膀胱功能训练方法

膀胱功能训练方法是根据学习理论和条件反射原理，通过老年人的主观意识活动或功能锻炼来改善膀胱的储尿和排尿功能。

1. 盆底肌收缩训练法

（1）仰卧，两手臂枕于头后，两腿伸直并稍分开，用力收缩臀部肌肉，同时肛门紧缩上提，呼吸 3 ～ 6 次，然后放松肌肉，重复 3 ～ 5 次。

（2）仰卧，两手枕头，膝关节弯曲，脚掌放在床面，两脚分开，用力将背、腰、臀部向上挺起，同时收缩会阴肛门部肌肉，呼吸 3 ～ 6 次，然后放松肌肉，重复 3 ～ 5 次。

（3）在排尿过程中做终止排尿动作 10 ～ 20 次。

2. 尿意习惯训练法

该训练应在特定的时间进行，如餐前 30 分钟、晨起或睡前。主要方法：鼓励老年人定时如厕排尿。白天每 3 小时排尿 1 次，夜间排尿 2 次，可结合老年人具体情况进行调整。这种训练同样可以减少尿失禁的发生，并能逐渐帮助老年人建立良好的排尿习惯，适用于急迫性尿失禁的老年人。

3. 排尿意识训练（意念排尿）法

每次放尿前 5 分钟，老年人卧于床上，指导其全身放松，想象自己在一个安静、宽敞的卫生间，听着潺潺的流水声，准备排尿，并试图自己排尿，然后由陪同人员缓缓放尿。想象过程中，强调老年人利用全部感觉。开始时可由照护者指导，当老年人掌握正确方法后由老年人自己训练。照护者每天督促、询问训练情况。

4. 按摩腹部排尿法

排尿前仰卧，双手轻揉按压腹部，或用双手做环形按摩腹部膀胱区，有助于自行排尿。

5. **定时夹闭和开放尿管法**

在留置尿管的次日，开始训练膀胱功能，采取定时夹闭和开放尿管的方式，避免膀胱过度充盈，形成无张力性膀胱，同时又可避免持续开放引流所致膀胱内无尿液积存所形成的小膀胱。留置尿管于次日夹闭，输液者每 2 小时放尿 1 次，不输液者每 4 小时放尿 1 次。

6. **间歇导尿法**

（1）在留置尿管一定时间后，可以试行拔管。

（2）拔管前夹闭尿管 3 ～ 4 小时，嘱老年人饮水 1 000 ～ 1 500 mL，使膀胱充盈后再拔出尿管。

（3）以后可以采取间歇导尿，每 4 ～ 6 小时导尿 1 次，两次导尿之间诱导老年人自行排尿，给老年人创造安静的排尿环境。用力按压膀胱协助排尿，同时继续行膀胱盆底肌肉功能训练，经间歇导尿及膀胱功能训练。当残余尿小于 300 mL 时，每天导尿 2 次；残余尿小于 100 mL 时，每天导尿 1 次；残余尿小于 50 mL，则停止导尿。

7. **手法辅助排尿法**

（1）停止导尿后，因为膀胱逼尿肌的收缩力起初还不强，仍应手法辅助排尿。当膀胱充盈后，膀胱达脐下 2 指时，将手掌触摸胀大的膀胱，由外向内做环形按摩，动作均匀，由轻到重，待膀胱缩成球状时，右手拖住膀胱底部向会阴部挤压，挤压时嘱老年人运用腹压协助，直到有尿液排出。松手放松 2 分钟，再重复 3 ～ 5 次，力求排尽尿液，使残余尿少于 100 mL。

（2）每次辅助排尿操作都在老年人视线内，诱导老年人建立排尿意识，并指导老年人自我按摩膀胱体会膀胱的收缩感，并教会老年人屏气的方法，即深吸一口气，然后屏住呼吸用力收缩腹部肌肉，将腹压传到膀胱、直肠、骨盆底部，屈曲膝关节和髋关节，使大腿贴近腹部，指导老年人增加腹压排尿。

8. **反射性膀胱排尿训练法**

经过留置尿管、间歇导尿、手法辅助排尿等膀胱功能训练，老年人可以自行排尿，但是对于不受大脑控制排尿的老年人，需要再次将排尿训练成条件反射。即在老年人身体上寻找一个能引起排尿的点。例如，利用皮肤—膀胱的反射作用，建立反射弧，形成反射性膀胱。在膀胱充盈后，轻轻叩击老年人下腹部、大腿内侧皮肤及会阴部皮肤，寻找引起排尿的刺激。每次排尿动作需要重复 2 ～ 3 次，力求排尽膀胱尿液。

五、肠造瘘口的照护

为治疗疾病需要，将肠道一部分外置于腹部表面，以排泄粪便，就是肠造瘘口，俗称“人工肛门”。肠造口术是通过手术的方法在肠道造一开口，以此替代原来肛门的功能。

（一）肠造瘘口分类

造口实际就是肠黏膜，表面布满血管，呈红色，柔软、湿润，一般突出皮肤表面。造口没有括约肌，不能控制排便，因此造口处需要粘贴造口袋来收集排泄物。按照部位的不同，肠造瘘口可以分为乙状结肠造瘘口、回肠造瘘口、横结肠造瘘口三种类型。按照术式不同，肠造瘘口可以分为单腔造瘘口和袢式造瘘口。

（二）造口护理的方法

造口没有括约肌，排泄不受控制，便液直接接触周围皮肤易引起皮肤炎症。尤其回肠造口的便液富含消化酶，对皮肤的侵蚀性更强。若不注意造口护理，易出现各种并发症，影响生活质量。

1. 正确更换造口袋

更换造口袋应牢记“ARC”原则：A 即 apply，佩戴；R 即 remove，揭除；C 即 check，检查。佩戴：佩戴造口袋时应确保底盘紧密地粘贴在造口周围，防止排泄物渗漏到皮肤上而引起皮肤问题。揭除：轻柔地揭除造口底盘避免机械性损伤。检查：检查底盘背面粘胶是否被腐蚀，是否有排泄物残留（正常情况底盘应清洁、完整），检查造口周围的皮肤是否发红或破损。操作程序如下：

（1）洗手，备物：温水、柔软纸巾、剪刀、测量用具及笔、造口袋、垃圾袋，必要时备防漏膏及皮肤保护粉。

（2）剥离造口袋，注意保护皮肤。

（3）用湿纸巾清洁皮肤，避免沾污双手。

（4）抹干皮肤，动作轻柔，必要时抹皮肤保护剂。

（5）测量并剪裁底板，其大于造口 2 ～ 3 mm。

（6）撕去底板粘纸，必要时沿底板口周围涂一圈防漏膏。

（7）贴袋、抹平，使粘贴牢固。

（8）夹闭造口袋。

（9）处理用物，洗手。

（10）填写造口者记录表。

2. 造口并发症

（1）造口并发症：水肿、出血、缺血坏死、狭窄、回缩、脱垂、肉芽肿、皮肤黏膜分离。

（2）造口周围并发症：过敏性皮炎、刺激性皮炎、毛囊炎、造口旁疝、造口周围脓肿。

3. 注意事项

（1）穿衣：衣物不需要做特别的改变，但应避免穿紧身衣裤，以免压迫、摩擦造口，影响血液循环。如果裤带压迫造口，建议穿宽松的背带裤。应注意衣物的透气性，以免出汗过多导致造口袋粘贴不牢。

（2）饮食：术后康复后，原则上不需要忌口，保持饮食均衡、多样化、适量即可。但为避免异味、排气、排便而尴尬，饮食上可稍加注意：①少食用容易产生异味的食物，如洋葱、大蒜、韭菜、辛香类调味品等；②少食用易产气食物，如豆类、大蒜、萝卜、卷心菜、土豆、碳酸饮料等；③造口术后，保持大便通畅很重要，粪便过硬时容易引起造口出血，长期便秘容易引起造口脱垂，因此应尽量避免食用易引起便秘的食物，如巧克力、隔夜茶等；④粗纤维食物，如玉米、芹菜、红薯，能够促进肠胃蠕动，会增加粪便量，因此同样需要适当控制。回肠造口老年人摄入的食物未经过结肠对水分及无机盐的吸收就被排出，因此需要多喝水，建议每天饮水量在 2 000 mL 以上。

（3）沐浴：造口黏膜同口腔黏膜一样是不怕水的，待术后体力恢复，伤口愈合后即可沐浴，但最好选择淋浴，避免盆浴，且淋浴时应避免强水流直接冲击造口，也不要用力擦洗造口；碱性肥皂或任何消毒剂都会使皮肤干燥而损伤皮肤，应避免使用；不要使用沐浴露等，以免影响底盘粘胶的粘贴力。建议在临近造口更换时间时进行洗浴，洗浴结束后再更换造口袋，以保证舒适及安全性。必要时也可在造口底盘周围粘贴防水胶带进行加固，以免水渗入底盘而影响产品使用寿命。

（4）运动：术后适当地锻炼和运动，应当逐渐增加运动量。可以进行适度的运动（如游泳、打太极拳、慢跑、散步、练气功、练五禽戏等），避免参加碰撞、剧烈运动（如打拳、举重、踢足球、打篮球等）、重体力劳动，以减少造口旁疝的发生，在运动时可使用造口腹带保护造口。

（5）出行：术后体力恢复即可以外出旅行，建议初次出行选择近距离旅程，逐步增加行程；牢记要随身携带足够数量的造口产品并自备 1 瓶水，以备更换造口袋。要加倍注意饮食，避免食用不洁食物，以免引起腹泻。

（古怡玲）

参考文献

[1] 方立珍．护理员培训手册［M］．长沙：湖南科学技术出版社，2014.
[2] 冯晓丽．老年人护理服务指南［M］．北京：中国社会出版社，2015.
[3] 江苏省红十字会．养老照护 100 问［M］．南京：东南大学出版社，2018.
[4] 李小寒，尚少梅．基础护理学［M］．6 版．北京：人民卫生出版社，2017.
[5] 肖爱军．基础护理临床问答［M］．北京：人民军医出版社，2004.

第三节　更换衣物及床单位

一、更换衣物（卧床及活动障碍人员衣物更换）

1．目的

保持清洁，使人感觉舒适，仪容仪表整洁。

2．操作前准备

（1）评估：意识状态、活动能力、配合程度等。

（2）解释：更换衣物的方法、注意事项及配合要点。

（3）环境准备：酌情关闭门窗，按季节调节室内温度。

（4）用物准备：大毛巾或浴巾、清洁的合身衣物（可根据个人喜好选择，尽量尊重个人意愿）。

3. 操作步骤

1）协助脱衣。

（1）安置舒服合理体位（平卧或患侧卧位），先解开上衣纽扣或系带。

（2）脱近侧衣袖（或是健侧衣袖）。

（3）协助老年人翻身为对侧卧位，脱下健侧衣袖。

2）协助穿衣。

（1）先穿近侧衣袖（或先穿健侧肢体）。

（2）协助老年人翻身为对侧卧位，穿对侧衣袖。

（3）扣好纽扣并检查衣物是否平整。

3）协助脱裤。

（1）先解开纽扣、系带或拉练，指导并协助老年人抬高臀部。

（2）指导并协助老年人膝关节屈曲、抬高臀部，双侧裤腿同时拉下至膝关节处。

（3）指导并协助老年人将下肢放平，再将双侧裤腿脱出。

4）协助穿裤。

（1）先将双侧裤脚穿好。

（2）一手托住老年人双脚踝部，一手将远侧或患侧裤腿往上拉，再拉对侧裤腿至臀部。

（3）指导并协助老年人屈膝（情况允许下）并抬高臀部，然后将裤子拉至腰部。

4. 注意事项

（1）变换体位前做好安全防护，如拉起床栏。

（2）肢体功能障碍者注意保护好肢体关节，并密切观察老年人的反应。

（3）脱衣后，使用大毛巾或浴巾保暖并保护个人隐私。检查皮肤情况。

（4）若老年人体重较重或活动能力及配合度较差，应请另一照护者协助。

（5）尽量选择棉质、吸汗、透气、宽松的衣物，上衣尽量选择排扣式或是魔术贴式开衫。

二、更换床单位

1. 目的

保持床铺及居室整洁舒适。

2. 操作前准备

（1）评估病并解释。

（2）环境准备：清洁通风。

（3）用物准备：清洁床单、被套、枕套，必要时备浴巾。

3. 操作步骤

1）合理放置用物，必要时移开床旁其他物品如桌、椅、柜子等。

2）检查床垫或根据需要翻转床垫。

3）检查床褥是否清洁，必要时更换床褥，保持床褥平整。

4）铺床单或床罩。

（1）将床单或床罩横、纵中线对齐床面的横、纵中线放于床面上，分别将床单或床罩上下左右套在床垫上。

（2）铺床顺序：先床头，后床尾；先近侧，后对侧。

（3）照护者正确运用人体力学原理，双下肢左右分开，站在床右侧中间，减少来回走动，节时省力，两膝稍弯，保持身体平衡，使用肘部力量。

5）铺棉被。

（1）将被套横、纵中线对齐床面横、纵中线放于大单上。

（2）向床头侧打开被套，使被套上端距床头 15 cm，再向床尾侧打开被套，并拉平被套中线与床面中线和大单中线对齐。

（3）将近侧被套向近侧床沿下拉散开，将远侧大单向远侧床沿散开，有利于棉胎放入被套，将被套尾部开口端的上层打开至 1/3 处。

（4）将棉胎放于被套尾端开口处，棉胎底边与被套开口边缘平齐。

（5）拉棉胎上缘中部至被套被头中部，充实远侧棉胎角于被套顶角处，展开远侧棉胎，平铺于被套内。

（6）移至床尾中间处，一手持被套下层底边中点、棉胎底边中点、被套上层底边中点于一点，另一手展平一侧棉胎；两手交换，展平另一侧棉胎，拉平盖被。

（7）系好被套尾端开口处系带或拉链。棉胎角与被套顶角吻合、平整、充实。

6）折被筒。

（1）平齐远侧床沿内折远侧盖被，再平齐近侧床沿内折近侧盖被。

（2）移至床尾中间处，将盖被两侧平齐两侧床沿内折成被筒状。

（3）于床两侧分别将盖被尾端反折至齐床尾。

4. 注意事项

（1）符合铺床的实用、耐用、舒适、安全的原则。

（2）床单中缝与床中线对齐，四角平整、紧扎。

（3）被头充实，盖被平整、两边内折对称。

（4）枕头平整、充实。

（5）床单位环境整洁、美观。

三、为卧床者更换床单

1. 目的

保持床铺及居室整洁，促进卧床者舒适，预防皮肤压疮。

2. 操作前准备

（1）评估：意识状态、活动能力、配合程度等。

（2）解释：更换床单的目的、方法、注意事项及配合要点。

（3）环境准备：酌情关闭门窗，按季节调节室温。必要时用屏风遮挡。

（4）用物准备：清洁床单、被套、枕套，必要时备浴巾。

3．操作步骤

1）合理放置用物，必要时移开床旁其他物品如桌、椅、柜子等。

2）将卧床者取平卧位（放平床头和床尾），松开床尾盖被，先将枕头移至对侧，并协助卧床者移至对侧，卧床者侧卧，背向操作者。

3）从床头至床尾将床单从床垫下拉出。

4）将床单或床罩上卷至床面中线处，塞于卧床者身下。

5）铺近侧床单或床罩，将床单或床罩近侧上下套在床垫上，对侧部分内折后卷至床中线处，塞于卧床者身下。

6）协助卧床者平卧，将枕头移向近侧，并协助卧床者移向近侧取侧卧位，面向操作者，躺卧于已铺好床单的一侧。

7）照护者移至床对侧，从床头至床尾将污床单从床垫下拉出。

8）铺对侧床单或床罩。

9）协助卧床者平卧，将枕头移向床中间。

10）更换被套。

（1）拆被套：将棉胎上下左右展开拉平，从被套开口处取出。

（2）将被套平铺于盖被上。

（3）将近侧被套向近侧床沿下拉散开，将远侧大单向远侧床沿散开，有利于棉胎放入被套，将被套尾部开口端的上层打开至1/3处。

（4）将棉胎放于被套尾端开口处，棉胎底边与被套开口边缘平齐。

（5）拉棉胎上缘中部至被套中部，充实远侧棉胎角于被套顶角处，展开远侧棉胎，平铺于被套内。

（6）移至床尾中间处，一手持被套下层底边中点、棉胎底边中点、被套上层底边中点于一点，另一手展平一侧棉胎；两手交换，展平另一侧棉胎，拉平盖被。

（7）系好被套尾端开口处系带或拉链。

（8）棉胎角与被套顶角吻合、平整、充实。

11）折被筒。

（1）平齐远侧床沿内折远侧盖被，再平齐近侧床沿内折近侧盖被。

（2）移至床尾中间处，将盖被两侧平齐两侧床沿内折成被筒状。

12）移回床旁物品。

13）根据卧床者情况和天气情况，抬高床头或床尾，打开门窗通风。

4．注意事项

（1）符合铺床的实用、耐用、舒适、安全的原则。

（2）床单中缝与床中线对齐，四角平整、紧扎。

（3）被头充实，盖被平整、两边内折对称。

（4）枕头平整、充实。

（5）床单位环境整洁、美观。

（6）更换过程注意观察卧床者的反应，告知卧床者若有不适立即告知照护者，给予相应处理，防止意外情况发生。

（7）照护者正确运用人体力学原理，双下肢左右分开，站在床右侧中间，减少来回走动，节时省力，两膝稍弯，保持身体平衡，使用肘部力量。

（8）卧床者卧位安全，防止坠床，必要时加床档。

（9）更换顺序：先床头，后床尾；先近侧，后对侧。

（范艳琴）

参考文献

［1］陈亮恭，王劲慧，吴孟嫔，等．居家长期照护全书［M］．台湾：原水文化，2019.

［2］李小寒，尚少梅．基础护理学［M］．6 版．北京：人民卫生出版社，2017.

［3］彭刚艺，刘雪琴．临床护理技术规范［M］．广州：广东科技出版社，2013.

第四节　饮食照护

一、安全喂养

饮食与营养是维持生命的基本需要，是维持、恢复、促进健康的基本手段。随着年龄的增加，老年人身体机能会出现退行性改变，生活自理能力逐渐降低，使生活照护成为老年人的重要需求。照护者在饮食照护上除了保证食物的色、香、味符合老年人的口味外，还应注意在进食时的观察要点，识别异常情况并及时报告；帮助老年人进水及喂食等，避免意外的发生。

（一）协助老年人进食

老年人进食的口味，以及吞咽、咀嚼与消化能力都不同于一般成年人。为保证老年人营养和能量摄入，保证其顺畅安全进食，老年人进食应由照护人员加以照护。

1．老年人饮食种类及其能量

1）饮食种类。一般把老年人饮食分为基本饮食、治疗饮食和试验饮食 3 种。根据老年人咀嚼、消化能力及身体需要，又将基本饮食分为普通饮食、软质饮食、半流质饮食、流质饮食四类。

（1）普通饮食：普通饮食适用于不需要特殊饮食的老年人。老年人可根据自己的喜好，选择可口、容易消化且营养均衡的食物。对于无咀嚼能力和不能吞咽大块食物的老年人，可将普通饮食加工剁碎或用粉碎机进行破碎后食用。

（2）软质饮食：软质饮食适用于牙齿有缺失、消化不良、低热、疾病恢复期的老年人。食物要以软烂为主，如软米饭、烂面条。蔬菜、肉应切碎煮烂，容易咀嚼消化。

（3）半流质饮食：半流质饮食适用于咀嚼能力较差和吞咽困难的老年人。食物呈半流质状态，如米粥、面条、馄饨、蛋羹、豆腐脑等。此类饮食无刺激性，纤维素含量少且营养丰富。

(4) 流质饮食：流质饮食适用于进食困难或采用鼻饲管喂食的老年人。食物呈流质状态，如奶类、豆浆、藕粉、米汤、果汁、菜汁等。此种饮食因所含热量及营养素不足，故不能长期食用。

治疗饮食是在基本饮食的基础上，为高血压、高血脂、冠心病、糖尿病、痛风的患者而设的饮食，其营养素的搭配因病种的不同而各有特点和要求，如高蛋白饮食、低蛋白饮食、高热量饮食、低脂肪饮食、低胆固醇饮食、低盐饮食、少渣饮食等。

试验饮食是为配合临床检验而设的饮食，应在医护人员指导下进行。

2) 饮食总能量。食物和水是维持生命的物质基础。食物能提供人体所需要的营养，为人体生长发育、组织修复和维持生理功能提供必需的营养素和能量。食物中含有的可被人体消化、吸收、利用的成分称为营养素，其一般可分为七大类：糖类、蛋白质、脂肪、无机盐、维生素、膳食纤维和水。其中，糖类、蛋白质和脂肪这 3 种营养素能产生能量，是人体主要的能量来源，统称为热原质。由于老年人消化器官功能的减退，活动量减少，对食物的消化、营养的吸收功能均减退，从食物中摄入的营养素应相应减少，所需的能量也随着年龄增长而减少。

(1) 合理控制饮食。老年人的饮食营养要合理，荤素、粗细、干稀搭配符合卫生要求，老年人的全天能量供给约 3 000 kcal。蛋白质、脂肪、碳水化合物比例适当，三者提供的能量占比分别是 10% ～ 15%、20% ～ 25%、60% ～ 70%。

老年人饮食能量供给量是否合适，可通过观察体重变化来衡量。当体重在标准值 ± 5% 范围内，说明能量供给合适；当体重超过标准值的 10%，说明能量供给过量；当体重低于标准值 10%，说明能量供给不足。

体重变化与能量供给的关系，一般可用下列公式粗略计算：

女性老年人体重标准值（kg）=［身高（cm）－105］×0.92。

男性老年人体重标准值（kg）=［身高（cm）－100］×0.90。

(2) 饮食结构原则。老年人的日常饮食中应注意各类食物的合理搭配。膳食要注意多样化，粗细搭配，花样更新，多食杂粮、豆类、鱼类、蛋类、奶类、海产品类、蔬菜和水果等，保持营养素平衡且营养素之间比例适宜，形成适合老年人的科学合理的饮食结构。

总之，老年人在饮食结构上强调：荤素、粗细粮、水陆物产、谷豆类搭配合理。做到“四低、一高、一适当”，即低脂肪、低胆固醇、低盐、低糖、高纤维素、适当蛋白质。

2. 老年人进食观察

(1) 进食的总量：一日三餐是中国人的习惯，老年人要根据自身的特点来定。每天进食量应根据上午、下午、晚上的活动量均衡地分配到一日三餐中。主食宜粗不宜细，老年人每天进食谷类 200 g 左右，并适当地增加粗粮的比例。蛋白质宜“精”，每天由蛋白质供给的能量，应占总能量的 13% ～ 15%，可按每千克体重 1.0 ～ 1.5 g 供给。脂肪宜少，老年人应将由脂肪供给的能量控制在 20% ～ 25%，每天用烹调油 20 g

左右，而且以植物油为主。但是，脂肪也不能过少，否则会影响脂溶性维生素的吸收。维生素和无机盐应充足，老年人要多吃新鲜瓜果、绿叶蔬菜，每天不少于 300 g。适宜的进食量有利于维持正常的代谢活动，增强机体的免疫力，提高防病、抗病能力。

（2）进食的速度：老年人进食速度宜慢，既有利于食物的消化和吸收，同时也可以预防在进食过程中发生呛咳或噎食。

（3）进食的温度：老年人进食的温度以温热不烫嘴为宜。这是因为老年人唾液分泌减少，口腔黏膜抵抗力低，不宜进食过热食物；同时，也不宜进食过凉的食物，凉的食物容易伤脾胃，影响食物消化、吸收。

（4）进食的时间：根据老年人生活习惯，合理安排进餐时间。一般早餐时间为上午 6—7 时，午餐时间为中午 11—12 时，晚餐时间为下午 5—7 时。当然，老年人除了应保证一日三餐正常饮食外，为了适应其肝糖原储备减少及消化吸收能力降低等特点，可适当在晨起、餐间或睡前补充一些糕点、牛奶、饮料等。进食总体原则是少食多餐，有利于消化吸收，减轻消化系统的压力。

3. 协助进食操作步骤

协助进食操作步骤见表 9－1。

表 9－1　协助进食操作步骤

操作步骤	操作程序	注意事项
1. 操作前		
（1）评估与沟通	评估环境：环境清洁、整齐、明亮、舒适，适合进餐	—
	评估老年人：病情、吞咽反射情况	—
	评估食物：食物种类、软硬度、温度，是否符合老年人的饮食习惯	—
	向老年人说明进食时间和本次进餐食物，询问有无特殊要求	—
（2）准备	老年人准备：询问老年人进食前是否需要大小便，根据需要协助排便，协助老年人洗净双手	—
	物品准备：根据需要，准备轮椅或床上支架（或过床桌）、靠垫、枕头、毛巾等	—
2. 操作中		
（1）沟通	照护者向老年人解释操作的目的、进食时需要配合的动作等，取得老年人的配合	—

续表 9－1

操作步骤	操作程序	注意事项
(2) 摆放体位	根据老年人自理程度及病情采取适宜的进食体位（如轮椅坐位、床上坐位、半卧位、侧卧位等）。为老年人戴上围裙或将毛巾垫在老年人颌下及胸前部位	—
	轮椅坐位：轮椅与床呈 30°，固定轮子，抬起脚踏板。叮嘱老年人双手环抱照护人员脖颈，照护者双手环抱老年人的腰部或腋下，协助老年人坐起，使老年人双腿垂于床下，双脚踏稳地面，再用膝部抵住老年人的膝部，挺身带动老年人站立并旋转身体，使老年人坐在轮椅中间，后背贴紧椅背，将轮椅上的安全带系在老年人腰间	适用于下肢功能障碍或行走无力的老年人
	床上坐位：按上述环抱方法协助老年人在床上坐起，将靠垫或软枕垫于老年人后背及膝下，保证坐位稳定舒适。床上放置餐桌	
	半卧位：使用可摇式床具时，将老年人床头摇起，抬高至与床具水平面呈 30 ～ 45°。使用普通床具时，可使用棉被或靠垫支撑老年人背部使其上身抬起。采用半卧位时，应在身体两侧及膝下垫软枕以保证体位稳定	适用于完全不能自理的老年人
	侧卧位：使用可摇式床具时，将老年人床头摇起，抬高至与床具水平面呈 30°。照护者双手分别扶住老年人的肩部和髋部，使老年人面向照护者侧卧，肩背部垫软枕或楔形垫。一般宜采用右侧卧位	适用于完全不能自理的老年人
(3) 协助进餐	照护者将已准备好的食物盛入老年人的餐具中并摆放在餐桌上	—
	鼓励能够自己进餐的老年人自行进餐。指导老年人上身坐直并稍向前倾，头稍向下垂，叮嘱老年人进餐时细嚼慢咽，不要边进食边讲话，以免发生呛咳	—
	对于不能自行进餐的老年人，由照护者喂饭。先用手触及碗壁感受并估计食物温热程度，以汤匙喂食时，每喂食一口，食物量以汤匙的 1/3 为宜，等看到老年人完全咽下后再喂食下一口	(1) 食物温度适宜。食物温度太高，则会发生烫伤；温度太低，则会引起胃部不适。 (2) 对于咀嚼或吞咽困难的老年人，可将食物打碎成糊状，再协助进食。 (3) 老年人进食中若发生呛咳、噎食等现象，立即急救处理并通知医护人员及其家属

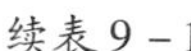
续表 9－1

操作步骤	操作程序	注意事项
（3）协助进餐	对于有视力障碍但能自己进食的老年人，照护者将盛装温热食物的餐碗放入老年人的手中（确认食物的位置），再将汤匙递到老年人手中，告知食物的种类，叮嘱老年人缓慢进食。进食带有骨头的食物，要特别告知小心进食，进食鱼类要先协助剔除鱼刺。若老年人要求自己进食，可按时钟平面图放置食物，并告知摄食方法、食物名称，有利于老年人按顺序摄取	—
3. 操作后		
操作后	照护者协助老年人进餐后漱口，并用毛巾擦干口角水渍。叮嘱老年人进餐后不能立即平卧，保持进餐体位 30 分钟后再卧床休息	老年人进餐后不宜立即平卧，以防止食物反流
	整理用物，照护者撤去毛巾等用物，整理床单。使用流动水清洁餐具，必要时进行消毒	—
	洗手	—

4. 识别异常情况并报告

在进食过程中，老年人原有病情加重或突发其他意外时，应立即停止进食，报告上级照护者并积极进行相关处理。进食后老年人自觉不适，指导其不要立即平卧，应休息片刻后再卧床，以免食物反流。发生呛咳时，应立即停止喂食、喂水，轻拍背部，休息片刻。发生鱼刺误食有异物感时，应立即送往医院就诊。

（二）协助老年人进水

老年人由于机体老化，心、肾功能下降，机体调节功能降低，容易发生脱水。另外，老年人由于担心呛咳、尿多或不愿喝水，更容易发生缺水或脱水。因此，照护者要关注老年人对水的摄入情况，经常向老年人解释喝水的重要性，督促、鼓励老年人少量多次饮水，以满足生理活动需要。

1. 老年人进水分类

水占人体体重的 60%～70%，是维持人体正常生理活动的重要物质。人可一日无食，不可一日无水。水的来源主要通过喝水、进食菜汤、果汁、食物和体内代谢生成。水主要通过消化道（粪便）、呼吸道、皮肤（汗液）和泌尿系统（尿液）排出体外。

（1）白开水：对老年人来说，白开水不仅能稀释血液、降低血液黏稠度、促进血液循环，还能减少血栓发生危险，预防心脑血管病，最适宜于老年人补充水分。

（2）豆浆：可强身健体，含大量纤维素，能有效阻止糖的过量吸收，减少糖分摄入；豆浆中所含的豆固醇和钾、镁是有力的抗钠盐物质。

（3）酸奶：易被人体消化和吸收，具有促进胃液分泌、增强消化功能的作用。

（4）鲜榨果汁：老年人适当摄入果汁可以助消化、润肠道，补充膳食中营养成分的不足。

2. 老年人补水观察

(1) 补水的总量：老年人每天饮水量为2 000～2 500 mL（除去饮食中的水），平均以1 500 mL左右为宜。

(2) 补水的温度：老年人饮水的温度以温热不烫嘴为宜，且不宜过凉或过热。

(3) 补水的时间：根据老年人自身的情况指导其日间摄取足够的水分，晚上7点后应控制饮水，少饮用咖啡和茶水，以免夜尿增多影响老年人。

3. 协助进水操作步骤

协助进水操作步骤见表9－2。

表9－2 协助进水操作步骤

操作步骤	操作程序	注意事项
1. 操作前		
(1) 评估与沟通	评估环境：环境清洁，温、湿度适宜，无异味	—
	评估老年人：病情、吞咽反射情况	—
	提醒老年人饮水并询问有无特殊要求	—
(2) 准备	照护者准备：服装整洁，洗净双手	—
	老年人准备：协助老年人取坐位或半卧位，洗净双手	—
	物品准备：茶杯或小水壶盛装1/2～2/3的温开水（触及杯壁时温热不烫手），准备吸管、汤匙及小毛巾	—
2. 操作中		
(1) 沟通	照护者向老年人解释操作的目的、饮水时需要配合的动作等，取得老年人的配合	—
(2) 摆放体位	协助老年人取安全、舒适可操作体位（如轮椅坐位、床上坐位、半坐位、侧卧位或平卧位等），面部侧向照护人员	—
(3) 测试水温	将小毛巾围在老年人颌下，用前臂试水温（以不烫手为宜）	开水晾温后再递交到老年人手中或进行喂水，防止发生烫伤
(4) 协助饮水	(1) 能够自己饮水的老年人：鼓励手持水杯或借助吸管饮水，叮嘱老年人饮水时身体坐直或稍前倾，小口饮用，以免呛咳。出现呛咳时，应稍作休息再饮用。 (2) 不能自理的老年人：喂水时可借助吸管饮水；使用汤匙喂水时，水以盛装汤匙的1/2～2/3为宜，见老年人咽下后再喂下一口，不宜太急	(1) 老年人饮水后不能立即平卧。饮水过程宜慢，防止反流，发生呛咳、误吸。 (2) 对不能自理的老年人每天分次定时喂水

续表 9－2

操作步骤	操作程序	注意事项
3. 操作后		
操作后	整理用物，将水杯或水壶放回原处	—
	洗手	
	根据老年人病情需要，记录老年人饮水次数和饮水量	

4. 识别异常情况并报告

饮水过程中注意观察老年人有无呛咳现象发生，若有发生应停止饮水，须休息片刻再继续饮水。当误吸同时伴有呼吸困难、面色苍白或发绀等情况时，应立即停止饮水并及时报告上级老年照护人员并积极进行相关处理。

（三）特殊饮食护理

老年人经常患有各种慢性病，对某些种类的食物和营养素的摄入有较为严格的要求；另外，由于吞咽、咀嚼功能减退或者由于疾病原因不能经口腔进食则需要鼻饲进食，这些都需要照护人员提供治疗饮食和合适的照护。

治疗饮食是在基本饮食的基础上，根据病情的需要，适当调整总能量和某些营养素的摄入以达到治疗目的的饮食。老年人特殊饮食可满足老年人在疾病期间的营养需要，分为以下几种。

1. 高热量饮食

在两餐之间提供含有能量的饮料或点心，如牛奶、豆浆、鸡蛋等。半流质或流质饮食者可加浓缩食品，如奶油、巧克力等。每天供给总能量为 3 000 kcal 左右。高能量饮食适用于患有甲状腺功能亢进症、高热、胆道疾患等病症的老年人。

2. 高蛋白饮食

在基本饮食基础上增加含蛋白质丰富的食物，如肉类、鱼类、蛋类、乳类、豆类等，蛋白质供应每天每千克体重 2 g，但总量不超过 120 g，总能量为 2 500 ～ 3 000 kcal。高蛋白饮食适用于患有慢性消耗性疾病、严重贫血、肾病综合征或癌症晚期等的老年人。

3. 低蛋白饮食

每天饮食中的蛋白质含量不超过 30 ～ 40 g，应多补充蔬菜和含糖高的食物，维持正常能量供应。低蛋白饮食适用于限制蛋白质摄入者，如患有急性肾炎、尿毒症、肝性昏迷等病症的老年人。

4. 高纤维素饮食

选择含纤维素多的食物，如芹菜、韭菜、新鲜水果、粗粮、豆类等。高纤维素饮食适用于患有便秘、肥胖症、高脂血症、糖尿病、心血管疾病等病症的老年人。

5. 低纤维素（少渣）饮食

吃含纤维少的食物，且少油，忌纤维多的蔬菜、水果，应吃菜泥、果汁等，忌油煎食物。低纤维素饮食适用于易腹泻的老年人。

6. 低盐饮食

每天摄入食盐不超过2 g（含钠0.8 g），但不包括食物内自然存在的氯化钠。低盐饮食适用于患有心血管疾病、肾脏病（急、慢性肾炎）、肝硬化（有腹水）、重度高血压（水肿较轻）等病症的老年人。

7. 低脂肪饮食

少食用油，禁食用肥肉、蛋黄、动物脑等。高脂血症及动脉硬化患者不必限制植物油摄入（椰子油除外），每天脂肪摄入量不超过40 g。低脂肪饮食适用于有肝胆疾患、高脂血症、动脉硬化、肥胖及腹泻等病症的老年人。

8. 低胆固醇饮食

每天膳食中胆固醇含量在300 mg以内，少食用动物内脏、饱和脂肪、蛋黄、鱼子等。低胆固醇饮食适用于患有动脉硬化、高胆固醇血症、冠心病等病症的老年人。

9. 无盐、低钠饮食

无盐饮食，即除食物内自然含钠量外，不放食盐烹调的饮食。低钠饮食，即除无盐外，须控制摄入食物中自然存在的钠量（每天控制在0.5 g以下），禁食腌制食品，以及含钠量多的食物和药物，如发酵粉（油条、挂面）、汽水（含小苏打）和碳酸氢钠药物等。无盐、低钠饮食适用于患有心血管疾病、肾脏病（急、慢性肾炎）、肝硬化（有腹水）、重度高血压等病症的老年人。

二、常用鼻饲饮食

1. 鼻饲法的概念、适应证和禁忌证

（1）概念：鼻饲法是导管经鼻腔插入胃肠道，经管内输注流质食物、水分及药物，以维持患者营养治疗需要的技术。

（2）适应证：昏迷、口腔疾患、食管狭窄、食管气管瘘、拒绝进食者，以及早产儿、病情危重的婴幼儿、某些术后和肿瘤患者。

（3）禁忌证：食管－胃底静脉曲张、食管癌和食管梗阻患者。

2. 常用鼻饲饮食种类

根据老年人的消化能力、身体需要，鼻饲饮食种类可分为混合奶、匀浆混合奶和要素饮食三类。

（1）混合奶：混合奶是用于鼻饲的流质食物，适用于身体虚弱、消化功能差的鼻饲老年人，其主要成分包含牛奶、豆浆、鸡蛋、藕粉、米粉、豆粉、浓肉汤、鸡汤、奶粉、新鲜果汁、菜汁（如青菜汁、番茄汁）等，其主要特点是营养丰富，易消化、吸收。

（2）匀浆混合奶：适用于消化功能好的鼻饲老年人。匀浆混合奶是将混合食物（类似正常膳食内容）用电动搅拌机进行搅拌，打碎成均匀的混合浆液，其主要成分包含牛奶、豆浆、豆腐、煮鸡蛋、瘦肉沫、熟肝、煮蔬菜、煮水果、烂饭、稠粥、去皮馒头、植物油、白糖和盐等，其主要特点是营养均衡、富含膳食纤维、口感好、易消化、配置方便。

（3）要素饮食：是一种简练精制的食物，含有人体所需的易于消化吸收的营养成分，适用于患有非感染性严重腹泻、消化吸收不良、慢性消耗性疾病的老年人，其主要成分包含游离氨基酸、单糖、主要脂肪酸、维生素、无机盐类和微量元素等；主要特点是无须经过消化过程即可直接被肠道吸收和利用，为人体提供能量及营养。

3．留置胃管的操作方法及要点

（1）插管要点：①取半坐卧位、坐位或仰卧位。②插管长度，成人为45～55 cm，即前额发际到胸骨剑突处或鼻尖经耳垂至胸骨剑突的距离。③胃管插至咽喉部时（10～15 cm），嘱患者做吞咽动作。④插管过程中出现恶心、呕吐症状时可暂停片刻，嘱患者做深呼吸或做吞咽动作。若插入不畅，应检查口腔，检查胃管是否盘在胃内；若患者出现呛咳、呼吸困难、发绀等情况，表示误入气管，应立即拔出，嘱患者休息片刻重插。⑤昏迷患者在插管前取去枕平卧位，将患者的头后仰。当胃管插至会厌部，即15 cm时，将患者的头部托起，使下颌靠近胸骨柄，以增大咽喉部通道的弧度，便于胃管顺利通过会厌部。

（2）确定胃管是否在胃内有三种方法：①抽液法。注射器连接胃管末端抽吸胃液时，有胃液被抽出。这是最常用、最准确的一种方法。②听诊法。将听诊器置于胃部，用注射器向胃内注入10 mL空气，可闻及气过水声。③呼气法。呼气时将胃管末端放入盛水碗内，无气体逸出。

（3）供食要点：①确认胃管在胃内，回抽有胃液，注入少量温开水。②饮食温度为38～40 ℃，量不超过200 mL，间隔时间不少于2小时。③冲洗胃管，饮毕后注入少量温开水。④保持原卧位20～30分钟。⑤口腔护理，每天2次。⑥记录插管时间、患者反应、鼻饲液种类及量等。

（4）拔胃管要点：①长期鼻饲者须定期更换胃管，乳胶胃管每周更换1次，硅胶胃管每月更换1次。②更换胃管时应在当天晚上最后一次灌注食物后拔管，次日晨由另一鼻孔插入。③在患者深呼气时拔管，拔管至咽喉处时，宜快速拔出，以免胃管内残留液体流入气管。④协助清洁口腔、鼻腔，擦去胶布痕迹，整理床单位及用物，洗手并记录。

4．管饲饮食的操作流程（包括管道的维护）

管饲饮食的操作流程见表9－3。

表 9－3 管饲饮食的操作流程

操作步骤	操作程序	注意事项
1. 操作前		
(1) 评估与沟通	评估环境：清洁、安静、舒适、安全、光线充足，适合操作	—
	评估老年人：意识状态、自理能力及身体状况，鼻饲饮食种类，鼻饲饮食时有无腹泻、便秘的情况等	—
	沟通：对于能够进行有效沟通的老年人，照护人员应询问老年人床号、姓名，并向老年人讲解即将进行鼻饲的饮食种类和量，以取得老年人的配合	对于不能进行有效沟通的老年人，应核对老年人的房间号、床号、床头卡姓名、鼻饲饮食种类及量
(2) 准备	老年人准备：取舒适卧位（半坐位或右侧卧位），戴眼镜或有义齿者取下，妥善放置	—
	物品准备：灌注器（或注射器）、毛巾、鼻饲饮食、温水、别针、皮筋或小线、纱布	—
2. 操作中		
(1) 沟通	对于能够进行有效沟通的老年人，照护人员向老年人解释操作的目的、需要配合的动作等，以取得老年人的配合	—
(2) 摆放体位	根据老年人身体情况，协助其摆放舒适的体位	—
	对于上半身功能较好的老年人，照护人员应协助老年人采用坐位或半坐位；对于平卧的老年人，照护人员应将床头摇高或使用软枕垫高，使之与床水平线呈30°	对长期鼻饲的老年人，每天清晨、晚间应做口腔照护，保持口腔清洁。随时清理鼻腔，保持通畅
	在老年人的颌下垫毛巾或治疗巾	—
(3) 检查鼻饲管	为确保老年人鼻饲饮食安全，每次鼻饲饮食前必须进行检查	—
	检查鼻饲管固定是否完好，插入的长度是否与鼻饲管标记的长度一致，若发现有管路滑脱，应立即通知医护人员处理	—
	检查鼻饲管是否在胃内。打开鼻饲管末端盖帽，将灌注器的乳头与鼻饲管末端连接并进行抽吸，有胃液或胃内容物被抽出，表明鼻饲管在胃内。推回胃液或胃内容物，盖好鼻饲管末端盖帽	—

续表 9－3

操作步骤	操作程序	注意事项
(4) 进行鼻饲	测试鼻饲饮食的温度，照护者应将鼻饲饮食少量滴在自己的手腕部，以感觉温热、不烫手为宜	鼻饲饮食的温度一般为 38 ～ 40 ℃，不可过高或过低
	照护人员用灌注器从水杯中抽取 20 mL 温开水，连接鼻饲管向老年人胃内缓慢灌注，再盖好鼻饲管末端盖帽，以确定鼻饲管是否通畅，同时可以润滑管腔，刺激胃液分泌	—
	照护人员抽吸鼻饲饮食（每次每管 50 mL），在水杯中轻蘸灌注器乳头部分，涮下外壁鼻饲饮食残渣，打开鼻饲管盖帽并连接，缓慢推注，灌食速度以老年人喂食的反应及食物的浓度而定，一般用抬高和降低灌注器来调节，并随时观察老年人的反应。灌食速度为 10 ～ 13 mL/min。灌注后立即盖好鼻饲管盖帽，再次抽吸鼻饲饮食，同法至鼻饲饮食全部推注完毕	—
	(1) 每次鼻饲量不应超过 200 mL，推注时间以 15 ～ 20 分钟为宜，两次鼻饲之间间隔不少于 2 小时。 (2) 鼻饲饮食完毕，照护者用灌注器抽取 30 ～ 50 mL 温开水缓慢注入，冲净鼻饲管内壁食物残渣，防止食物残渣堵塞鼻饲管，盖好鼻饲管盖帽。 (3) 叮嘱并协助老年人进食后保持体位 30 分钟再卧床休息，这样有利于食物的消化与吸收，以防喂食后食物反流引发误吸	(1) 在鼻饲过程中，老年人若出现恶心、呕吐等情况，应立即停止鼻饲，并立即通知医护人员处理。 (2) 为防止鼻饲管堵塞，鼻饲药物时，应将药物研碎，溶解后再灌入。 (3) 鼻饲饮食应现用现配，未用完的鼻饲饮食放冰箱保存，24 小时内用完。禁止鼻饲变质或疑似变质的食物
3. 操作后		
操作后	撤下毛巾，整理床单位。清洗用物，将灌注器在流动水下清洗干净，用开水浸泡消毒后放入碗内，上面覆盖纱布备用。灌注器更换频率每周为 1 次，预防消化道疾病发生	注射器、灌注器用后要及时清洗，保持干净
	准确记录鼻饲时间和鼻饲量。重点观察老年人鼻饲后有无腹胀、腹泻等不适症状并记录	—

（钟丽萍）

参考文献

[1] 冯晓丽，李勇．养老服务职业技能培训教材：老年照护［M］．北京：中国人口出版社，2019.
[2] 李小寒，尚少梅．基础护理学［M］．6 版．北京：人民卫生出版社，2017.
[3] 杨俊萍．老年患者噎食的急救措施及防范［J］．中国民族民间医药，2013，22（6）：101－102.
[4] 赵荷苹．社区护理对老人饮食误吸应急处理中的作用［J］．中国社区医师（综合版），2007（19）：166.

第五节 睡眠照护

一、睡眠评估

影响睡眠的因素有以下几方面。

（1）年龄因素。通常睡眠时间与年龄成反比，即随着年龄的增长，个体的睡眠时间逐渐减少。

（2）生理因素。睡眠是一种周期性现象，一般发生在昼夜性节律的最低期，与人的生物钟保持一致。昼夜性节律是指人体根据内在的生物性规律，在 24 小时内规律地运行它的活动，相当于一个人的生物时钟，每天 24 小时周期规律运转，形成一个人的日常生活节奏，反映出人体在生理与心理方面的起伏变化，如激素分泌的变化、体温的变化、代谢的变化等，并随个体疾病和情绪的不同而改变。

（3）病理因素。几乎所有的疾病都会影响原有的睡眠型态。患病的人需要更多的睡眠时间，然而，因躯体疾病造成的不适、疼痛、心悸、呼吸困难、瘙痒、恶心、发热、尿频等症状均会影响正常的睡眠。伴有失眠的疾病有高血压、心脏病、哮喘、睡眠呼吸暂停综合征、消化性溃疡、甲状腺功能亢进、关节炎、癌症及过度肥胖等。此外，80%的失眠与精神障碍、精神疾病有关，如神经衰弱、精神分裂症、焦虑症、抑郁症等；同时可伴有中枢交感和胆碱能活动平衡紊乱，影响大脑对睡眠的调节功能。

（4）环境因素。环境的改变可直接影响人的睡眠状况，大多数人在陌生的环境下难以入睡。研究发现，在新环境中慢波睡眠和快波睡眠的比例会发生变化，如入睡时间延长、快波睡眠减少、觉醒次数增加等。所处环境中的光线、声音、温度、湿度、空气质量等均会直接影响患者的睡眠质量。

（5）药物因素。药物影响睡眠过程的作用机制非常复杂，某些神经系统用药、抗高血压药、抗组胺药、平喘药、镇痛药、镇静药、激素等均对睡眠有一定的影响。例如，应用 β 受体阻滞剂可出现失眠、睡眠中断及噩梦等不良反应；利尿剂的应用会导致夜尿增多而影响睡眠；安眠药能够加速睡眠，但只能在短时间内（1 周）增加睡眠量，长期使用会产生白天嗜睡、疲乏、精神错乱等不良反应，长期不适当地使用安眠药，可产生药物依赖或出现戒断反应，加重原有的睡眠障碍。

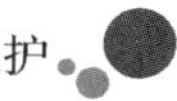

（6）情绪因素。任何强烈的情绪变化及不良的心理反应，如焦虑、紧张、喜悦、愤怒、悲哀、恐惧、抑郁等均可能影响正常睡眠。患者由于生病及住院产生的情绪及心理变化，如对疾病的担忧、经济压力、角色转变等，都可能造成睡眠障碍。

（7）食物因素。一些食物及饮料的摄入也会影响睡眠状况。含有较多 L－色氨酸的食物（如肉类、乳制品和豆类）能促进入睡，缩短入睡时间，是天然的催眠剂。少量饮酒能促进放松和睡眠，酒精可缩短入睡时间，但大量饮酒会抑制脑干维持睡眠的功能，干扰睡眠结构，使睡眠变浅。浓茶、咖啡及可乐中含有咖啡因，饮用后使人兴奋难以入睡，即使入睡也容易中途醒来，且总睡眠时间缩短，对睡眠不好的人应限制摄入，尤其在睡前 4 ～ 5 小时应避免饮用。

（8）个人习惯。睡前的一些习惯（如洗热水澡、喝牛奶、阅读报纸、听音乐等）均有助于睡眠。任何影响睡眠的不健康的睡前习惯（如处于饥饿、进食过度、饮水过多等状态）都会影响睡眠的质量。另外，睡前任何种类的身心强烈刺激（如看恐怖电影或听恐怖故事、严厉的责备、剧烈的活动、过度的兴奋、悲伤、恐惧等）也会影响睡眠。

（9）生活方式。长期处于紧张忙碌的工作状态，生活无规律，缺乏适当的运动和休息，或者长期处于单调乏味的生活环境中，缺少必要的刺激，都会影响睡眠的质量。

二、睡眠环境

（1）调节室温。冬季室温要保持在 18 ～ 22 ℃，夏季以 25 ～ 28 ℃为宜。湿度要达到 50% ～ 60%。

（2）减少噪声。开关门的声音、脚步声、说话声及同房间其他人的呼吸、呻吟、鼾声等都是造成老年人失眠的原因，家庭照护人员应设法将这些噪声控制到最低限度。若同一房间内有多人，应安排严重打鼾者与其他睡眠较轻者分室居住。

（3）除臭。及时处理发出异味的东西，如尿、大便、呕吐物等；便器、痰盂用后及时清洗，保持室内空气的清新。

（4）调节光线。强光会通过视网膜、视神经刺激大脑引起兴奋。夜间最好使用床头灯、壁灯，对害怕光线刺激的老年人，也可以使用遮光罩。

（5）选好床铺、寝具。根据老年人的身体情况选择合适的床。床不宜太软，也不宜太硬，且透气性要好。被褥应柔软、吸汗、保暖，并根据季节的变化及时调整被褥的厚薄。枕头的硬度、高度和宽度要适当，一般成人（单）枕头宽 30 cm、高 5 ～ 8 cm，长 60 cm。另外，睡衣要宽松、舒适。

（6）排便及便器准备。对夜间多尿的老年人，最好选择离厕所较近的卧室，或者为其准备轻便的移动式便器。

（7）睡前清洁。为使老年人舒适入睡，入睡前应协助做好口腔清洁、洗脸、沐浴、适当的背部擦洗和热水洗脚等，这样可促进血液循环，增加舒适感，提高睡眠质量。

（8）尊重照护对象的休息习惯与方式，如睡前用温水泡脚、睡前饮热牛奶等。

（9）对入睡困难的照护对象应查找原因，及时给予解决。

三、睡眠习惯

1. 评估睡眠习惯

评估睡前有无特殊习惯，如睡前洗热水澡、有无睡眠障碍、是否需要服用安眠药等。

2. 养成良好的睡眠习惯

(1) 建立有规律的生活制度，白天适度的体育锻炼，有助于晚上的入睡。

(2) 限制白天睡眠时间，午睡时间不宜过长，否则会减少晚上的睡意及睡眠时间。

(3) 睡前不喝浓茶、咖啡，可以根据照护对象的个人爱好选择看书或听音乐等促进睡眠，避免照护对象由于身心受到强烈刺激而影响睡眠。

3. 改善睡眠环境

改善室内光线、音响、温湿度、空气清新程度、床铺和枕头的舒适度等（图9-1)。

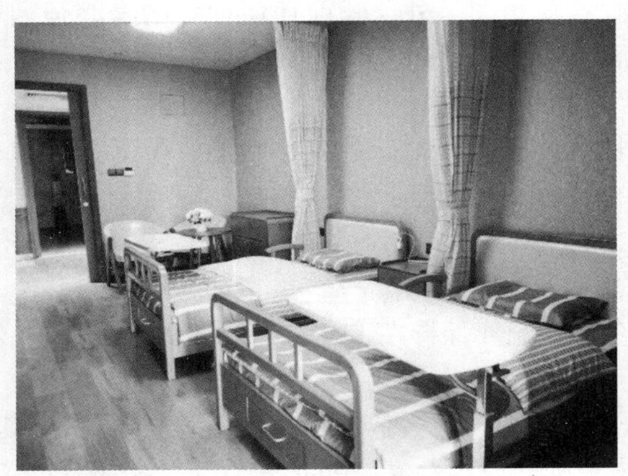

图9-1 睡眠环境

4. 满足身体舒适的需要

(1) 睡前做好个人卫生，对行动不便的老年人，家庭照护人员应帮助擦洗、排便。睡前热水泡脚能促进血液循环，有利于睡眠。

(2) 对睡前有饮食习惯的老年人，如喝热牛奶或热饮料，应尽量给予满足。

(3) 对行动不便的老年人，睡前要检查床铺是否平整、被褥是否暖和、卧床体位是否舒适。

5. 按医生要求服药

1) 对于需要服用安眠药的老年人，要按医生的要求按时服用。

2) 合理使用药物。对服用安眠药的老年人，护士必须掌握安眠药的种类、性能、应用方法、对睡眠的影响及副作用，并注意观察老年人在服药期间的睡眠情况及身心反应，及时报告医生予以处理。目前常用的安眠药有下列几种：

(1) 苯二氮䓬类：如地西泮、氯氮平、硝西泮、艾司唑仑等，是目前临床最常用的镇静、催眠、抗焦虑药。地西泮可明显缩短入睡时间，延长睡眠持续时间，减少觉醒次数。由于其安全范围较大，副作用较小，因而被广泛地应用于失眠症的临床治疗。但长期服用可产生耐受性和依赖性，停用后会出现戒断症状，如失眠、焦虑、兴奋、感冒样症状、心动过速、呕吐、出汗、震颤、感觉障碍，甚至引起惊厥，因此不宜长期服用，尽可能应用控制症状的最低剂量，疗程在4周之内。老年人应慎用苯二氮䓬类药物，以防产生共济失调、意识模糊、反常运动、幻觉、呼吸抑制及肌无力等。

在患者服用此类药物过程中，护士应注意以下问题：①服用安眠药期间，患者不宜饮酒或同时服用中枢抑制药，否则会导致中枢抑制作用加重；②茶叶和咖啡中含有咖啡因，与地西泮同时服可发生药理拮抗作用而降低药效；③吸烟可使苯二氮䓬类药物在体内的半衰期缩短，镇静作用减弱，吸烟越多，疗效越差。

（2）巴比妥类：如苯巴比妥、异戊巴比妥、戊巴比妥等，可选择性地阻断网状结构上行激活系统，使大脑皮层细胞兴奋性降低，从而达到镇静、催眠的作用。与苯二氮䓬类药物相比，巴比妥类药物的安全范围窄，耐受性及成瘾性强，因此，其已不作为镇静催眠药的首选。

（3）其他类。

A．水合氯醛：口服或直肠给药均能迅速吸收，临床上主要用于治疗顽固性失眠或使用其他催眠药效果不佳的患者。由于水合氯醛刺激性强，应用时必须稀释，口服时与水或食物同服可以避免胃部不适，直肠炎或结肠炎患者不可直肠给药。

B．唑吡坦：仅有镇静催眠作用，能缩短睡眠潜伏期，延长睡眠的第2、第3和第4期，减少夜间清醒次数，增加总的睡眠时间，提高睡眠质量。短期服用唑吡坦副作用较少，不会产生药物依赖性及戒断反应，主要用于失眠症的短期治疗。但下列情况禁用：①呼吸功能不全者；②睡眠呼吸暂停综合征患者；③重症肌无力患者；④15岁以下儿童；⑤哺乳期妇女；⑥与酒精同时使用。

6．及时帮助解决影响睡眠的因素

要了解照护对象不能入睡的原因，如因体位不舒适引起的疼痛，或因情绪焦虑影响睡眠等，及时给予帮助。可通过以下情况进行了解：

（1）哪些事让您远离良好睡眠？（图9－2）

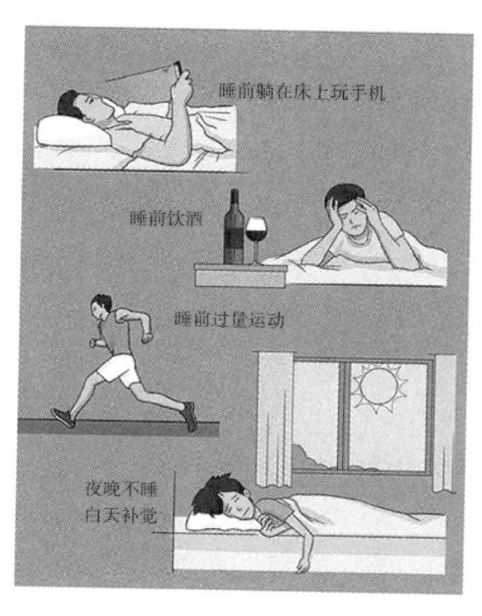

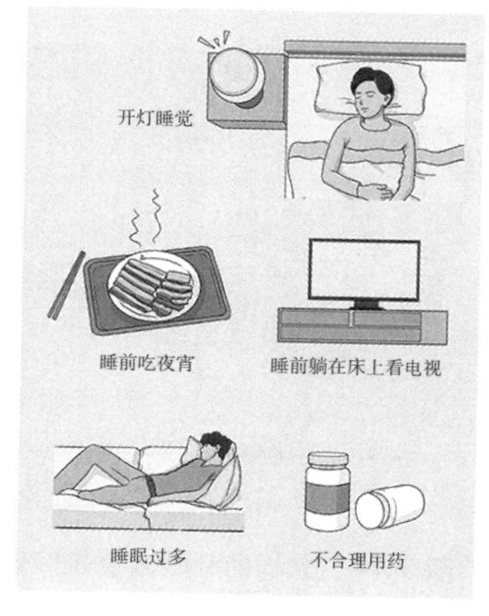

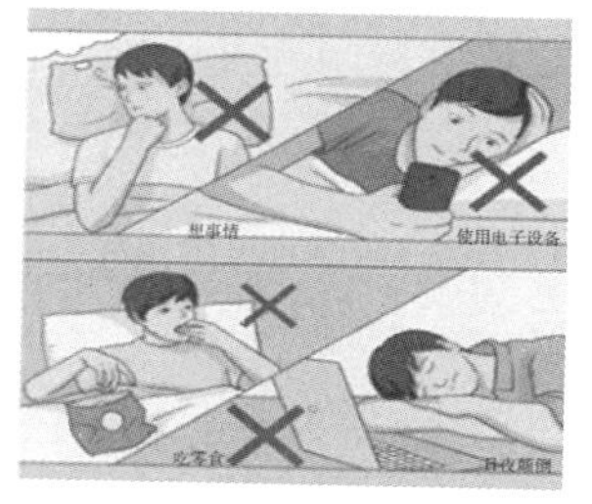

图9－2　哪些事让您远离良好睡眠

资料来源：陆林．睡眠健康管理手册（漫画版）［M］．北京：中国人口出版社，2020.

（2）哪些事促进您良好睡眠？（图9－3）

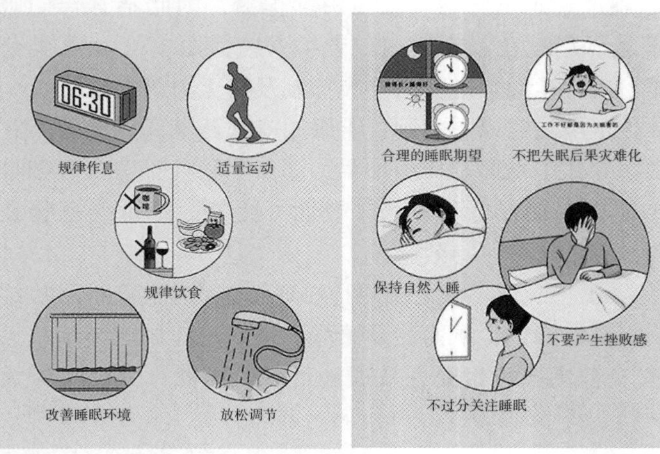

减肥
调整睡眠姿势
戒烟、戒酒、慎用安眠药
寻求专业帮助

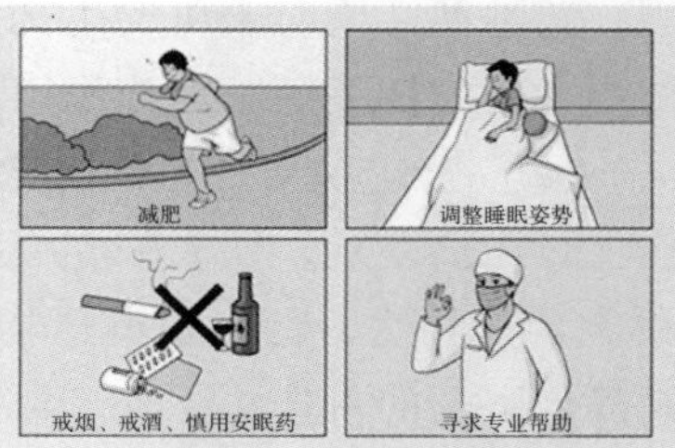

图9－3　可用哪些方法调节失眠

资料来源：陆林．睡眠健康管理手册（漫画版）［M］．北京：中国人口出版社，2020.

（3）怎样的睡眠才算是健康睡眠？（图9－4）

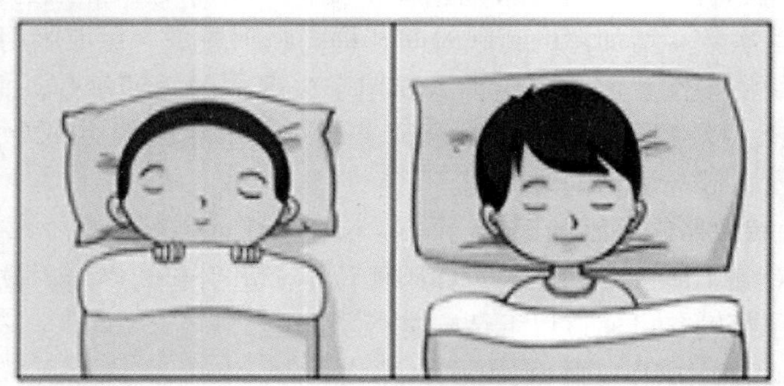

儿童：10～12小时　　青少年：9～12小时

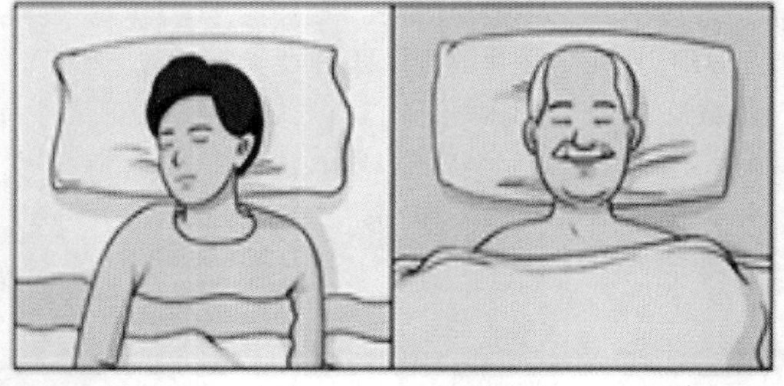

成年人：7～8小时　　老年人：5～6小时

图9－4　怎样的睡眠才算是健康睡眠

资料来源：陆林．睡眠健康管理手册（漫画版）［M］．北京：中国人口出版社，2020.

（林婷婷）

参考文献

[1] 李小寒，尚少梅. 基础护理学 [M]. 6版. 北京：人民卫生出版社，2017.

[2] 刘彬. 家庭照护师（基础理论）[M]. 北京：中国劳动社会保障出版社，2012.

[3] 刘彬. 家庭照护师（初中级）[M]. 北京：中国劳动社会保障出版社，2012.

[4] 陆林. 睡眠健康管理手册（漫画版）[M]. 北京：中国人口出版社，2020.

第六节　安全照护

一、老年人常见意外事故的预防及处理

安全的健康照顾和社区环境是个体生存的基本条件，随着年龄的增长，身体日渐虚弱，老年人在日常生活和就医过程中极易发生意外和安全问题，如跌倒、走失、烫伤、外伤、冻伤等，因此，护理人员应掌握评估个体及环境安全的知识，及时发现影响人体健康的因素，积极主动地提供保障老年人安全的护理措施，满足老年人安全的需要。

（一）老年人安全隐患

1. 年龄

随着年龄的增长，老年人各器官功能逐渐衰退，不断影响人体对周围环境的理解与感知功能。年纪大者更加缺乏相应的自我保护行为，容易受到伤害。

2. 健康状况

良好的健康状况可以减少个体发生意外伤害的概率，而疾病可以导致身体的虚弱、行动不便，而发生意外损伤。认知不足、焦虑或情绪障碍时可因注意力不集中而发生意外。

3. 环境

在陌生的环境里，更容易发生意外伤害。例如，居住地的改变。

4. 疾病因素

一些特殊的诊疗手段在治疗疾病与促进康复的同时也会给老年人带来一些不安全因素。

（二）外出与走失的预防和处理

外出和走失是指个体私自离开居住的地方的行为。

1. 危险因素

（1）疾病因素：失智、大脑神经损伤、精神疾病等认知障碍。

（2）认知不足：对失智早期症状认知不足，特别是“空巢”老年人，缺乏与人交流，家人也没有预防性安全措施。

（3）生活环境的改变：改变居住地，对周围环境不熟悉，外出离家较远、时间较

长，以致迷路走失。

2. 预防措施

（1）准确、动态评估个体的认知能力。

（2）给个体营造良好的生活环境，增强其心理上的安全感。

（3）对于生活环境改变的个体给予更多的关注和引导。

（4）对于特殊疾病状态的个体，如中晚期失智者、严重精神障碍者，应有专人陪伴。

（5）协调家属和照护者，做好外出的宣教。

（6）对于居住在医疗环境的个体，做好出入登记，及时跟踪去向。可佩戴安全信息卡，并做好备案。

（7）利用信息化技术，给高危个体佩戴定位设备，建立社区信息库，建立跟踪系统。

（8）加强个体功能锻炼，尽量减少外出走失的概率。

3. 处理

（1）一旦确认走失，立即核对走失人员信息，收集走失相关资料，联系走失人员家属，告知家属走失人员情况。

（2）立即联系居住地邻居、安保、居住地工作站，搜集走失人员的去向。

（3）层级上报，必要时报警请求公安支援。

（三）跌倒的预防和处理

跌倒是指突发的、不自主的、非故意的体位改变，倒在地上或更低的平面上。按照国际疾病分类（ICD-10）对跌倒的分类，跌倒包括以下两类：①从一个平面至另一个平面的跌落；②同一平面的跌倒。

老年人跌倒既有内在的危险因素，也有外在的危险因素。老年人跌倒是多因素交互作用的结果。

1. 内在危险因素

1）生理因素。

（1）步态和平衡功能：步态的稳定性下降和平衡功能受损是引发老年人跌倒的主要原因。步态的步高、步长、连续性、直线性、平稳性等特征与老年人跌倒危险性之间存在密切相关性。一方面，老年人为弥补其活动能力的下降，可能会采取更加谨慎的缓慢踱步行走，造成步幅变短、行走不连续、脚不能抬到一个合适的高度，使跌倒的危险性增加。另一方面，老年人中枢控制能力下降，对比感觉降低，驱赶摇摆较大，反应能力下降、反应时间延长，平衡能力、协同运动能力下降，从而导致跌倒危险性增加。

（2）感觉系统：包括视觉、听觉、触觉、前庭及本体感觉，通过影响传入中枢神经系统的信息，影响机体的平衡功能。老年人常表现为视力、视觉分辨率、视觉的空间/深度感及视敏度下降，并且随年龄的增长而急剧下降；老年性传导性听力损失、老年性耳聋甚至耳垢堆积也会影响听力，有听力问题的老年人很难听到有关跌倒危险的警告声音，或听到警告声音后的反应时间延长，老年人触觉下降，前庭功能和本体感觉退行性减退，导致老年人平衡能力降低。以上各类情况均增加跌倒的危险性。

（3）中枢神经系统：中枢神经系统的退变往往影响智力、肌力、肌张力、感觉、反应能力、反应时间、平衡能力、步态及协同运动能力，使跌倒的危险性增加。例如，随着年龄的增加，踝关节的躯体震动感和踝反射随拇指的位置感觉一起降低而导致平衡能力下降。

（4）骨骼肌肉系统：老年人骨骼、关节、韧带及肌肉的结构、功能损害和退化是引发跌倒的常见原因。骨骼肌肉系统功能退化会影响老年人的活动能力、步态的敏捷性、力量和耐受性，使老年人举步时抬脚不高、行走缓慢且不稳，导致跌倒危险性增加。老年人股四头肌力量的减弱与跌倒之间的关联具有显著性。老年人骨质疏松会使与跌倒相关的骨折危险性增加，尤其是跌倒导致髋部骨折的危险性增加。

2）病理因素。

（1）神经系统疾病：卒中、帕金森病、脊椎病、小脑疾病、前庭疾病、外周神经系统病变。

（2）心血管疾病：直立性低血压、脑梗死、小血管缺血性病变等。

（3）影响视力的眼部疾病：白内障、偏盲、青光眼、黄斑变性。

（4）心理及认知因素：痴呆（尤其是阿尔茨海默病）、抑郁症。

（5）其他：昏厥、眩晕、惊厥、偏瘫、足部疾病及足或脚趾的畸形等都会影响机体的平衡功能、稳定性、协调性，导致神经反射时间延长和步态紊乱。感染、肺炎及其他呼吸道疾病、血氧不足、贫血、脱水和电解质平衡紊乱均会导致机体的代偿能力不足，常使机体的稳定能力暂时受损。老年人泌尿系统疾病或其他因伴随尿频、尿急、尿失禁等症状而匆忙去洗手间或排尿性晕厥等也会增加跌倒的危险性。

3）药物因素。研究发现，是否服药、药物的剂量，以及复方药都可能引起跌倒。很多药物可以影响人的神智、精神、视觉、步态、平衡等方面而引起跌倒。可能引起跌倒的药物如下：

（1）精神类药物：抗抑郁药、抗焦虑药、催眠药、抗惊厥药、安定药。

（2）心血管药物：抗高血压药、利尿剂、血管扩张药。

（3）其他：降糖药、非甾体抗炎药、镇痛剂、多巴胺类药物、抗帕金森病药物。

药物因素与老年人跌倒的关联强度见表 9－4。

表 9－4　药物因素与老年人跌倒的关联强度

因素	关联强度
精神类药	强
抗高血压药	弱
降糖药	弱
使用 4 种以上的药物	强

4）心理因素。沮丧、抑郁、焦虑、情绪不佳及其导致的与社会的隔离均会增加跌倒的危险。沮丧可能会削弱老年人的注意力，潜在的心理状态混乱也和沮丧相关，都会导致老年人对环境危险因素的感知和反应能力下降。另外，害怕跌倒也会使老年人的行

为能力降低，使其行动受到限制，从而影响步态和平衡能力，增加跌倒的危险。

2. 外在危险因素

（1）环境因素。昏暗的灯光，湿滑、不平坦的路面，步行途中的障碍物，不合适的家具高度和摆放位置，楼梯台阶，卫生间没有扶栏、把手等都可能增加跌倒的危险。不合适的鞋子和行走辅助工具也与跌倒有关。

室外的危险因素，如台阶和人行道缺乏修缮、雨雪天气、拥挤等都可能引起老年人跌倒。

（2）社会因素。老年人的教育和收入水平、卫生保健水平、享受社会服务和卫生服务的途径、室外环境的安全设计，以及老年人是否独居、与社会的交往和联系程度都会影响其跌倒的发生率。

3. 干预策略和措施

跌倒的发生，并不像一般人认为的是一种意外，而是存在潜在的危险，因此跌倒完全是可以预防和控制的，尤其是老年人的跌倒。积极开展老年人跌倒的干预，将有助于降低老年人跌倒的发生率，减轻老年人跌倒所致伤害的严重程度。

1）干预流程。老年人跌倒干预应遵循一定的工作流程。WHO 推荐的伤害预防四步骤公共卫生方法，可用作老年人跌倒的干预流程和工作模式（图 9－5）。

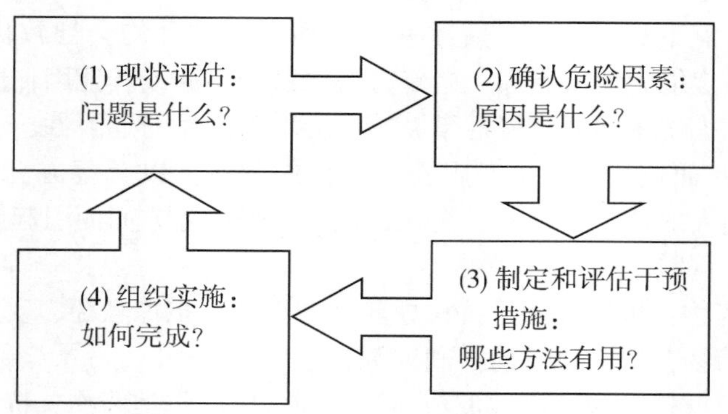

图 9－5　伤害预防四步骤

（1）现状评估。通过监测、调查或常规工作记录、收集老年人跌倒信息，掌握老年人跌倒的发生情况和危险因素等，对老年人跌倒状况进行评估。

（2）确定危险因素。从现状评估得到的信息中，分析本地区老年人跌倒的原因和存在的危险因素，根据不同地区、不同人群、不同环境、不同经济条件和医疗保健服务等特点，确定哪些因素是可以进行改善的，制订优先干预计划。

（3）制定和评估干预措施。根据本地区老年人跌倒现状和危险因素的评估，按照教育预防、环境改善、工程学、强化执法和评估的“5E”原则，制定本地区老年人跌倒干预的措施。

通过对发达国家所做的跌倒干预措施进行循证研究，WHO 推荐了一系列有效的措施（表 9－5）。

（4）组织实施。老年人跌倒控制工作是一项社会系统工程，政府应成立多部门组成的工作组，制定预防老年人跌倒工作规范，明确各部门职责和任务。对一个社区来说，全面落实所制定的干预措施，需要社区管理部门制定支持性政策，加强社区管理；需要物业部门加强社区物理环境的管理和修缮；需要公共卫生部门的技术指导；需要社区卫生服务机构的个性化卫生服务；需要家庭子女的密切配合；需要老年人的具体参与等。

表9－5　跌倒主要干预措施

干预措施	有效	有希望
窗户安全机制，如在高层建筑安装护栏	√	
楼梯门	√	
操场地面使用抗冲击材料	√	
操场设备的安全标准		√
老年人肌肉强化训练和平衡训练		√
在有高危人口的家庭检查潜在风险，若有必要，加以改善		√
鼓励使用预防跌倒的安全设备的教育项目		√
安全教育与技能培养	√	

2）干预策略和措施。目前，国际公认的伤害预防策略包括5个方面：①教育预防（education）策略。在一般人群中开展改变态度、信念和行为的项目，同时还针对引起或受到伤害的高危个体。②环境改善（environmental modification）策略。通过减少环境危险因素降低个体受伤害的可能性。③工程（engineering）策略。制造对人们更安全的产品。④强化执法（enforcement）策略。制定并强制实施相关法律、规范，以创造安全环境和确保生产安全的产品。⑤评估（evaluation）策略。判断哪些干预措施、项目和政策对预防伤害最有效；通过评估使研究者和政策制定者知道什么是预防和控制伤害的最佳方法。以上即“5E”伤害预防综合策略，该策略的有效性在很多国家的应用实践中都得到证明，在减少与控制伤害发生与死亡方面发挥了重要作用。

此外，伤害监测、增加人体对危险因素的抵抗力、伤害后的急救也是减少和预防伤害的基本策略。

根据流行病学危险因素资料、老年人生理特点及环境特点，老年人跌倒的预防可将“5E”策略通过个人、家庭和社区3个不同层面来实施：

（1）个人干预措施。采用老年人跌倒风险评估工具和老年人平衡能力测试表，社区组织和社区卫生服务机构可协助老年人进行自我跌倒风险评估，以帮助老年人清楚地了解自己跌倒的风险级别，这也是老年人对于跌倒的自我干预的基础。

老年人可以根据评估结果，纠正不健康的生活方式和行为，规避或消除环境中的危险因素，防止跌倒的发生。具体的干预措施：

A. 增强防跌倒意识，加强防跌倒知识和技能的学习。

B. 坚持参加规律的体育锻炼，以增强肌肉力量、柔韧性、协调性、平衡能力、步态稳定性和灵活性，从而减少跌倒的发生。

老年人体力活动的基本原则

（1）要使运动锻炼成为每天生活的一部分。
（2）参加运动前应进行健康和体质评估，以后定期做医学检查和随访。
（3）运动锻炼可以体现在每天生活的各种体力活动中。
（4）运动量应以体能和健康状态为基础，量力而行，循序渐进。
（5）提倡有组织的集体运动锻炼。

适合老年人的运动包括太极拳、散步等。其中，太极拳是我国的传统健身运动。研究发现太极拳可以将跌倒的机会减少一半，它除了对人的呼吸系统、神经系统、心血管系统、骨骼系统等有良好作用外，还是老年人保持平衡能力最有效的锻炼方式之一。

C. 合理用药。请医生检查自己服用的所有药物，按医嘱正确服药，不要随意乱用药，更要避免同时服用多种药物，尽可能减少用药剂量，了解药物的副作用并注意用药后的反应，用药后动作宜缓慢，以预防跌倒的发生。部分常见药物的副作用如下：

安眠药：头晕；止痛药：意识不清；镇静药：头晕、视力模糊；降压药：疲倦、低血压（药物过量）；降糖药：低血糖（药物过量）；抗感冒药：嗜睡。

D. 选择适当的辅助工具。使用合适长度、顶部面积较大的拐杖。将拐杖、助行器及经常使用的物件等放在触手可及的位置。

E. 熟悉生活环境。留意道路、厕所、路灯及发生紧急情况时哪里可以获得帮助等。

F. 衣服要舒适。尽量穿合身宽松的衣服。鞋子要合适，鞋对于老年人而言，在保持躯体的稳定性中有十分重要的作用。老年人应该尽量避免穿高跟鞋、拖鞋、鞋底过于柔软及穿着时易于滑倒的鞋。

G. 调整生活方式：①避免走过陡的楼梯或台阶，上下楼梯、如厕时尽可能使用扶手；②转身、转头时动作一定要慢；③走路保持步态平稳，尽量慢走，避免携带沉重物品；④避免去人多及湿滑的地方；⑤使用交通工具时，应等车辆停稳后再上、下车；⑥放慢起身、下床的速度，避免睡前饮水过多以致夜间多次起床；⑦晚上床旁尽量放置小便器；⑧避免在他人看不到的地方独自活动。

H. 有视觉、听觉及其他感知觉障碍的老年人应佩戴视力补偿设施、助听器及其他补偿设施。

I. 防治骨质疏松。跌倒所致损伤中危害最大的是髋部骨折，而骨质疏松的老年人更易跌倒。因此，老年人要加强膳食营养，保持均衡的饮食，适当补充维生素 D 和钙剂；绝经期老年女性必要时应进行激素替代治疗，增强骨骼强度，降低跌倒后的损伤严重程度。

J. 将经常使用的东西放在不需要梯凳就能够伸手拿到的位置。尽量不要在家里登高取物；如果必须使用梯凳，可以使用有扶手的专门梯凳，千万不可将椅子作为梯凳使用。

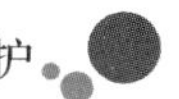

（2）家庭干预措施。全国调查显示，老年人的跌倒有一半以上是在家中发生的，因此家庭内部的干预非常重要。家庭环境的改善和家庭成员的良好护理可以很有效地减少老年人跌倒的发生。具体做法如下：

A. 家庭环境评估。可用居家危险因素评估工具（home fall hazards assessments，HFHA）来评估，需要考虑的因素如下：①地面是否平整、地板的光滑度和软硬度是否合适，地板垫子是否滑动？②入口及通道是否通畅，台阶、门槛、地毯边缘是否安全？③厕所及洗浴处是否合适，有无扶手等借力设施？④卧室有无夜间照明设施，有无紧急时呼叫设施？⑤厨房、餐厅及起居室有无安全设施？⑥居室灯光是否合适？⑦居室是否有安全隐患？

B. 家庭成员预防老年人跌倒的干预措施。

a. 居室环境。①合理安排室内家具高度和位置，家具的摆放位置不要经常变动，日用品固定摆放在方便取放的位置，使老年人熟悉生活空间。②老年人的家居环境应坚持无障碍观念。移走可能影响老年人活动的障碍物；将常用的物品放在老年人方便取用的高度和地方；尽量设置无障碍空间，不使用有轮子的家具；尽量避免地面的高低不平，去除室内的台阶和门槛；将室内所有小地毯拿走，或使用双面胶带，防止小地毯滑动；尽量避免东西随处摆放，电线要收好或固定在角落，不要将杂物放在经常行走的通道上。③居室内地面设计应防滑，保持地面平整、干燥，过道应安装扶手；选择好地板打蜡和拖地的时间，若是拖地板须提醒老年人等地板干了再行走，地板打蜡最好选择老年人出远门的时候。④卫生间是老年人活动最为频繁的场所，也是最容易受伤的地方，因此需要特别关注卫生间内的环境隐患。卫生间的地面应防滑，并且一定要保持干燥；由于许多老年人行动不便，起身、坐下、弯腰都比较困难，建议在卫生间内多安装扶手；卫生间最好使用坐厕而不使用蹲厕，浴缸旁和马桶旁应安装扶手；浴缸或淋浴室地板上应放置防滑橡胶垫。⑤老年人对于照明度的要求比年轻人要高 2 ～ 3 倍，因此应改善家中照明，使室内光线充足，这对于预防老年人跌倒也是很重要的。在过道、卫生间和厨房等容易跌倒的区域应特别安排局部照明；在老年人床边应放置容易伸手摸到的台灯。

b. 个人生活。①为老年人挑选适宜的衣物和合适的防滑鞋具；②若家中养宠物，将宠物系上铃铛，以防宠物在老年人不注意时绊倒摔跤；③没有自理能力的老年人，需要有专人照顾。

c. 起居活动。如厕时要有人看护。

d. 一般预防。帮助老年人选择必要的辅助工具。

e. 心理干预。从心理上多关心老年人，保持家庭和睦，给老年人创造和谐快乐的生活状态，避免使其有太大的情绪波动。帮助老年人消除如跌倒恐惧症等心理障碍。

（3）社区干预措施。社区相关组织（管理委员会、社区居委会、社区卫生服务机构、物业管理部门等）将预防老年人跌倒列入工作计划，由专人负责。

A. 社区街道、居委会和社区卫生服务机构应定期在社区内开展有针对性的防跌倒健康教育，提高公众对于老年人跌倒的预防意识，提高老年人对于跌倒危险因素的认识，使其了解跌倒的严重后果及预防措施。尤其是对于有心脑血管、骨、关节、肌肉疾病，以及听力、视力减退的老年人。

B. 社区街道、居委会和社区卫生服务机构应该对社区内的老年人进行跌倒风险评估，掌握具有跌倒风险的老年人群的基本信息；应定期开展老年人居家环境入户评估及干预。

C. 社区街道和居委会应组织老年人开展丰富多彩的文体活动。

D. 独居的老年人属于跌倒的高危人群，社区街道和居委会应定期访问独居的老年人。

E. 社区街道和居委会应关注社区公共环境安全，督促物业管理部门或向当地政府申请及时消除可能导致老年人跌倒的环境危险因素。例如：①道路要平整，地面应铺设防滑砖，保持社区内地面的卫生；②路灯要亮，路灯损坏应及时维修；③尽可能在有台阶处安装扶手，保持楼道扶手干净；④加强社区管理，清理楼道，禁止在楼道内随便堆放杂物及垃圾；⑤雨、雪天注意及时清理路面；⑥社区加强养犬户的登记及管理，方便老年人安全出行；⑦设立预防跌倒警示牌。

4. 老年人跌倒后的处理

1）老年人跌倒后自己如何起身?

（1）如果是背部先着地，应弯曲双腿，挪动臀部到放有毯子或垫子的椅子或床铺旁，然后使自己较舒适地平躺，盖好毯子，保持体温，若有需要应向他人寻求帮助。

（2）休息片刻，等体力准备充分后，尽力使自己向椅子的方向翻转身体，使自己变成俯卧位。

（3）双手支撑地面，抬起臀部，弯曲膝关节，然后尽力使自己面向椅子跪立，双手扶住椅面。

（4）以椅子为支撑，尽力站起来。

（5）休息片刻，部分恢复体力后，打电话寻求帮助——最重要的是报告自己跌倒了。

2）老年人跌倒的现场处理。发现老年人跌倒，不要急于扶起，要分情况进行处理。

（1）意识不清，立即拨打急救电话：①有外伤、出血，立即止血、包扎。②有呕吐，将头偏向一侧，并清理口、鼻腔呕吐物，保证呼吸道通畅。③有抽搐，移至平整软地面或身体下垫软物，防止碰、擦伤，必要时牙间垫较硬物，防止舌咬伤，不要硬掰抽搐肢体，防止肌肉、骨骼损伤。④若呼吸、心跳停止，应立即进行胸外心脏按压、口对口人工呼吸等急救措施。⑤若需要搬动，保证平稳，尽量保持平卧姿势。

（2）意识清楚：①询问老年人跌倒情况及对跌倒过程是否有记忆，若不能记起跌倒过程，可能为晕厥或脑血管意外，应立即护送老年人到医院诊治或拨打急救电话。②询问是否有剧烈头痛或口角歪斜、言语不利、手脚无力等提示脑卒中的情况，若有，立即扶起老年人可能加重脑出血或脑缺血，使病情加重，应立即拨打急救电话。③有外伤、出血，立即止血、包扎并护送老年人到医院进一步处理。④查看有无肢体疼痛、畸形、关节异常、肢体位置异常等提示骨折情形，若无相关专业知识，不要随便搬动老年人，以免加重病情，应立即拨打急救电话。⑤查看有无腰、背部疼痛，双腿活动或感觉异常及大小便失禁等提示腰椎损害情形，若无相关专业知识，不要随便搬动老年人，以免加重病情，应立即拨打急救电话。⑥若老年人试图自行站起，可协助老年人缓慢起立；若老年人在坐、卧位休息，观察并确认无碍后方可离开。⑦若需要搬动，应保证平稳，尽量平卧休息。⑧发生跌倒均应在家庭成员/家庭保健员陪同下到医院诊治，查找跌倒危险因素，评估跌倒风险，制定防止跌倒措施及方案。

3）如何处理跌倒后造成的损伤？

（1）外伤的处理。

A. 清创及消毒。表皮外伤，用过氧化氢清创，红药水消毒止血。

B. 止血及消炎。根据破裂血管的部位，采取不同的止血方法：①毛细血管，是全身最细的血管，擦破皮肤，血一般是从皮肤内渗出来的。只需贴上创可贴，便能止血。②静脉，在体内较深层部位，静脉破裂后，血一般是从皮肤内流出来的。必须用消毒纱布包扎后，服用消炎药。③动脉，大多位于重要的器官周围。动脉一旦破裂，血是呈喷射状喷出来，必须加压包扎后，急送医院治疗。

（2）扭伤及肌肉拉伤。扭伤及肌肉拉伤时，要使受伤处制动，可以冷敷减轻疼痛，在承托受伤部位的同时可用绷带结扎紧。

（3）骨折。骨折部位一般都有疼痛、肿胀、畸形、功能障碍等表现，骨折端刺破大血管时还可能出现大出血。

骨折或疑为骨折时，要避免移动伤者或伤肢，对伤肢加以固定与承托（有出血者要先止血后固定），使伤员在运送过程中不因搬运、颠簸而使断骨刺伤血管、神经，避免额外损伤而加重病情。

（4）颈椎损伤。跌倒时若头部着地可造成颈椎脱位和骨折，多伴有脊髓损伤、四肢瘫痪。必须在第一时间通知急救中心速来抢救。

现场急救时，应让伤者就地平躺或将伤员放置于硬质木板上，颈部两侧放置沙袋，使颈椎处于稳定状态，保持颈椎与胸椎轴线一致，切勿过伸、过屈或旋转。

（5）颅脑创伤。轻者为脑震荡，一般无颅骨骨折，有轻度头痛、头晕，若昏迷也不超过 30 分钟。

重者颅骨骨折可致脑出血、昏迷不醒。对颅脑创伤者，要分秒必争，通知急救中心前来及时救治。要保持安静卧床，保持呼吸道通畅。

（四）烫伤的预防及处理

烫伤是指无火焰的高温液体（如沸水、热油、钢水、高温固体或烧热的金属、高温蒸汽等）所致的人体组织损伤。日常生活中多见低热烫伤，是因皮肤长时间接触高于体温的低热物体而造成的烫伤。

1. 预防

（1）饮用、洗漱的水温不超过 43 ℃。食用热食或饮用热汤时，应做好标记或及时叮嘱。

（2）洗澡时，可先放冷水，再放热水，水温调节至 40 ℃左右。根据天气和季节可做出适当调整。沐浴时间不宜过长。

（3）使用热水壶、暖气、厨房电器时，注意水蒸气导致的烫伤。壶嘴不要朝向人。

（4）使用辅助电热装置时，应注意电热毯在使用过程中要经常观察使用者的主观感觉，做好温度的调节；在使用热水袋时温度不超过 50 ℃，用毛巾包裹热水袋，避免直接接触皮肤；在使用烤灯等热疗器具时，应将距离控制在 45 cm 以内。每 10 分钟检查 1 次皮肤情况。

2．烫伤的处理

（1）轻度（Ⅰ度）小面积烫伤，仅伤及表皮，可立即将受伤部位侵入冷水中 20 分钟，可减少疼痛和损伤程度，保持表皮的完整。

（2）中度（Ⅱ度）烫伤，伤及真皮层，皮肤起水疱，须保持水疱的完整性。若水疱已破，可用冷开水冲洗，在伤口上覆盖干净的敷料，及时就诊。

（3）重度（Ⅲ度）严重烫伤，脱去或剪除已经贴在创面的衣服，用干净的敷料覆盖伤口，保护创面，及时就诊。若无合适的物品处理伤口，不要涂抹其他油剂或不清洁用品，尽量保持伤口清洁干净。不适随时就诊。

（五）冻伤的预防和处理

冻伤是指暴露在冰点以下温度时，组织的急性冻结性损伤。

1．预防

（1）做好宣教，普及防冻知识。重点是掌握易冻时间、部位、人群及应采取的相应措施。

（2）外出前正确、及时地了解环境寒冷的强度，除气温外，必须考虑风的影响，做好充分的防寒准备。

（3）开展耐寒锻炼，增强抗寒能力。坚持体育锻炼，增强体质；坚持用冷水洗手、洗脸，能适应的情况下可锻炼冷水洗脚或擦身。原则是循序渐进，持之以恒。

（4）采取有效的保暖措施。外出应穿着具有保暖和透湿性能的多层次的衣服，防寒服内应为比重轻、弹性好、富含腔隙可潴留空气的棉絮。对末梢易冻伤部位应采取特别的保暖措施。例如，手戴双层手套，内层为五指分开手套，外层为连指手套；足穿防寒鞋或靴子，袜子不要过紧等。

（5）确保热量供应充足。外出时保证吃到营养结构合理的热食品。

（6）在寒冷环境中，忌烟、酒。因为烟中尼古丁可使外周血管收缩，影响血液循环，使肢体温度下降，诱发冻伤。而饮酒后可造成人的兴奋状态，易低估环境危险性，忽略自我防护措施；同时饮酒可抑制寒战，使体温降低加速；饮酒还可降低血糖，扩张外周血管、出汗，使散热增加，体力衰减，促使冻伤发生。

2．处理

快速脱离寒冷环境，将冻伤的个体转移到 25 ℃室内。采取各种保温和复温措施。冻伤者的鞋、袜不能脱掉时，可连同鞋、袜一起复温。可根据具体情况而定，直至指甲床或皮肤潮红、肢体变软。

1）复温的方法。

（1）中心复温的方法。重度冻伤者应迅速将其安置在室温为 25 ℃的单人房间，腹部垫热水袋，以促进肾血流量，预防肾功能衰竭；喝热汤，采用红外线烤灯治疗躯干部，可驱寒气、防颤抖；生命脏器优先复温。热湿空气吸入复温：肺是有效的热交换系统，通过气道将外部热源送入肺部，可直接温暖肺泡组织，是一种有效的复温方法。中心温度迅速恢复可促进血液循环，提高四肢血流供应，提高存活率。

（2）局部复温方法。浅度冻伤者可选用自然复温法。重度冻伤者应采用快速融化复温：在冻结期用 40 ～ 42 ℃水浸泡冻伤区，可迅速恢复冻伤区血液循环，但水温不应大于 45 ℃。

2）复温的同时及时给个体补充水分，必要时拨打“120”转医院进一步治疗。

（六）外伤的预防及处理

外伤是指机械性、物理性、化学性、生物性等因素作用于机体，造成组织结构完整性破坏或功能障碍。

常见外伤：①运动外伤。摔伤、扭伤、砸伤等。②暴力外伤。撞伤、刀伤、枪伤等。③其他外伤。灼伤、触电伤、窒息伤等。

按受伤的程度可分为：①表皮受伤。擦伤、毛细血管破裂出血。②皮下受伤。伤及肌肉、肌腱、血管、神经。③毛细血管内出血。血肿、青紫、疼痛。④扭伤。软组织损伤。⑤骨折。骨裂、粉碎性骨折等。⑥脱臼（关节脱位）。肘关节、肩关节脱位等。⑦脑震荡。向后跌倒后出现头痛、头晕、恶心、呕吐。⑧内脏破裂。脾破裂、外界锐利物刺入内脏。

1. 预防

（1）养成良好生活习惯，保持良好心境，避免与人发生冲突。

（2）居家环境定期清理危险物品，保证居家环境的安全。

（3）安全进行运动，运动时做好必要的防护。

2. 处理

（1）对大出血的个体，宜首先采取止血方法。对切割伤、刺伤等小伤口：①挤出少量血液；②用清洁的水冲洗伤口，对无法彻底清洁的伤口，须用清洁的布覆盖其表面，不可直接在伤口上覆盖异物如纸巾、红花油或棉球；③保持伤口的清洁干燥，必要时到就近医疗机构就诊。

（2）软组织损伤的个体，疼痛明显者可先止痛，接着冷敷损伤部位，再加压包扎，其松紧度以包扎部位无发紧发麻、无紧张压迫感为宜。包扎好后固定和抬高患肢。必要时到就近医疗机构就诊。

（七）中毒的预防和处理

急性中毒是指人体在短时间内接触毒物或超过中毒量的药物后，机体产生的一系列病理生理变化及临床表现。急性中毒病情复杂、变化急骤，严重者出现多器官功能障碍或衰竭甚至危及患者生命。

急性中毒患者的男女比例为 1∶1.31，女性中毒例数明显多于男性；急性中毒患者年龄集中在 20 ～ 29 岁和 30 ～ 39 岁，尤其是 20 ～ 29 岁，占 40.28%；从急性中毒原因来看，有意接触毒物者比例高于意外接触者，自杀是急性中毒的重要原因。急性中毒途径以消化道为主，地点以家庭为主；静脉注射途径的中毒多在娱乐场所出现。急性中毒的毒种主要有药物、乙醇、一氧化碳、食物、农药、鼠药六大类，其中，乙醇作为单项毒种在中毒物质中占第一位，乙醇中毒集中在青壮年群体，男性明显多于女性；药物中毒以治疗性用药为主，最常见的是苯二氮草类镇静催眠药。急性中毒病死率为1.09%～7.34%，其中农药中毒占急性中毒死亡的40.44%；急性农药中毒病死率为7.12%～9.3%，农药中毒种类主要是有机磷农药和百草枯，百草枯中毒病死率为50%～70%。食物中毒在急性中毒中仍占有重要位置。一氧化碳中毒与北方冬季家用燃煤取暖及目前家庭使用燃气、热水器或以液化石油为燃料的火锅有密切关系。1990年欧洲中毒中心和临床毒理学家协会（European Association of Poisons Centres and Clinical Toxicologists，EAPCCT）联合国际化学品安全计划和欧盟委员会（International Programme on Chemical Safety and the European Commission，IPCS and EC）推荐了中毒严重度评分（poisoning severity score，PSS），见表9－6。PSS标准分5级：①无症状（0分）。没有中毒的症状体征。②轻度（1分）。一过性、自限性症状或体征。③中度（2分）。明显、持续性症状或体征；出现器官功能障碍。④重度（3分）。有严重威胁生命的症状或体征；出现器官功能严重障碍。⑤死亡（4分）：死亡。

表9－6　中毒严重度评分

器官与系统	无症状（0分）	轻度（1分）	中度（2分）	重度（3分）	死亡（4分）
消化系统	—	（1）呕吐、腹泻、腹痛。 （2）激惹、口腔小溃疡、Ⅰ度烧伤。 （3）内镜下可见红斑或水肿	（1）明显或持续性的呕吐、腹泻、梗阻、腹痛。 （2）重要部位的Ⅰ度烧伤或局限部位的Ⅱ度或Ⅲ度烧伤。 （3）吞咽困难、呃逆。 （4）内镜下可见黏膜溃疡	（1）大出血、穿孔。 （2）大范围的Ⅱ度或Ⅲ度烧伤。 （3）严重的吞咽困难、呃逆。 （4）内镜下可见透壁性溃疡，伴周围黏膜病变	—
呼吸系统	—	（1）咳嗽、轻度支气管痉挛。 （2）胸部X线片：轻度或无异常	（1）持续性咳嗽、支气管痉挛。 （2）胸部X线片：出现异常，伴有中度症状	（1）明显呼吸功能障碍，低氧需要持续供氧（如严重的支气管痉挛、呼吸道阻塞、声门水肿、肺水肿、急性呼吸窘迫综合征、肺炎、气胸）。 （2）胸部X线片：出现异常伴有重度症状	—

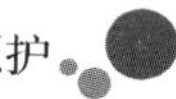

续表 9－6

器官与系统	无症状（0 分）	轻度（1 分）	中度（2 分）	重度（3 分）	死亡（4 分）
神经系统	—	（1）头昏、头痛、眩晕、耳鸣。 （2）烦躁不安。 （3）轻度锥体束外系症状。 （4）轻度胆碱能或抗胆碱能症状。 （5）感觉异常。 （6）轻度的视觉和听力障碍	（1）嗜睡，对疼痛反应正常。 （2）兴奋、幻觉、谵妄。 （3）中度锥体束外系症状。 （4）中度胆碱能或抗胆碱能症状。 （5）局部麻痹但不影响重要功能。 （6）明显视觉和听力障碍	（1）意识丧失。 （2）呼吸抑制或功能障碍。 （3）极度兴奋。 （4）持续癫痫状态。 （5）瘫痪。 （6）失明、耳聋	—
心血管系统	—	（1）偶发早搏。 （2）轻度或一过性血压过高或过低。 （3）窦性心动过缓。心率：成人 50 ～ 60 次/分，儿童 70 ～ 90 次/分，婴儿 90 ～ 100 次/分。 （4）窦性心动过速。 心率：成人 100 ～ 140 次/分	（1）窦性心动过缓。心率：成人 40 ～ 50 次/分，儿童 60 ～ 80 次/分，婴儿 80 ～ 90 次/分。 （2）窦性心动过速。心率：成人 140 ～ 150 次/分。 （3）持续性早搏，心房颤动、心房扑动，Ⅰ度、Ⅱ度房室传导阻滞，QRS 和 QT 间期延长，心肌缺血，明显高或低血压	（1）窦性心动过缓。心率：成人 <40 次/分，儿童 <60 次/分，婴儿 <80 次/分。 （2）心动过速。 心率：成人 >180 次/分。 （3）致命性室性心律失常、Ⅲ度房室传导阻滞、心肌梗死、急性心功能不全、休克、高血压危象	—
代谢系统	—	（1）轻度酸碱平衡紊乱。碳酸氢根 15 ～ 20 mmol/L 或 30 ～ 40 mmol/L，pH7.25 ～ 7.32 或 7.50 ～ 7.59。 （2）轻度水电解质紊乱。钾 3.0 ～ 3.4 mmol/L 或 5.2 ～ 5.9 mmol/L （3）轻度低血糖。 成人血糖 2.8 ～ 3.9 mmol/L 或 50 ～ 70 mg/dL。 （4）一过性高热	（1）酸碱平衡紊乱明显。碳酸氢根 10 ～ 14 mmol/L 或 >40 mmol/L，pH 7.15 ～ 7.20 或 7.60 ～ 7.69。 （2）水电解质紊乱明显。钾 2.5 ～ 2.9 mmol/L 或 6.0 ～ 6.9 mmol/L。 （3）低血糖明显。 成人血糖 1.7 ～ 2.8 mmol/L 或 30 ～ 50 mg/dL。 （4）持续性高热	（1）严重酸碱平衡紊乱。碳酸氢根 <10 mmol/L，pH <7.15 或 pH >7.70。 （2）严重水电解质紊乱。 钾 <2.5 mmol/L 或 >7.0 mmol/L。 （3）严重低血糖。 成人血糖 <1.7 mmol/L 或 <30 mg/dL。 （4）致命性高热或低热	—

续表 9－6

器官与系统	无症状（0 分）	轻度（1 分）	中度（2 分）	重度（3 分）	死亡（4 分）
肝脏	—	轻度血清酶升高：AST、ALT 为 2 ～ 5 倍正常值	中度血清酶升高（AST、ALT 为 5 ～ 50 倍正常值），无其他生化异常（如血氨、凝血异常）或严重肝功能障碍的临床证据	重度血清酶升高（AST、ALT 均大于 50 倍正常值），其他生化指标（如血氨、凝血）异常或肝衰竭的临床证据	—
肾脏	—	轻度蛋白尿/血尿	（1）大量的蛋白尿/血尿。 （2）肾功能衰竭：少尿、多尿，血清肌酐 200 ～ 500 μmol/L	肾功能衰竭：无尿，血清肌酐 > 500 μmol/L	—
血液系统	—	（1）轻度溶血。 （2）轻度高铁血红蛋白血症（10% ～ 30%）	（1）溶血。 （2）明显高铁血红蛋白血症（30% ～ 50%）。 （3）凝血异常，但无活动性出血。 （4）中度贫血，白细胞减少，血小板减少症	（1）重度溶血。 （2）重度高铁血红蛋白血症（>50%）。 （3）凝血异常并伴活动性出血。 （4）重度贫血，白细胞减少，血小板减少症	—
肌肉系统	—	（1）肌肉痛、压痛。 （2）肌酸磷酸激酶 250 ～1 500 U/L	（1）僵硬、痉挛、肌束震颤。 （2）横纹肌溶解。肌酸磷酸激酶 1 500 ～ 10 000 U/L	（1）严重肌疼、僵硬、肌束震颤。 （2）横纹肌溶解症：肌酸磷酸激酶 > 10 000 U/L。 （3）骨筋膜间室综合征	—
局部皮肤	—	不适，Ⅰ度烧伤（发红）或小于体表面积 10% 的Ⅱ度烧伤	占体表面积 10% ～ 50% 的Ⅱ度烧伤（儿童 10% ～ 30%）或Ⅲ度烧伤小于体表面积 2%	占体表面积 >50% 的Ⅱ度烧伤（儿童 10% ～ 30%）或Ⅲ度烧伤大于体表面积 2%	—
眼部	—	不适、发红、流泪、轻度眼睑水肿	（1）剧烈不适、角膜擦伤。 （2）轻度角膜溃疡	角膜溃疡、穿孔，永久性的损伤	—

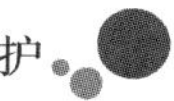

续表 9－6

器官与系统	无症状（0 分）	轻度（1 分）	中度（2 分）	重度（3 分）	死亡（4 分）
叮咬处局部反应	—	（1）局部痉挛、肿胀。 （2）轻微疼痛	（1）明显水肿，局部坏死。 （2）明显疼痛	（1）明显水肿，接连部位水肿，广泛坏死。 （2）重要部位水肿阻碍气道。 （3）剧烈疼痛	—

1．预防

（1）做好宣教，提高认知水平，加强职业教育，提高辨别毒物能力，提高防范意识。

（2）注意食品安全，养成良好习惯，避免食用可能被污染的食物、水源，不吃剩菜、腌制食品。

（3）保持室内空气流通，药品妥善保管，消毒液、各种有害生活物品标记醒目，严加看管。

2．救治及处理

救治原则：①迅速脱离中毒环境并清除未被吸收的毒物；②迅速判断患者的生命体征，及时处理威胁生命的情况；③促进吸收入血液的毒物的清除；④解毒药物的应用；⑤对症治疗与并发症处理；⑥器官功能支持与重症管理。

1）院前急救。

（1）防护措施。参与现场救援的人员必须采取符合要求的个体防护措施，确保自身安全。医护人员应按照现场分区和警示标识，在冷区救治患者（危害源周围核心区域为热区，用红色警示线隔离；红色警示线外设立温区，用黄色警示线隔离；黄色警示线外设立冷区，用绿色警示线隔离）。

（2）脱离染毒环境。切断毒源，使中毒患者迅速脱离染毒环境是到达中毒现场的首要救护措施。若现场中毒为有毒气体，应迅速将患者移离中毒现场至上风向的空气新鲜场所。

（3）群体中毒救治。群体中毒救治，尤其是在医疗资源不足的群体中毒事件现场，应对事件中的毒物接触人员进行现场检伤。现场检伤时一般将中毒患者分为 4 类，分别用红、黄、绿、黑 4 种颜色表示：①红色。必须紧急处理的危重症患者，优先处置。②黄色。可延迟处理的重症患者，次优先处置。③绿色。轻症患者或可能受到伤害的人群，现场可不处置。④黑色。濒死或死亡患者，暂不处置。

（4）现场急救。脱离染毒环境后，迅速判断患者的生命体征，对于心脏停搏患者，立即进行现场心肺复苏术；对于存在呼吸道梗阻的患者，立即清理呼吸道，开放气道，必要时建立人工气道通气。衣服被污染者应立即脱去已污染的衣服，用清水洗净皮肤，对于可能经皮肤吸收中毒或引起化学性烧伤的毒物更要充分冲洗，并可考虑选择适当中和剂中和处理。若毒物遇水能发生反应，应先用干布抹去沾染的毒物后再用清水冲洗，冲洗过程尽量避免热水以免增加毒物的吸收。对于进入眼部的毒物，要优先彻底冲洗，首先应用温水冲洗 10 ～ 15 分钟，必要时反复冲洗；在冲洗过程中要求患者做眨眼动作，有助于充分去除有毒物质。消化道途径中毒若无禁忌证，现场可考虑催吐。尽快明确接触毒物的名称、理化性质和状态及接触时间、吸收量和方式。现场救治有条件时，应根据中毒的类型，尽早给予相应的特效解毒剂。积极进行对症支持治疗，保持呼吸、循环的稳定，必要时通过气管插管减少误吸风险。

（5）患者转运。经过必要的现场处理后，将患者转运至相应医院。在转运过程中，医护人员必须密切观察患者病情变化，随时给予相应治疗。转入医院后，应做好患者交接。

2）院内救治。

（1）清除未被吸收的毒物：根据毒物进入途径不同，采用相应的清除方法。例如，皮肤直接接触中毒，主要清除身体所接触的毒物。若患者现场未行相应毒物清除措施或清除效果不满意，院内应进行毒物清除，具体方法同现场急救。

（2）清除经口、消化道未被吸收的毒物方法。

A. 催吐。对于清醒的口服毒物中毒患者，催吐仍可考虑作为清除毒物方法之一，尤其是小儿中毒患者，但对大多数中毒患者来说，一般不建议催吐。催吐前须注意严格把握禁忌证，包括：①昏迷（有吸入气管的危险）；②惊厥（有加重病情的危险）；③食入腐蚀性毒物（有消化道穿孔、出血的危险）；④休克、严重心脏病、肺水肿、主动脉瘤；⑤近期有上消化道出血或食管胃底静脉曲张病史；⑥孕妇。

B. 洗胃。洗胃为清除经消化道摄入毒物中毒的方法之一，在我国广泛使用。但洗胃可导致较多并发症，如吸入性肺炎、心律失常、胃肠道穿孔等。近 10 多年来，国外循证医学表明，经口服急性中毒患者，多数未从洗胃中获益，相反地，容易增加其发生并发症的风险，尤其是毒（药）物毒性弱、中毒程度轻的急性中毒患者，因此对于这类患者不主张洗胃。然而在我国洗胃是清除胃内毒物的常用方式，相关研究结果显示洗胃能降低急性（尤其是重度）中毒患者的病死率，同时也建议对此结果做进一步循证医学研究。因此，我们建议洗胃的原则为愈早愈好，一般建议在服毒后 1 小时内洗胃，但对某些毒物或有胃排空障碍的中毒患者也可延长至 4 ～ 6 小时；对无特效解毒治疗的急性重度中毒，若患者就诊时中毒已超过 6 小时，酌情仍可考虑洗胃；对于农药（如有机磷、百草枯等）中毒，洗胃要积极；而对于药物过量，洗胃则要趋向于保守。

洗胃建议由专业医务人员操作。

适应证：经口服中毒，尤其是中、重度中毒者；无洗胃禁忌证。

禁忌证：口服强酸、强碱及其他腐蚀剂者；食道与胃出血、穿孔者，如食道静脉曲张、近期胃肠外科手术等。

C. 导泻。导泻也为目前常用清除毒物的方法之一。不推荐单独使用导泻药物清除急性中毒患者肠道内的毒物。常用导泻药有甘露醇、山梨醇、硫酸镁、复方聚乙二醇电解质散等。

适应证：口服中毒患者，在洗胃或（和）灌入吸附剂后使用导泻药物。

禁忌证：小肠梗阻或穿孔，近期肠道手术，低血容量性低血压，腐蚀性物质中毒。

（八）中暑的预防和处理

中暑是指在炎热的夏季或初秋，高温、高湿、强热辐射天气造成人体的体温调节、水盐代谢、循环系统、消化系统、神经系统、泌尿系统等的一系列生理功能改变，一旦机体无法适应，引起正常功能紊乱，则可能造成体温异常升高，从而导致中暑。

1．预防

（1）大量饮水。在高温天气里，不论运动量的大小，都需要增加水分的摄入，不应等到口渴时才喝水。如果需要在高温的环境里进行体力劳动或剧烈运动，至少每小时喝 500 ～ 1 000 mL 凉水，水温不宜过高，饮水应少量多次。高温天气时，不要饮用含乙醇或大量糖分的饮料，因为这些饮料会导致人体失去更多的水分。同时，还应避免饮用过凉的冰冻饮料，以免造成胃部痉挛。对于某些需要限制液体摄入量的患者，高温时的饮水量应遵医嘱。

（2）注意补充盐分和矿物质。大量出汗将会导致体内盐分与矿物质的流失。流失的盐分和矿物质必须得到补充以满足人体正常的需求。如果人们不得不从事体力劳动或者进行剧烈运动，至少每小时喝 500 ～1 000 mL 清凉且不含乙醇的液体。运动饮料可以帮助人们在流汗的过程中补充身体所需要的盐分与矿物质。如果正在进行低盐饮食，应在喝运动饮料或服用盐片之前咨询医生。

（3）注意饮食和休息少食。饮食尽量清淡，不易消化的食物会给身体带来额外的负担。但要注意的是，高温环境下人们更需要摄取足够的热量，因此要补充蛋白质、维生素和钙，多吃水果、蔬菜，保证充足的睡眠，睡觉时避免电风扇或空调直吹。

（4）穿着合适的衣服。应当尽量选择轻薄、宽松及浅色的服装。如果一定要进行室外活动，要注意防晒、降温。可以佩戴宽帽檐的遮阳帽及太阳镜，并涂抹 SPF≥15 的防晒霜。

（5）仔细计划行程。高温天气里应尽量避免外出。如果一定要在室外活动，最好避开正午时段，尽量将时间安排在早晨或者傍晚，并且尽量在背阴处活动或休息，避免太阳直晒。如果需要在高温条件下行走或锻炼，应慢慢开始，逐渐增加强度，让身体慢慢适应外界的环境。当已经感觉到自己的心跳加重且胸闷、憋气，尤其是已经感到头晕、意识模糊、虚弱甚至要晕倒时，应立即停止一切活动，迅速找到背阴或凉爽通风的地方休息。

（6）待在凉爽的环境里。高温天气里应尽量在室内活动。如果条件允许，应立即开启空调。如果家里没有空调，可以借助商场、图书馆等公共场所避暑。哪怕只是待上一小段时间，也可以很好地帮助降温。使用风扇可以暂时缓解热感，然而一旦气温升高至 32 ℃，风扇对减少中暑的发生其效果甚微。用凉水洗脸、擦拭身体，或待在空调房里是最好的降温措施。尽量减少炉灶、烤箱等的使用。若一定需要长时间使用炉灶、烤箱等，则应注意及时补充水分，经常离开厨房，在背阴或凉爽通风的地方休息。

（7）结伴行动，互相关心。需要在高温的环境下工作时，随行者应互相留意彼此的健康状况。若发现有中暑的迹象，要及时采取措施。

（8）关心高危人群。例如，大于 65 岁的老年人，他们身体机能可能无法有效地应对、处理高温给身体带来的伤害，身体对温度改变的感知和响应会变得迟缓；有基础疾病者，尤其患有心脏病、高血压，或正在服用某种药物的人，若服用治疗抑郁症、失眠、血液循环不良的药物，这些人更容易受到高温的影响。高温天气里，对于这些高危人群，建议至少每天上、下午均确认他们的安危，密切关注其是否有中暑的迹象。

2．处理

中暑可表现为热疹、晒伤、热痉挛、热衰竭、热射病。

（1）热疹。热疹的最好处理方法是提供一个凉爽、湿度小的环境，保持患处干燥。使用痱子粉可以适当缓解症状。

（2）晒伤。应尽量避免晒伤，晒伤引起的不适通常很轻微，一般一周以后可以自行缓解，严重晒伤需要到医院进行医治。小于 1 岁的婴儿或出现发热、水泡、严重疼痛时要咨询专业人员。处理晒伤的皮肤时，应注意以下要点：避免反复日晒；晒伤的部位要冷敷，或浸泡在凉水中；在晒伤的地方涂抹保湿乳液，不要使用霜、软膏等质地过于浓稠的护肤品；不要挤破水疱。

（3）热痉挛。停止一切活动，静坐在凉爽的地方休息；饮用稀释、清爽的果汁或运动饮料；即使痉挛得到缓解，之后的几个小时也不要再进行重体力活动或剧烈运动。如果有心脏病史、低盐饮食，或休息 1 小时后热痉挛症状还未消退，要寻求专业医疗处理。

（4）热衰竭。立即饮用凉爽且不含乙醇的饮料、休息、洗凉水澡或擦拭身体、开空调、换上轻便的衣服。如果出现血压下降、脉搏快且虚弱、呼吸急促，并且有浅、轻度脱水、体温稍高或正常，此时，若伴有反胃、腹泻或呕吐，会失去更多体液导致情况恶化，应立即寻求医疗救助。

（5）热射病。若出现头晕，搏动性头痛，恶心，极高的体温（口腔体温大于 39.5 ℃），皮肤红、热且干燥无汗，怕冷，快速沉重的脉搏，意识模糊，口齿不清，不省人事等迹象，应立即试图给患者降温，并寻求周围人帮助，及时拨打急救电话。

（九）暴力行为的预防和处理

暴力行为多数发生在有精神障碍的个体，表现为突然的冲动。可自伤、伤及他人、毁物，以攻击行为最为突出。其产生原因主要是意识障碍、感知觉障碍、妄想支配、精神运动性兴奋、人格障碍、工作人员不当的行为等。

1．预防

（1）做好安全工作，照护者对环境定期整理，及时保管好危险物品，消除不安全因素。

（2）对年长者，定期评估认知功能状态。

（3）保持良好的沟通，了解老年人的需求。

（4）对有基础疾病的个体，定期评估疾病发展状态。

（5）照护者应熟知暴力情绪预警信号，具体预警信号如下：①面色潮红；②大汗；③踱步；④心绪不宁或重复性的运动；⑤极端疲惫；⑥战栗或颤抖；⑦攥拳或咬牙；⑧夸张或暴力性的手势；⑨声音改变；⑩大声说话或吟唱；⑪浅快呼吸；⑫愁眉苦脸、嘲笑和（或）使用诋毁性语言；⑬怒目而视或避免目光接触；⑭侵犯个人空间。

2. 处理

（1）发现被照护者出现异常情绪时，及时反馈和记录，并与其家属沟通，必要时请相关专业人员介入评估，及时发现被照护者异常情绪的早期改变，尽早介入。

（2）暴力行为正在发生时，做好防护，避免正面冲突，必要时可寻求外来援助，如社区工作站或拨打“110”。

二、转运照护

（一）轮椅转运照护

轮椅转运是指借助轮椅对被操作者进行转移的操作技术。

1. 目的

协助被操作者更换体位、转移被操作者。

2. 评估

检查轮椅性能，车轮、椅座、椅背、脚踏板、制动闸完好无损。处于备用状态。

3. 操作

（1）将轮椅推至所需位置。

（2）放置轮椅的椅背与床尾平齐，椅面朝向床头，扳制动闸将轮椅制动，翻起脚踏板。

（3）平铺保护垫在轮椅上。

（4）扶被操作者坐起，观察被操作者有无眩晕和不适，无不适协助其穿好衣物。

（5）嘱被操作者以手掌撑在床面上，撤掉盖被，再扶被操作者坐起，两脚垂床沿，维持坐姿。

（6）协助被操作者穿好鞋子。

（7）上轮椅：①将被操作者双手置于操作者肩上，操作者双手环抱被操作者腰部，协助被操作者下床。注意观察被操作者的变化。②操作者协助被操作者转身，嘱被操作者用手扶住轮椅把手，坐于轮椅中。③翻下脚踏板，协助被操作者将脚置于脚踏板上。④视外出天气情况，携带毛毯，给被操作者进行保暖措施。⑤整理被操作者转换轮椅前的用物。⑥观察被操作者，询问被操作者的主诉，保持沟通，无不适后放松制动闸，推被操作者至目的地。推行中注意观察被操作者。过门槛时，跷起前轮，避免大震动；下坡时，嘱被操作者抓紧扶手，保证安全。

（8）下轮椅：①将轮椅推至操作床的床尾，使椅背与床尾平齐，被操作者面向床头。②扳制动闸将轮椅制动，翻起脚踏板。③移走被操作者身上覆盖物。④协助被操作者站起、转身、坐于床沿。⑤协助被操作者脱去衣物，取舒适卧位。整理好床单位。

4. 注意事项

（1）保证被操作者安全、舒适。

（2）根据室外温度适当增加衣服、盖被，注意保暖。

5. 健康教育

（1）解释搬运过程、配合方法及注意事项。

（2）告知被操作者在搬运过程中，若感到不适应立即向操作者说明，防止意外发生。

（二）平车转运照护

平车转运是指借助平车对被操作者进行转移的操作技术。

1. 目的

运送不能取坐位或者不能起床的被操作者。

2. 评估

检查平车性能，车轮、车面、制动闸等各部件性能良好。

3. 操作

1）推平车至被操作者床旁。

2）评估被操作者：身上有携带导管的，安置好导管，避免导管脱落、受压或液体逆流，根据被操作者病情和体重，确定搬运方法。详细分为以下几种情况：

（1）适用于床上能配合的被操作者——挪动法：①推平车至被操作者床旁，移开床旁桌、床旁椅，松开盖被。②将平车推至床旁与床平行，平车头侧靠近床头，制动制动闸。③协助被操作者将上身、臀部、下肢依次向平车移动。被操作者头部枕于大轮端，操作者制动平车，防止平车滑动。协助被操作者离开平车回到床上时，应协助被操作者先移动下肢，再移动上肢。④协助被操作者在平车上躺好，并注意保暖。

（2）适用于上肢活动自如、体重较轻的被操作者——一人搬运法：①推平车至被操作者床旁，平车头端靠近床尾，使平车与床成钝角，制动制动闸。②松开盖被，协助被操作者穿好衣物。③操作者一手臂自被操作者近侧腋下伸入至对侧肩部，另外一臂伸入被操作者臀下；被操作者双臂过搬运者肩部，双手交叉于搬运者颈后；搬运者双脚前后分开，扩大支撑面，略屈膝屈髋抱起被操作者，稳步移动将被操作者。

（3）适用于不能活动，体重较重的被操作者——二人搬运法：①推平车至被操作者床旁，移开床旁桌、床旁椅，松开盖被。②将平车推至床旁与床平行，平车头侧靠近床头，制动制动闸。③搬运者 A、B 两人站在被操作者同侧床旁，协助被操作者将上肢交叉于胸前。④搬运者 A 一只手伸至被操作者头、颈、肩下方，另一只手伸至被操作者腰部下方；搬运者 B 一只手伸至被操作者臀部下方，另一只手伸至被操作者膝部下方，两人同时抬起被操作者至近侧床沿，再同时抬起被操作者稳步向平车处移动，将被操作者放于平车中央，盖好盖被。搬运者 A 应使被操作者头部处于较高位置，以减轻其不适，抬起被操作者时，应尽量使被操作者靠近搬运者身体。

（4）适用于不能活动、体重超重的被操作者——三人搬运法：①推平车至被操作者床旁，移开床旁桌、床旁椅，松开盖被。②将平车推至床旁与床平行，平车头侧靠近床头，制动制动闸。③搬运者 A、B、C 三人站在被操作者同侧床旁，协助患者将上肢交叉于胸前。④搬运者 A 双手托住被操作者头、颈、肩及胸部，搬运者 B 双手托住被操作者背、腰、臀部；搬运者 C 双手托住被操作者膝部及双足，三人同时抬起被操作者至近侧床沿，再同时抬起被操作者稳步向平车处移动，将被操作者放于平车中央，盖好盖被。搬运者 A 应使被操作者头部处于较高位置，减轻不适。

（5）适用于颈椎、腰椎骨折和病情较重的被操作者——四人搬运法：①推平车至被操作者床旁，移开床旁桌、床旁椅，松开盖被。②将平车推至床旁与床平行，平车头侧靠近床头，制动制动闸。③搬运者A、B分别站于床头和床尾；搬运者C、D分别站于床单位和平车的一侧（骨折患者平车应放置木板，并固定好骨折部位）。④将床单放置于被操作者腰、臀部下方。⑤搬运者A抬起被操作者头、颈、肩；搬运者B抬起被操作者双足；搬运者C、D分别抓住床单四角，四人同时抬起患者向平车处移动，将被操作者放于平车中央，盖好盖被（搬运者应协调一致，搬运者A随时观察被操作者的病情变化）。⑥整理好床单位，松开平车制动闸，推操作者至目的地。

4．注意事项

（1）推送被操作者时，操作者应位于被操作者头部位置，随时注意被操作者病情变化。

（2）推行中，平车小轮端在前，转弯灵活；速度不可过快，上、下坡时，被操作者头部应位于高处，以减轻被操作者不适，并嘱被操作者抓紧扶手，保证安全。

（3）进、出门时，避免碰撞房门。

（4）颅脑损伤、颌面部外伤及昏迷的被操作者，应将头偏向一侧。

5．健康教育

（1）向被操作者解释搬运过程、配合方法及注意事项。

（2）告知被操作者在搬运过程中，若感到不适应立即向搬运者说明，防止意外发生。

（赵佳乐）

参考文献

[1] 曹伟新．外科护理学［M］．3版．北京：人民卫生出版社，2002.

[2] 陈峥．老年综合征管理指南［M］．北京：中国协和医科大学出版社，2010.

[3] 崔焱．护理学基础［M］．北京：人民卫生出版社，2001.

[4] 董蔚慈，蒋群．护理学基础［M］．南京：东南大学出版社，1994.

[5] 段功香，李恩华．护理学基础——基础知识和技能（英文版）［M］．北京：科学出版社，2004.

[6] 贡浩凌．护理作业标准［M］．南京：东南大学出版社，2012.

[7] 何国平，喻坚．实用护理学［M］．北京：人民卫生出版社，2002.

[8] 胡嘉念．烧伤创面处理［M］．北京：科学技术文献出版社，2008.

[9] 黄剑琴，彭嘉琳．养老护理员（基础知识与初级技能）［M］．北京：中国协和医科大学出版社，2005.

[10] 荆瑞巍，曲书泉，郝爱华，等．北京市成人伤害横断面调查［J］．中国预防医学杂志，2008，9（5）：329－333.

[11] 李栓荣．精神障碍护理学［M］．郑州：河南科学技术出版社，2010.

[12] 吕淑琴，尚少梅．护理学基础［M］．北京：中国中医药出版社，2005.

[13] 任长印，刘玉霞．烧烫伤［M］．北京：中国中医药出版社，2005.

[14] 伤害控制指标研究项目总结会材料汇编［C］．卫生部疾病控制局，2009.

[15] 世界卫生组织．疾病和有关健康问题的国际统计分类ICD-10（第10次修订本）［M］．2版．北京协和医院世界卫生组织疾病分类合作中心，编译．北京：人民卫生出版社，2008.

[16] 世界卫生组织．伤害监测指南［M］．段蕾蕾，译．北京：人民卫生出版社，2006.

[17] 世界卫生组织. 伤害与暴力社区调查指南 [M]. 吴凡, 主译. 北京: 人民卫生出版社, 2006.
[18] 宋维, 姚津剑, 朱江, 等. 海南急性中毒诊断与治疗共识 [J]. 海南医学, 2011, 10 (7): 134-140.
[19] 孙素珍, 谢旭光. 心理与精神护理 [M]. 郑州: 河南科学技术出版社, 2008.
[20] 覃朝晖, 于普林, 乌正赉. 老年人跌倒研究的现状及进展 [J]. 中华老年医学杂志, 2005, 24 (9): 711-714.
[21] 覃朝晖, 于普林, 朱晓平, 等. 北京市城市社区1512名老年人跌倒的危险因素分析 [J]. 中华流行病学杂志, 2006, 27 (7): 579-581.
[22] 王淑珍. 烧伤护理冻伤护理300问 [M]. 北京: 科学技术文献出版社, 2004.
[23] 熊静帆, 周海滨, 杨力, 等. 2006—2007年深圳市老年人口伤害特征分析 [J]. 中国热带医学, 2008, 8 (12): 2258-2259.
[24] 闫青, 刘峰. 安全教育与家具改造对预防老年人跌倒的作用 [J]. 中华护理杂志, 2008, 43 (10): 946-947.
[25] 于普林, 覃朝晖, 吴迪, 等. 北京城市社区老年人跌倒发生率的调查 [J]. 中华老年医学杂志, 2006, 25 (4): 305-308.
[26] 于普林, 覃朝晖. 老年人跌倒及预防 [M]. 北京: 华龄出版社, 2005.
[27] 预防伤害与暴力: 卫生部使用指南 [S]. 世界卫生组织, 2007.
[28] 张玉, 陈蔚. 老年跌倒研究概况和进展 [J]. 中国老年学杂志, 2008, 28 (9): 929-931.
[29] 中国疾病控制中心. 公众高温中暑预防遇紧急处理指南 (2014版) [J]. 中国实用乡村医生杂志, 2015 (11): 1-3.
[30] 中国疾病预防控制中心慢性非传染性疾病预防控制中心. 全国疾病监测系统死因监测数据集2006 [M]. 北京: 军事医学出版社, 2010.
[31] 中国医师协会急诊医师分会, 中国毒理学会中毒与救治专业委员会. 急性中毒诊断与治疗中国共识 [J]. 中国急救医学, 2016, 11: 961-974.
[32] 中国医师协会急诊医师分会, 中国毒理学会中毒与救治专业委员会. 急性中毒诊断与治疗中国专家共识 [J]. 中华危重病急救医学, 2016, 28 (11): 966.
[33] 中华人民共和国卫生部. 老年人跌倒技术干预指南 [J]. 中国实用乡村医生杂志, 2012, 19 (8): 1-13.
[34] 周欢, 郝刚. 社区常见急症的处理 [M]. 成都: 四川大学出版社, 2012.
[35] 周利安, 周国泰. 冻伤的治疗 [M]. 北京: 人民军医出版社, 1987.
[36] 周秀华. 急救护理学 [M]. 2版. 北京: 北京科学技术出版社, 2002.
[37] Centers for Disease Control and Prevention (CDC). Fatalities and Injuries from Falls Among Older Adults-United States, 1993—2003 and 2001—2005 [J]. Morbidity and mortality weekly report, 2006 (55): 1221-1224.
[38] GATES S, FISHER J D, COOKE M W. et al. Multifactorial assessment assessment and targeted intervention for preventing falls and injuries among older people in community and emergency care settings: systematic review and meta-analysis [J]. British medical journal, 2008, 19 (1): 130-133.
[39] GERBERDING J L, FALK H. ARIAS I, et al. Preventing falls: how to develop community-based fall prevention programs for older adults [Z]. National center for injury prevention and control, Atlanta, Georgia, 2008.
[40] MARRAFFA J M, COHEN V, HOWLAND M A. Antidotes for toxicological emergencies: a practical review [J]. American journal of health-system pharmacy, 2012, 69 (3): 199-212.

[41] MOWRY J B, SPYKER D A, BROOKS D E, et al. 2014 annual report of the American Association of Poison Control Centers' National Poison Data System (NPDS): 32st annual report [J]. Clinic toxicology, 2015, 53 (10): 962－1147.

[42] SOGN W, YAO J J, ZHU J, et al. Consensus on diagnosis and treatment of acute poisoning in Hainan [J]. Journal of Hainan medical university, 2011, 10 (7): 134－140.

[43] STEVENS J A, MACK K A, PAULOZZI L J, et al. Self-reported falls and fall-related injuries among persons aged > or = 65 years－United States, 2006 [J]. Morbidity and mortality weekly report, 2008, 57 (9): 225－229.

[44] STEVENS J A. SOGOLOW E D. Preventing falls: what works. A CDC compendium of effective community-based interventions from around the world [Z]. National center for injury prevention and control, Atlanta, Georgia, 2008.

第七节　疼痛照护

一、疼痛的护理评估

疼痛评估是进行有效疼痛控制的首要环节，不仅要判断疼痛是否存在，还要评价镇痛治疗的效果。疼痛与其他生命体征不同，它不具备客观的评估依据，而且疼痛的原因和影响因素较多，个体也存在差异。疼痛评估的原则是常规、量化、全面和动态，护士要掌握疼痛评估内容、评估方法及评估的记录。

（一）评估内容

对疼痛的评估应列入护理常规，并全面持续地评估。除患者的一般情况（性别、年龄、职业、诊断、病情等）和体格检查外，还应评估疼痛经历和病史、社会心理因素及镇痛效果等。

1. 疼痛经历和病史

疼痛经历评估包括疼痛的部位、程度、性质、时间、伴随症状、加重和缓解因素，疼痛发生时的表达方式，目前处理和疗效等；病史评估包括既往诊断、既往所患的慢性疼痛情况、既往镇痛治疗及减轻疼痛的方法等。

2. 社会心理因素

社会心理因素包括患者痛苦情况、精神病史和精神状态，家属和他人的支持情况，镇痛药物滥用或转换的危险因素，疼痛治疗不充分的危险因素等。

3. 镇痛效果的评估

镇痛是有效缓解疼痛的重要步骤，镇痛效果的评估包括对疼痛程度、性质和范围的再评估，对治疗效果和治疗引起的不良反应的评价，动态评估为下一步疼痛管理提供可靠的依据。对镇痛效果评估的主要依据是患者的主诉，但在临床实践中，患者的主诉情况有时会给疼痛评估带来障碍，如不报告疼痛或表达有困难等，此时评估要注意患者的客观指征，如呼吸、躯体变化等。

镇痛效果的评估可用百分比量表法及4级法等进行量化。

4级法：①完全缓解。疼痛完全消失。②部分缓解。疼痛明显减轻，睡眠基本不受干扰，能正常生活。③轻度缓解。疼痛有些减轻，但仍感到明显疼痛，睡眠及生活仍受干扰。④无效。疼痛没有减轻。

此外，在对疼痛程度的认识上，患者和医务人员会存在一定的差异，医务人员判断的疼痛程度往往比患者自我感觉的轻。疼痛控制在什么水平会比较理想，不同的患者也有很大的个体差异，不同类型的疼痛对疼痛的控制要求也不一样，同一类型疼痛因疾病不同时期其程度也各异。普遍认同的规律是：以0～10数字评分法为例，创伤后、手术后等急性疼痛，当疼痛评分≤5时，护士可选择护理权限范围内的方法止痛，并报告医生；当疼痛评分≥6时，护士应报告医生，给予有效止痛药物。癌性疼痛患者要求应用三阶梯止痛法使患者达到夜间睡眠时、白天休息时、日间适当活动时基本无痛。

（二）评估方法

1. 交谈法

主要是询问疼痛经历和病史。护士应主动关心患者，认真听取患者的主诉。询问疼痛的部位、牵涉痛的位置及疼痛有无放射；过去24小时和当前、静息时和活动时的疼痛程度；疼痛对睡眠和活动等方面的影响（从0～10代表从无影响到极度影响）；疼痛的发作时间、持续时间、过程、持续性还是间断性、加重和缓解因素及其他相关症状；已采用过的减轻疼痛的措施，目前的疗效，包括疼痛缓解程度、患者对药物治疗计划的依从性、药物不良反应情况等；了解患者过去有无疼痛经历，以往疼痛的特征，既往的镇痛治疗、用药原因、持续时间、疗效和停药原因等情况。在询问时，护士应避免根据自身对疼痛的理解和经验对患者的疼痛程度给予主观判断。在与患者交谈的过程中，护士要注意患者的语言和非语言表达，以便获得更可靠的资料。

2. 观察与临床检查

主要观察患者疼痛时的生理、行为和情绪反应。护士可以通过观察患者的面部表情、体位、躯体紧张度和其他体征来帮助评估疼痛的严重程度，疼痛与活动、体位的关系。观察患者身体活动可判断其疼痛的情况。例如：①静止不动，即患者维持某一种最舒适的体位或姿势，常见于四肢或外伤疼痛者；②无目的乱动，在严重疼痛时，有些患者常通过无目的地乱动来分散其对疼痛的注意力；③保护动作，是患者对疼痛的一种逃避性反射；④规律性动作或按摩动作，这是为了减轻疼痛的程度常使用的动作，如头痛时用手指按压头部、内脏性腹痛时按揉腹部等。此外，疼痛发生时，患者常发出各种声音，如呻吟、喘息、尖叫、呜咽、哭泣等。应注意观察其音调的大小、快慢、节律、持续时间等。音调的变化可反映出疼痛患者的痛觉行为，尤其是无语言交流能力的患儿，更应注意收集这方面的资料。临床检查主要包括：检查患者疼痛的部位、局部肌肉的紧张度，测量脉搏、呼吸、血压及动脉血气有无改变等。

3. 评估工具的使用

可视患者的病情、年龄和认知水平选择相应的评估工具，评估疼痛的程度。

（1）数字评分法（Numeric Rating Scale，NRS）。用0～10代表不同程度的疼痛，0代表无疼痛，10代表重度疼痛，让患者自己圈出或说出能代表其疼痛强度的数字（图9－6）。

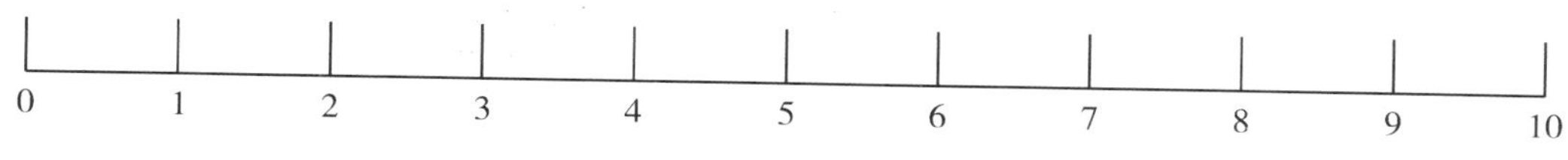

图9－6 数字评分法

（2）文字描述评定法（Verbal Descriptor Scale，VDS）。把一条直线分成5段，每个点均有相应的描述疼痛的文字，分别为“没有疼痛”“轻度疼痛”“中度疼痛”“重度疼痛”“非常严重的疼痛”“无法忍受的疼痛”。

（3）视觉模拟评分法（Visual Analogue Scale，VAS）。在一条直线上不做任何划分，仅在直线的两端分别注明“不痛”和“剧痛”，请患者根据自己对疼痛的实际感觉在直线上标记疼痛的程度。这种评分法使用灵活方便，患者有很大的自由，不需要仅选择特定的数字或文字。适合于任何年龄的疼痛患者，且没有特定的文化背景或性别要求，易于掌握，不需要任何附加设备。对于急性患者、儿童、老年人及表达能力丧失者尤为适用。该法也有利于护士较为准确地掌握患者疼痛的程度及评估控制疼痛的效果。

（4）面部表情测量图。常用的有Wong-Baker面部表情疼痛量表及修订版面部表情疼痛量表（faces pain scale revised，FPS-R），FPS-R原来有7个水平排列的面部表情，修订后改为6个。这些表情表示不同程度的疼痛，评估时由患者指向或说出最能表示其疼痛程度的那张脸。该量表在成人和老年人疼痛强度评估中有较好的信度及效度（图9－7）。

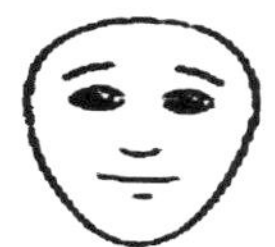
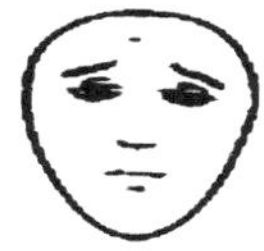
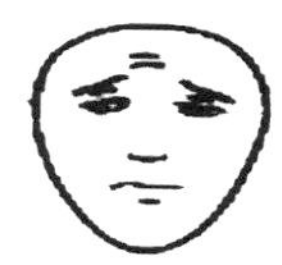
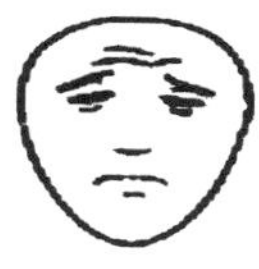
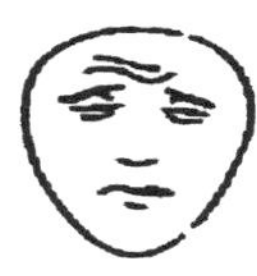
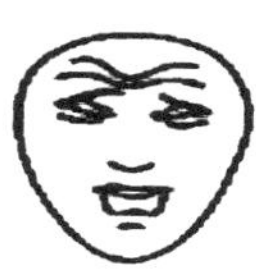

无疼痛　　　　重度疼痛

图9－7 面部表情测量

（5）按WHO的疼痛分级标准进行评估，疼痛分为4级：

0级：无痛。

1级：轻度疼痛，平卧时无疼痛，翻身咳嗽时有轻度疼痛，但可以忍受，睡眠不受影响。

2级：中度疼痛，静卧时疼痛，不能忍受，睡眠受干扰，要求用镇痛药。

3级：重度疼痛，静卧时疼痛剧烈，不能忍受，睡眠严重受干扰，需要用镇痛药。

（6）Prince-Henry评分法。其主要适用于胸腹部大手术后或气管切开插管不能说话的患者，需要在术前训练患者用手势来表达疼痛程度。此法简单、可靠，临床使用方便。可分为5个等级，分别赋予0～4分的分值以评估疼痛程度，其评分方法如下：

0分：咳嗽时无疼痛。

1分：咳嗽时有疼痛发生。

2分：安静时无疼痛，但深呼吸时有疼痛发生。

3分：静息状态时即有疼痛，但较轻微，可忍受。

4分：静息状态时即有剧烈疼痛，并难以忍受。

另外，对无语言表达能力的患者的疼痛评估，除了用特定评估工具和方法外，建议通过多种途径进行疼痛评估，包括直接观察、结合家属或护理人员的描述及对镇痛药物和非药物治疗效果的评估等。

（三）评估记录

评估疼痛并记录评估结果是护理实践的重要组成部分。记录疼痛的方法有许多种，大致可分为两类：由护士完成的住院患者的护理记录和由门诊患者完成的自我护理记录。护士在护理病历中的入院评估单、患者护理记录单及特护记录单关于疼痛的项目中记录患者的疼痛情况。记录内容应突出疼痛的时间，疼痛程度、部位、性质，镇痛方法和时间，疼痛缓解程度，以及疼痛对睡眠和活动的影响等方面。有些疾病的疼痛记录需要有一定的连续性，如癌痛、风湿性疼痛等；有些疾病的疼痛记录需要有短期的评估和记录，如术后、创伤后、产后疼痛等。

二、疼痛的护理措施

疼痛管理的目标是控制疼痛，以最小的不良反应缓解最大程度的疼痛。而有效的护理措施是实现疼痛管理目标的重要保证。

（一）减少或消除引起疼痛的原因

首先应设法减少或消除引起疼痛的原因，避免引起疼痛的诱因。如外伤所致的疼痛，应酌情给予止血、包扎、固定、处理伤口等措施；在胸腹部手术后，患者会因咳嗽或呼吸引起伤口疼痛，术前应对其进行健康教育，指导术后深呼吸和有效咳嗽的方法，术后可协助患者在按压伤口后，进行深呼吸和咳痰。

（二）合理运用缓解或解除疼痛的方法

1. 药物止痛

药物治疗是治疗疼痛最基本、最常用的方法，护士应正确给予镇痛药物。在用药过程中，应注意观察病情，把握好用药时机，正确用药。用药后应评估并记录使用镇痛药的效果及其不良反应。对药物的不良反应，要积极处理，以免患者因不适而拒绝用药。以下主要介绍镇痛药物的分类、镇痛药物的常见给药途径、三级阶梯镇痛疗法的基本原则和内容、患者自控镇痛泵的应用等。

1）镇痛药物的分类。镇痛药物主要分三类：①阿片类镇痛药，如吗啡、哌替啶、芬太尼、阿芬太尼、美沙酮、喷他佐辛等。②非阿片类镇痛药，如水杨酸类药物、苯丙胺类药物，非甾体抗炎药等。③其他辅助类药物，如激素、解痉药、维生素类药物、局部麻醉药和抗抑郁类药物等。临床上在选择药物时，首先，要明确诊断，以免因镇痛而掩盖病情，造成误诊，如急腹症；其次，要明确疼痛的病因、性质、部位及对镇痛药的反应，选择有效的镇痛药或联合用药，以达到满意的治疗效果。

2）镇痛药物的常见给药途径。给药途径以无创为主。常见给药途径：①口服给药法。口服是阿片类药物给药的首选途径，具有给药方便、疗效肯定、价格便宜、安全性好等优点。②直肠给药法。适用于禁食、不能吞咽、恶心呕吐严重的患者。③经皮肤给药法。芬太尼透皮贴剂是目前唯一通过透皮吸收的强阿片类药物，适用于慢性中度疼痛和重度疼痛患者。药物透过皮肤吸收入血，可以避免注射用药所出现的血药峰值浓度，因此在不降低镇痛治疗效果的情况下可明显增加其用药的安全系数。当使用第1剂时，由于皮肤吸收较慢，6～12小时后血清中方可测到其有效浓度，12～24小时达到相对稳定状态。一旦血清药物浓度达到峰值可以维持72小时。该药不适用于急性疼痛患者和爆发性疼痛患者。在使用该药的患者中，有个别患者会出现局部瘙痒、麻木感或皮疹，这些情况在去除贴剂后会很快消失。应注意的是，如果不良反应严重，应及时去除贴剂。④舌下含服给药法。一般多用于爆发性疼痛的临时处理。⑤肌内注射法。水溶性药物在进行深部肌内注射后，吸收十分迅速。但长期进行肌内注射治疗疼痛，存在血药浓度波动大、加快阿片类药物的耐药性、镇痛效果和维持时间不稳定等情况。目前肌内注射法多用于急性疼痛时的临时给药及癌症患者爆发痛时给药，不推荐用于长期的癌痛治疗。⑥静脉给药法。静脉注射是最迅速、有效和精确的给药方式，血药浓度迅速达到峰值，用药后即刻产生镇痛作用，但过高的血浆药物浓度可能会引起不良反应。目前，国内外多采用中心静脉插管或预埋硅胶注药泵，以便连续小剂量给药，减少不良反应的发生。⑦皮下注射给药法。主要用于胃肠道功能障碍、顽固性恶心、呕吐患者和严重衰竭需要迅速控制疼痛的临终患者。

3）三阶梯镇痛疗法的基本原则和内容。对于癌性疼痛的药物治疗，目前临床上普遍采用WHO推荐的三阶梯镇痛疗法。其目的是逐渐升级、合理应用镇痛剂来缓解疼痛。

（1）三阶梯镇痛疗法的基本原则：口服给药、按时给药、按阶梯给药、个体化给药、密切观察药物不良反应及宣教。①口服给药。其特点是方便，能应付各种多发性疼痛，镇痛效果满意，不良反应小，可以减少医源性感染，并将耐受性和依赖性降到最低限度。②按时给药。按医嘱所规定的时间给药，下一次剂量应在前次给药效果消失之前给予，以维持有效血药浓度，保证疼痛连续缓解。③按阶梯给药。选用药物应由弱到强，逐渐升级，最大限度减少药物依赖的发生。④个体化给药。对麻醉药物的敏感度个体间差异很大，所谓合适剂量就是能达到满意镇痛效果的剂量。标准的推荐剂量要根据每个人的疼痛程度、既往用药史、药物药理学特点等来确定和调整。⑤密切观察及宣教。对用镇痛药患者要注意密切观察其反应，要将药物的正确使用方法、可能出现的不良反应告诉患者，其目的是使患者获得最佳疗效并减轻不良反应。

（2）三阶梯镇痛疗法的内容：①第一阶梯。使用非阿片类镇痛药物，酌情加用辅助药，主要适用于轻度疼痛的患者。②第二阶梯。选用弱阿片类镇痛药物，酌情加用辅助药，主要适用于中度疼痛的患者。③第三阶梯。选用强阿片类镇痛药物，酌情加用辅助药，主要用于重度疼痛和剧烈癌痛的患者。三阶梯镇痛药物的常用有效剂量、给药途径和主要不良反应见表9－7。

表 9 – 7　三阶梯镇痛药物

分类	常用有效剂量/mg	给药途径	主要不良反应
第一阶梯：非阿片类			
阿司匹林	250 ～ 1 000	口服	过敏、胃肠道刺激、血小板减少
对乙酰氨基酚	5 000 ～ 1 000	口服	肝肾毒性
布洛芬	200 ～ 400	口服	胃肠道刺激、血小板减少
吲哚美辛	25 ～ 50	口服	胃肠道刺激
萘普生	250 ～ 500	口服	胃肠道刺激
第二阶梯：弱阿片类			
可待因	250 ～ 1 000	口服	便秘、呕吐
	30	肌内注射	头痛
右旋丙氧芬	50 ～ 100	口服	幻觉、精神错乱
氧可酮	200 ～ 400	口服	便秘、恶心
曲马朵	25 ～ 50	口服	头晕、恶心、呕吐
第三阶梯：强阿片类			
吗啡	5 ～ 30	口服	便秘、呕吐
	10	肌内注射	低血压及昏厥、缩瞳
美沙酮	5 ～ 20	口服	便秘、恶心、呕吐
	10	肌内注射	呼吸抑制、蓄积而引起镇静
氧吗啡	6	口服	便秘、恶心、呕吐、低血压眩晕、口干、直立性低血压

在癌痛治疗中，常采取联合用药的方法，即加用一些辅助药物，其目的是减少主药的用量及不良反应。在患者使用药物镇痛时，护士应密切观察有无用药后不良反应，并及时协助处理和帮助缓解不良反应。

4）患者自控镇痛（patient control analgesia，PCA）泵的应用：PCA 泵的运用是指患者疼痛时，通过由计算机控制的微量泵主动向体内注射设定剂量的药物；其符合按需镇痛的原则，既减少了医务人员的操作，又减轻了患者的痛苦和心理负担。PCA 泵是按照负反馈的控制技术原理设计的。医生视患者病情设定合理处方，利用反馈调节，患者自己支配给药镇痛，可最大程度减少错误指令，确保疼痛控制系统在无医务人员参与时关闭反馈环，以保证患者安全。

2．物理止痛

物理止痛指应用各种人工的物理因子作用于患病机体，引起机体的一系列生物学效应，使疾病得以康复。物理因子大致可以分成两大类，即大自然的物理因子和人工产生的物理因子。大自然的物理因子，如日光、海水、空气、矿泉水等；人工产生的物理因子，如电、光、声、磁、热、冷和水等。物理止痛常常可以应用冷、热疗法，如冰袋、冷湿敷或热湿敷、温水浴、热水袋等。此外，理疗、按摩及推拿也是临床上常用的物理止痛方法。一般情况下，高热患者、有出血倾向疾病的患者和结核病患者应禁用物理镇痛，恶性肿瘤患者常规的物理治疗也应慎用，妊娠和月经期下腹部要避免使用物理镇痛，空腹、过度劳累和餐后 30 分钟内也不适宜用强力的物理止痛方法。

3．针灸止痛

根据疼痛的部位，针刺相应的穴位，使人体经脉疏通、气血调和，以达到止痛的目的。一般认为，针刺止痛的机制是来自穴位的针刺信号和来自疼痛部位的痛觉信号，在中枢神经系统不同水平上相互作用、进行整合。在整合过程中，既有和镇痛有关的中枢神经的参与，又有包括内源性阿片肽和 5－羟色胺在内的各种中枢神经递质的参与。

4．经皮神经电刺激疗法

经皮肤将特定的低频脉冲电流输入人体，利用其所产生的无损伤性镇痛作用，来治疗以疼痛为主的疾病的电刺激疗法称为经皮神经电刺激疗法，其主要用于治疗各种头痛、颈椎病、肩周炎、神经痛、腰痛等。其原理是采用冲脉刺激仪，在疼痛部位或附近放置 2 ～ 4 个电极，用微量电流对皮肤进行温和的刺激，使患者感觉有颤动、刺痛和蜂鸣，以达到提高痛阈、缓解疼痛的目的。

（三）提供社会心理支持

对疼痛患者提供社会心理支持十分重要，尤其是对癌痛患者。护士应做到：①告知患者及其家属对疼痛的情绪反应是正常的，而且这将作为疼痛评估和治疗的一部分；②对患者及其家属提供情感支持，让他们认识到疼痛是一个需要讲出来的问题；③告知患者及其家属总会有可行的办法来充分地控制疼痛和其他令人烦扰的症状；④必要时帮助患者获得治疗并提供相关信息，教会患者应对技能以缓解疼痛，增强个人控制能力。

（四）恰当地运用心理护理方法及疼痛心理疗法

1．恰当地运用心理护理方法

（1）减轻心理压力。紧张、忧郁、焦虑、恐惧或对康复失去信心等，均可加重疼痛的程度，而疼痛的加剧反过来又会影响情绪，形成不良循环。患者情绪稳定、心境良好、精神放松，可以增强对疼痛的耐受性。护士应以同情、安慰和鼓励的态度支持患者，与患者建立相互信赖的友好关系。只有当患者相信护士是在真诚关心他，能在情绪、知识、身体等各方面协助其克服疼痛时，才会无保留地把自己的感受告诉护士。护士应鼓励患者表达疼痛时的感受及肯定其对适应疼痛所做的努力，尊重患者对疼痛的行为反应，并帮助患者及其家属接受其行为反应。

（2）控制注意力和放松练习。转移患者对疼痛的注意力和进行放松练习可减少其对疼痛的感受强度，常采用的方法如下：①参加活动。组织患者参加其感兴趣的活动，能有效地转移其对疼痛的注意力，如唱歌、玩游戏、看电视、愉快的交谈、下棋、绘画等。②音乐疗法。运用音乐分散患者对疼痛的注意力是有效的方法之一。优美的旋律对降低心率、减轻焦虑和抑郁、缓解疼痛、降低血压等都有很好的效果。注意应根据患者的不同个性和喜好，选择不同类型的音乐。③有节律按摩。嘱患者双眼凝视一个定点，引导患者想象物体的大小、形状、颜色等，同时在患者疼痛部位或身体某一部位做环形按摩。④深呼吸。指导患者进行有节律的深呼吸，用鼻深吸气，然后慢慢从口中呼气，反复进行。⑤指导想象。指导想象是通过对某特定事物的想象以达到特定的正向效果。让患者集中注意力，想象自己置身于一个意境或一处风景中，能起到松弛和减轻疼痛的作用。在做诱导性想象之前，先做规律性的深呼吸运动和渐进性的松弛运动则效果更好。

2. 疼痛的心理疗法

疼痛的心理疗法是应用心理学的原则与方法，通过语言、表情、举止行为，并结合其他特殊的手段来改变患者不正确的认知活动、情绪障碍和异常行为的一种治疗方法。其目的是解决患者所面对的心理困惑，减少其焦虑、抑郁、恐慌等负性情绪，改善患者的非适应性行为，包括对人、对事的看法和人际关系，并促进人格成熟，能以较为有效且适当的方式来处理心理问题和适应生活。疼痛作为一种主要感觉，受心理、社会因素影响较大，多数研究证实，心理性成分对疼痛性质、程度和反应及镇痛效果均会产生影响，因此，疼痛的心理治疗具有特有的重要地位。疼痛常用的心理治疗方法包括安慰剂治疗、暗示疗法、催眠疗法、松弛疗法与生物反馈疗法、认知疗法、行为疗法、认知—行为疗法、群组心理治疗等。

（五）积极采取促进患者舒适的措施

通过护理活动促进舒适是减轻或解除疼痛的重要护理措施。鼓励患者阐述自我感受，并鼓励患者保持最佳舒适状态，向患者提供舒适整洁的病床单位、良好的采光和通风设备、适宜的室内温湿度等都是促进舒适的必要条件。此外，在进行各项护理活动前，给予清楚、准确的解释，并将护理活动安排在镇痛药物显效时限内，确保患者所需物品伸手可及，均可减轻焦虑，促使患者身心舒适，从而有利于减轻疼痛。

（六）健康教育和随访

根据患者实际情况，选择相应的健康教育内容。一般应包括：说明疼痛的定义、疼痛能被缓解、疼痛对身心的损害作用；解释疼痛的原因和诱因；教导使用评估疼痛的工具、与医生和护士交流疼痛的情况、用预防方法控制疼痛、减轻或解除疼痛的各种技巧等。

1. 指导患者准确描述和客观叙述

指导患者准确描述疼痛的性质、部位、持续时间、规律，并指导其选择适合自身的疼痛评估工具；当患者表达受限时，指导患者采用表情、手势、眼神或身体其他部位示意，以利于医护人员准确判断。告诉患者应客观地向医护人员讲述疼痛的感受，既不能夸大疼痛的程度，也不要忍痛。

2. 指导患者正确用药

指导患者正确使用止痛药物，如用药方法、用药最佳时间、用药剂量、不良反应及应对方法，以及如何使药物达到理想的镇痛效果等。

3. 指导患者正确评价

指导患者正确评价接受治疗与护理措施后的效果。以下内容均可表明疼痛减轻：①一些疼痛的征象减轻或消失，如面色苍白、出冷汗等；②对疼痛的适应能力有所增强；③身体状态和功能改善，自我感觉舒适，食欲增加；④休息和睡眠的质量较好；⑤能重新建立一种行为方式，轻松地参与日常活动，与他人正常交往。

4．指导患者出院后注意事项和随访

交代疼痛患者居家护理注意事项，指导患者疼痛爆发时的自我护理知识和技巧，鼓励并指导患者填写疼痛日记，交代患者按时复诊。对需要随访服务的疼痛患者，建立随访信息并定期随访。

（余梦莹）

参考文献

［1］李小寒，尚少梅．基础护理学［M］．6版．北京：人民卫生出版社，2017.
［2］彭刚艺，刘雪琴．临床护理技术规范［M］．广州：广东科技出版社，2013.

第十章　社会工作者服务

一、什么是社会工作

社会工作是社会建设的重要组成部分，它是一种体现社会主义核心价值理念，遵循专业伦理规范，坚持“助人自助”的宗旨，在社会服务、社会管理领域，综合运用专业知识、技能和方法，帮助有需要的个人、家庭、群体、组织和社区，整合社会资源，协调社会关系，预防和解决社会问题，恢复和发展社会功能，促进社会和谐的职业活动。这一概念从基本要素、工作方法及功能三个方面对社会工作进行描述，比较具体地说明了社会工作的内涵。

老年人社会工作是指老年社会工作机构和老年社会工作者运用社会工作理论与方法，为老年人提供社会保障和社会服务，解决老年人的社会问题，使老年人能够继续参与社会生活、幸福安度晚年的社会工作。

二、社会工作介入整合照护模式的必要性

2015 年，WHO 在其发布的《关于老龄化与健康的全球报告》中将“健康老龄化”定义为：为确保存在严重且持续的内在能力丧失或有相应风险者维持一定水平的功能发挥，通过他人辅助，为其提供必要的支持环境和照护，使其获得基本权利、自由和尊严。同时，WHO 依据其定义提出了关于建立长期照护体系的指导意见：①在地老化，使老年人能够留在社区以维持其社交网络；②支持有偿和无偿照护者的能力建设；③通过照护管理策略和更广泛的合作，促进照护工作的整合；④为长期照护建立可持续的筹资方式。经过发达国家和地区几十年来对长期照护服务体系的探索，长期照护的主流发展方向秉持“就地养老”的照护理念，并以连续性整合照护为其目标。

Uoyd 等归纳了整合照护的功能：一是通过整合照护团队的协调合作，及时根据被照护者的健康状况和需求改善服务，有利于早期预防和延缓失能；二是提高服务的品质和连续性；三是有效率地运用医疗、康复和照料资源，缩短老年人在机构和医院的“压床”时长。基于“就地养老”的理念，我国有必要构建社区居家整合照护体系，将社区多种照护资源有效联结，为被照护者提供适时、适当的以生活照料和机能康复为主、医疗为辅的持续性全面照护服务，打造一个友善的照护环境。

在医养结合的养老机构中，服务对象大部分是失能、失智的老年人，机构的护理员主要从生活上照料老年人，医护人员主要解决入住老年人的身体健康问题，那么老年人的心理健康问题就需要有专业人员的介入，为入住老年人提供专业的服务，帮助老年人

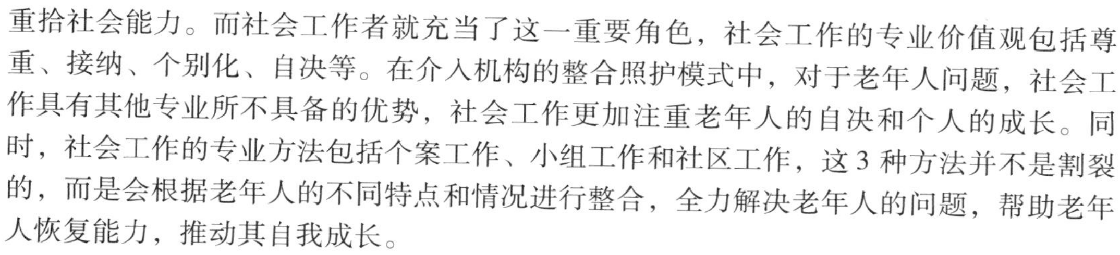

重拾社会能力。而社会工作者就充当了这一重要角色，社会工作的专业价值观包括尊重、接纳、个别化、自决等。在介入机构的整合照护模式中，对于老年人问题，社会工作具有其他专业所不具备的优势，社会工作更加注重老年人的自决和个人的成长。同时，社会工作的专业方法包括个案工作、小组工作和社区工作，这 3 种方法并不是割裂的，而是会根据老年人的不同特点和情况进行整合，全力解决老年人的问题，帮助老年人恢复能力，推动其自我成长。

总而言之，社会工作介入医疗整合照护模式，能够给予照护及时的补充，能够为老年人提供更加全面的、科学化和人性化的服务。

三、社会工作介入整合照护的对象

广义人群：老年人及其家庭。

重点人群：空巢老年人、独居老年人、高龄老年人、伤残老年人、失独老年人等。

四、社会工作介入整合照护评估类型

社区居家养老评估：老年人的独立生活能力、自我管理能力与环境支持条件。

机构养老评估：老年人的需求能否与机构提供的服务相匹配。

老年人个案管理评估：重点评估服务的需求和老年人需求满足状况。

五、社会工作者机构整合照护

（一）专业职责

社会工作的主要目标是使受协助的人能增进社会功能，实现社会角色，以及处理其生活情境中的困难与危机。老年人在其人生旅途的最后阶段当中，与其他人生各阶段一样，也会有因在院的各种状况而产生的问题、应对上的困难和压力，这些压力需要专业社会工作者的介入。

（1）社会工作遵循助人自助的社会工作理念，运用专业社会工作方法，通过专业化、规范化、标准化的社会工作服务，提高在院老年人的晚年生活品质和生命质量。社会工作者并不强调老年人的成长，而是通过提供各种机会，让老年人自我选择适应生活的方式，在功能范围内自我负责，并接受自我的价值。

（2）与机构的整合照护小组共同为申请入住的老年人进行评估，社会工作者会评估老年人的精神状态、家庭情况、经济情况、个人需求、兴趣爱好等方面。以针对评估情况，进行接下来的服务计划。此外，在老年人入住 1 周后，社会工作者会对老年人的心理适应情况再一次进行评估，并及时调整服务计划。

（3）根据在院老年人的情况和需求制订相应的服务计划，及时跟进每位老年人的情况，当老年人遇到困难或问题时，社会工作者需要加强与其他各学科之间的沟通，及时做好老年人的个案服务，并做好相关记录；同时依据优势视角，挖掘老年人的优势和特点，组织开展有益于老年人身心健康的文娱活动和康复类小组，并做好相关活动记录。

（4）在开展个案、小组和活动的基础上，根据在院老年人的特点积极开展特色服务，如音乐治疗、园艺治疗等，并且整合各类资源，加强志愿者的管理工作，定期为老年人提供志愿者探访服务，为老年人提供精神照料，联合更多的力量促使老年人在机构可以活的有自信、有尊严、有价值。

(5) 为有需求的老年人开展安宁疗护服务。作为机构的安宁疗护小组的成员，社会工作者可以为安宁疗护的老年人提供直接和间接的服务，包括情绪支持与疏导、家庭功能的维护、资源链接、与各学科之间的沟通、丧亲辅导等。

(二) 扮演角色

(1) 多学科专业团队的成员。整合照护模式下的老年人服务，在处理复杂问题时，往往涉及多个学科，社会工作者需要加强与成员之间的沟通和交流。

(2) 使能者。社会工作者在处理老年人问题时，应尊重老年人有自我决策、自我引导的能力和权力，尽量让老年人以他们自己的方式去解决和适应问题，以使他们有能力、有意愿自己去改变周围的环境，处理自己的问题。

(3) 协调者。社会工作者面对的个案往往比较复杂，涉及多个部门和学科，社会工作者在帮助老年人解决问题的过程中，需要与多个部门和学科之间沟通和协调，以协商出最优方案为老年人服务。此外，有些个案的服务对象涉及与家人的关系，社会工作者也需要协调老年人与其家人的关系，以解决老年人当前的问题。

(4) 问题解决者。整合照护模式虽然强调专业整合，但是在为老年人具体提供精神服务时，社会工作者起着重要作用，社会工作者不仅要推动其他专业为老年人服务，也要发挥本专业的优势，整合个案、小组、社区的三大方法为老年人提供社会工作服务。遇到问题时，社会工作者要在团队合作过程中不断解决其他专业在具体服务时所遇到的困难。

(5) 陪伴者。老年人由于长期生活在养老机构，家人、朋友的支持不足，尤其在疫情期间，所有的养老机构都实行封闭式管理，老年人的子女无法探望，更是加深了老年人情感上的缺失，这就需要社会工作者的介入，作为陪伴者，尤其是对失能老年人的陪伴者，应增强对老年人的关怀，作为老年人与子女之间的纽带，为老年人提供情感上的慰藉。

(三) 总结反思

(1) 加强社会工作者认同感和社会工作人才队伍的培养。社会工作是一项助人自助的职业，虽然其在养老领域的发展仍有很多的不足，但在养老体系中，尤其是在整合照护模式中发挥着不可替代的作用，因此养老机构需要增强对社会工作者的专业认同感，鼓励和支持社会工作者在整合照护模式中发挥作用。同时，社会工作者只是整合照护模式中的一部分，该服务是否有效不仅与社会工作者有关，也与其他专业部门有关。因此，社会工作者在多专业合作中如何更好地与医生、护士、康复师等更好地互动是极其重要的。这就要求社会工作者不仅要有社会工作的专业素养，也需要有多学科知识的储备。因此，需要培养社会工作者的沟通能力、问题解决能力、学习能力等，鼓励社会工作者积极学习多学科知识，加大对社会工作人才队伍的培训力度，打造一支老年社会工作专业人才队伍。

(2) 促进整合照护模式下的社会工作服务新尝试，探索社会工作介入新模式。整

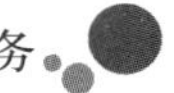

合照护体系是目前深圳市卫生健康委员会在罗湖区开展的建设试点工作，社会工作者的加入对于整合照护社会工作是一个全新的尝试。社会工作者也在结合专业优势，努力探索社会工作在此体系中的服务模式，虽然现在只是开始，但可以肯定的是，这是一个多学科合作的新模式，社会工作者在此体系中也可能承担着多专业合作的多重角色，包括协调、倡导、提供直接服务等。因此，要促进社会工作介入模式的创新，在此模式下，要最大化发挥社会工作作用并对合作团队起到积极的作用，以保证服务的质量。

六、社会工作者社区整合照护

（一）专业职责

（1）日常生活的实际协助。主要为老年人提供各类围绕居家生活的支持性服务，尽可能延长老年人在自己熟悉的家庭环境中生活的时间，通过适当的工作安排防范各种风险，保障老年人生活质量。

（2）为老年人应对日复一日的问题提供实际建议和帮助；针对不同的老年人面临的重复性问题，设计一对一服务方案，主要包括生活照顾、健康教育、志愿者协助、法律援助、精神健康和出行。

（3）教授和指导老年人掌握技能或强化现有的技能；通过小组活动、讲座等形式，教授老年人居家安全、情绪调节、慢病管理、营养健康、压力管理的方法。

（4）专门的社会照顾评估、处置和康复方案，改善个人社会功能；建立联动机制，与社区健康服务中心、医院等机构合作，整合资源对老年人进行评估、处置和制订康复方案，指导老年人和照护者在家训练，提升老年人日常生活能力和社会功能。

（5）建立支持网络。除政府和社区正式支持网络外，社会工作者发动社会和个人共同参与社区整合照护。通过组建志愿服务队，吸纳社区有志于为养老服务事业的志愿者参与其中。通过各类培训与个体督导，逐步建立起管理规范、人员齐备、参与人员广泛的为老年人工作组织网络。

（二）扮演角色

（1）个案管理者。多专业合作中，社会工作者可以通过多专业综合进行需求评估；整合运用社会资源，改善家庭经济状况和家居照护环境；调动家庭照顾经验，配合医护建议的实施；对家属的支持服务；肯定存在和死亡的意义，减少死亡焦虑；哀伤辅导。

（2）使能者。目前社区老年人居家照护者主要以家庭成员和保姆为主，他们普遍年龄大、文化层次低，更需要信息、技术的支持，为提升社区、家庭照护能力，社会工作者需要整合社区内外资源，对社区、家庭工作人员进行居家照护技能培训。

（3）政策宣传者。社会工作者需要熟悉政府的各项政策，为服务对象提供政策支持。

（4）资源整合者。社区内资源丰富，可以给居家照护人群提供人力、财力、物力各方面的支持。社会工作者作为资源整合者，发动社区内志愿者为服务对象提供人力支持，鼓励社区内企业提供资金上的帮扶和物资捐助，整体提升社区温度。

（三）总结反思

对于被照护者而言，社区居家整合照护模式使其生活在熟悉的环境中，从而有助于维持和改善身体机能、心理健康、社会互动，最小化不适应感和约束感，保持独立、尊严和福祉；对于家庭照护者而言，社区居家整合照护的介入，可以减轻其照护负担；对于传统的医疗体系和机构照护而言，社区居家整合照护模式有利于减少非必要的急性医疗资源消耗，提升照护服务品质。对于多重慢性疾病患者及失能老年人的复杂照护服务需求而言，唯有整合照护可将分立的医疗系统与长期照护系统相联结，从而能兼顾照护品质且避免资源浪费，通过照护管理为被照护者提供适宜、连续的服务。

（祁丽平　李文玉　齐海光　赖春华）

参考文献

[1] 白黎，王小平，梁红霞. 医养结合—四元联动整合照护在晚期肝癌患者院外护理中的应用 [J]. 中华现代护理杂志，2019，25（22）：2870－2873.

[2] 陈仪倩. 居家医疗整合照护模式新契机 [J]. 彰化护理，2018，25（3）：5－11.

[3] 李诗薇，于卫华. 医养结合—四元联动整合照护模型的 SWOT-CLPV 分析：以合肥市为例 [J]. 中国初级卫生保健，2020（8）：13－17.

[4] 全国社会工作者职业水平考试教材编写组. 社会工作实务（中级）[M]. 北京：中国社会出版社，2020.

[5] 王蕾. 多专业合作视角下机构失能老人精神需求的社会工作服务策略 [D]. 福州：福建师范大学，2017.

[6] 王思斌. 社会工作概论 [M]. 北京：高等教育出版社，2006.

[7] 徐蕾. 多专业视角下社会工作介入社区晚期癌症患者的过程和方式研究 [D]. 厦门：厦门大学，2015.

[8] 徐佩，王鸿江. 失能老人整合照护模式探析 [J]. 劳动保障世界，2019，547（27）：34－36.

[9] 赵丹霄. 台湾长期照护机构中社会工作角色浅析 [D]. 长春：吉林大学，2016.

[10] 郑雪林. 合肥市医养结合趋势下社会工作介入养老模式探究 [D]. 合肥：安徽大学，2017.

第十一章　整合照护实践案例

第一节　整合照护案例一

一、一般情况

陈某某，男，65 岁，祖籍为广东省湛江市吴川市吴阳镇，初中学历。嗜食海鲜，否认吸烟、饮酒史。已婚已育，配偶因“乳腺癌”去世 6 年。自由职业者，无宗教信仰，平素不爱运动。育有 1 女，31 岁，全职照护患者起居。家中还有女婿和 1 个 2 岁的外孙女。在家人轻度帮助下可自行进食（无吞咽障碍）、洗脸、刷牙，准备好洗澡水后可独立完成洗澡过程，穿衣需要部分帮助，可控制大小便，如厕需要部分帮助，床椅转移需要部分帮助，拄拐可以缓慢行走，上下楼梯需要极大帮助。长期在家中自行扶拐缓慢行走，耐力低，不愿外出，容易跌倒。

二、现病史

老年人因高血压、糖尿病、卒中后遗症复诊，自诉偶发头晕、全身关节疼痛不适等，无头痛，无视物模糊、黑蒙及晕厥，无胸痛、胸闷，无恶心、呕吐等不适症状。精神一般，易激惹，清淡饮食，食欲可，睡眠差，小便正常，大便干结，3 ～ 4 天 1 次大便。体重无明显下降。

老年人体形偏胖，精神欠佳，穿着轻便朴素，轮椅代步，左侧鼻唇沟浅，构音欠清，有些词句需要女儿转述，语声较大，对答切题，容易急躁，表情夸张，喜怒分明。知道自身所患疾病，认为自己瘫痪，外出活动不方便，担心跌倒。

三、既往史

高血压病史 10 年，最高血压为 185/116 mmHg，长期服用硝苯地平控释片等控制血压，血压为（110 ～ 120）/（75 ～ 85）mmHg；糖尿病病史 4 年余，长期服用盐酸二甲双胍片、维格列汀片等控制血糖，空腹血糖波动在 5.0 ～ 6.0 mmol/L；高脂血症病史 6 年余，长期服用阿托伐他汀片治疗。2004 年因“脑出血”、2012 年与 2019 年因“脑梗死”住院治疗（具体不详），目前遗留左上肢肌力Ⅲ级，左下肢肌力Ⅳ级，言语欠清，长期服用阿司匹林、铝镁匹林等。有类风湿关节炎、甲状腺功能减退、情绪冲动和紧张状态、痛风等病史，长期服用硫酸羟氯喹片、左甲状腺素钠片、草酸艾司西酞普兰片等治疗。否认其他病史。

患者双亲已故，死因不详。有高血压家族史。

四、查体

体温36.5 ℃，脉搏63次/分，呼吸20次/分，左侧上肢血压113/82 mmHg、右侧上肢血压为113/79 mmHg，身高173 cm，体重79 kg，腹围102 cm，BMI 26.4 kg/m^2。患者发育正常，营养可。神志清楚，自主体位，左侧偏瘫步态。查体合作。全身皮肤黏膜未见异常，心肺查体无异常。

专科查体：神清，轻度构音障碍，对答切题。双侧瞳孔等大等圆，直径3 mm，对光反射灵敏，无眼震，无复视，双眼外展轻度受限，粗测双眼视力正常。双侧额纹对称，左侧鼻唇沟变浅，伸舌左偏，转颈有力。左上肢肌力Ⅲ级，左下肢肌力Ⅳ级，右侧肢体肌力Ⅴ级；双上肢及左下肢腱反射亢进，右下肢腱反射正常；左侧肢体肌张力增高，右侧肢体肌张力正常。左下肢踝阵挛（+），双侧霍夫曼征（-），左侧罗索里莫征、查多克征（+），右侧罗索里莫征、查多克征（-），双侧巴宾斯基征（+）。浅、深感觉无明显异常。右侧指鼻试验稳准，左侧指鼻试验欠稳准，左下肢跟膝胫试验不稳，左侧偏瘫步态，昂伯氏征（-）。颈无抵抗，布鲁津斯基征、克氏征（-）。

五、辅助检查

2019年11月16日行颅脑MR平扫+MRA检查：①脑桥、双侧基底节、放射冠及半卵圆中心区散在多发小梗死灶，部分为软化灶；②脑白质变性，脑萎缩；③脑动脉硬化；④双侧筛窦炎症。

2020年5月2日查空腹血糖5.5 mmol/L，肌酐107 μmol/L，尿酸495 μmol/L（↑），胆固醇3.2 mmol/L，甘油三酯0.95 mmol/L，低密度脂蛋白1.65 mmol/L；血常规、尿常规、大便常规、肝功能、离子、甲状腺功能、糖化血红蛋白、心电图、胸片、骨密度、腹部超声无明显异常。

六、目前诊断

（1）高血压3级（极高危组）。

（2）2型糖尿病。

（3）脑出血后遗症。

（4）脑梗死后遗症。

（5）高脂血症。

（6）类风湿关节炎（早期）。

（7）甲状腺功能减退症。

（8）痛风。

（9）高尿酸血症。

（10）颈动脉粥样硬化。

（11）双眼白内障。
（12）情绪冲动和紧张状态。
（13）便秘。

七、用药史

（1）硝苯地平控释片 30 mg po qd。
（2）盐酸二甲双胍片 0.5g po tid。
（3）维格列汀片 50 mg po bid。
（4）阿司匹林肠溶片 0.1 g po qd。
（5）铝镁匹林片 101 mg po qd。
（6）阿托伐他汀钙片 20 mg po qd。
（7）甲钴胺片 0.5 g po tid。
（8）硫酸羟氯喹片 0.2 g po qd。
（9）左甲状腺素钠片 50 mg po qd。
（10）草酸艾司西酞普兰片 10 mg po qd。

八、评估量表

（1）基本日常生活活动（Basic Activity of Daily Living，BADL）能力（BADL）评定量表。结果：55 分，中度依赖，大部分需要他人照护。

（2）Tinetti 平衡与步态量表。结果：6 分，有跌倒的危险。

（3）Morse 风险跌倒评估量表。结果：30 分，跌倒中度风险。

（4）MNA-SF。结果：11 分，有营养不良的风险。

（5）简易认知评估量表。结果：无认知障碍。

（6）焦虑自评量表（Self-rating Anxiety Scale，SAS）。结果：标准分 52 分，轻度焦虑。

（7）患者健康问卷抑郁量表（Patient Health Questionnaire-9，PHQ-9）。结果：14 分，可能有中度忧郁症（最好咨询心理医生或心理医学工作者）。

（8）谵妄诊断。结果：无。

（9）FRAIL 量表。结果：衰弱。

（10）疼痛评定。结果：4～6 分，患者疼痛并影响睡眠，尚能忍受。

（11）Braden 压疮危险因子评估表。结果：20 分，低风险。

（12）工具性日常生活活动量表（Instrumental Activities of Daily Living Scale，IADL）。结果：轻度失能。

（13）照顾者负担问卷（Caregiver Burden Inventory，CBI）。结果：46 分，需要照顾者替换服务，或者需要其他对照顾者的服务。

（14）洼田饮水试验。结果：Ⅱ级，两次以上喝完，无呛咳。

九、安全及跌倒评估

患者与其家属居住于某小区单元房 7 楼，有电梯。房子约 60 m^2，两室一厅，患者住一个房间。房子采光欠佳，通风对流一般，室内灯光稍暗。洗手间地板滑、没有扶手。平时由女儿做饭，在客厅进食。

十、药品安全与储存

药品由女儿保存于客厅杂物柜，服药依从性可，能按时按量服药。

十一、营养评估

生病前嗜食海鲜，病后由女儿负责饮食，饮食规律、清淡，荤素搭配。

十二、社会支持系统

家庭经济条件尚可，目前主要是女婿工作维持经济来源。医疗与照护决策由女儿决定。所在小区交通不便，邻居大部分为外地租客，社区相关服务系统不完善。

十三、老年人个人意愿

解决头晕、全身关节疼痛、失眠的问题。不要拖累女儿及女儿的家庭，希望通过康复锻炼后可以恢复部分功能，生活可以自理。

十四、家属意愿

家属神情憔悴，抱怨父亲总爱对自己发脾气。女儿希望父亲脾气不要那么急躁，并且希望父亲身体通过康复锻炼后可以恢复部分功能，生活可以自理。

十五、照护建议

（一）护理照护建议

1．常见护理诊断/问题

（1）活动无耐力。活动无耐力与血压升高所致的心、脑、肾循环障碍有关，与心肌氧供需失衡有关。

（2）睡眠紊乱。睡眠紊乱与精神压力有关。

（3）语言沟通障碍。语言沟通障碍与认知改变、定向力障碍、记忆力缺陷、判断力障碍有关。

（4）营养失调，低于机体需要量。营养失调与饮食中钙、蛋白质、维生素D的摄入不足有关；与吞咽困难、饮食减少和肌强直、震颤所致能量消耗增加有关。

（5）有跌倒的危险。跌倒危险与脑卒中后遗症导致的肢体功能受限有关。

（6）有外伤的危险。外伤危险与视物模糊、低血压反应、意识障碍有关；与烦躁、易激怒和年老体弱有关；与骨质疏松导致骨骼脆性增加有关。

（7）有感染的危险。感染危险与血糖增高、脂代谢紊乱、营养不良、微循环障碍等因素有关。

（8）焦虑。与病情反复、病情迁延、自理能力下降等有关。

（9）知识缺乏。缺乏控制诱发因素及预防脑梗死、心绞痛等发作的知识；缺乏自

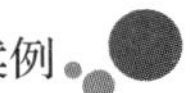

我保健知识及疾病相关知识。

（10）潜在并发症。潜在并发症有肺炎、泌尿系统感染、消化道出血、压疮、失用综合征；糖尿病足、低血糖、糖尿病酮症酸中毒、高血糖高渗状态；心肌梗死。

（11）家庭应对无效。家庭应对无效与疾病进行性加重、患者需要长期照顾、经济和人力困难有关。

2．护理目标

（1）对生活自理缺陷的患者予以对症护理，教会其家属护理要点，提高生活质量。

（2）将血压调整至适宜水平，保护靶器官，改善生活质量，最大限度地降低心血管事件、死亡和致残的风险，延长老年高血压患者的生命。

（3）按照老年人的血糖标准控制，防止及延缓各种并发症的发生，提高其生活质量。

（4）老年人能正确使用药物或非药物的方法减轻或解除疼痛，增加舒适感；患者能按照饮食及运动原则，合理进餐和活动，维持躯体的功能。

（5）减轻或消除症状，改善关节功能，减少致残。

（6）改善与家人的关系，改善心情，改善症状，促进生活自理。

（7）能减轻患者抑郁症状，减少复发的危险；提高生活质量，促进身心健康；减少医疗费用，降低死亡率。

3．护理措施

1）一般护理：提供安静舒适的环境。患者居住的小区，生活不太便利，环境非常杂乱，建议家属做好收拾、改善居住环境及活动空间，改善采光及通风，利于身心调畅。

2）生活指导。

（1）饮食护理：①宜选用低盐、低脂、低热量、高蛋白的清淡饮食，多食新鲜蔬菜、水果、谷类、鱼类，使能量的摄入与需求达到平衡。减少膳食脂肪的摄入，补充优质蛋白，增加含钾多、含钙高的食物；多摄入含钙和维生素 D 丰富的食物，含钙高的食物有牛奶、乳制品、大豆、豆制品、芝麻酱、海带、虾皮等，富含维生素 D 的食物有禽类、蛋、肝、鱼肝油等。戒烟酒，避免咖啡因的摄入，少饮含碳酸饮料，少吃糖和食盐；减少烹饪用盐及含盐量高的调料，少食各种盐腌食品，多食蔬菜和水果；每餐不宜过饱。②只有饮食控制好，口服降糖药或应用胰岛素才能发挥好的疗效。老年人的饮食宜低盐、低脂、低糖、高维生素、富含蛋白质，多食粗纤维食物，忌食含糖丰富的食物。老年人除一日三餐外，可在早餐和午餐之间、午餐和晚餐之间及夜间临睡前适当加餐。但加餐的食物量应在中餐和晚餐中扣除，均衡饮食。维生素 B 能有效地降低阿尔茨海默病的发病率。③由于患者肌张力增加，胃肠蠕动能力相对减弱，应指导患者平衡膳食、不偏食、细嚼慢咽、食物品种多样化，防止便秘。

（2）运动管理：①日常生活。老年人左侧偏瘫步态，鼓励老年人完成力所能及的事，如穿衣、沐浴等。指导患者穿宽松、棉质、柔软、穿脱方便的衣服；穿衣顺序是先患侧后健侧，脱衣则相反；不宜穿系带的鞋子；衣服和鞋穿着要合适，且利于活动；尽量避免弯腰、负重等动作。指导患者维持良好姿势，改变姿势时动作应缓慢；正确使用轮椅。防止跌倒和损伤，如光线应充足，避免地面光滑或潮湿，卫生间和楼道安装扶手等。指导老年人选择舒适、防滑的平底鞋；裤子或裙子不宜过长，以免上下楼梯时踩住裤子或裙子摔倒；日常用品放在方便拿取之处。②如厕训练。患者便秘，应养成其定时排便的习惯，若活动障碍，可利用便器在床上排便。可自行如厕者，要有人陪护，以便帮助患者穿脱裤子和观察病情。③锻炼和劳动。适当锻炼和劳动能使血液循环加快、大脑供血量增加，如活动手指、转动健身球能直接刺激脑细胞，延缓脑细胞衰老，防止脑退化。

3）康复指导：①运动。糖尿病周围神经病变可引起感觉和运动功能障碍。感觉功能的康复可通过运动功能康复实现，其包括平衡训练和耐力训练。能运动的老年人，每天进行适当的体育活动以增加和保持骨量；因为疼痛而活动受限的老年人，指导其维持关节的功能位，每天进行活动训练，同时进行肌肉的等张收缩训练，以保持肌肉的张力，每小时尽可能活动身体数分钟，如上下甩动臂膀、扭动足趾、做足背屈和跖屈等。运动功能的训练要循序渐进，对肢体瘫痪患者在康复早期即开始做关节被动运动，幅度由小到大，由大关节到小关节，以后应尽早协助其下床活动，先借助平行木练习站立、转身，后逐渐借助拐杖或助行器练习行走。②语言。可根据患者喜好选择合适的图片或读物，从发音开始，按照字、词、句、段的顺序训练老年人说话。训练时护理人员应仔细倾听，善于猜测询问，为患者创造良好的语言环境。③协调。协调能力训练主要是训练肢体活动的协调性，先集中训练近端肌肉控制力，后训练远端肌肉控制力，训练时注意保证患者安全。

4）用药护理（特殊用药健康宣教）：①α－葡萄糖苷酶抑制剂。其应与第一口饭同时服用，服用后常有腹部胀气等症状。应定期监测血糖，了解血糖控制水平；合理用药，不要随意减量或停用药物；鼓励患者多饮水。②溶栓和抗凝药物。应严格掌握药物剂量，监测出凝血时间和凝血酶原时间，观察有无黑便、牙龈出血、皮肤瘀点及瘀斑等出血倾向，密切观察症状和体征的变化。③多晒太阳可促进肠对钙的吸收及肾小管对钙、磷的重吸收，因此增加户外活动、多晒太阳可生成更多可利用的维生素 D，有利于预防骨质疏松症。

5）知识宣教：①向患者及其家属讲解脑梗死的病因、表现、就诊时机、治疗及预后关系。解释药物的使用方法及副作用。心房颤动是老年人脑栓塞的常见病因，因此对心房颤动的老年人应遵医嘱长期预防性使用抗凝剂或抗血小板聚集药。②糖尿病是慢性全身性疾病，很难根治，其治疗是长期的过程，这就需要糖尿病患者做好自我管理，做到自我心理调整、病情监测、饮食控制、体育锻炼与药物治疗。考虑到老年人理解力差、记忆力减退，应注意使用通俗易懂的语言耐心细致地向老年人讲解糖尿病的病因、临床表现、治疗和护理方法等。③对老年人进行面对面宣教，使其了解高血压的有关知识，提高防治高血压的技能和自信心，让老年人明确监测血压、坚持治疗的重要性，避免出现不愿服药、不难受不服药、不按医嘱服药的三大误区，养成定时、定量服药，以及定时、定体位、定部位测血压的习惯。

6）预防并发症：重点是预防低血糖反应。指导老年人及其家属了解低血糖反应的诱因及临床表现，一旦出现心悸、头晕、出汗、软弱无力、肌肉颤抖等低血糖反应时，

应尽快补充糖分（如随身携带的糖果、巧克力等）以解除脑细胞缺糖的症状。

7）睡眠管理：失眠也是老年人常见的症状，白天要嘱咐患者少卧床，多活动，同时对患者夜间的睡眠要进行观察，多与患者谈心、交流，对其进行适当的鼓励。老年人白天睡眠应控制在1小时左右，每天保证有6～8小时的睡眠，夜间不让其单独居住，以免发生意外。

8）安全管理：①防跌倒。房间内、浴室及厕所的地面保持干燥。洗手间应铺防滑垫，厕所或厅室墙壁上安装扶手。患者床边应设置保护栏杆，单独活动时应有人陪伴或搀扶。外出行走勿穿拖鞋，要穿防滑鞋。②防走失。应避免老年人单独外出。外出时让老年人带上记有家庭地址、电话号码和回家路线的卡片，或佩戴GPS微型智能定位手环，以防走失。

9）心理护理：①情绪调畅。鼓励患者及其家属保持良好的心态，使用正向的调适方法，学会自我控制和自我减压。②精神调适。指导老年人要面对现实，合理安排生活，多与社会保持密切联系，常动脑。子女不仅要在生活上给予老年人照顾，同时要在精神上给予其关心，提倡精神赡养。告知患者应尽量避免过劳、情绪激动、用力排便、寒冷刺激；保持乐观心态，提高应对突发事件的能力，避免情绪过分激动。③劳逸结合，生活规律，保证充足的睡眠，避免过度脑力劳动和体力负荷。创建适合老年人的和谐家庭和社会环境，建立和谐的人际关系，不断给予老年人精神安慰和生活调养，丰富生活内容，如经常看电视，鼓励适当参加一些力所能及的社会活动，以转移其对疾病的高度关注，逐步引导老年人正确认识疾病，对自暴自弃者应多提供积极的信息使其看到希望，增强战胜疾病的信心。④满足需求。当老年人在生理上存在着听力和视力下降时，尽量避免一切应激源，应尽量按老年人原有的生活习惯设置周围环境，使其感受到家的氛围。了解老年人过去的生活习惯和喜好，尽量满足其需要。⑤尊重患者，给予同情理解。家属与老年人倾心交谈，鼓励其表达内心的感受，明确老年人忧虑的根源。学会同情理解老年人的感受，鼓励老年人表达内心的情感，指导并帮助老年人正确处理面临的困难，对任何一点进步都要予以肯定，通过问题的解决证实老年人的能力和价值，增强其战胜疾病的信心。安慰老年人，解除其紧张不安情绪，以减少心肌耗氧量。教会家属照顾老年人的方法和技巧，引导家属为老年人提供适于交流的氛围。

10）定期随访，做好监测。家庭最好自备血压计，每天由家人定时测量血压并记录，尤其是在有自觉症状或情绪波动时，应及时测量，发现血压高于正常时应及时补充必要的药物或到医院就诊。另外，还须定期复查血糖、尿常规、血液生化、心电图及眼底等。

（二）用药照护建议

（1）铝镁匹林片主要成分为阿司匹林，与阿司匹林肠溶片合用，属于重复用药，会增加出血风险。铝镁匹林存在引起便秘的不良反应，建议停用；若存在消化道症状，建议换用H_2受体阻滞剂或PPI护胃。

（2）维格列汀根据说明书一般1天3次，且不建议超过100 mg/d，该患者使用每次50 mg tid，属于超说明书用药。建议维格列汀调整为50 mg bid，二甲双胍用至足量1 g bid。监测患者空腹血糖、餐后血糖情况，再进行药物调整。

(3) 对于患者全身关节疼痛不适症状，建议重新评估是类风湿关节炎还是骨关节炎，以及类风湿关节炎的控制情况，若不存在禁忌证，首选治疗药物为甲氨蝶呤或柳氮磺吡啶，非甾体抗炎药可做桥接治疗，建议选用对心脑血管风险小的 COX-2 抑制剂。

(4) 对于患者便秘情况，首先区分是器质性还是功能性，若无器质性病变，在生活方式改善（膳食纤维摄入、顺时针按摩腹部等）的前提下，停用铝镁匹林，建议选用乳果糖口服液、聚乙二醇散等药物进行治疗。

（三）心理照护建议

(1) 是否处于情绪冲动和紧张状态？

(2) 服用左甲状腺素钠片、草酸艾司西酞普兰目的？时间？

(3) 目前的情绪：抑郁？焦虑？

(4) 情绪的背景：丧偶事件的影响多大？脑疾病本身的症状？继发躯体疾病的情绪反应？

(5) 神经内科和康复科评估的康复报告：理论上能达到的最大康复效果。

(6) 建议：心理卫生专业人员（精神科医师），结合神经内科和康复科的功能评估状况，对情绪和药物治疗做出评估，制订支持性心理治疗计划。

（四）社会工作方面照护建议

(1) 家庭环境。协助联系居住地社区给老年人安装地板防滑条，马桶、浴室、洗手台安装扶手，与家属沟通桌凳安装防撞护具，以及在卧室安装高亮灯泡。

(2) 做好患者信息登记，与居住地社区健康服务中心取得联系，做好老年人免费体检、健康管理等工作；联系居住地的社区给老年人申请颐养卡，享受相关政策优惠。

(3) 根据现有收集到的信息，了解到老年人由于失能问题，产生轻度抑郁情绪。对比制订计划，每周至少 1 次外出活动；联系工作站，邀请老年人经常参加社区活动，发掘老年人的兴趣爱好；增加亲友陪护时间，积极恢复肢体功能，最大程度恢复其社会功能。

(4) 家属支持。动员社区志愿者协助给予案主精神上的关注，帮助康复治疗，恢复生活处理能力；指导家属了解简单的康复知识。

（五）康复照护建议

(1) 运动量不宜过大。训练强度要由小到大，使老年人有一个适应的过程，逐渐恢复体力。

(2) 开始康复训练的时间越早越好。一般来说，只要病情稳定，生命体征（即体温、呼吸、脉搏、血压）平稳，就可以开展康复训练。

(3) 结合日常生活进行训练。鼓励老年人自己做事，如更衣、梳洗、进食等。减少其对家庭的依赖，提高其独立生活能力。

(4) 站立平衡训练。老年人双手交叉握，上肢前伸，头和躯干前倾，重心前移超过膝关节，然后抬起臀部，髋、膝伸展而站立，帮助老年人重获垂直感，渴望能站立行走。每天训练 3 ～ 4 次，每次 30 ～ 45 分钟。

(5) 患肢关节活动度训练，肌力训练。

（6）若在训练过程中出现其他疾病（如感冒等）则应暂停训练。

（7）步行训练。随着老年人站立平衡和负重能力的提高，对其进行扶杆步行训练：健侧上肢向前扶杆→患侧下肢跟进→再健侧下肢上前 1 步。每天训练 3 ～ 4 次，每次 30 ～ 45 分钟。

（六）营养照护建议

1）该老年男性身高 173 cm，体重 79 kg，腹围 102 cm，BMI26.4 kg/m^2，属于超重。

2）营养建议。低盐、低脂、低嘌呤糖尿病饮食，全天目标能量为 1 500 kcal，该患者既往进食情况不明，建议：

（1）食盐控制在每天不超过 3 g，减少味精、酱油等含钠盐的调味品用量，少吃榨菜、咸菜和酱制食品，减少含钠盐量较高的各类加工食物（如咸菜、火腿、咸鱼、腊肉、香肠等）的摄入以达到控盐目的。

（2）少吃高脂肪食物。例如，肥肉、烧鹅、腊肠、油炸土豆片、黄油、牛油、奶油蛋糕等。食物制作时选用蒸、煮、拌等少油的烹调方法；烹调不用猪油、棕榈油、黄油等，可选用大豆油、玉米油、茶油、花生油、芝麻油等植物油；食用植物油应小于 25 g/d；避免老火汤；剔除禽类的皮。

（3）避免食用肝脏和肾脏等动物内脏，贝类、牡蛎和龙虾等带甲壳的海产品及浓肉汤、肉汁等。嘌呤是水溶性的，肉类焯水再烹调。

（4）主食和水果：①主食定量，粗细搭配，全谷物、杂豆类占主食摄入量的 1/3；②水果不宜多吃，当血糖控制较理想时（空腹血糖低于 7.0 mmol/L，餐后血糖低于 9.8 mmol/L，可选择含糖低的水果，如樱桃、葡萄、草莓、橙子等。饭后不宜马上吃水果，吃水果的时间一般选在两餐之间，如上午 9 时至 10 时或下午 3 时至 4 时。可自己记录摄入水果的品种和数量，监测血糖变化，找到适合自己的“水果规律”。每天水果的摄入量控制在 100 ～ 200 g。并计算到每天总热量中。如果水果多吃了，就要减少相应的主食量。例如，摄入 200 g 苹果，应减少主食 25 g（约 1/4 平碗米饭）。选择完整的新鲜水果，不能用果汁、水果罐头等代替。③每天蔬菜摄入量约 500 g，深色蔬菜占 1/2 以上。

（5）食谱。

早餐：燕麦牛奶（燕麦 15、低脂纯牛奶 250 mL）；煮鸡蛋 1 个。

上午加餐：蒸红薯 50 g；圣女果 50 g。

午餐：米饭（大米 50 g、红米 25 g）；清蒸鱼［罗非鱼（含骨头）90 g］；丝瓜肉丝（丝瓜 250g、瘦肉 25 g）；油 12 g。

下午加餐：腰果 10 g；苹果 100 g。

晚餐：米饭（大米 50 g、小米 25 g）；白切鸡［鸡（含骨头）90 g］；白灼菜心（菜心 250 g）；油 12 g。

晚上加餐：苹果 100 g。

以上食谱提供能量为 1 509 kcal，蛋白质为 65 g。

（6）监测患者进食量。若能量摄入小于目标量的 60%，应给予口服营养制剂以增加机体的能量和蛋白质摄入量，改善机体的营养状态，增加握力等机体功能，提高生活质量。

十六、整合照护团队困惑点

（1）如何协调全科医生、全科护士、康复师、心理治疗师、药师、营养师、社会工作者不同岗位人员的协作与交流，由谁来负责连接和统筹？

（2）如何建立符合罗湖区现状的管理模式？（主要以各社区健康服务中心建立家庭病床为主，无法将老年人集中到照护机构统一管理；社区健康服务中心人员有限，医护人员无法满足较大规模的上门服务。）

（深圳市罗湖医院集团整合照护团队）

第二节　整合照护案例二

一、一般情况

刘某某，男，77 岁。出生于广东河源，初中学历。初中毕业后到深圳工作，后长期居住在深圳，无疫区旅居史及疫水接触史，生活起居规律，否认粉尘、毒物、放射性物质、传染病患者接触史，无吸烟、嗜酒等不良嗜好。无重大精神创伤史。2020 年 5 月丧偶，配偶因“肺癌”去世。患者无宗教信仰，无个人喜好，饮食无特殊，退休前为医院后勤管理人员。自 2014 年 10 月发生脑梗死后出现左侧肢体偏瘫，行动不便，之后日常生活需要他人照顾，行动需要轮椅辅助，保姆日常对其进行四肢被动按摩训练，其无法进行自主运动。

家庭成员间因赡养老年人问题关系稍紧张。二女儿因在照顾老年人过程中时感压力过大、容易烦躁焦虑，偶与老年人发生口角，老年人容易出现心情抑郁，偶有自杀念头。

已育 2 子 2 女，均已婚，最初由小儿子照顾，因照顾负担重，影响家庭夫妻关系，致离婚；后其赡养主要由二女儿负责，二女儿是医护人员，工作繁忙、压力大，日常生活主要由保姆负责照顾。大女儿身体状况欠佳，大儿子一般情况可，平日较少照顾该老年人。

二、现病史

患者于 2014 年 10 月 8 日无明显诱因出现左侧肢体无力就诊，住院并被诊断为“急性脑梗死”。经降脂稳斑、降血压、降血糖等对症治疗后病情好转出院，出院后遗留左侧肢体无力伴行动不便，时有呛咳，左侧下肢末端麻木，偶感夜间胸闷，无伴胸痛及放

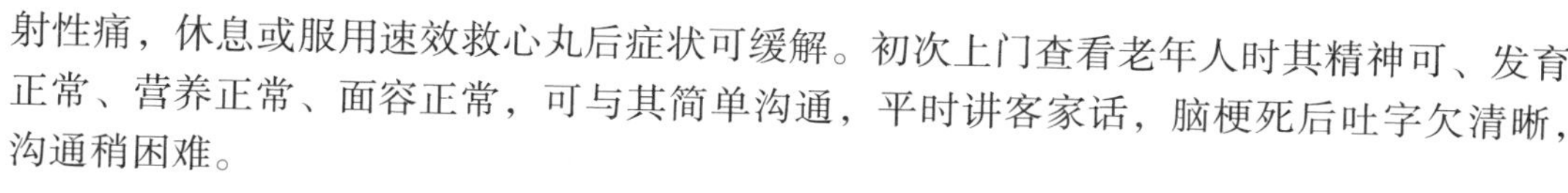

射性痛，休息或服用速效救心丸后症状可缓解。初次上门查看老年人时其精神可、发育正常、营养正常、面容正常，可与其简单沟通，平时讲客家话，脑梗死后吐字欠清晰，沟通稍困难。

三、既往史

有高血压3级（很高危组）病史10年余；有2型糖尿病病史10年余；有高脂血症病史；有冠心病病史，偶有夜间胸闷，无伴胸痛及放射性痛，休息或服用速效救心丸后症状可缓解，未行冠脉造影等专科检查及复诊；有骨质疏松症、睡眠障碍、便秘、痔疮、脑萎缩、湿疹等病史。无家族遗传病病史，未预防接种肺炎、流感等疫苗。

四、老年病症候群

有高血压病、2型糖尿病、高脂血症、冠心病、骨质疏松症、睡眠障碍、便秘、痔疮、脑萎缩、湿疹等病史。未使用留置的胃管、尿管。

五、查体

体温36.4 ℃，呼吸18次/分，脉搏78次/分，血压120/72 mmHg，自测随机血糖10.8 mmol/L。皮肤松弛，全身可见数个散在红色皮疹、少许脱屑，见抓痕，左手掌可见暗红色裂纹。双眼近视，视力稍下降，双侧听力稍下降。双肺呼吸音粗，双肺底未闻及干湿性啰音。心律齐，各瓣膜听诊区未闻及病理性杂音。言语含糊不清。左侧鼻唇沟变浅，口角右歪，伸舌偏左。右侧肢体肌力Ⅴ级，左上肢肌力Ⅱ级，左下肢肌力Ⅰ级。四肢肌张力正常。生理反射存在，病理反射未引出。双侧肢体痛温觉、触觉对称正常，双下肢无水肿。

六、辅助检查

2019年10月22日查血常规：白细胞 $11.79\times10^{9}\ L^{-1}$，中性粒细胞百分比76.6%，淋巴细胞百分比13.3%。血糖检测：空腹血糖8.0 mmol/L，糖化血红蛋白7.5%。血脂组合：甘油三酯1.20 mmol/L，总胆固醇3.53 mmol/L，高密度脂蛋白0.94 mmol/L。凝血功能：凝血酶时间21.0 s。过敏原检测：尘螨组合（+），猫毛（+）。肝功能、肾功能、离子组检均未见异常。

2019年2月行头颅MRI检查：①右侧额叶、颞叶脑软化灶。②脑干、双侧颞叶、右侧基底节区SWI可见小斑片样低信号，相位图为高信号，考虑陈旧性出血后含铁血黄素沉积所致磁场不均匀。③脑白质脱髓鞘改变，脑萎缩。

2020年3月10日复查血常规：白细胞 $12.40\times10^{9}\ L^{-1}$，中性粒细胞百分比76.1%，淋巴细胞百分比15.0%。血糖检测：空腹血糖9.9 mmol/L，糖化血红蛋白8.2%。血脂组合：甘油三酯1.99 mmol/L，总胆固醇3.22 mmol/L，高密度脂蛋白0.75 mmol/L，低密度脂蛋白1.79 mmol/L。肝功能：白蛋白29.5 g/L，球蛋白44.4 g/L，白蛋白/球蛋白比值0.66。离子组检查：钠134 mmol/L，氯98 mmol/L，铁6.5 μmol/L。肾功能未见异常。

七、目前诊断

（1）脑梗死后遗症。

（2）2 型糖尿病。

（3）高血压 3 级（很高危组）。

（4）冠心病（不稳定型心绞痛）心功能Ⅰ级。

（5）高脂血症。

（6）睡眠障碍。

（7）骨质疏松症。

（8）便秘。

（9）脑萎缩。

（10）痔疮。

（11）湿疹。

（12）低蛋白血症。

八、用药史

有高血压 3 级（很高危组）病史 10 年余，一直服用缬沙坦氨氯地平片（85 mg qd）降血压治疗，血压为（110 ～ 140）/（70 ～ 90）mmHg。有 2 型糖尿病病史 10 年余，2019 年 2 月 10 日因“血糖控制不佳”住院治疗，经治疗后患者病情好转出院，出院后予阿卡波糖片 50 mg tid、瑞格列奈片 1 mg qd 及皮下注射重组甘精胰岛素 14 IU qn 降血糖治疗。出院后自行停用胰岛素治疗，血糖控制欠佳，空腹血糖为 6 ～ 10 mmol/L，随机血糖为 10 ～ 14 mmol/L。有高脂血症病史，一直服用瑞舒伐他汀钙 10 mg qd 降脂治疗；有冠心病病史，长期规律服用阿司匹林肠溶片 0. 1 g qd 治疗；有骨质疏松症、睡眠障碍、便秘、痔疮、脑萎缩、湿疹等病史。

九、评估量表

（1）BADL 评定量表评分 10 分。

（2）MNA-SF 评分 12 分，无营养不良的风险。

（3）Morse 评分 45 分，跌倒中度风险。

（4）MMSE 评分 20 分，为轻度痴呆，定向力、回忆能力、语言能力均出现下降。

（5）SAS 评分 36 分，PHQ-9 评分 18 分，可能有中重度忧郁症，建议咨询心理医生或精神科医生。

（6）洼田饮水试验Ⅲ级，吞咽功能异常。

（7）CBI 评分 73 分，意味着需要照顾者替换服务。

十、安全及跌倒评估

（1）居室环境。居室为出租屋房，面积约 90 m^2，3 室 1 厅 1 卫，无阳台，共同居住 5 人，同住者为二女儿夫妇及外孙、保姆，居室内杂物多、物品摆放杂乱无序，活动

空间小，通风条件差，采光一般，屋内地板为木地板、较潮湿，空间显压抑。

（2）使用辅助工具。日常活动需要简易轮椅辅助，大小便、洗漱由保姆搀扶照顾。

（3）家庭应急装备。家中无按铃等应急装备，但备有急救药品“速效救心丸”。

十一、药品安全与储存

药品摆放杂乱；服药较为规律，偶有漏服；药品堆放在桌面，物品杂乱，无人定期整理药品。

十二、营养评估

（1）餐桌上常摆放生活杂物，有少许剩饭剩菜，冰箱空间小，摆放有腌制食品。

（2）进食方式。老年人自己可用汤匙进食，进食速度慢，用筷子夹食需要他人帮助，进食主要为半流质饮食。

十三、社会支持系统

老年人由二女儿照顾，经济费用由子女们共同分担。无邻里、社会工作者、义工等照顾支持。经济来源稍紧张。居住房屋为租住的女儿单位邻近的小区房，有电梯，楼下有较小的活动空间。

十四、老年人个人意愿

老年人个人最需要解决的问题是皮肤瘙痒情况，经皮肤科多次用药效果欠佳。

十五、家属意愿

保姆日常照顾及护理不周到，急须找一个细心且耐心的保姆，能在医护人员指导下，对老年人加强护理。

十六、照护建议

（一）护理照护建议

1．常见护理诊断/问题

（1）躯体活动障碍。躯体活动障碍与偏瘫或平衡能力降低有关。

（2）吞咽障碍。吞咽障碍与意识障碍或延髓麻痹有关。

（3）生活自理缺陷。生活自理缺陷与认知改变、定向力障碍、记忆力缺陷、判断力障碍有关。

（4）活动无耐力。活动无耐力与血压升高所致的心、脑、肾循环障碍有关；与心肌氧供需失衡有关。

（5）睡眠紊乱。睡眠紊乱与精神压力有关。

（6）语言沟通障碍。语言沟通障碍与认知改变、定向力障碍、记忆力缺陷、判断力障碍有关。

（7）营养失调，低于机体需要量。其与饮食中钙、蛋白质、维生素 D 的摄入不足有关；与吞咽困难、饮食减少，以及肌强直、震颤所致能量消耗增加有关。

（8）疼痛。疼痛与血压升高所致的脑供血不足有关；与心肌缺血、缺氧有关；与骨质疏松有关。

（9）有跌倒的危险。跌倒危险与脑卒中后遗症导致的肢体功能受限有关。

（10）有外伤的危险。外伤危险与视物模糊、低血压反应、意识障碍有关；与烦躁、易激怒和年老体弱有关；与骨质疏松导致骨骼脆性增加有关。

（11）有感染的危险。感染危险与血糖增高、脂代谢紊乱、营养不良、微循环障碍等因素有关。

（12）焦虑。焦虑与偏瘫、失语、生活不能自理有关；与病情反复、病情迁延、自理能力下降等有关。

（13）知识缺乏。缺乏控制诱发因素及预防脑梗死、心绞痛等发作的知识；缺乏自我保健知识及疾病相关知识。

（14）潜在并发症。潜在并发症有肺炎、泌尿系统感染、消化道出血、压疮、失用综合征；糖尿病足、低血糖、糖尿病酮症酸中毒、高血糖高渗状态；心肌梗死。

（15）家庭应对无效。家庭应对无效与疾病进行性加重、患者需要长期照顾、经济和人力困难有关。

2. 护理目标

（1）对生活自理缺陷的患者予以对症护理，教会其家属护理要点，提高生活质量。

（2）患者能掌握肢体功能锻炼的方法并主动配合康复训练，躯体活动能力逐步增强；能采取有效的沟通方式表达自己的需求，能掌握语言功能锻炼的方法并主动配合康复活动，语言表达能力逐步增强；能掌握恰当的进食方法，并主动配合进行吞咽功能训练，营养需要得到满足，吞咽功能逐渐恢复。

（3）将血压调整至适宜水平，保护靶器官，改善生活质量，最大限度地降低心血管事件、死亡和致残的风险，延长老年高血压患者的生命。

（4）控制心绞痛发作，提高运动耐量，延缓冠状动脉粥样硬化的进程，改善生活质量。

（5）按照老年人的血糖标准控制，防止及延缓各种并发症的发生，提高生活质量。

（6）老年人能正确使用药物或非药物的方法减轻或解除疼痛，增加舒适感；老年人能按照饮食及运动原则，合理进餐和活动，维持躯体的功能。

（7）减轻或消除症状，改善关节功能，减少致残。

（8）改善患者与家人，尤其是与照顾老人的女儿的关系，改善心情，症状改善，促进生活自理。

（9）患者能减轻抑郁症状，减少复发的危险，提高生活质量，促进身心健康，减少医疗费用，降低死亡率。

3. 护理措施

1）一般护理：提供安静舒适的环境。家庭居住环境非常杂乱，建议家属做好收拾、改善居住环境及活动空间、改善采光及通风，利于患者身心调畅。其他护理：①肢体活动障碍。加强患肢保护，置患肢于功能位。指导患者或其家属协助患肢的被动运动。注

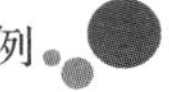

意活动时的安全防护，地面要防滑防湿，走廊、卫生间设置扶手，防止患者跌倒。外出时要有人陪护。②语言沟通障碍。护理人员与患者交流时，语速要慢，仔细倾听。鼓励患者通过多种方式向医护人员或家属表达自己的需要，可借助卡片、笔、本、图片、表情或手势等方式。对于运动性失语的患者尽量提出简单的问题，让患者回答“是”“否”或点头、摇头示意。鼓励患者开口说话，语言功能训练时，可先从单音节开始，逐步过渡到多音节发音的训练，先练习单词的语音，再读复杂词组，最后到简单句子的练习，循序渐进，直到发音准确。③吞咽障碍。进食时宜取坐位或半卧位；药物和食物宜压碎。

2）生活指导。

（1）饮食护理：①宜选用低盐、低脂、低热量、高蛋白的清淡饮食，多食新鲜蔬菜、水果、谷类、鱼类，使能量的摄入与需求达到平衡。减少膳食脂肪，补充优质蛋白，增加含钾多、含钙高的食物；多摄入含钙和维生素D丰富的食物，含钙高的食物有牛奶、乳制品、大豆、豆制品、芝麻酱、海带、虾皮等，富含维生素D的食物有禽、蛋、肝、鱼肝油等。戒烟酒，避免咖啡因的摄入，少饮含碳酸饮料，少吃糖和食盐；减少烹饪用盐及含盐量高的调料，少食各种盐腌食品，多食蔬菜和水果；每餐不宜过饱。②只有饮食控制好，口服降糖药或应用胰岛素才能发挥好的疗效。老年人的饮食宜低盐、低脂、低糖、高维生素、富含蛋白质，多食粗纤维食物，忌食含糖丰富的食物。老年人除一日三餐外，可在早餐和午餐之间、午餐和晚餐之间及夜间临睡前适当加餐。但加餐的食物量应在中餐和晚餐中扣除，均衡饮食。维生素B能有效地降低阿尔茨海默病的发病率。③由于患者肌张力增加，胃肠蠕动能力相对减弱，应指导患者平衡膳食，不偏食，细嚼慢咽，食物品种多样化，防止便秘。鼓励老年人自己进食，并规定进食的量和时间。进食的时候必须有人照看，食物要无刺、无骨、容易消化，以半流质或软食为宜，食团的大小要合适。协助患者清洁口腔，以保持口腔的舒适。为保证营养摄入充分，吞咽困难者可进半流质饮食，进食速度应缓慢，进食后保持坐位或半坐卧位30～60分钟，防止食物反流。为防止食物误入气管引起窒息，进食前要注意休息，避免疲劳，减少误吸的风险；进餐时告诉老年人尽量不要讲话；用杯子饮水时杯中水不宜太少，防止杯底抬高，增加误吸危险。

（2）运动管理：①日常生活。鼓励老年人完成力所能及的事，如穿衣、沐浴等。指导患者穿宽松、棉质、柔软、穿脱方便的衣服；穿衣顺序是先患侧后健侧，脱衣则相反；不宜穿系带的鞋子；衣服和鞋穿着要合适，且利于活动；尽量避免弯腰、负重等动作。指导患者维持良好姿势，改变姿势时动作应缓慢；正确使用轮椅。防止跌倒和损伤，如光线应充足，避免地面光滑或潮湿，卫生间和楼道安装扶手等。指导老年人选择舒适、防滑的平底鞋；裤子或裙子不宜过长，以免上下楼梯时踩住裤子或裙子摔倒；日常用品放在方便拿取之处。②如厕训练。患者养成定时排便的习惯，若活动障碍，可利用便器在床上排便。可自行如厕者，要有人陪护，以便帮助患者穿脱裤子和观察病情。③锻炼和劳动。适当锻炼和劳动能使血液循环加快、大脑供血量增加，如活动手指、转动健身球能直接刺激脑细胞，延缓脑细胞衰老，防止脑退化。

3）康复指导：①运动。糖尿病周围神经病变可引起感觉和运动功能障碍。感觉功能的康复可通过运动功能康复实现，其包括平衡训练和耐力训练。能运动的老年人，每天进行适当的体育活动增加和保持骨量；因为疼痛而活动受限的老年人，指导其维持关节的功能位，每天进行活动训练，同时进行肌肉的等张收缩训练，以保持肌肉的张力，每小时尽可能活动身体数分钟，如上下甩动臂膀、扭动足趾、做足背屈和跖屈等。运动功能的训练要循序渐进，对肢体瘫痪患者在康复早期即开始做关节被动运动，幅度由小到大，由大关节到小关节，以后应尽早协助患者下床活动，先借助平行木练习站立、转身，后逐渐借助拐杖或助行器练习行走。②语言。可根据患者喜好选择合适的图片或读物，从发音开始，按照字、词、句、段的顺序训练老年人说话。训练时护理人员应仔细倾听，善于猜测询问，为患者创造良好语言环境。③协调。协调能力训练主要是训练肢体活动的协调性，先集中训练近端肌肉控制力，后训练远端肌肉控制力，训练时注意保证患者安全。

4）用药护理（特殊用药健康宣教）：①α－葡萄糖苷酶抑制剂。其应与第一口饭同时服用，服用后常有腹部胀气等症状。应定期监测血糖，了解血糖控制水平；合理用药，不要随意减量或停用药物；鼓励患者多饮水。②溶栓和抗凝药物。应严格掌握药物剂量，监测出凝血时间和凝血酶原时间，观察有无黑便、牙龈出血、皮肤瘀点及瘀斑等出血倾向，密切观察症状和体征的变化。③多晒太阳可促进肠对钙的吸收及肾小管对钙、磷的重吸收，因此增加户外活动、多晒太阳可生成更多可利用的维生素 D，有利于预防骨质疏松症。④指导患者出院后遵医嘱服药，不可擅自增减药量，自我监测药物不良反应。外出时随身携带硝酸甘油以备急需。硝酸甘油见光分解，应置于棕色瓶内存放于干燥处，以免潮解失效，且开封后 6 个月须更换 1 次。

5）知识宣教：①向患者及其家属讲解脑梗死的病因、表现、就诊时机、治疗及预后，解释药物的使用方法及副作用。心房颤动是老年人脑栓塞的常见病因，因此对心房颤动的老年人应遵医嘱长期预防性使用抗凝剂或抗血小板聚集药。②糖尿病是慢性全身性疾病，很难根治，其治疗是长期的过程，这就需要糖尿病患者做好自我管理，做到自我心理调整、病情监测、饮食控制、体育锻炼与药物治疗。考虑到老年人理解力差、记忆力减退，应注意使用通俗易懂的语言耐心细致地向老年人讲解糖尿病的病因、临床表现、治疗和护理方法等。③对老年人进行面对面宣教，使其了解高血压的有关知识，提高防治高血压的技能和自信心，让老年人明确监测血压、坚持治疗的重要性，避免出现不愿服药、不难受不服药、不按医嘱服药的三大误区，养成定时、定量服药，以及定时、定体位、定部位测血压的习惯。

6）预防并发症。其重点是预防低血糖反应。指导老年人及其家属了解低血糖反应的诱因及临床表现，一旦出现心悸、头晕、出汗、软弱无力、肌肉颤抖等低血糖反应时，应尽快补充糖分（如随身携带糖果、巧克力等）以解除脑细胞缺糖的症状。指导老年人在日常生活活动中尽量自己动手，必要时予以协助。尤其要做好个人卫生，积极预防坠积性肺炎、泌尿系统感染、失用综合征等并发症的发生。

7）睡眠管理。失眠也是患者常见的症状，白天要嘱咐患者少卧床，多活动，同时对患者夜间的睡眠要进行观察，多与患者谈心、交流，鼓励患者。白天睡眠应控制在 1 小时左右，每天保证有 6 ～ 8 小时的睡眠，夜间不让患者单独居住，以免意外发生。

8）安全管理：①防跌倒。房间内、浴室及厕所的地面保持干燥。洗手间应铺防滑垫，厕所或厅室墙壁上安装扶手。患者床边应设置保护栏杆，单独活动时应有人陪伴或搀扶。外出行走勿穿拖鞋，要穿防滑鞋。②防走失。应避免老年人单独外出。外出时让老年人带上记有家庭地址、电话号码和回家路线的卡片，或佩戴 GPS 微型智能定位手环，以防走失。③防自杀。对有自杀企图的老年人要重点保护，一切可以成为自杀工具的东西都必须保管好，在家庭环境中更要防止坠楼、撞车及使用煤气自杀等，要有专人防护。

9）心理护理：①情绪调畅。患者与女儿居住在一起，经常因为疾病的事情发生争吵，加上女儿自身工作繁忙又需要照顾老年人和小孩，而且患者的老伴也在此期间去世，生活重担全压在患者女儿身上，使其备感压力，导致女儿容易与患者吵架，患者的情绪经常波动会进一步加重高血压的病情。应告知患者及其家属情绪变化对疾病的影响，鼓励患者及其家属均应保持良好的心态，使用正向的调适方法，学会自我控制和自我减压。②精神调适。指导老年人要面对现实，合理安排生活，多与社会保持密切联系，常动脑。子女不仅要在生活上给予老年人照顾，同时要在精神上给予其关心，提倡精神赡养。告知患者及其家属过劳、情绪激动、用力排便、寒冷刺激等都是心绞痛发作的诱因，应注意尽量避免；保持乐观心态，提高应对突发事件的能力，避免情绪过分激动。③劳逸结合，生活规律，保证充足的睡眠，避免过度脑力劳动和体力负荷。创建适合老年人的和谐家庭和社会环境，建立和谐的人际关系，不断给予老年人精神安慰和生活调养，丰富生活内容，如经常看电视，鼓励适当参加一些力所能及的社会活动，以转移其对疾病的高度关注，逐步引导老年人正确认知疾病，对自暴自弃者应多提供积极的信息使其看到希望，增强战胜疾病的信心。④满足需求。如果老年人听力和视力下降，应该尽量避免一切应激源，环境应尽量按老年人原有的生活习惯设置，使其感受到家的氛围；了解老年人过去的生活习惯和喜好，尽量满足其需求。⑤尊重患者。家属应尊重患者、理解其且态度要诚恳，尽量满足其合理的要求。不能满足的应耐心解释，忌用伤害感情或损害患者自尊心的语言和行为。患者理解能力下降，应主动与之交谈，其家属要有足够的耐心，说话要缓慢，句子要简短，如果患者 1 次没有听懂，可以重复 2 ～ 3 遍，直到患者明白为止。⑥同情理解。家属与老年人倾心交谈，鼓励其表达内心的感受，明确老年人忧虑的根源。学会同情理解老年人的感受，鼓励老年人表达内心的情感，指导并帮助老年人正确处理面临的困难，对其任何一点进步都要予以肯定，通过问题的解决证实老年人的能力和价值，增强其战胜疾病的信心。安慰老年人，解除其紧张不安的情绪，以减少心肌耗氧量。教会家属照顾老年人的方法和技巧，引导家属为老年人提供适于交流的氛围。

10）定期随访：①做好监测。家庭最好自备血压计，每天由家人定时测量血压并记录，尤其是在有自觉症状或情绪波动时，应及时测量，发现血压高于正常时应及时补充必要的药物或到医院就诊。另外，还须定期复查血糖、尿常规、血液生化、心电图及眼底等。②警惕心肌梗死。教会患者及其家属心绞痛发作时的缓解方法，胸痛发作时应立即停止活动且舌下含服硝酸甘油。若连续含服硝酸甘油 3 次仍不缓解，或心绞痛发作比以往频繁、程度加重、疼痛时间延长，应及时就医，警惕心肌梗死的发生。

（二）用药照护建议

（1）患者肾功能未见明显异常，建议计算肌酐清除率。若无二甲双胍使用禁忌证，建议首选二甲双胍，降糖方案可调整为二甲双胍 0.5 g tid + 阿卡波糖 50 mg tid，阿卡波糖和瑞格列奈均主要控制餐后血糖，故停用瑞格列奈片。二甲双胍的使用建议从小剂量开始，耐受的情况逐渐增加最大耐受量至 1 g bid，并监护是否出现胃肠道不良反应。注意监测是否出现低血糖情况。

（2）患者皮肤问题考虑与血糖控制不佳有关，所以控制血糖至关重要。皮肤问题建议使用炉甘石洗剂，以及请皮肤科会诊。

（三）心理照护建议

可予以支持性心理治疗，重点是情绪体验，包括对自身疾病的感受、对经济来源的感受、和儿女们之间的亲情沟通。必要时可予药物干预。

（四）社会工作方面照护建议

（1）家庭环境。与家属沟通，把居室内物品整理摆放整齐，改善活动的空间，增加通风的效果，同时也可以增加室内采光等。

（2）社会工作者积极与家属沟通，舒缓家属的精神压力并鼓励家属多关心老年人。

（3）协助联系老年人所居住的社区，链接民政资源给予家属。

（4）进一步了解老年人是否是深圳户口，协助家属申请政府福利。

（五）康复照护建议

（1）运动量不宜过大。训练强度要由小到大，使患者有一个适应的过程，逐渐恢复体力。若安静时心率超过 120 次/分，收缩压超过 180 mmHg，有心绞痛或严重心律失常，应暂停训练。训练后脉率不宜超过 120 次/分。如果患者经过 1 天的训练，休息 1 夜后仍感疲劳，脉搏数仍高于平日水平，则表示运动量过大，应适当减量。

（2）开始康复训练的时间越早越好。一般来说，只要病情稳定，生命体征（即体温、呼吸、脉搏、血压）平稳，就可以开展康复训练。

（3）顺其自然，患者能达到什么程度就到什么程度，但可以建议患者坚持试做 1～2 次更难的动作。

（4）若在训练过程中出现其他疾病（如感冒等）则应暂停训练。

（5）患肢关节活动度被动训练，肌力训练，翻身训练。

（6）桥式运动（伸髋动作）：患者仰卧，屈膝，将臀部从床上抬起，并保持骨盆呈水平位。必要时家属可在患侧予以帮助：一只手向下压住患者膝关节，将另一只手的手指伸直，轻拍患者的臀部，刺激其活动，帮助患者抬臀伸髋。当这个动作可以完成时，可让患者将健足抬起，把所有的重量都放在患腿上，并保持骨盆于水平位。反复进行这种练习有助于以后的步行训练。

（六）营养照护建议

1）男性，77 岁，身高 170 cm，体重 65 kg，BMI 22.49 kg/㎡，属于正常体重。

2）营养建议。低盐、低脂、糖尿病软质饮食，全天能量目标为 1 500 kcal，该患者既往进食情况不明，建议：

（1）食盐每天不超过3 g，减少味精、酱油等含钠盐的调味品用量，减少含钠量较高的各类加工食物（如咸菜、火腿、咸鱼、腊肉、香肠等）的摄入以达到控盐目的。

（2）少吃高脂肪食物，例如，肥肉、烧鹅、腊肠、油炸土豆片、黄油、牛油、奶油蛋糕等。食物制作时可选用蒸、煮、拌等少油的烹调方法；烹调不用猪油、棕榈油、黄油等，可选用大豆油、玉米油、茶油、花生油、芝麻油等植物油；食用植物油应小于25 g/d；避免老火汤；剔除禽类的皮。

（3）水果不宜多吃，当血糖控制较理想时（空腹血糖低于7.0 mmol/L，餐后血糖低于9.8 mmol/L），可选择含糖低的水果，如樱桃、葡萄、草莓、橙子等。饭后不宜马上吃水果，吃水果的时间一般选在两餐之间，如上午9时至10时或下午3时至4时。可自己记录摄入水果的品种和数量，监测血糖变化，找到适合自己的"水果规律"。每天水果的摄入量控制在100～200 g，并计算到每天总热量中。如果水果多吃了，就要减少相应的主食量。例如，摄入200 g苹果，应减少主食25 g（约1/4平碗米饭）。选择完整的新鲜水果，不能用果汁、水果罐头等代替。每天蔬菜摄入量约500 g，深色蔬菜占1/2以上。

（4）食物烹制需要注意：①将比较硬的食物搅碎成泥，如土豆泥、果泥等，便于咀嚼和吞咽。②在液体（如水、饮料、果汁、牛奶）中加入食品功能调整剂，以增加食物的黏稠度，降低食物在咽喉和食管中流动的速度。③不要把固体和液体混合在一起食用，同时尽量避免容易液固分相的食物。④食物均质，顺滑。

（5）进餐时需要注意：①进食体位。首选坐位姿势进食。若卧床，床头抬高30°～45°进食。禁平躺体位喂食。进食后于坐位或半坐卧位休息30分钟，不宜立即躺下。喂食者站于患者患侧，利于其以健侧吞咽，并鼓励其自主进食。②进食速度及时间。慢速进食，每口从少量（2～4 mL）开始，确认安全吞咽后，再进食下一口。按需饮食，晚上10点以后勿进食，以避免食物反流。③食物选择。宜选择密度均匀、黏性适当、不易发生误吸、易于通过咽部和食道的食物。并常将固体食物改成泥状或糊状，在稀液体内加入增稠剂以增加黏度。合适的食物种类包括软食、泥状食物、糊状食物、稠浆状食物及浓流质食物。④进食应按照蔬菜—肉—主食的顺序进餐，有利于糖尿病患者短期和长期的血糖控制。

（6）食谱。

早餐：燕麦牛奶（燕麦30 g、低脂纯牛奶250 mL）。

上午加餐：芝麻糊10 g；猕猴桃80 g。

午餐：烂米饭（大米60 g、黑米25 g）；清蒸鱼（鲈鱼肉50 g）；丝瓜肉丝（丝瓜250 g、肉末30 g）；油15 g。

下午加餐：苹果泥100 g。

晚餐：烂米饭（大米60 g、红米25 g）；肉末豆腐（豆腐75 g、肉末15 g）；水蒸蛋（鸡蛋1个）；白灼菜心（碎菜心250 g）；油10 g。

以上食谱提供能量为1 531 kcal，蛋白质为66 g。

（7）监测患者进食量，若能量摄入小于目标量的60%，应给予口服营养制剂以增加机体的能量和蛋白质摄入量，改善机体的营养状态，增加握力等机体功能，提高生活质量。

（深圳市罗湖医院集团整合照护团队）

第三节　整合照护案例三

一、一般情况

老年女性，1949 年出生并生长于贵州，近 30 余年居住在深圳，无吸烟、嗜酒等不良嗜好，月经史、婚育史、家族史无特殊。高中学历，事业单位退休职工，享受深圳市一档社保，居住在独栋别墅，与二儿子一家同住，家庭条件宽裕，育有 2 子 1 女，家庭关系和睦，丈夫体健；子女经济条件良好，孝顺父母；老年人平素有丈夫、保姆轮流照顾。个人无宗教信仰，平素喜爱读书、聊天，饮食清淡，无特殊偏好，厌食油腻、辛辣食物。年轻时喜欢打网球、跑步。

二、现病史

患者于 2020 年 6 月无明显诱因出现咳嗽、咳痰，咳嗽于白天、夜晚无明显差异，痰多，为白色黏痰，不易咳出，无鼻塞、流涕，无发热，无气喘，无胸闷、胸痛，无恶心、呕吐，无腹痛、腹泻，无头晕、头痛等。3 天前，患者痰明显增加，家属诉可听见明显气管痰鸣音，痰难以排出。患者因“脑梗死、陈旧性股骨骨折”长期卧床。患者起病以来，精神、食欲、睡眠可，小便失禁，大便 2 天 1 次。初次见面，老年人为人和善，干净整洁，面带微笑，很客气，但检查不配合。

三、既往史

2017 年患脑梗死，治疗后遗留左侧肢体无力、运动性失语、小便失禁。2018 年，不慎跌倒致右侧股骨颈骨折，采取保守治疗，长期卧床，生活不能自理，因行动不便，经常乱发脾气，偶尔会很安静。否认高血压、糖尿病、冠心病病史，否认乙肝、结核等传染病病史，否认手术史，无输血、献血史，无药物及食物过敏史，预防接种随当地社会进行，近 5 年未接种肺炎及流感疫苗。

四、老年病症候群

老年人长期卧床，脑梗死病史，小便失禁，暂无特殊管道。

五、查体

体温 36. 6 ℃，呼吸 18 次/分，脉搏 76 次/分，血压 164/79 mmHg。神志清，精神

一般。体型中等，营养中等，运动性失语，查体不合作。全身皮肤黏膜无黄染，未触及浅表淋巴结肿大，头颅无畸形，颈部无压痛，颈静脉无怒张，双侧瞳孔等圆等大，对光反射灵敏。咽部稍充血，双侧扁桃体无肿大。胸廓对称，无畸形，胸部运动对称。双肺呼吸音粗，可闻及大量痰鸣音。心率 76 次/分，律齐，各瓣膜听诊区未闻及杂音。腹部平软，无压痛及反跳痛。双肾区无叩痛。肠鸣音约 4 次/分。脊柱生理弯曲存在，无压痛。双下肢无浮肿。四肢肌力Ⅱ级，肌张力增强。生理反射存在，病理反射未引出。会阴部皮肤评估为 4 分，皮肤无损伤，为低危人群。视力基本正常，听力能听见。

六、辅助检查

（1）血常规提示：白细胞 $10.16\times10^{9}\ L^{-1}$，中性粒细胞百分比 67.7%，淋巴细胞百分比 21.3%，单核细胞百分比 6.9%，血红蛋白 123 g/L，血小板 $231\times10^{9}\ L^{-1}$，超敏 C 反应蛋白 >10 mg/L，CRP 16.32 mg/L。

（2）肺炎支原体 IgM 阴性。

（3）心电图：窦性心律，正常范围心电图。

（4）胸部 X 线：双下肺可见片状阴影，主动脉硬化表现。

七、目前诊断

（1）肺部感染。

（2）脑梗死后遗症。

（3）右股骨颈陈旧性骨折。

（4）轻度抑郁?

（5）高血压病。

八、用药史

（1）自行间断口服头孢地尼片 0.25 g bid，特布他林 2.5 mg tid，头孢克肟 0.1 g bid，吸入用布地奈德混悬液 1 mg，0.9% 氯化钠注射液 2 mL，吸入用硫酸沙丁胺醇溶液 5 mg 雾化吸入，bid，雾化治疗。

（2）抗血小板、稳定斑块治疗：阿司匹林 100 mg qn 口服，阿托伐他汀钙片 10 mg 口服。

（3）医疗重点关注：①长期卧床并发症。找出肺部感染的原因。吞咽功能差，是否为吸入性肺炎？如何采取措施避免再次发生感染？②脑血管意外的高危因素是什么？③单次血压升高，能否诊断为高血压病?

九、评估量表

（1）BADL 评分为 10 分，为重度依赖，IADL 评定为失能。

（2）MNA-SF 评分为 10 分，存在营养不良风险。

（3）Morse 跌倒风险评估量表评分为 50 分，为高风险。

（4）认知评估完全不能配合，为认知功能障碍。

（5）PHQ-9 评分为 9 分，为轻度抑郁。

（6）SAS 评分为 37.5 分，无焦虑。

（7）洼田饮水试验评估为Ⅳ级，有呛咳。

（8）社会参与评估为重度受损。

（9）疼痛分级评估为无痛。

（10）CBI 评估为照护者压力一般。家庭关系和睦，丈夫体健，子女经济条件良好，孝顺父母，平素有丈夫、保姆轮流照顾。照护者压力一般。

十、安全及跌倒评估

居住环境良好，房屋为自家所有别墅，1 年内无跌倒，平素有保姆协助坐轮椅活动。无蚊虫滋生，无异味。存在问题：地板未安装防滑条，马桶、浴室、洗手台未安装扶手；卧室灯光不够明亮；家庭无抢救药箱；无一键抢救按钮。

十一、药品安全与储存

平素药品摆放在客厅展台上，置于干燥、通风、阴凉处，药品服用有专门清单，每次由家人及保姆分装好，按时服药。

十二、营养评估

餐桌有安装防撞条。老年人为半流质饮食，有保姆帮忙打碎食物喂饭。冰箱为双开门大冰箱，整洁卫生，不存在生熟食物混放情况，一般无剩菜、剩饭。

十三、社会支持系统

社区环境良好，因为是独栋别墅，邻里之间少有交流，家庭收入除老两口退休金外，子女有提供赡养费，经济状况良好。平素医疗决策主要由患者丈夫和大儿子决定。

十四、老年人个人意愿

老年人及其家属主要的担心是咳嗽、咳痰加重，甚至出现发热；另外，长期卧床，肢体肌力、肌张力增加，想尽量锻炼恢复肢体功能，最大限度恢复社会功能。

十五、家属意愿

家属意愿同患者意见一致。

十六、照护建议

（一）医疗照护建议

（1）继续抗感染、雾化吸入、翻身叩背、体位引流帮助排痰等对症治疗，继续进行抗血小板、稳定斑块等治疗。

（2）饮食方面。患者存在营养不良风险，饮食原则为：①每天营养方案为 1 100 kcal 低盐、低脂饮食，每天食盐量不超过 5 g；②使用营养补充剂蛋白粉（自备）

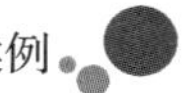

7 g，每天3次（即每次1勺，每天3次），每天提供18 g蛋白质；③减少高饱和脂肪酸、高胆固醇食物（如肥肉、内脏、蛋黄等）的摄入。多喝绿茶，降低胆固醇沉积，减少动脉粥样硬化的产生。

（3）肺部康复。叩击排痰、体位引流，吹气球锻炼肺功能。

（4）尿失禁护理。留置尿管，间断夹闭尿管，训练排尿，做好会阴部护理，预防尿路感染。

（5）肢体功能恢复。长期卧床，下肢可行空气压力波治疗；一侧肢体活动障碍，肌力下降，可行针灸、推拿、作业疗法等，预防肌少症；被动活动肢体，请康复理疗师制订锻炼计划，争取恢复肢体功能；按脑卒中三级预防，控制好血压、血糖、血脂等，继续抗血小板、稳定斑块治疗。

（6）促进恢复社会功能。制订计划，每周外出活动至少1次；联系社区工作站，经常参加社区活动；增加亲友陪护时间，积极恢复肢体功能，最大程度恢复社会功能。

（二）护理照护建议

1. 护理诊断：清理呼吸道无效，与痰液黏稠、无效咳嗽有关

（1）护理目标：有效清理呼吸道分泌物。

（2）护理措施：①观察痰液的颜色、性质、量，咳嗽的频率及程度。②指导患者有效咳痰，排痰前可协助患者翻身、拍背，拍背时要由下向上、由外向内，深呼吸后用力咳嗽、咳痰。③遵医嘱超声雾化，予抗炎、止咳、平喘药，注意观察药物疗效和药物副作用，必要时吸痰。④保持病房空气新鲜，保持室内空气新鲜，每天通风2次，每次15～20分钟，保持室温在18～22 ℃，湿度在50%～60%。⑤嘱患者卧床休息，抬高床头，半坐卧位，指导患者腹式呼吸。⑥指导患者多饮水，以利于痰液排出。⑦做好口腔清洁护理。

（3）护理效果评价：患者能有效咳嗽，大部分时间能自行将痰液咳出。

2. 护理诊断：躯体活动障碍，与脑梗死后遗症有关

（1）护理目标：能保持有效的功能位；肢体功能较前恢复或未加重损害。

（2）护理措施：①安置合适体位，患肢保持功能位。②向患者家属讲解功能锻炼与疾病恢复的关系，指导进行患肢被动功能锻炼，按照从主动的全关节活动的锻炼到功能性的活动要求逐渐进行。③按摩患侧肢体，鼓励患者使用健侧手臂从事自我照顾的活动，并协助患侧肢体被动活动。帮助患肢进行肢体伸屈活动，肢体被动运动幅度从小到大，循序渐进。④鼓励适当使用辅助器材。

（3）护理效果评价：老年人能保持有效的功能位；肢体功能较之前恢复或未加重损害。

3. 护理诊断：尿失禁，与脑梗死后遗症有关

（1）护理目标：排尿功能较前改善，未发生会阴部皮肤损伤。

（2）护理措施：①注意保持会阴部皮肤清洁干燥，正确合理使用一次性尿垫或成人纸尿裤，用温水清洗会阴部皮肤，勤换衣裤、床单、尿垫。②指导患者白天摄入液体2 000～3 000 mL，入睡前限制饮水，减少夜间尿量。③密切观察排尿反应，尽可能帮助建立规则的排尿习惯，以促进排尿功能的恢复，指导进行骨盆底部肌肉康复训练，具体方法是让患者试做排尿动作，先慢慢收紧盆底肌肉，再慢慢放松，每次 10 秒左右，连续 10 次，每天 2 ～ 3 次。④必要时留置导尿，定时夹闭引流尿液，锻炼膀胱壁肌肉张力，重建膀胱储存尿液的功能。

（3）护理效果评价：老年人排尿功能较之前改善，未发生会阴部皮肤损伤。

4．护理诊断：营养不良，低于机体需要量

（1）护理目标：增加患者每天进食量，血红蛋白未进行性降低。

（2）护理措施：①请营养专科会诊，明确每天的营养需求。②与家属商议每餐和加餐的营养摄入目标，鼓励患者与家属共同进餐。③提供少食多餐的饮食，以减少胃的饱胀感。④可适当添加部分营养品，如蛋白粉、维生素等。

（3）护理效果评价：患者营养状况改善，血红蛋白未进行性降低。

5．护理诊断：潜在误吸的危险，与脑梗死后遗症有关

（1）护理目标：患者未发生误吸。

（2）护理措施：①积极配合医生治疗患者的原发心脑血管病，尤其对并发呼吸道感染的患者，应积极给予抗感染治疗，维持正常的吞咽功能。②选择合适的食物。食物以半流质为宜，如粥、蛋羹、菜泥、面糊、烂面等。避免容易引起呛咳的汤、水食物及容易引起吞咽困难的干食，避免进食黏性较大的年糕等食物。水分的摄入应尽量混在半流质的食物中给予，以减少误吸的可能。另外，应注意食物的口味及温度，以增进食欲，刺激吞咽反射。③采取科学的进食体位。应协助患者在进食时采取舒适的体位，一般采取坐位或半卧位，卧床的患者应抬高床头 30° ～ 40°，以利于吞咽动作，减少误吸发生。

（3）护理效果评价：患者未发生误吸。

6．护理诊断：潜在皮肤完善性受损的危险，与活动障碍、长期卧床有关

（1）护理目标：患者全身皮肤清洁、干燥、无破损。

（2）护理措施：①每 2 小时翻身、拍背 1 次，骨突处加以按摩，可使用保护皮肤的液体敷料每天 2 次以保护皮肤。必要时建议给予防压疮气垫床。②使用图片、视频、文字等方式向患者及其家属讲解保持患者肢体功能位的正确方法及其重要性和不运动的后果。指导患者及家属帮助患者进行被动的肢体功能锻炼，如踝泵、股四头肌等肌力及四肢关节运动。每天 2 次，每次 20 分钟。③认真填写压疮风险评估单，指导并教会照护者每天清洁患者全身皮肤，认真检查皮肤颜色及完整性，定时翻身变换体位，保持床单位干净整洁。④每天温水擦浴，禁用刺激性洗浴用品。⑤进食高蛋白、高维生素、高热量饮食。

（3）护理效果评价：患者全身皮肤清洁、干燥、无破损。

7．护理诊断：潜在肺部感染的危险

（1）护理目标：未发生肺部感染。

（2）护理措施：①给予雾化吸氧，选择面罩式雾化以提高雾化效果；雾化时抬高床头 30°～ 60°；雾化后指导漱口，并给予拍背。②指导照护者正确拍背方法。③指导患者正确咳嗽、咳痰方法。④指导患者练习吹气球，每天 3 次，每次 5 ～ 10 分钟。

（3）护理效果评价：老年人未发生肺部感染。

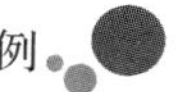

8．护理诊断：潜在尿路感染的危险，与长期卧床有关

（1）护理目标：患者未发生尿路感染。

（2）护理措施：①指导患者白天摄入液体 2 000 ～ 3 000 mL，入睡前限制饮水，减少夜间尿量。②密切观察排尿颜色、尿量及性状。

（3）护理效果评价：患者未发生尿路感染。

9．护理诊断：潜在深静脉血栓的风险

护理措施：观察下肢疼痛、肿胀情况，若有异常及时联系医护人员。指导家属定时给予按摩双下肢，以促进血液循环，防止下肢静脉血栓的形成。

10．护理诊断：潜在跌倒坠床的危险

护理措施：①做好跌倒评估单记录，提示患者有跌倒的危险，每天评估患者的认知、感觉及活动能力，加床栏，向家属做好预防跌倒坠床相关知识宣教。②床边活动指导：遵循“三慢”原则。③去洗手间活动指导。④指导乘坐轮椅外出检查的正确使用方法。

11．护理诊断：患者及照护者相关知识缺乏

护理措施：①给予饮食营养、安全风险防范、肺功能康复训练、四肢肌力训练等相关知识指导。②注意日常保健。按时服药，规律起居，保持平稳的情绪和开阔的胸怀。多食高纤维素的清淡饮食，保持大便通畅。避免过劳。③训练频率最好每天 1 ～ 2 次，每次约 30 分钟。④若在训练过程中出现其他疾病，如感冒等，则应暂停训练。⑤运动后切勿立即进行热水浴，以免导致循环血量进一步集中于外周，从而使血压突降，甚至诱发心律失常等。⑥正确的体位摆放。摆放体位时，注意床应放平，床头不得抬高；手中不应有任何东西；应在足底放置东西，可用床架支持被褥的重量，避免发生足下垂畸形。⑦翻身运动。向患侧翻身：患者仰卧位，双手叉握，健侧上肢带动患侧上肢向上伸展，健侧下肢屈曲，双上肢先摆向健侧，再摆向患侧，可重复摆动，当摆向患侧时，顺势将身体翻向患侧。向健侧翻身：患者仰卧位，用健侧腿插入患侧腿下方，双手叉握，向上伸展上肢，左右摆动，幅度稍大，当摆至健侧时，顺势将身体翻向健侧，同时以健侧腿带动患侧腿，翻向健侧。⑧四肢关节活动度训练，肌力训练，感觉训练。

（三）用药照护建议

（1）患者有高血压病史，根据血压控制情况，考虑是否需要增加降压药物。

（2）注意识别肺部感染的原因，有针对性地制定措施，如避免呛咳、受凉等风险因素，减少肺部感染的发生。

（四）心理照护建议

重点评估是否存在抑郁情绪，在家庭护理过程中家人是否存在过分的关注，使老年人产生更多的依赖心理。

（五）社会工作方面照护建议

（1）家庭环境。协助联系居住的社区给老年人安装地板防滑条，马桶、浴室、洗手台安装扶手；与家属沟通卧室照明换成高亮灯泡，以及看着比较光亮的家具。

（2）药物。与家属沟通，家中需要备用一些常用药及抢救药物等。

（3）介入阶段。根据与老年人制订的目标，社会工作者开展服务，给予老年人更多的情感支持和鼓励，减轻自卑，缓解压力，调节老年人不良情绪，舒缓因身体机能退化而带来的焦虑、消沉情绪。鼓励和陪伴老年人积极地进行康复训练与认知训练。

（4）目前老年人出现感染，以治疗感染为主、心理干预为辅，适当时候进一步调整计划。

十七、整合照护团队困惑点

（1）关于个案全面评估可以由一个人单独完成，各专业组根据收集到的信息给出照护计划，针对医疗、护理、康复等各专业组冲突重叠的部分如何处理？

（2）是否需要评估整个照护计划的可行性和实施效果？

（3）团队成员沟通了解欠缺，团结协作性不强，未发挥出团队的作用。

（4）团队成员结构不合理。

（深圳市罗湖医院集团整合照护团队）

第四节　整合照护案例四

一、一般情况

曾婆婆，女，81 岁，汉族，丧偶。出生于广东，是深圳某单位退休会计。育有 1 子 2 女，入住养护中心前主要由小女儿照料，只记得小女儿的名字，记忆力停留在 40 ～50 岁。年轻时性格好强，喜欢唱歌。

曾婆婆衣着整洁，中度驼背，睡眠时间颠倒，在客厅与房间频繁来回走动，走路小碎步。需要照护者引导喂食、回房间休息，白天会固定呆坐在养护中心的椅子上，不爱活动，也不爱与人沟通交流，跟她说话时会礼貌地微笑。她心情不好时便呈现一副呆滞的刻板脸。

二、既往史

根据张某某代述，曾婆婆于 2015 年之前突发神志恍惚，不清楚时间、地点，不停要求外出，被诊断为“脑梗死”并住院接受对症治疗，好转出院。出院后偶有外出迷路，跟朋友约会时总找不到方向，迷路次数逐渐增多。

2017 年开始生活不能自理，2018 年出现大小便失禁，走路不稳较之前加重，仍认识家属，但有时分辨不清人和物，不能完整说出名字。

2018 年病情加重，近期记忆及远期记忆部分遗忘，诊断为“脑器质性精神障碍（血管性痴呆）”，予抗痴呆对症治疗，在康复科进行适当的认知训练，加强营养。

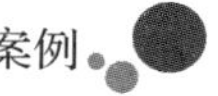

2019 年开始间有情绪不稳定，不主动进食，与人交流减少。老年人有认知障碍，容易走失，生活不能自理，精神、胃纳可，睡眠较好，大小便失禁。

2010 年出现高血压，最高血压达 180/112 mmHg。目前规律服用培哚普利 8 mg qd 降压，血压波动于（115 ～142）/（60 ～82）mmHg。有高脂血症病史，口服瑞舒伐他汀 10 mg qd 调脂治疗，2019 年 9 月停用。疫苗注射情况不详，无传染病病史，无外伤手术史，无重大精神创伤史，无吸烟、嗜酒嗜好。育有 1 子 2 女，均体健。

三、老年症候群

定向力、记忆力下降 5 年，加重 2 年，痴呆，衰弱，大小便失禁，视力、听力均下降。

四、查体

神志清楚，自动体位，发育正常，营养中等，面容呆滞。双侧呼吸运动对称，肋间隙正常。胸廓扩张度对称，语颤对称，两肺呼吸音清，未闻及干湿性啰音。心率 50 次/分，律齐，各瓣膜听诊区未闻及杂音。腹部检查无异常。脊柱侧弯，四肢肌力Ⅴ级，肌张力正常。双下肢轻度指凹性水肿。身高 142 cm，体重 45. 2 kg，BMI 22. 4 kg/m^2。

五、辅助检查

（1）2018 年 3 月 25 日行头颅磁共振检查提示：双侧基底节区及左侧放射冠、半卵圆中心多发性腔隙性脑梗死（陈旧性）；脑白质脱髓鞘改变。颅脑磁共振血管造影提示：脑动脉粥样硬化改变。

（2）2018 年 5 月行甲状腺彩超检查提示：甲状腺两侧叶内多发结节，考虑增生结节。

（3）2018 年 8 月 6 日行动态心电图检查提示：窦性心动过缓（平均心率 53 次/分，最慢心率 40 次/分）；偶发房性早搏。

（4）2018 年 12 月 29 日行骨密度检查提示：骨质减少。

（5）2020 年 2 月 27 日查血常规：白细胞 $10.4 \times 10^9\ L^{-1}$，血红蛋白 123 g/L。肝功能：ALT 16 U/L，AST 28 U/L，ALB 33. 2 g/L。血脂：胆固醇（cholesterol，CHO）4. 98 mmol/L，LDL-C 2. 65 mmol/L，TG 4. 02 mmol/L，HDL-C 0. 99 mmol/L。电解质：钾 4. 3 mmol/L，钠 144 mmol/L，氯 107 mmol/L。甲状腺功能三项：TSH 0. 73 mIU/L，游离三碘甲腺原氨酸 4. 38 pmol/L，游离甲状腺素 10. 78 pmol/L；BNP 62 pg/mL。腹部彩超：肝、胆、脾、胰未见明显异常。

六、目前诊断

（1）血管性痴呆。

（2）脑梗死后遗症。

（3）高血压 3 级（很高危）。

（4）低蛋白血症。

（5）骨质减少。

（6）脑动脉粥样硬化。

（7）甲状腺结节。

七、用药史

（1）阿司匹林肠溶片每次0.1 g，每天1次，餐前服用。

（2）雷贝拉唑肠溶片每次10 mg，每天1次。

（3）瑞舒伐他汀片每次10 mg，每天1次。

（4）培哚普利叔丁胺片每次4 mg，每天1次。

（5）盐酸美金刚片每次10 mg，每天1次。

（6）骨化三醇胶囊每次0.25 μg，每天1次。

（7）碳酸钙 D_3 片每次600 mg，每天1次。

（8）多奈哌齐片每次5 mg，每晚1次。

八、评估量表

（1）老年人能力评估：日常生活活动3级，精神状态2级，感知觉与沟通2级，社会参与3级。

（2）MMSE：1分，存在中度认知障碍。

（3）BALD：35分，有重度依赖。

（4）平衡步态测量：14分，有平衡功能障碍。

（5）Morse跌倒评估量表：40分，中度危险。

（6）洼田饮水试验：2分，Ⅱ级可疑。

（7）MNA-SF：9分。

（8）Braden压疮危险因子评估表：22分。

（9）CBI：42分。

（10）焦虑抑郁因老年人配合度差，暂未评分。

九、安全及跌倒评估

（1）居家管理。居室、浴室光线明亮，卧室床沿加床栏。

（2）物品管理。减少摆放位置变动及物品过多，如客厅水杯、药品的妥善保管。

（3）预防跌倒。加强看管，地面使用防滑材质，床的高度要适宜。

（4）预防误吸误食。应告知照护者选择合适的食物，避免给老年人进食汤类及干硬的食物，可以将食物做成糊状；照护者进行喂食的速度不宜过快；每勺食物不超过勺子的2/3；进食后不宜立即平躺，应保持坐位或半卧位30分钟以上；痴呆老年人在进食后不宜立即刺激咽喉部，尽量避免刷牙等操作。

（5）预防激越行为。痴呆老年人由于脑功能障碍，容易对照护者造成攻击，这给日常护理带来极大的困难和挑战。当老年人不愿意配合治疗时不要强迫老年人，可以稍等片刻，等待情绪稳定后再进行。若老年人出现暴力行为时切忌以暴制暴，应保持冷静

寻找导致暴力的缘由，并采取相应的措施。尽量将老年人置于安静的环境中，多和他们聊天沟通交流。照护者进行喂食时，让老年人听舒缓的音乐，分散他们的注意力，可防止因各种刺激而引发其产生激越行为。

十、用药安全与储存

（1）老年人的药品应放置于固定的小药柜。每周三药师负责摆好1周的药盒，每天护士双人核对将药物摆进小药箱，药物置于通风、干燥处，避免阳光直射，保持清洁。

（2）每月全科医师与药师定期检查药柜中的药品质量，确保用药安全。对可疑有变质或已经变质的药物及超过有效期的药物不应使用。保持药品的包装盒或药瓶上药物名称、作用、用法及有效期标识清晰，保证老年人用药安全。

（3）根据药物不同性质，分别保存。遇热易破坏的生物制品、抗生素等应冷藏，如胰岛素应冷藏于2～10 ℃的冰箱内。内服药与外用药要分开存放，以免用错。液体药物应摇匀药液，避免药物沉淀影响给药浓度。

（4）药物专人保管，特殊药物应上锁并做好记录。老年人服药必须按医嘱服用，不能擅自更改。服药前照护者要核对药物外盒上老年人的姓名、药名和用法。

（5）服药时照护者帮助老年人坐起，用不少于100 mL的温开水送服，不能用茶、牛奶、豆浆来送服药物；应认真检查老年人口腔，证实药已咽下方可离开；用药后照护者应注意观察有无不适反应，若有不适反应及时向医生汇报。

（6）根据分级护理要求，按时服用药物或协助喂药；有吞咽困难的药物，将其研碎后用水调匀喂服或用鼻饲管喂服。

十一、营养评估

目前曾婆婆患中重度血管性痴呆，自主进食少，大部分时间需要照护者喂食，要保证每天热量及蛋白质、水分供应，预防营养不良及低蛋白血症，水分充足，血管充盈，可保证脑血管灌注，延缓血管性痴呆进程。

营养食谱如下：

第一天：早餐为肉菜包子、玉米煎饼、牛奶冲麦片；中餐为鱼香肉丝、番茄炒蛋、炒青菜、虫草花水鸭汤、大米拌燕麦饭；晚餐为豉汁芋头焖猪肉、榨菜炒肉丝、炒青菜、枸杞叶猪肝汤、大米饭。

第二天：早餐为香葱花卷、煎荷包蛋、皮蛋瘦肉生菜丝粥；中餐为焖罗非鱼、三色蒸水蛋、炒青菜、红萝卜玉米骨头汤、大米拌燕麦饭；晚餐为卤鸡腿、土豆丝炒肉丝、炒青菜、茶树菇龙骨汤、大米饭。

第三天：早餐为上汤云吞、红萝卜碎鸡蛋饼、豆浆；中餐为咸菜焖五花肉、干煸肉末豆角、蒜蓉炒菜心、赤小豆芡实骨头汤、大米伴小米饭；晚餐为香菇马蹄蒸肉饼、萝卜干炒鸡蛋、炒青菜、肉丸杂蘑菇汤、大米饭。

每晚睡前6勺300 mL肠内营养粉。

十二、社会支持系统

Z婆婆每月有退休金，有深圳市老年人福利、深圳医保，其余支出由小女儿承担，医疗与照护决策者是Z婆婆的小女儿。居住的社区环境安全、管理规范，小区内有社区健康服务中心、广场，每天有居民自发或社区组织的活动项目。

十三、老年人个人意愿

老年人不能表达，按照马斯洛的需求层次论评估老年人个人意愿，充分理解和尊重老年人的发展需求，针对老年人病情变化开展康复训练，提高老年人的记忆力和计算力、定向力等逻辑思维能力及语言表达能力，加强生活能力的训练，指导老年人进行一些简单的日常生活，如穿衣、洗漱、沐浴、进餐等，对老年人的进步及时给予肯定和鼓励。

十四、家属意愿

1. 目前存在的问题

（1）能够照料老年人的日常生活，避免意外伤害。

（2）药物管理，营养管理，减缓机能衰减。

（3）老年人生活得安全、开心。

（4）家人减轻照顾压力。

2. 最需要解决的问题

（1）能够照料老年人的日常生活，避免意外伤害。

（2）药物管理，营养管理，减缓机能衰减。

十五、照护建议

（一）医疗照护建议

（1）低盐、低脂、高蛋白饮食。

（2）定期监控血压、心率。

（3）定期监测血糖、血脂、肝功能、肾功能、电解质及甲状腺功能、甲状腺超声。

（4）定期评估老年人认知、机能、精神心理状态，发现异常及时请相关专业医生会诊指导。

（5）规范药物治疗及服用。予降压、护胃、抗痴呆、抗骨质疏松、提升心率的对症治疗。

（6）机能康复及减缓机能衰减治疗。

（7）适量参加群体活动，多与其沟通交流。

（8）按时接种流感及肺炎疫苗。

（9）请神经内科、精神科医生会诊，协助评估老年人的认知、精神状况，指导治疗。

（二）护理照护建议

1. 护理诊断：生活自理能力下降，与脑梗死后遗症及认知障碍有关

（1）护理目标：患者生活需求得到满足。

（2）护理措施：①加强基础护理，保持口腔、会阴、皮肤清洁等，保持空气新鲜，

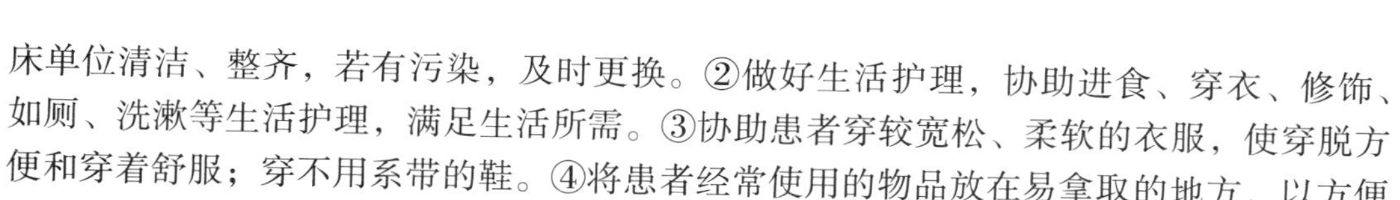

床单位清洁、整齐，若有污染，及时更换。②做好生活护理，协助进食、穿衣、修饰、如厕、洗漱等生活护理，满足生活所需。③协助患者穿较宽松、柔软的衣服，使穿脱方便和穿着舒服；穿不用系带的鞋。④将患者经常使用的物品放在易拿取的地方，以方便患者随时取用。经常巡视，及时了解患者需求。⑤做好护理员的照护质量督导。

（3）护理效果评价：患者生活需求得到满足。

2. 护理诊断：营养不良，低于机体需要量与吞咽困难及自主进食能力下降有关

（1）护理目标：增加患者进每天食量，血红蛋白未进行性降低。

（2）护理措施：①请营养专科会诊，明确每天的营养需求，辅助营养治疗。②根据营养师制定计划落实每餐和加餐的摄入目标。③提供少食多餐的饮食，以减少胃的饱胀感。④可适当添加部分营养品，如蛋白粉、维生素等。⑤做好护理员喂食的相关指导及督导。⑥做好营养状况持续性评估及监测。

（3）护理评价：患者进每天食量稳定，血红蛋白未进行性降低。

3. 护理诊断：排尿、排便失禁，与脑梗后遗症有关

（1）护理目标：排尿、排便功能较前改善。

（2）护理措施：①指导患者白天摄入液体 2 000 ～ 3 000 mL，入睡前限制饮水，减少夜间尿量。②密切观察排尿、排便反应，尽可能帮助建立规则的排尿、排便习惯，以促进排尿、排便功能的恢复，尝试指导进行骨盆底肌肉康复训练。具体方法是指导患者试做排尿动作：先慢慢收紧盆底肌肉，再慢慢放松，每次 10 秒左右，连续 10 次，每天 2 ～ 3 次。③必要时行留置导尿，定时夹闭引流尿液，锻炼膀胱壁肌肉张力，重建膀胱储存尿液的功能。④帮助患者重建控制排尿、排便能力，了解患者排尿排便时间，掌握规律，定时给予便器，以刺激定时排尿、排便。⑤室内定时开窗通风，去除不良气味，保持空气流通。

（3）护理效果评价：排尿、排便功能较前改善。

4. 护理诊断：潜在皮肤完善性受损的危险，与大小便失禁有关

（1）护理目标：患者肛周及会阴部皮肤清洁干燥无破损。

（2）护理措施：①注意保持会阴部皮肤清洁干燥。正确合理使用一次性尿垫或成人纸尿裤，使用温水清洗会阴部皮肤，勤换衣裤、床单、尿垫。必要时，肛门周围涂抹软膏以保护肛周及会阴部皮肤。可使用保护皮肤的液体敷料每天 2 次以保护皮肤。②指导并教会照护者每天清洁患者全身皮肤，认真检查皮肤颜色、完整性，定时翻身变换体位，保持床单位干净整洁。③每天用温水擦浴，禁用刺激性洗浴用品。

（3）护理效果评价：患者肛周及会阴部皮肤清洁、干燥、无破损。

5. 护理诊断：潜在跌倒风险

（1）护理目标：患者不发生跌倒。

（2）护理措施：①室有内有充足的光线。②地板干净、不潮湿。③危险环境有警示标识。④保持通道通畅，移开有潜在危险的障碍物。⑤锁好床、轮椅、便椅的轮子，确保患者安全。⑥避免穿大小不合适的鞋及长短不合适的裤子，鞋底应防滑。⑦定时进行巡视，及时发现风险，使跌倒的可能减至最小。

（3）护理效果评价：患者未发生严重跌倒事件。

（三）药学照护建议

（1）雷贝拉唑钠肠溶片总体安全性良好，但老年人长期使用存在潜在的不良反应：①强力抑酸后影响钙吸收，诱发或加重老年患者的骨质疏松，从而增加骨折的风险；②使胃内长期处于低酸状态，对细菌的灭活作用下降，从而使胃内处于有菌状态；③老年人吞咽协调功能减退，较易发生吸入性肺炎。患者目前病情稳定，无胃肠道反应，不建议长期使用雷贝拉唑钠肠溶片预防应激性溃疡。

（2）2018 年动态心电图提示窦性心动过缓（平均心率 53 次/分，最慢心率 40 次/分）、偶发房性早搏。患者目前使用多奈哌齐片，因其可对心率产生迷走样作用，导致心率过缓，建议监测患者心率，出现胸闷等不适症状及时调整用药。

（四）康复照护建议

（1）运动量不宜过大，须有陪护。训练强度要由小到大，使老年人有适应的过程，逐渐恢复体力。因存在中度认知能力障碍和跌倒中度危险性，行动时须一直有陪护。

（2）认知康复训练。①理解和表达能力训练。听或阅读故事训练语言理解能力，讲述故事情节或写故事片段训练语言表达能力。②社会适应能力训练。鼓励与他人交流。③常识训练。反复提问常识性知识（如日期和时间等）。

（3）记忆康复训练。①短时记忆训练。看几件物品或图片，记忆后回忆，或看积木摆图形后，弄乱后按原样摆好。②长时记忆训练。回忆近来的亲戚朋友、看过的电视、家中的事情；若觉得较容易，也可背诵短诗、谜语等。

（4）关节活动度维持训练。坐姿的简易体操，由康复治疗师指导家人如何训练，每天早晚在固定时间段里，老年人在家人陪同下进行锻炼。

（5）日常生活动作训练。由康复治疗师指导家人如何协助老年人自己做事，如床上翻身、起床，更衣、梳洗、进食等。减少老年人对家庭的依赖。

（6）平衡能力训练。由康复治疗师进行，每周进行 2 ～ 3 次，每次 20 ～ 30 分钟，中心由低到高，从坐姿到站姿，从静态到动态。

（7）步行训练。由康复治疗师指导家人如何训练，让老年人在家人的陪护下在家里扶墙、扶家具从卧室到客厅、到厕所进行往复步行移动训练；若老年人有失去平衡迹象时，家人立刻搀扶，避免老年人跌倒。

（五）心理照护建议

（1）规律的生活作息，增加白天的室外活动。

（2）根据老年人的年龄特点，提供老年人年轻时代的电影、电视、电影插曲及家庭照片，让老年人体验当年的喜悦心境。

（3）生活空间物品固定摆放，减少老年人的适应困难。

（六）社会工作方面照护建议

（1）介入策略：老年人有认知障碍，情绪低落，不爱与人沟通，喜爱唱歌，社会工作者可尝试通过音乐治疗舒缓和放松老年人的焦虑，增强老年人的言语能力，促进自我表达。平时，社会工作者可协助老年人进行简单的认知训练。

（2）陪伴：家属多陪伴老年人，增强老年人社交需求，家属每周至少会去看望老

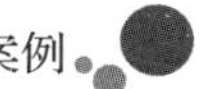

年人1次。家属陪伴的时候可以夸奖他们的特性、一生的成就等，同时鼓励老年人追求兴趣等。

(3) 社会支持：发动社区喜欢唱歌的志愿者或老年人患病前歌友，定期探访老年人。

（七）营养照护建议

低盐、低脂软质饮食，全天目标能量为1 500 kcal。

(1) 食盐控制在每天不超过3 g，减少味精、酱油等含钠盐的调味品用量，减少含钠盐量较高的各类加工食物（如咸菜、火腿、咸鱼、腊肉、香肠等）的摄入以达到控盐目的。

(2) 少吃高脂肪食物，如肥肉、烧鹅、腊肠、油炸土豆片、黄油、牛油、奶油蛋糕等。食物制作时可选用蒸、煮、拌等少油的烹调方法；烹调不用猪油、棕榈油、黄油等，可选用大豆油、玉米油、茶油、花生油、芝麻油等植物油；食用植物油应每天小于25 g；避免老火汤；剔除禽类的皮。

(3) 适当增加富含优质蛋白质的食物，如鱼、虾、禽肉、猪、牛、羊、奶类、大豆等。

(4) 建议食谱。

早餐：低脂纯牛奶200 mL；红薯80 g；圣女果50 g。

早上加餐：水煮鸡蛋1个；芝麻糊10 g；猕猴桃130 g。

午餐：软米饭（大米40 g、黑米15 g）；鲫鱼豆腐汤［鲫鱼（含骨头）90 g、豆腐50 g］；白灼碎青菜（生菜250 g）；油10 g。

下午加餐：酸奶200 mL。

晚餐：软米饭（大米40 g、红米15 g）；丝瓜炒肉末（丝瓜250 g、瘦肉50 g）；油10 g。

晚上加餐：肠内营养液200 mL（肠内营养粉47. 5 g）。

以上食谱提供能量为1 539 kcal，蛋白质为64 g。

(5) 监测患者进食量，若能量摄入小于目标量的60%，应增加口服营养制剂以增加机体的能量和蛋白质摄入量，改善机体的营养状态，增加握力等机体功能，提高生活质量。

十六、整合照护团队困惑点

(1) 痴呆药物干预措施到位，其他辅助治疗，如情感、心理、精神方面做得不够。

(2) 大部分时间处理失禁护理上都会很困难，有时候老年人甚至会动手打护理员。有认知障碍的老年人也是有自尊心的，既不愿意让照护者看到，自己又处理不好。用什么方式能让老年人接受这份帮助？

(3) 老年人自主进食意愿少，大部分时候都是靠照护者喂食，营养跟不上导致低蛋白血症，有什么方法让老年人能自主进食？

(4) 老年人的步伐越来越小，跌倒风险越来越大时，我们可用的预防措施和注意事项有哪些？是否要约束老年人的活动范围？

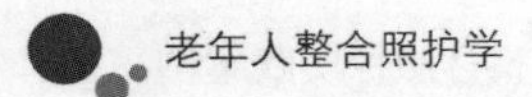

（5）沟通障碍的护理措施如何实施？社会功能受损的护理措施如何实施？

（深圳市罗湖医院集团整合照护团队）

第五节　整合照护案例五

一、一般情况

老年女性，1945 年出生于深圳，小学文化，育有 1 子 1 女，均在深圳生活，子女关系融洽。以客家话交流为主，能使用粤语和普通话，沟通流畅。老年人平素喜欢看书报、散步，饮食无偏食。老年人丈夫于 2017 年因脑血管意外去世。丈夫去世后独居，子女担心其自我照顾困难便送其入住养护中心。老年人年轻时在深圳以务农为主，退休后有养老金，能维持自己的日常支出，子女也会进行补助。自诉孙子及外孙女成绩好，表示很欣慰。

接诊第一印象：婆婆体型肥胖，短发，头发花白，衣着得体。早晨，婆婆坐在阳台上读报。问她昨晚睡得好不好，她咧开嘴巴笑笑，露出几个牙齿残根，拍膝盖说昨晚有点痛，儿女给她买了护膝套，她戴着睡觉。婆婆走路时右手拄着拐杖，迈着略笨拙的“外八字”步伐。

二、既往史

高血压、冠心病病史：20 余年前头晕、胸闷发现血压升高，诊断为“高血压病 3 级（很高危），冠心病稳定型心绞痛，心功能Ⅱ级”。规律服药，现无头晕，无胸闷，日常生活活动耐力正常。有双肺小结节、甲状腺结节病史，近 1 年未复查。有肝囊肿、胆囊息肉、左肾结石病史。否认肝炎结核肿瘤病史。

家族中父母、姐姐均有高血压病史，子女无高血压病史。

三、老年病症候群

（1）骨质疏松、关节退行性变、骨折、跌倒：患者诉年轻时干农活比较辛苦，从 10 余年前开始出现双下肢膝部疼痛，伴无力感，上下楼梯时明显，拄手杖行走，下楼梯时觉步态不稳，害怕跌倒，不能行走超过半小时，间断进行理疗及口服止痛药，间中有缓解。近 2 个月自觉膝盖肿胀、疼痛，自我评分为 5 ～ 6 分，日常活动受影响。10 年前因腰痛检查示腰椎间盘（S_5）突出，经保守治疗后好转，现无腰痛。5 年前跌倒，右手撑地，尺桡骨骨折，保守治疗后好转。1 年前肺部感染，胸部 CT 提示胸椎骨质疏松，第 8 胸椎体有压缩性骨折。

（2）尿失禁：剧烈咳嗽时有尿失禁情况。

四、查体

身高 146 cm，体重 58 kg，BMI 27.21 kg/m^2，血压 118/71 mmHg。神志清，语言流利，反应灵敏，定向力及计算能力正常。拄拐行走，步态稍拖沓。皮肤完整，稍干燥，无皮疹。视近物不清，读报需要佩戴眼镜，听力正常。口腔龋齿、缺齿，吞咽无障碍。双肺呼吸音清，未闻及干湿性啰音，心率 64 次/分，律齐，各瓣膜听诊区未闻及杂音。腹稍隆，腹软，全腹无压痛及反跳痛，肝脾肋下未及，胆囊区无压痛，墨菲征（Murphy sign）阴性，双侧肾区无叩痛。胸椎背曲畸形，腰曲消失。双膝关节肿胀，右膝关节明显，无波动感，皮温不高，关节活动度可。双上肢肌力 V 级，双下肢肌力 V 级，四肢肌张力正常。神经反射正常，病理征未引出。

五、辅助检查

（1）2019 年 5 月 20 日行胸部 CT 检查提示：双肺少许磨玻璃密度灶及小结节灶，定期复查；双肺少许陈旧性条索影；胸主动脉及冠状动脉粥样硬化；胸椎骨质疏松，胸 8 椎体压缩性骨折；甲状腺双侧叶病灶，结合超声提示肝囊肿。

（2）2019 年 5 月 20 日行颈部甲状腺超声检查提示：甲状腺两侧叶多发结节，定期复查；双侧颈部大血管旁未见明显异常肿大淋巴结。腹部 B 超提示：胆囊隆起病变，胆囊息肉可能；可疑左肾结石。

（3）2019 年 5 月 20 日查血常规：红细胞 $4.8\times10^{12}\ L^{-1}$，血红蛋白 118 g/L，ALB 36 g/L，CHO 4.0 mmol/L，TG 2.3 mmol/L，LDL-C 1.68 mmol/L，HDL-C 0.92 mmol/L，尿酸 408 μmol/L，空腹血糖 5.4 mmol/L，餐后 2 小时血糖 7.9 mmol/L，转氨酶、肾功能正常。

六、目前诊断

（1）重度骨质疏松。
（2）胸椎压缩性骨折。
（3）陈旧性右侧尺骨桡骨骨折。
（4）双膝关节退行性变。
（5）高血压病 3 级（很高危）。
（6）冠心病心功能Ⅱ级（NHYA 分级）。
（7）肺部结节性质待查。
（8）肝囊肿。
（9）超重。
（10）轻度缺铁性贫血。
（11）低白蛋白血症。

七、用药情况

患者用药情况见表 11－1。

表 11－1　患者用药情况

药物名称	剂量	用法	频率	计划停止日期（如果适用）
碳酸钙 D_3 片	600 mg	口服	qd	无
骨化三醇胶丸	0.25 μg	口服	qd	无
硝苯地平控释片	30 mg	口服	qd	无
琥珀酸美托洛尔美托洛尔缓释片	23.75 mg	口服	qd	无
阿托伐他汀钙片	10 mg	口服	qd	无
盐酸曲美他嗪缓释片	35 mg	口服	bid	无
硫酸氢氯吡格雷片	50 mg	口服	qd	无

八、评估量表

（1）巴塞尔（Barthel）指数评定量表：90 分，IADL 结果是轻度失能。

（2）安全及跌倒评估：患者双膝关节间断疼痛、肿胀，步行爬楼梯时，夜间双腿弯曲时明显，需要使用移动设备和辅助工具——拐杖，跌倒评分为高度风险，提示患者处于易受伤危险中，应采取相应的防护措施。有跌倒史，Morse 跌倒评估 95 分，为高风险。

（3）平衡定性评定量表：坐位平衡Ⅳ级，站位平衡Ⅲ级；Tinetti 平衡和步态测试量表 18 分。

（4）FRAIL 量表：衰弱前期。

（5）MNA-SF：正常营养状态。

（6）PHQ-9：3 分，没有抑郁症。

（7）Mini-COG 结果：无认知障碍。

九、安全及跌倒评估

养护中心周围环境有扶手，床铺有防跌倒栏杆，洗手间有坐便器及防跌倒栏杆；有一键呼救按钮；入住养护中心前自诉有过跌倒情况，自入住养护中心 1 年余，未有跌倒事件。

十、药品安全与储存

药品均由养护中心统一管理与储存，定期配置三餐药物提供给老年人。老年人初期入住时，在房间自行放置药物，药物摆放整齐，老年人要求自行服用，后因多次发现老年人有服用错误情况后，老年人同意更改为养护中心统一提供药物。目前服药依从性良好。

十一、营养评估

患者平素经口进食，不挑食，牙齿咀嚼功能下降，进食肉类减少，备有水果，经常

吃苹果。轻度缺铁性贫血，白蛋白降低，餐后血糖略高。老年住院患者微型营养评估表（MNA，≥65 岁）正常营养状态。

十二、社会支持系统

入住期间自觉和子女沟通少，能自行做医疗决策，重大的医疗决定与子女一起协商。老年人以前围绕着家庭转，没有特别交好的朋友和亲戚。子女与老年人的关系融洽，老年人最喜欢的是她带的孙子，孙子现在在美国读博士，近期打算回国。在养护中心未与同住者建立朋友关系。平素喜欢一个人看电视；会打麻将，但没有加入养护中心打麻将的老年人群体中。

十三、老年人个人意愿

老年人害怕跌倒，膝关节疼痛影响行走，她也知道是年龄大的缘故，期望膝关节能够减少疼痛的频率，并且希望子女能够多来探望她。

十四、家属意愿

希望老人所在的养护中心提供的食物合口味，老人住得开心。

十五、照护建议

（一）全科医生与药师照护建议

（1）该患者 LDL-C（1.68 mmol/L）已达标，其他血脂异常是否也需要进行处理，尚缺乏相关临床试验获益的证据。患者的 CHO（4.0 mmol/L），TG（2.3 mmol/L）略高，对于冠心病患者，建议给予非药物处理，主要是控制饮食、减轻体重、减少饮酒等。经 1 个月饮食调整后复查血常规及白蛋白、血脂等。

（2）对于冠心病合并心力衰竭的高血压患者，无 ACEI/ARB 禁忌证或不耐受的情况，建议降压治疗首选 ACEI/ARB，其是心力衰竭治疗的基础用药。近 1 年患者未有心绞痛发生，考虑曲美他嗪缓释片有震颤、僵直等副作用，予停用。

（3）复查胸部 CT。

（4）必要时添加铁剂及营养补充剂。

（5）加强抗骨质疏松药物治疗。

（二）护理照护建议

1．护理诊断：疼痛，与重度骨质疏松、双膝关节退行性变有关

1）护理目标：疼痛症状减轻，适当下床活动，行走无障碍。

2）护理措施：

（1）卧床休息时使用硬板床或者加薄垫的木板床，取仰卧位或侧卧位，可以缓解肌肉紧张和疼痛。

（2）对症护理：合理使用辅助用物，正确使用拐杖；此外，还可以进行物理疗法，对疼痛部位进行湿热敷，或采取超短波、电频疗法等理疗。

（3）用药护理：正确评估老年人疼痛的程度，遵医嘱合理规范指导用药，如硝苯地平控释片会引起头痛、面色潮红、下肢浮肿等不良反应，非甾体类镇痛药会引起胃肠道不适及溃疡，应做好宣教并密切观察病情。

（4）辅助疗法：指导老年人缓慢呼吸，放松心情，采取疼痛转移法，如音乐疗法、参与集体活动等。

3）效果评价：老年人疼痛症状减轻，恐惧感消失，能适当活动，睡眠安静，无药物不良反应发生。

2. 护理诊断：有受伤的危险，与视力模糊、疼痛、既往跌倒史或发生直立性低血压有关

1）护理目标：无受伤现象发生。

2）护理措施：

（1）定时监测血压并做好记录，老年人有头晕、眼花、视力模糊等症状时，应嘱老年人卧床休息，上厕所或外出时要有人陪伴；若头晕严重，应协助老年人在床上大小便。避免迅速改变体位、活动场所光线暗、病室内有障碍物、地面滑等危险因素。正确合理使用拐杖，床边加护栏，穿防滑、舒适鞋子（禁穿拖鞋），下床活动遵循防跌倒“三部曲”，防止跌倒、坠床发生。

（2）直立性低血压的预防和处理：①做好知识宣教，告诉老年人直立性低血压的表现为乏力、头晕、出汗、心悸、恶心、呕吐等，在联合用药、服首剂药物或药物加量时应特别注意。②指导老年人预防直立性低血压的方法。避免长时间站立，尤其在服药后最初几个小时，改变姿势，特别是从卧位、坐位起立时动作宜缓慢，服药时间可选在平静休息时，服药后继续休息一段时间再下床活动，若在睡前服药，夜间起床排尿时应注意；避免用过热的水洗澡，防止烫伤及血管扩张。③应指导老年人在直立性低血压发生时采取下肢抬高位平卧，以促进下肢血液回流。

3）效果评价：老年人了解并掌握直立性低血压的预防和处理，下床活动时遵循防跌倒“三部曲”，无受伤现象发生。

3. 护理诊断：潜在并发症——高血压急症

1）护理目标：积极监测血压，控制在正常范围，无高血压急症及脑血管意外发生。

2）护理措施：

（1）避免诱因：做好知识宣教，向老年人阐明不良情绪可诱发高血压急症，避免情绪激动，保持心绪平和、轻松、稳定。按医嘱送药至床旁见其服下，不可擅自增减药量，更不可突然停服。同时指导避免过劳和寒冷刺激，保持大便通畅，避免用力排便。

（2）病情监测：定期监测血压，一旦发生血压急剧升高、剧烈头痛、呕吐、大汗、肢体功能运动障碍等症状，立即通知医生。

（3）高血压急症的护理：老年人绝对卧床休息，抬高床头，避免一切不良刺激和不必要的活动，协助生活护理。保持呼吸道通畅，吸氧。安定老年人情绪，连接好心电、血压、呼吸监护，迅速建立静脉通路，遵医嘱尽早应用降血压药物，密切观察血压变化。

3）效果评价：老年人遵医嘱规律服药，血压控制在正常范围，未发生高血压急症。

4．护理诊断：营养失调，低于机体需要量，与老年人牙齿咀嚼功能下降、进食肉类减少、摄入不足及缺少运动有关

1）护理目标：均衡营养，纠正缺铁性贫血和低蛋白血症，控制体重在正常范围，BMI 达到或接近 24 kg/m^2。

2）护理措施：

（1）请营养科医生制订详细的饮食计划：①限制钠盐摄入，每天应低于 6 g。②保证充足的钾、钙摄入，多进食虾皮、豆类、蘑菇、紫菜、低脂高钙类牛奶。③减少脂肪摄入，少食动物内脏、肥肉、蟹黄、鱼子等高胆固醇食物，用植物油烹饪。补充蛋白质，如鸡蛋、鱼类。④增加粗纤维食物摄入，预防便秘，可进食茎类、芹菜等绿色蔬菜。⑤增加含铁丰富食物的摄取，鼓励老年人多吃含铁丰富且吸收率较高的食物，如海带、黑木耳、动物血等。⑥保持均衡饮食，避免挑食或偏食，细嚼慢咽，烹饪食物注意色、香、味，提供舒适愉悦的就餐环境。

（2）控制体重，控制总能量摄入；三餐定时，避免暴饮暴食；少食含糖量高的食物（如糖果、甜点心及含糖饮料）。

3）效果评价：老年人营养均衡，体重控制在正常范围，无贫血及低蛋白血症。

5．护理诊断：压力性尿失禁，与咳嗽剧烈、腹压升高及肥胖有关

1）护理目标：排尿功能较之前改善，未发生失禁相关性皮炎。

2）护理措施：

（1）控制体重：肥胖是发生压力性尿失禁的危险因素之一，减肥可以减轻腹压，还可以减轻膀胱内压，降低膀胱颈的活动性。

（2）避免腹压增加：预防便秘、慢性咳嗽，避免负重。

（3）盆底肌训练（pelvic floor muscle training，PFMT）：又称为凯格尔运动，可增加尿道闭合压力，防止漏尿发生。

（4）生物反馈及电刺激治疗：康复科医生予以指导。

（5）膀胱训练，养成定时排尿的习惯。摄入足够的水分，每天 1 000 ～ 1 500 mL。

（6）失禁相关性皮炎的预防及护理：加强观察巡视，及时清洗皮肤，发生尿失禁后尽早使用中性清洗液清洗皮肤，减少刺激。滋润皮肤，使用皮肤保护剂，皮肤清洗后涂润肤霜滋润，避免使用爽身粉。

3）效果评价：老年人排尿功能改善，未发生失禁相关性皮炎。

6．护理诊断：焦虑，与疼痛影响行走、担心跌倒、已发生并发症有关

1）护理目标：消除焦虑情绪，积极配合治疗。

2）护理措施：

（1）鼓励老年人积极参与集体活动，消除孤独感。

（2）与家属沟通，增加探视陪护时间。

（3）加强与老年人的交流，介绍疾病相关知识，消除老年人顾虑，平和老年人情绪，鼓励积极配合治疗。

（4）请心理关爱治疗师提供专业意见。

3）效果评价：老年人情绪平和，融入养护中心集体生活，积极配合治疗。

（三）康复照护建议

（1）运动量不宜过大。老年人认知能力较好，可安排康复治疗师进行上门康复训练 2 ～ 3 次/周，每次 40 分钟，训练强度要由小到大，使老年人有一个适应的过程，逐渐恢复体力。

（2）关节活动度维持训练。坐姿的简易体操，做下肢关节活动度训练及肌力训练。由康复治疗师给老年人指导，每天早晚在固定时间段里让老年人自行进行锻炼。

（3）结合日常生活进行训练。训练老年人在夜晚步行和上下楼梯时使用扶手，提高预防跌倒意识。建议老年人尽量减少过度的上楼梯和蹲起动作；不要使用蹲厕，使用带扶手的坐便器，站起时利用上肢代偿减轻双膝负担。

（四）营养照护建议

低盐、低脂饮食，全天目标能量为 1 700 kcal，该患者既往进食情况不明，建议：

（1）食盐摄入量每天不超过 3 g，减少味精、酱油等含钠盐的调味品用量，减少含钠盐量较高的各类加工食物（如咸菜、火腿、咸鱼、腊肉、香肠等）的摄入以达到控盐目的。

（2）少吃高脂肪食物，如肥肉、烧鹅、腊肠、油炸土豆片、黄油、牛油、奶油蛋糕等。食物制作时可选用蒸、煮、拌等少油的烹调方法；烹调不用猪油、棕榈油、黄油等，可选用大豆油、玉米油、茶油、花生油、芝麻油等植物油；食用植物油应每天少于 25 g；避免老火汤；剔除禽类的皮。

（3）增加优质蛋白摄入，优质蛋白的来源有鱼、虾、禽肉、猪、牛、羊、奶类、大豆等。

（4）通过合理的烹调方式把食物制作得细软，例如，把肉类、蔬菜切碎、煮烂。

（5）增加含铁丰富的食物，如动物全血、畜禽肉类等。

（6）建议食谱。

早餐：燕麦牛奶（低脂纯牛奶 250 mL、燕麦 25 g）；水煮鸡蛋 1 个；圣女果 100 g。

早上加餐：红薯 100 g；芝麻糊 10 g。

午餐：米饭（大米 75 g、小米 25 g）；肉末猪红（猪红 75 g、瘦肉 25 g）；白灼生菜（生菜 250 g）；油 15 g。

下午加餐：苹果 200 g。

晚餐：米饭（大米 70 g、红米 25 g）；清蒸草鱼［草鱼（含骨头）85 g］；蒜蓉丝瓜（丝瓜 250 g）；油 10 g。

以上食谱提供能量为 1 703 kcal，蛋白质为 65 g。

（7）监测患者进食量，若能量摄入小于目标量的 60%，应给予口服营养制剂以增加机体的能量和蛋白质摄入量，改善机体的营养状态，增加握力等机体功能，提高生活质量。

（五）心理照护建议

根据以上描述，老年人主要的躯体问题是膝关节疼痛影响行走和生活，期望能得到缓解。希望子女能够多来探望她。

心理方面，主要是和老年人沟通，明确她希望子女来看望她的期望值（1 周 1 次，1 月 1 次，或多长时间 1 次），鼓励老年人向子女表达出她的期望。和老年人子女沟通，转达老年人的心理期望，让子女和老年人能一起讨论探望问题。鼓励老年人参加集体活动，如老年人喜欢看报纸，提供一份连续性的报纸，鼓励她向其他老年人读报纸，讲新闻。

（六）社会工作方面照护建议

通过与老年人聊天，与家属沟通等服务，给予老年人更多的情感支持，与老年人一起发掘老年人的兴趣爱好。适当地引导老年人参与养护中心其他老年人所感兴趣的活动。

老年人在养护中心会希望家属可以多多来看望自己，每周至少要有 1 次陪伴老年人说话的时间。孙子近期回国以后会去看望老年人。陪伴能为自己和所爱、关心的人带去快乐，是对彼此最大的帮助。

与老年人沟通中，多回顾一些其年轻时记忆深刻的事情，鼓励案主多表达。

十六、整合照护团队困惑点

（1）老年人重度骨质疏松，跌倒风险高。

（2）老年人目前不愿意做口腔治疗、戴义齿；老年人喜欢吃米饭；超重，且有轻度贫血及白蛋白降低，餐后血糖偏高。如何增加白蛋白摄入，降低餐后血糖？

（3）老年人有冠心病，其低密度脂蛋白目前已达治疗目标，但甘油三酯升高，是否需要治疗？

（深圳市罗湖医院集团整合照护团队）

第六节　整合照护案例六

一、一般情况

黄某某，男，81 岁，已婚，血型不详，汉族，籍贯为广东深圳，工作单位是铁路集团，职业是铁路工人（已退休）。联系人：吴某某（患者妻子），黄某某（患者女儿）。

二、主诉

反复气促、胸闷、双下肢浮肿 9 月余。

三、现病史

患者9月余前开始反复出现活动后胸闷、气促，伴双下肢浮肿、乏力，皮肤瘙痒、脱屑，无胸痛、心悸，无发绀，无发热、畏寒，无头晕、头痛，无腹胀、腹泻等。曾到罗湖区人民医院就诊，考虑“急性左心衰竭、肾功能不全、高血压病”等诊断，予强心、利尿、控制血压、降尿酸等综合治疗，胸闷、气促症状较前明显缓解，但仍反复有双下肢轻度水肿，以脚踝部凹陷性浮肿为主，行走200～300米后有胸闷、乏力。3个月前患者突发心悸，伴气促、胸闷加重，平卧时即有气促，无端坐呼吸，无发绀、胸痛，无发热等。再次到罗湖区人民医院就诊，考虑“急性心力衰竭、阵发性房颤”，予胺碘酮控制心率、控制心力衰竭等综合治疗后，上述症状缓解，出院后仍有反复胸闷、气促、乏力，体力活动后尤为明显，日常生活活动时无明显气促，但有乏力，双下肢仍轻度水肿，无心悸、胸痛等症状。2个月前因再次出现胸闷、气促加重，到深圳市人民医院就诊，考虑“阵发性房颤、急性左心衰竭”等疾病，予华法林抗凝、控制血压、利尿及对症治疗等综合治疗。1个月前出院后建立家庭病床，继续按出院后治疗方案居家治疗和照护，患者仍有活动后气促、胸闷，较出院时缓解，双下肢由中度浮肿消退至仅有足背浮肿，但乏力仍明显，无法完成拧毛巾等生活活动。2周前患者因“高尿酸血症”加用非布司他后开始出现心悸，阵发性发作，频率约每1～2天发作1次。心悸发作时，患者胸闷、气促加重，其家属诉其脉搏跳动节律紊乱不齐，测得血压升高明显，最高为185/110 mmHg，自行服用美托洛尔缓释片、速效救心丹，含服硝酸甘油等药物，数小时后心悸、胸闷、气促可逐渐缓解，缓解后测得血压降至（120～160）/(85～98 mmHg）。停用非布司他后，近1周患者心悸次数较前减少，胸闷、气促较前缓解。自发病以来，患者无胸痛、腹泻、腹痛，无头晕、端坐呼吸、咳粉红色泡沫痰等。精神疲倦，睡眠差，夜间皮肤瘙痒明显，服用艾司唑仑辅助睡眠。胃纳可，大小便正常，体重无明显改变。

四、既往史

既往有高血压病史20余年，不规律服用苯磺酸氨氯地平，血压控制不佳。9个月前发病后规律服用苯磺酸左旋氨氯地平、琥珀酸美托洛尔缓释片、多沙唑嗪、福辛普利钠等药物治疗。同时发现下肢小静脉栓塞，服用利伐沙班抗凝6个月。2个月前住院期间，头颅CT发现有腔隙性脑梗死病史。既往有高脂血症、高尿酸血症、银屑病、前列腺增生、左肺叶部分切除术等多种病史。无药物过敏史。

五、查体

体温36.2 ℃，血压145/89 mmHg，脉搏78次/分。神清，慢性病容，面色晦暗，口唇、甲床苍白，全身皮肤可见散在斑疹，伴少许脱屑。无颈静脉怒张，双肺呼吸音稍粗，双肺底可闻及少量湿啰音，未闻及哮鸣音。心率78次/分，心律绝对不齐，脉搏短促，心音强弱不等，未闻及病理性杂音、额外心音等。腹部稍膨隆，腹软，无压痛、反跳痛，移动性浊音（–），肝脾未触及。肾区、肝区无叩痛。肝颈综合征（–）。上下

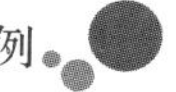

肢肌力、肌张力正常。双下肢足背，见凹陷性浮肿，未累及小腿。足背动脉未触及。

六、辅助检查

2019 年 12 月多次复查血常规、血生化及其他检查，血红蛋白最低为 76 g/L。尿蛋白（3+），24 小时尿蛋白 3 616 mg/d，尿酸最高为 757 μmol/L，尿素 14.4 mmol/L，肌酐 183 μmol/L。总胆固醇 6.14 mmol/L、甘油三酯 4.41 mmol/L、低密度脂蛋白 4.10 mmol/L、BNP 最高为 9 287 pg/mL，白蛋白下降最低为 22.8 g/L。D－二聚体升高为 8.67 mg/L。糖化血红蛋白 6.6%。查胸部 X 线示：①心影增大、胸主动脉硬化；②老年性肺间质改变；③左侧胸膜粘连；④左侧第 6 肋陈旧性骨折。查血管彩超示：①双侧下肢动脉粥样硬化伴多发斑块形成；②双侧颈动脉内膜不均增厚伴斑块形成。复查下肢血管彩超提示：左下肢静脉血栓形成，部分再通。心脏彩超示：①主动脉硬化；②左房扩大，左室舒张、收缩功能减弱。腹部 B 超未见明显异常。腰椎磁共振示：腰 4/5 椎间盘突出，腰背部浅膜炎。查颅脑 CT 示：老年性脑萎缩。2020 年 1 月 14 日建床期间复查血常规示：白细胞 $7.39\times10^{9}\ L^{-1}$，中性粒细胞比例 46.4%，单核细胞比例 8.0%，嗜酸性粒细胞百分比 27.1%，嗜酸性粒细胞绝对值 $2.0\times10^{9}\ L^{-1}$，血红蛋白 85 g/L，红细胞压积 0.26 L/L。D－二聚体 5.64 mg/L。肌酐 210 μmol/L，尿酸 670 μmol/L，脑利尿钠肽 1 078 pg/mL，白蛋白 32.2 g/L。尿常规：蛋白（2+）。血生化、肝功能、凝血功能正常。2020 年 5 月 21 日查 D－二聚体 0.64 mg/L，脑利尿钠肽 1 365 pg/mL，血糖 5.1 mmol/L，尿素 24.8 mmol/L，肌酐 219 mmol/L，尿酸 655 mmol/L；低密度脂蛋白胆固醇 3.95 mmol/L，白蛋白 33.0 g/L，肝功能未见明显异常。血常规：白细胞 $10.17\times10^{9}/L^{-1}$，血红蛋白 76 g/L，嗜酸性粒细胞百分比 16.6%，嗜酸性粒细胞绝对值 $1.69\times10^{9}\ L^{-1}$。2020 年 7 月 20 日查 24 小时尿蛋白 2.083 g，尿微量蛋白/尿肌酐 1 242.01 mg/g。甲状腺功能：抗甲状腺过氧化物酶抗体 44.84 IU/mL，抗甲状腺球蛋白抗体 1 150 IU/mL。2020 年 8 月 3 日、2020 年 8 月 11 日、2020 年 8 月 19 日、2020 年 8 月 25 日复查各项指标，国际标准化比值由 1.38→1.19→1.29→2.23；脑利尿钠肽前体由 3 508 pg/mL→5 327 pg/mL→5 705 pg/mL→1 1113 pg/mL；血红蛋白由 88 g/L→93 g/L→96 g/L→92 g/L；血清铁：9.9 μmol/L→7.4 μmol/L→6.5 μmol/L→5.5 μmol/L；血尿酸由 639 μmol/L→817 μmol/L→458 μmol/L→652 μmol/L。其余指标波动稳定，2020 年 8 月 25 日查肾功能：肌酐 252 μmol/L，尿素 19.9 mmol/L。血生化、血脂、肝功能正常。甲状腺功能大致同前。尿常规：尿蛋白（2+）。1 周前（无心悸发作时）查心电图示：窦性心律，心率 78 次/分。

七、目前诊断

（1）高血压性心脏病；左心肥大；阵发性心房颤动；慢性心力衰竭（NYHA 分级：3 级）。

（2）肾病综合征。

（3）慢性肾功能衰竭（CKD4 期）；中度肾性贫血。

（4）高血压 3 级（极高危组）。

(5) 脑梗死。
(6) 外周动脉粥样硬化。
(7) 银屑病（寻常型）。
(8) 高尿酸血症。
(9) 高脂血症。
(10) 桥本甲状腺炎。
(11) 肺叶切除术后。
(12) 腰椎间盘突出症。
(13) 腰椎退行性病变。
(14) 前列腺增生。
(15) 继发性嗜酸性粒细胞综合征?

八、用药史

(1) 琥珀酸美托洛尔片缓释片 47.5 mg qd。
(2) 阿托伐他汀钙片 20 mg qn。
(3) 呋塞米 20 mg qd。
(4) 碳酸钙 1 片 qd。
(5) 碳酸氢钠 1 g tid（1 周前停用）。
(6) 复方 α-酮酸片 2.520 g tid。
(7) 艾司唑仑 2 mg qd。
(8) 硝苯地平控释片 30 mg qd。
(9) 氯雷他定 10 mg qn。
(10) 华法林 0.75 mg qd（目前已逐渐增量至 2 mg qd）。
(11) 卡泊三醇，适量，外用。
(12) 复方亚铁叶酸片 100 mg tid（1 周前开始服用）。
(13) 头孢克洛缓释片（Ⅱ）0.375 g bid（出院后服用 3 天）。

九、评估量表

(1) BADL 评分：40 分，处于重度依赖，生活不能自理。
(2) 照顾者负担问卷（CBI）：大于 36 分，需要照护者替换服务。
(3) 焦虑、抑郁量表评分提示无焦虑、抑郁可能。
(4) 压疮风险（Braden 压疮危险因子评估表）：18 分，压疮低风险。
(5) Morse 跌倒评估表：65 分，提示跌倒高风险。
(6) SGA 评估（主观全面评价 SGA 营养评估表）：A 级（营养良好）。
(7) MNA 评估：正常营养状况。

十、药品安全与储存

药品存放于抽屉，用盒子保存，无标识。

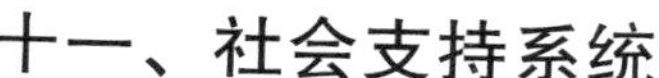

十一、社会支持系统

医疗照护决策者患者女儿和妻子。家庭经济一般，靠退休金维持生计。社区自然环境可，其他社会支持差。

十二、老年人个人意愿

缓解活动后气促、乏力症状，恢复日常活动。

十三、家属意愿

最想解决目前患者气促、乏力症状，避免再次出现病情加重。

十四、照护建议

（一）医疗照护建议

（1）服用华法林，定时监测 INR 值。

（2）建议加用降尿酸药物。

（3）患者有肾性贫血，缺铁明显，可予补充铁剂，同时，酌情使用促红细胞生成素纠正贫血治疗。

（4）在专科指导下，可考虑加用地高辛治疗。

（5）需要皮肤科指导治疗银屑病，减轻患者瘙痒症状。

（6）定期复查患者肝肾功能、BNP、电解质等检查。

（二）护理照护建议

1．护理诊断：气体交换受损，与肺瘀血、肺部感染有关

1）护理目标：患者呼吸困难明显改善，肺部啰音消失。

2）护理措施：

（1）休息。有明显呼吸困难时应卧床休息，减轻心脏负荷，利于心功能恢复。此外，保持环境安静、整洁，适当开窗通风，每次 15 ～ 30 分钟，但不要让风直接对着老年人吹，衣着宽松，盖被轻软，减轻憋闷感，全程做好老年人生活护理。

（2）体位。根据呼吸困难程度采取适当体位，给老年人 2 ～ 3 个枕头或摇高床头。注意体位的舒适及安全，可用软枕支托肩、臂、骶、膝部，避免受压或下滑，必要时加用床栏防止坠床。

（3）心理护理。因气促、呼吸困难影响日常活动及睡眠而心情烦躁、焦虑，应鼓励、安慰老年人，帮助树立战胜疾病的信心，稳定老年人情绪，以降低交感神经兴奋性，有利于减轻呼吸困难。

（4）病情监测。密切观察呼吸困难有无改善，监测血氧饱和度降低到 94% 以下或病情加重，应报告医生。

3）效果评价：老年人呼吸困难明显改善，适当活动后无气促，夜间能平卧入睡。

2. 护理诊断：活动无耐力，与心血管并发症、贫血及水电解质、酸碱平衡紊乱有关

1）护理目标：自诉活动耐力增强，活动时无明显不适。

2）护理措施：

（1）评估活动耐力。了解老年人过去和现在的活动形态，确定活动类型、强度、持续时间和耐受力，判断老年人恢复以往活动形态的潜力。

（2）制订活动目标和计划。与老年人及其家属一起确定活动量和持续时间，循序渐进增加活动量，可遵循卧床休息→床边活动→室内活动→室外活动的活动步骤，当老年人活动耐力有所增加时给予适当鼓励，增强其信心。

（3）监测活动过程中的反应。若老年人活动中出现明显心前区不适、呼吸困难、面色苍白时，应停止活动，就地休息。若休息后症状仍不能缓解，应报告医生协助处理。

（4）协助和指导老年人生活自理。卧床期间加强生活护理，进行床上主动或被动肢体活动，以保持肌张力。教育家属对老年人生活自理予以理解和支持，避免老年人养成过分依赖的习惯。家属为老年人的自理活动提供方便和指导：抬高床头，使老年人容易坐起；利用床上小桌，让老年人可以坐在床上就餐；指导使用辅助设备如床栏杆、椅背和扶手等，节省体力和保证安全；将经常使用的物品放在老年人容易取放的位置，教会老年人保存体力，减少氧耗的技巧。

3）效果评价：老年人自诉活动耐力增强，活动时无明显不适。

3. 护理诊断：体液过多，与低蛋白血症致血浆胶体渗透压下降有关

1）护理目标：老年人水肿程度减轻或消失。

2）护理措施：

（1）休息。严重水肿应卧床休息，以增加肾血流量和尿量，缓解水钠潴留。卧床时抬高下肢，增加静脉回流，减轻水肿。水肿减轻后，尽早起床活动，避免劳累。

（2）饮食护理。包括以下几方面：①钠盐。限制钠盐的摄入，每天以 2 ～ 3 g 为宜。②液体。液体入量视水肿程度和尿量而定。每天尿量达 1 000 mL 以上，不严格限水，但不可过多饮水。每天尿量小于 500 mL 或有明显水肿者需要限制水的摄入，重者量出为入。③蛋白质。限制蛋白质摄入，一般给予 0.6 ～ 0.8 g/（kg · d）的优质蛋白，如牛奶、鸡蛋、鱼肉等，慢性肾功能衰竭患者根据 GFR 调节蛋白质摄入量，GFR < 50 mL/(min · 1.73 m^2) 应限制蛋白质摄入。④热量。补充足够的热量以免引起负氮平衡，每天摄入的热量不应低于 126 kJ/（kg · d），即 30 kcal/（kg · d）。⑤其他。补充各种维生素，鼓励进食新鲜时令蔬菜、水果。

（3）病情观察：①教会家属记录 24 小时出入液体量，监测尿量变化。②定期测量体重，观察水肿的消长情况。③观察有无胸腔、腹腔和心包积液。④监测老年人血压、呼吸等生命体征情况。⑤观察有无高血压脑病的表现（如突然神志不清、头痛、呕吐等）。

（4）用药护理。长期使用利尿剂者应监测血电解质和酸碱平衡情况，观察有无低钾血症、低钠血症、低氯性碱中毒。

（5）健康指导：①告知老年人及其家属出现水肿的原因，水肿与钠、水潴留的关系。②教会家属合理安排每天食物的含盐量和饮水量。③指导老年人及家属避免进食腌制食品、罐头食品、汽水、味精、豆腐干等含钠高的食物，指导使用无钠盐、醋和柠檬等增进食欲。④教会老年人及其家属正确测量每天出入液体量、体重等评估水肿的变化。⑤详细介绍各种药物的名称、用法、剂量、作用和不良反应，告知不可随意加量、减量或停药。

3）效果评价：老年人水肿程度减轻或消失。

4．护理诊断：营养失调、低于机体需要量，与大量蛋白尿、摄入减少及吸收障碍有关

1）护理目标：正常进食，营养状况逐步改善。

2）护理措施：

（1）饮食护理同上。

（2）改善老年人食欲。采取措施改善食欲，适当增加活动量，提供色、香、味俱全的食物，提供整洁、舒适的进食环境，进食前休息片刻，少量多餐。慢性肾功能衰竭老年人口中有苦味，应加强口腔护理，可给予口香糖、柠檬片刺激食欲，减轻恶心、呕吐症状。

（3）监测肾功能和营养状况。定期监测体重变化、血红蛋白、血浆清蛋白、血肌酐等，了解营养状况。

3）效果评价：老年人贫血症状有好转，血红蛋白、血浆清蛋白在正常范围。

5．护理诊断：有皮肤完整性受损的危险，与体液过多致水肿、瘙痒、活动减少、机体抵抗力下降有关

1）护理目标：皮肤完整无破损。

2）护理措施：

（1）皮肤护理。衣着宽松、柔软。长期卧床时，每 2 小时翻身拍背 1 次，用软垫支撑受压部位。水肿患者皮肤菲薄，易发生破损，清洗时避免用力损伤皮肤。此外，严重水肿者应避免肌内注射。

（2）避免皮肤过于干燥，应以温和的沐浴液进行清洁，洗后涂上润肤剂，避免皮肤瘙痒；指导修剪指甲，以防抓破皮肤；遵医嘱使用外用药。

（3）做到六勤。勤观察、勤翻身、勤擦洗、勤按摩、勤更换、勤整理，保护受压骨突处。

3）效果评价：老年人皮肤完整无破损、皮肤瘙痒症状缓解。

6．护理诊断：并发症——深静脉血栓的护理

1）护理目标：无肺栓塞的发生，病情减轻。

2）护理措施：

（1）一般护理：①保持卧室安静、整洁，减少不良刺激，使老年人保持良好的精神状态，有利于气血运行及康复；②饮食清淡，保持大便通畅，减少用力排便而致腹压增高，影响下肢静脉回流；③防止出血，减少穿刺次数，穿刺后静脉局部加强压迫 5 分钟；④注意观察患肢温度、皮温及肿胀程度，每天测量并记录患肢周径，若患肢高度肿胀、皮肤苍白、皮温降低，应立即通知医生转诊处理。

(2) 平卧位疗法护理。可以在保证体位的基础上，让下肢抬高，使用托马式架，或者一种斜坡状的海绵脚垫，把脚抬起来，高于心脏水平 20 ～ 30 cm，避免膝下垫枕。

(3) 禁止在患肢推拿按摩，防止栓子脱落。

(4) 用药护理。每次使用抗凝药物前，应测定凝血时间，使用抗凝药物后，注意观察有无出血倾向。

(5) 弹力袜和弹力绷带的使用。弹力袜大小必须适合患者腿部周径。用弹力绷带包扎从肢体远端开始，逐渐向上缠绕；注意松紧度，平卧休息时解除。应在每天晨起床前进行，应用期间应注意肢端皮肤色泽和肿胀情况。

3）效果评价：老年人无肺栓塞的发生，病情减轻。

7. 护理诊断：预感性悲哀，与疾病预后差有关

1）护理目标：心态乐观，积极配合治疗。

2）护理措施：联合多方力量积极干预，讲解成功病例，帮助患者树立战胜疾病的信心，使患者积极配合治疗，缓解其症状，延缓病情进展。

3）效果评价：心态乐观，积极配合治疗，老年人依从性好。

（三）康复照护建议

(1) 运动量不宜过大。运动前后测量血压，防止运动量过大造成血压过高。训练强度要由小到大，使患者有一个适应的过程，逐渐恢复体力。

(2) 开始康复训练的时间越早越好。一般来说，只要病情稳定，生命体征（即体温、呼吸、脉搏、血压）平稳，就可以开展康复训练。

(3) 呼吸训练。在家属陪护下给老年人进行腹式呼吸训练指导，并指导活动后呼吸急促的应对方法。

(4) 关节活动度训练与有氧运动训练。指导家属给老年人进行仰卧位和坐姿的关节活动度训练与有氧运动训练。指导老年人发力时不要憋气，正常呼吸。

(5) 结合日常生活进行训练。鼓励患者自己做事，如床上翻身、起床、更衣、梳洗、进食等，减少其对家庭的依赖，提高独立生活能力。

(6) 若在训练过程中出现其他疾病，如感冒等，则应暂停训练。

（四）心理照护建议

初步评估老年人没有情绪方面的问题，老年人及家属的意愿是躯体方面的诉求。心理专业方面，建议进行专业评估，了解老年人对躯体存在的问题的看法、情绪感受、睡眠状况及助眠药物艾司唑仑使用状况。另外，老年人年龄 81 岁，建议进行认知功能的评估。

（五）社会工作方面照护建议

(1) 舒缓老年人因为病痛带来的负面情绪，与家属沟通，给予老年人更多的情感支持，鼓励老年人积极地面对治疗。

(2) 家属帮助老年人把服用的药物贴上标识，以预防老年人吃错药等情况，并告知老年人标识上的内容。

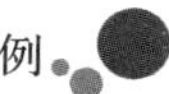

(3) 介绍与老年人类似病友与老年人认识，建立除家属外的支持系统。

（六）营养照护建议

予限碘、低盐、低脂、低嘌呤、优质低蛋白饮食，全天目标能量为 1 950 kcal，蛋白质 52 g。该患者既往进食情况不明，建议：

(1) 限碘饮食，可以食用加碘食盐，适当限制摄入海带、紫菜、海苔等含碘丰富食物。

(2) 食盐每天不超过 3 g，减少味精、酱油等含钠盐的调味品用量，减少含钠盐量较高的各类加工食物（如咸菜、火腿、咸鱼、腊肉、香肠等）的摄入以达到控盐目的。

(3) 少吃高脂肪食物，例如，肥肉、烧鹅、腊肠、油炸土豆片、黄油、牛油、奶油蛋糕等。食物制作时可选用蒸、煮、拌等少油的烹调方法；烹调不用猪油、棕榈油、黄油等，可选用大豆油、玉米油、茶油、花生油、芝麻油等植物油；避免老火汤；剔除禽类的皮。

(4) 避免食用肝脏和肾脏等动物内脏，贝类、牡蛎和龙虾等带甲壳的海产品及浓肉汤和肉汁等。肉类焯水后再烹调。

(5) 限制米类、面类等植物蛋白质的摄入量，采用小麦淀粉（或其他淀粉）作为主食部分代替普通米类、面类。将适量的奶类、蛋类或各种肉类等含优质蛋白质的食物作为蛋白质的主要来源。

(6) 建议食谱。

早餐：鸡蛋煮粉丝（鸡蛋 1 个、龙口粉丝 50 g、生菜 50 g）；纯牛奶 250 mL。

早上加餐：藕粉 15 g；葡萄 200 g；腰果 10 g。

午餐：米饭（大米 100 g）；蒸南瓜（南瓜 300 g）；清蒸鱼［草鱼（含骨头）95 g］；白灼青菜（生菜 200 g）；油 15 g。

下午加餐：藕粉 30 g。

晚餐：肉丝水晶汤粉（小麦淀粉 85 g、瘦肉 50 g、丝瓜 250 g、油 15 g）。

晚上加餐：藕粉 20 g。

以上食谱提供能量为 1 965 kcal，蛋白质为 52 g。

(7) 监测患者进食量，若能量摄入小于目标量的 60%，应给予口服营养制剂以增加机体的能量和蛋白质摄入量，改善机体的营养状态，增加握力等机体功能，提高生活质量。

（深圳市罗湖医院集团整合照护团队）